KEXUE YONGYAO
CHANGJIANBING LINCHUANGYAOSHI
YONGYAO DAYI

科学用药
——常见病临床药师用药答疑

◎ 主　编　林能明

◎ 副主编　严　伟　王　刚　马月光　叶华进　李晴宇

◎ 编　委（按姓氏音序排列）

　　　　陈　玲　江　砚　李杨玲　楼　江

　　　　南　李　史长城　王　飞　汪维佳

　　　　徐良辉　叶晓莉　张　博　朱洁瑾

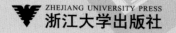
浙江大学出版社
ZHEJIANG UNIVERSITY PRESS

图书在版编目（CIP）数据

科学用药：常见病临床药师用药答疑／林能明主编.
—杭州：浙江大学出版社，2016.11（2017.8 重印）
ISBN 978-7-308-16341-5

Ⅰ.①科… Ⅱ.①林… Ⅲ.①用药法—基本知识
Ⅳ.①R452

中国版本图书馆 CIP 数据核字（2016）第 252480 号

科学用药
——常见病临床药师用药答疑

林能明　主编

责任编辑	冯其华（zupfqh@zju.edu.cn）
责任校对	张凌静
封面设计	杭州林智广告有限公司
出版发行	浙江大学出版社
	（杭州市天目山路 148 号　邮政编码 310007）
	（网址：http://www.zjupress.com）
排　　版	杭州中大图文设计有限公司
印　　刷	杭州日报报业集团盛元印务有限公司
开　　本	710mm×1000mm　1/16
印　　张	26.5
字　　数	489 千
版 印 次	2016 年 11 月第 1 版　2017 年 8 月第 2 次印刷
书　　号	ISBN 978-7-308-16341-5
定　　价	80.00 元

前　言

　　药物是根治疾病最直接、最有效的手段，正所谓药到病除。但是，是药三分毒，用之得当，治病救人；用之不当，轻则延误治疗，重则枉丢性命。因此，药物是一把"双刃剑"。据世界卫生组织（World Health Organization，WHO）最新统计，药物性损害已上升至全球死亡原因的第 5 位。在我国，每年 5000多万住院患者中有 250 余万与不合理用药相关，其中发生严重药物不良反应的有近 50 万，而因错误用药导致死亡的有 20 余万，约是全国交通事故死亡人数的 2 倍。

　　造成不合理用药的原因很多，如医生开方不当、药师处方调配错误，也有护士在执行药嘱过程中出错等，但医、药、护发生用药差错的概率毕竟很低。目前，大部分常见病、慢性病患者是居家服药的，他们对医药科普常识掌握不全面，故不合理用药的比例较高，尤其是老年人、儿童、妊娠妇女等特殊人群。全国城乡居民健康素养监测结果显示，有基本医疗素养的人群仅为 9.56%，城乡居民用药行为不规范现象普遍存在，能够正确阅读药品说明书的居民比例约为 15%。在全国合理用药网络知识竞赛中，只有 6.3% 的网友能够全部答对随机抽取的 10 道合理用药常识题。中国科学技术协会的调查数据显示，86.7% 的被调查者曾有自我药疗经历；在服药过程中，69.7% 的人曾随意增减或自行更换药物；而近 30% 的家长自作主张给患病的儿童服用减量的成人药品或抗菌药物，有时还多药联合使用。因此，宣传医药科普知识，促进合理用药，减少错误用药与药品不良反应的发生，就显得尤为重要。

　　阿里巴巴董事局主席马云曾这样描述生命的珍贵：世界上什么床最贵？——病床！有人可以为你开车，替你赚钱，但没有人替你生病；什么东西丢了都可以找回来，但是命丢了永远找不回来。为此，我们组织长期从事一线工作的资深临床药师，在广泛搜集国内外合理用药最新资料的基础上，结合自身临床实践经验以及广大市民关心的用药问题，编写了这本《科学用药——常见病临床药师用药答疑》。

本书采用一问一答的形式编写，分上、中、下三篇，共 26 章。上篇为西药篇，主要介绍心血管系统、呼吸系统、消化系统、神经系统、内分泌系统、泌尿系统、血液系统、精神心理、妇产科、儿科等方面常见病、慢性病的合理用药，共 16 章。中篇为中药篇，主要介绍中药基础常识、中药煎煮与服用、中药安全性与注意事项、中药日常运用、名贵中药材的鉴别等，共 8 章。下篇为药学基础篇，主要介绍药物常识、药品贮存和保管，共 2 章。本书归纳总结了人们日常关心的用药问题，纲目清晰，语言通俗易懂，简明实用，旨在满足广大市民对医药科普知识的需求，倡导合理用药的理念，引导人们树立正确科学的用药行为，从而减少因错误用药引发的药源性疾病与药品不良反应的发生，更好地维护大众的健康。本书还可作为护士、药师、社区医生、基层医生、住院医生规范化培训用书及医药院校学生的参考用书。

　　在这里，也借此机会向为本书付出不懈努力的各位编写者致以衷心感谢。他们从本书内容的规划、撰写、修订到最终出版，付出了大量的时间、精力与心血。本书的出版得到了"浙江省卫生高层次创新人才培养工程项目"资助，还得到了杭州市药事管理质控中心的大力支持，在此深表感谢。尽管本书编写者都是有着丰富临床经验、从事临床药学工作的一线医院药师及专家，但限于水平和时间仓促，且医学发展日新月异，其中难免有不足和疏漏之处，敬请同行专家及广大读者不吝指正。最后需要说明的是，本书内容不作为行业标准凭据，仅供医、药、护同仁在相关医疗实践中参考，敬请谅解。

2016 年 10 月

目录

CONTENTS

上　篇　西药篇

中　篇　中药篇

第十八章　中药煎煮与服用

第十九章　中药安全性与注意事项

下　篇　药学基础篇

上　篇　西药篇

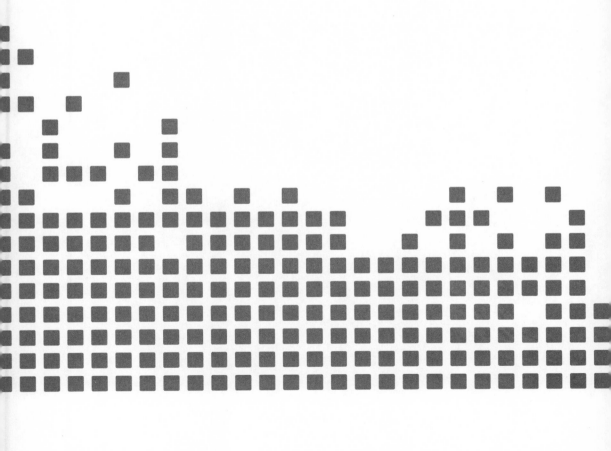

第一章 常见心血管系统疾病用药答疑

1. 餐桌上的"降压药"有哪些？

高血压是常见的心血管疾病之一，也是脑卒中、冠心病、心力衰竭等疾病的重要危险因素。高血压患者或者有高血压倾向的人群除认真贯彻高血压防治方案，还应养成良好的饮食习惯。

在日常生活中，许多蔬菜和水果有类似降压药的"作用"，如芹菜、海带、菠菜、豌豆、木耳、马兰头、洋葱、海蜇、黄瓜、马齿苋、玉米须、茭白等，它们均有不同程度的降压作用，因此被称为餐桌上的"降压药"。

另外，高血压患者在日常饮食方面还应限盐、禁酒，减少脂肪摄入以及补充钾盐等。

2. 如何正确选用降压药？

高血压是一种慢性病，大部分患者需要长期药物治疗才能有效控制血压达到目标水平。目前常用的降压药物可归为六大类，即利尿剂、β受体阻滞剂（洛尔类）、钙通道阻滞剂（地平类）、血管紧张素转化酶抑制剂（普利类）、血管紧张素 Ⅱ 受体阻滞剂（沙坦类）以及 α 受体阻滞剂。选用降压药时应遵循以下原则：

（1）逐渐降压原则　除非高血压急症，否则血压宜在数周、数月内逐渐降低。特别是老年患者以及有高血压病史的患者，其机体已经适应目前的血压水平，血压突然大幅降低反而对机体有害。

（2）治疗因人而异原则　对于合并糖尿病、蛋白尿或轻中度肾功能不全者,可选用普利类降压药;对于合并有心力衰竭者,宜选用普利类降压药、利尿剂;对于伴有脂质代谢异常者,可选用 α 受体阻滞剂;对于老年性收缩期高血压者,宜选用利尿剂、长效二氢吡啶类钙通道阻滞剂(地平类);对于伴痛风者,不宜用利尿剂;对于伴妊娠者,可选用甲基多巴;对于合并支气管哮喘、抑郁症、糖尿病者,慎用 β 受体阻滞剂。

(3)从单药开始,阶梯加药　对于轻中度高血压患者,宜从小剂量或一般剂量开始,2～3 周后如血压未能满意控制,可增大剂量或换用其他降压药,必要时可采用两种或两种以上的药物进行联合治疗。另外,尽可能使用每日 1 片的长效制剂,以便于长期治疗,且能减少血压波动。

(4)密切观察药物的不良反应　老年高血压患者对噻嗪类利尿剂反应敏感,长期服用会引起低血钾、低血镁、糖耐量降低、血尿酸增高等不良反应;β 受体阻滞剂可引起心动过缓、末梢循环障碍、乏力及加重支气管痉挛等;钙通道阻滞剂可引起低血压、心动过缓和下肢水肿等;血管紧张素转化酶抑制剂可引起干咳等;α 受体阻滞剂可能引起体位性低血压等。当出现上述不良反应时,应及时去医院就诊,由医生合理地调整用药方案。

3. 服用降压药有哪些注意事项?

高血压是一种慢性疾病,病程长,患者一般需要终身服药。而且,患者在服药的同时,需要定期测量血压。高血压患者即使血压降至正常值也不能随意停药,否则血压易反弹至治疗前的水平,引起"停药综合征"或诱发严重的心、脑、肾并发症。因此,正确的做法是待血压有效控制在正常水平后,在医生的指导下逐步减少降压药种类及减小剂量,并以最小剂量达到最佳的治疗效果,但患者仍需长期服药。

高血压患者服用降压药必须注意以下事项:

(1)应从小剂量开始,预防首剂反应　首剂反应是指患者(尤其是老年患者)第一次使用某种降压药时,由于机体一时不能适应,因此可能出现心慌、晕厥等不良反应,甚至感觉服药后症状反而加重,又称首剂综合征。服药 1 周后,如血压仍较高或下降不明显,则需考虑选加用药。对于大多数患者,同时服用两种降压药,一般血压可以降到正常水平。血压降到正常水平后,应维持用药 1～2 个月,若血压一直保持稳定,则可逐渐减第 2 种药,直至用"最小剂量"的降压药维持血压在正常水平。这个"最小剂量"称为维持量。应坚持长期按维持量服用降压药,不可随意停用,否则血压又会升高。

(2)给药时间不容忽视　药物在体内的作用时间有长有短,长效降压药每天服用 1 次即可,短效降压药应视情况服用。人体血压在一天 24 小时内呈规律性波动,通常白天血压偏高,夜晚血压偏低。因此,降压药一般在白天服用,每天只需服用一次的药物在清晨醒后服用即可,每天服用 2 次的药物在8:00 和 16:00 服用,每天服用 3 次的药物在 7:00、12:30 和 18:00 服用。在特殊情况下,服用时间应视患者血压变化而定。

(3)注意季节变化对血压的影响　一般情况下,冬季人体的血压偏高,夏季血压偏低。如血压在季节变化中出现过大波动,则需要在医生指导下调整剂量,以控制血压在正常范围。

4. 服药后血压未降至理想水平,需要频繁调整降压药吗?

不需要频繁调整降压药。

高血压患者通常希望能快速控制血压,有时用药仅 1 周甚至仅仅二三天,血压虽有下降但尚未达理想水平,就认为药物疗效差。部分缺乏经验的医生在患者初诊时,开处多种降压药并大剂量联合应用,或在患者复诊时,根据患者主诉频繁地换药或加药。其实,除非某些高血压急症(血压突然升高伴严重症状,或由于血压快速显著升高导致靶器官损伤)才需要快速降压,而在大多数情况下,平稳和缓的降压是管理血压的最佳方式。血压快速下降,常会引起明显的不良反应,如无力、疲惫和头晕,不仅影响患者的依从性,而且造成缺血事件的发生率显著升高,易引发心脏病和脑卒中。尤其对于老年患者,和缓地降低血压可以避免体位性低血压、跌倒等不良反应以及缺血性心脑血管事件的发生。

5. 服药一段时间后血压恢复正常,能否减量或停药?

高血压患者长期服用降压药,并配合调整生活习惯,血压会逐渐降低,从而达到理想状态,但仍应维持治疗剂量不变。血压在理想状态维持一段时间后,很多患者以为血压已经得到控制,便试图减量或停药,这是不正确的。

目前,高血压尚不能完全治愈,大多数患者需终身服药。若中途减量或停药,则血压会反弹至原来的水平甚至更高,且易导致心脑血管疾病意外发生。有时即使服用原来的剂量,血压亦不能恢复正常,而必须使用比之前更大的用量才能使血压恢复正常。在必须调整剂量的情况下,初始服用降压药的高血压患者经过 2~3 周的降压药剂量调整,血压可基本恢复正常,之后剂量一般维持不变。因此,高血压患者长期服用降压药,每个月应至少测量 3 次血压。一旦发现血压异常,如在安静状态下血压低于 110/70 毫米汞柱(1 毫米汞柱≈133.3 帕),则应及时去医院就诊,在医生指导下调整剂量,并定期监测血压。

总之,高血压患者即使血压恢复正常也不能自行减量或停药,如需调整剂量,也应在医生指导下进行。

6. 如何治疗"白大衣高血压"?

部分患者在诊室内测量时血压会偏高,而在诊室外测量时血压则正常,这就是"白大衣效应"。治疗"白大衣高血压",减轻患者的精神压力是关键。

(1)非药物治疗 对于"白大衣高血压"患者,应缓解其精神压力,改善生活方式,如低盐饮食、戒烟限酒、适当运动以及减肥等。

(2)药物治疗 "白大衣高血压"患者在某些场合血压会升高,而在另一些场合血压又正常,因此给治疗带来了一定的困难,通常会选用生理性降压药物,如 β 受体阻滞剂(如美托洛尔)、血管紧张素转化酶抑制剂(如培哚普利)及钙离子拮抗剂(如氨氯地平)等。

对于难以治疗的顽固性高血压且无明显心、脑、肾等重要器官损伤的患者,应考虑"白大衣高血压"。同时,患者不能因诊室血压升高而自行增加降压药的种类及用量。

7. 降压药在常规时间内漏服,如何调整服药时间和剂量?

部分患者在某些情况下未能按时服药,特别是老年患者,随着年龄增长,记忆力逐渐减退,漏服药物的情况亦时有发生。那么,患者漏服降压药,是否需要补服呢? 另外,应如何调整服药时间和剂量呢?

长效降压药(一天服用 1 次)通常半衰期较长,在服用后的第 2 天甚至第 3 天,血药浓度仍维持在一定水平,故即使连续两三天漏服,血压仍可被控制在一定范围内,因此一般不必补服。如漏服时间超过 3 天并且血压升高超过上限,则需加 1 次短效降压药,之后按正常周期服药即可。若漏服短效降压药(一天服用 2~3 次),则血压往往会升高,故应及时补服以控制血压。而且,若漏服时间超过 2 次给药间隔的 1/2,则须立即补服,并适当推迟下次服药的时间。在夜间,人体各项生理活动减弱,血压较为稳定,漏服后不一定需要补服。患者若漏服药物，切勿在下次服药时加倍服用，以免引起不良反应。患者只有严格遵医嘱或药品说明书服用药物，才能确保用药安全、有效。

8.降压药是否需要根据季节调整种类和剂量？

一般说来，夏季天气炎热，人体血管舒张，血压下降；另外，夏季人体出汗量大，盐分排出较多，体内水分减少，也会导致血压降低。对于长期服用降压药的高血压患者，从春季进入夏季，血压会逐渐降低，若低于 110/70 毫米汞柱，则须在医生指导下适当地减少药物用量；而冬季天气寒冷，人体交感神经兴奋性增强，引起皮肤血管收缩，就会导致血压升高，此时需要在医生的指导下适当地增加药物用量。因此，在不同的季节血压会出现较大的波动，此时应在医生指导下调整降压药剂量，以维持血压在正常范围内。

在日常生活中，患者血压维持在正常水平，但在某些情况下如吸烟、饮酒、劳累、情绪激动、精神紧张、失眠、缺乏锻炼等而出现短暂的波动，则不必立即加服降压药。同时要分析导致血压波动的具体原因并加以消除，以使血压恢复正常。但是，若无法找出引起血压升高的原因，且症状长期得不到改善和控制，则须及时去医院就诊，并在医生指导下调整药物的剂量或种类。

9.如何选择长效降压药或短效降压药？

降压药的作用时间是根据药物在血液中维持有效浓度的时间来评定的。

短效降压药一般维持在 5～8 小时，常用药物如硝苯地平约为 5 小时，卡托普利约为 6 小时。因此，这类药物每天必须服用 3 次，否则就不能有效地发挥降压效果。短效降压药的作用时间不长，但起效较快，如硝苯地平仅需 3～15 分钟、卡托普利需 15～30 分钟即可降低血压。服用长效降压药的高血压患者应在家里准备一些短效降压药以供急用，如高血压患者在短时间内血压急剧升高，此时就需要根据情况临时使用短效降压药，如硝苯地平片、卡托普利片等舌下含服，以快速降低血压，防止发生高血压危象或导致心力衰竭。

长效降压药要求能维持降压效果在 24 小时以上，但达到稳定的降压作用所需时间也较长，一般为 4～7 天。目前作用时间最长的长效降压药有氨氯地平、培哚普利。从降压效果、靶器官保护、患者依从性等方面进行综合评价，长效降压药具有明显优势。长效降压药每天只需服用 1 次，患者不易忘记，且服用方便，有利于正规降压。但是，长效降压药亦存在不足，如每天只服用 1 次，24 小时血药浓度不可能保持在同一水平，导致血压波动较大。而目前

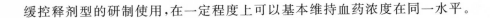

缓控释剂型的研制使用,在一定程度上可以基本维持血药浓度在同一水平。

10. 高血压患者夜晚是否需要服用降压药?

通过 24 小时动态血压观察发现,有 10%～20% 的中青年人表现为夜间血压未降低或反而升高的情况,有 30%～40% 的老年人不存在血压白天高夜间低的变化规律。产生这种现象的原因目前还难以确定,可能与神经的兴奋性有关。部分高血压合并心功能减退和肾功能不全患者也会出现这种现象。其他如呼吸暂停综合征、嗜铬细胞瘤等引起的继发性高血压亦会导致夜间血压不降低。由此可见,对高血压患者应作具体的分析,不能一概而论,认为"晚上不能服用降压药"。对于夜间血压未降低的患者,晚上必须加服降压药,以保证其血压降低至正常水平,给予心血管系统一个休息的间歇和调整的机会。

若服用长效降压药,能很好地维持 24 小时降压作用,则夜间不需加服。但是,有些长效降压药并不能很好地维持 24 小时降压作用,故需要在晚上加服短效降压药。若服用短效降压药,每日 3 次,则第 3 次可在临睡前服用。

部分平时血压不是很高且夜间血压状态调整较好的患者,晚上无须再服用药物;服用短效降压药的患者,可以将服药的时间稍作调整,提前至晚餐前服用。需要注意的是,对于老年高血压患者,晚上即使需要加服降压药,也不能选用 α 受体阻滞剂,否则会引起体位性低血压。

有些患者夜间的血压不高,而早晨的血压很高。对于这类高血压患者,除重视早晨用药外,必要时,晚上需要加服一次降压药,以有效地抑制晨间的血压升高。最好是选用对夜间血压影响小,但能控制第 2 天血压的药物。

11. 老年患者服用降压药,血压下降越快越好吗?

据统计,老年人患高血压病的概率很高。目前,人们对高血压的危害的认识越来越明确,但许多患者对如何有效服用降压药仍十分模糊,认为只要服用降压药,血压能够迅速降低,且降得越低越好。其实,这种想法是错误的。

血压并非降得越低越好,血压太低可能引起低血压,严重时甚至危及生命。而且,血压也并非降得越快越好。除高血压急症外,降压治疗应缓慢,将血压持续平稳地降下来才是正确的降压原则。一般医生会建议患者至少需要 4～12 周才能将血压恢复至正常水平。研究表明,当高血压患者的血压由高水平迅速降低时,会导致脑供血不足,增加脑缺血的风险。因此,医务人员须提醒老年患者平稳降压，以保障降压更加安全、有效。

总之，老年高血压患者应充分了解平稳降压的重要性，服药不可急于求成，只要能够平稳达标即可。

12.服用血管紧张素转化酶抑制剂发生咳嗽，是否需要换药？

目前血管紧张素转化酶抑制剂是主要的一线降压药物，包括卡托普利、培哚普利、贝那普利、雷米普利等，也称普利类降压药。普利类降压药在代谢方面不存在不良反应，对血脂、血糖、血尿均没有不良影响。普利类降压药最常见的不良反应是咳嗽。研究发现，在我国，女性咳嗽的发生率较高，其他不良反应少见。

咳嗽的主要表现是咽喉发痒、干咳。这种咳嗽具有以下几方面的特点：①以干咳为主；②可在晚间临睡前、平卧位或熟睡后突然发生；③常同时伴有咽喉部发痒、喉干、舌苦，或有咽部异物感，严重时会影响睡眠；④在服用普利类降压药几天后就会引起咳嗽，有些人会日渐严重，不得不停药。一般停用普利类降压药后，咳嗽会减轻，直至最后消失。但是，如果再次服用，咳嗽仍会发生。相关调查发现，有 1/10～1/3 的患者在服用普利类降压药后会引起咳嗽，其发生与用药剂量大小没有显著关系。

那么，应该如何处理这种副作用呢？首先，可以观察几天，一般不超过7 天，对于咳嗽轻微的患者，若症状逐渐减轻或者消失，则可以继续服药。但是，若患者咳嗽难以忍受，或症状较严重甚至危及生命时，则应立即停止服用药物，并送医院就诊，在医生指导下改用其他降压药物，以免影响病情。一般情况下可以使用沙坦类药物代替普利类药物，沙坦类降压药属于血管紧张素Ⅱ受体阻滞剂，亦是一线降压药物，其作用与普利类降压药几乎相同，但不会引起咳嗽，而且其他副作用较少。

13.服用苯磺酸氨氯地平发生脚肿，该如何处理？

苯磺酸氨氯地平为新一代长效、碱性二氢吡啶类钙离子拮抗剂，具有阻滞钙离子跨膜进入心肌和血管平滑肌细胞的作用。临床作为一线药物常用于治疗高血压病，同时也用于治疗稳定型心绞痛。

一般情况下患者用药后耐受良好，较常见的不良反应是血管扩张引起的水肿与面部潮红，另外还有头痛、疲劳、恶心、腹痛、心悸及头晕等，皮肤剧痒及皮疹临床少见。其中个别患者会出现脚肿，主要原因是脚离人的心脏较远，且药物可使血管扩张，组织毛细血管压力增高，从而加速血管内液体滤出、组织间液增加，导致脚部体液聚集过多而发生水肿。那么，该如何处理这种情况呢？

一方面，应选择低盐低钠清淡饮食，注意休息，避免劳累、着凉。晚上睡觉时可以把双脚垫高。此外，可以服用利尿药进行治疗。

另一方面，应注意足部保洁、保暖，并且营养摄入要全面。避免长时间站立，适当增加局部运动。患者一旦出现脚肿，须及时去医院进行全面检查，查出原因对症治疗。密切观察药物副作用，可在医生指导下调整药物剂量，并在有效控制高血压的情况下继续服用药物。

14. 治疗妊娠高血压应注意哪些事项？

妊娠高血压，又称妊娠期高血压综合征（简称"妊高征"），是妊娠期高血压疾病之一。妊高征多发生于妊娠 20 周后，以高血压、蛋白尿为主要特征，可伴全身多器官损害或功能衰竭，严重者可出现昏迷甚至死亡。该病可严重威胁母婴健康，是导致孕产妇和围生儿疾病发生和死亡的常见疾病之一。在我国，妊娠期高血压疾病的发病率为 9.4%～10.4%。患有妊娠高血压的女性应遵守"三高一低"的饮食原则，即高蛋白、高钙、高钾及低钠饮食，有助于预防妊高征。妊娠妇女应多食用鱼、肉、蛋、牛奶及新鲜蔬菜，少食用过咸的食物。另外，还须控制食物的摄入总量，补充蛋白质以及富含钙、锌、维生素 C 和维生素 E 的食物，减少动物脂肪的摄入量，控制钠盐的摄入量，每天摄入的盐分限制在 3～5 克。

妊娠妇女在血压刚开始升高且升高程度较低时，病程较短的年轻患者建议先改善生活方式，如多参加运动、减少盐的摄入量。若 1 个月后血压仍未控制在正常范围，则建议使用降压药进行治疗。治疗初始可选用小剂量的降压药，之后可根据患者自身血压情况增加剂量或者联合应用其他降压药。一般情况下首选拉贝洛尔等肾上腺受体阻滞剂，这类药物适用于治疗妊娠高血压，其作用温和、剂量小、疗效佳。另外，妊高征患者日常应密切监测血压。目标血压：在没有并发脏器功能损伤情况下，收缩压应控制在 130～155 毫米汞柱，舒张压应控制在 80～105 毫米汞柱。在并发脏器功能损伤情况下，收缩压应控制在 130～139 毫米汞柱，舒张压应控制在 80～89 毫米汞柱。为保障子宫胎盘血流灌注，血压不能低于 130/80 毫米汞柱。

15. 高血压患者需要补钾吗？

近年来，许多学者对钾和血压两者之间的关系进行了研究，结果发现尿钾与血压呈负相关。1毫摩尔/升钾的降压作用为1毫摩尔/升钠的升压作用的3倍。高血压的典型特征是动脉壁增厚，但当给予足量的钾后，动脉壁便不再增厚，这主要是因为钾对血管具有保护作用，可防止血流冲击动脉壁而造成机械性损伤，从而降低高血压患者脑卒中的发生率。高血压患者适当增加钾的摄入量是有益的。有些高血压患者由于持续服用利尿剂、降压药，排尿增多，钾亦随之排出，因此发生低血钾倾向的可能性增大，故服用这类药物的患者更需要补钾。

补钾的方式主要分药补和食补两种。药补首选氯化钾，主要适用于服用利尿剂的心力衰竭患者和低血钾患者；而食补则适用于所有的高血压患者，包括有轻度高血压且尚未服用降压药治疗的患者。含钾丰富的食物主要有香蕉、橘子、葡萄、瘦肉、牛肉、鱼、小白菜、油菜、黄瓜、西红柿、土豆等。

16. 什么是药物性高血压？

常规剂量的药物本身或该药物与其他药物之间发生相互作用而引起血压升高，当血压＞140/90毫米汞柱时即考虑药物性高血压。这些药物主要包括：

（1）解热镇痛药，如吲哚美辛、保泰松等，临床可用于缓解风湿性关节炎、骨性关节炎等症状，减轻疼痛、红肿。但这类药可引起水钠潴留、抑制前列腺素合成，使血管收缩，血压升高。

（2）激素类药物，如肾上腺糖皮质激素（泼尼松、地塞米松等）也会引起水钠潴留，导致循环血量增加，血压升高。甲状腺激素类药物则会兴奋交感神经系统，引起血压升高。

（3）避孕药，如孕三烯酮可使血管收缩，引起血压升高。

因此，在服用以上可能引起血压升高的药物时，应定期监测血压，一旦发现血压有升高趋势，须根据具体情况减量服用或停药，或加用其他降压药。

17. 女性高血压患者服用阿司匹林应注意哪些事项？

阿司匹林广泛用于治疗心血管疾病，且疗效确切，但其不良反应亦较多。

女性高血压患者在服用阿司匹林时，应密切观察其不良反应。由于女性高血压患者大多有不同程度的肾功能损伤，而阿司匹林会影响肾血流量，故服用后可能导致并加重肾功能损伤，还可能加重出血倾向。因此，当血压高于170/110毫米汞柱时，患有严重动脉粥样硬化的女性高血压患者一般不能长期服用阿司匹林；而近期发生过由高血压导致脑出血的女性患者，也不能使用阿司匹林，以免诱发或加重脑出血。由于女性特殊的生理条件，在经期凝血功能可能降低，而阿司匹林可能使经期延长，经量增多，因此经期患者须适当减少药量，以保证安全。

女性高血压患者应在医生指导下服用阿司匹林，并注意以下几点：①血压控制良好，一般维持在130/85毫米汞柱，且无头痛、头晕等症状者可以继续服用。②在服用阿司匹林前应先检查凝血功能，包括血小板计数、凝血酶原时间等。③在服用阿司匹林期间应密切观察其不良反应，一旦出现皮肤瘀斑，口腔、鼻腔出血，大便变黑等症状，则可能是阿司匹林引起的不良反应，应立即去医院就诊。

18. 避孕药为什么会引起血压升高？

口服避孕药是育龄妇女最基本的避孕措施，避孕药通常由雌激素和孕激素组成。部分妇女服用避孕药会增加高血压的发生风险，其升高血压的作用因人种和服药量的不同而异。随着口服避孕药使用时间的延长，高血压发生风险增加，部分女性的血压会突然显著升高。因此，女性在口服避孕药期间须定期监测血压，若出现血压升高，则应立即改换其他的避孕方法。一般在停用避孕药3个月后血压会逐渐下降，这类高血压通常是可逆的。目前认为避孕药所致的血压升高与雌激素含量过高有关。因为雌激素可促进肾素分泌，引起血浆中血管紧张素Ⅱ浓度升高，而血管紧张素Ⅱ可使血管收缩，并使醛固酮分泌增加，水钠潴留，从而导致血压升高。对于这类高血压，治疗方案主要是停服避孕药，改用其他避孕措施。

偶尔口服避孕药可突然导致重度或恶性高血压，特别是有高血压家族史、妊娠高血压综合征病史、隐匿性肾病、肥胖的女性患者以及口服羟甲唑啉避孕药的妇女可增加高血压易感性。据相关研究报道，口服避孕药后，美国白色人种的收缩压可升高5～6毫米汞柱，舒张压升高1～2毫米汞柱，高血压的发病率会增加2～3倍。

19. 伴有高血压的痛风患者如何选择降压药？

对于伴有高血压的痛风患者,在积极治疗痛风的同时,所选择的降压药与治疗普通高血压的降压药是不同的。几乎所有的排钾利尿药都会抑制尿酸排泄,升高血尿酸水平,从而促发或加重痛风。那么,伴有高血压的痛风患者该如何选择降压药呢？

(1)尽量不选择利尿剂,因为约 20% 的高尿酸血症患者是由利尿剂引起的。利尿剂可以通过增加尿量排泄而起到降压作用,但其有升高血尿酸水平、增加肾脏尿酸盐沉积等不良反应,故高血压患者合并高尿酸血症或痛风、肾结石、糖尿病等应避免使用。

(2)β 受体阻滞剂,如普萘洛尔、阿替洛尔、美托洛尔会引起血尿酸升高。

(3)钙通道阻滞剂种类较多,其降压作用和对血尿酸的影响也不一样。长期服用能引起血尿酸水平升高的钙通道阻滞剂有硝苯地平、尼卡地平和地尔硫䓬。尼群地平对血尿酸影响较小。氨氯地平和左氨氯地平对血尿酸几乎无影响,因此可用于治疗高血压。由于患者的个体差异大,因此在应用降压药的过程中须密切监测血尿酸水平。

(4)目前有关血管紧张素转化酶抑制剂对血尿酸的影响还不确定。有些学者认为,血管紧张素转化酶抑制剂如贝那普利、赖诺普利能扩张肾血管,使肾血流量增加,促进尿酸排泄,降低血尿酸水平。有研究发现,部分高血压患者应用这类药后血尿酸水平升高,而在更换降压药后血尿酸水平可恢复正常。因此,高血压患者如需应用这类降压药,应密切监测血尿酸水平,若发现异常,则及时停用并去医院就诊。

(5)血管紧张素 II 受体阻滞剂具有良好的降压作用。有报道,氯沙坦、替米沙坦、坎地沙坦酯和奥美沙坦酯偶可引起痛风,厄贝沙坦也可升高血尿酸水平。

痛风和高血压都属于难以根治的疾病,有 10%～20% 的高血压患者会发生痛风,有 30% 的痛风患者伴发高血压。因此,痛风患者尤其是伴有高血压的患者,应尽量选择对血尿酸无影响或影响较小的药物,其中部分药物的疗效还存在个体差异。患者在长期使用这些药物时须密切监测血尿酸水平,使血尿酸保持在正常范围,防止发生痛风。

20.降糖药和降压药同时服用,两者效果是否会下降?

高血压为临床常见病和多发病之一,常伴有多种并发症,严重威胁着人类健康。临床上常用的降压药物主要包括利尿剂、β受体阻滞剂、钙离子拮抗剂、血管紧张素转化酶抑制剂和血管紧张素Ⅱ受体拮抗剂。近年来,一系列大规模临床试验发现,常用降压药物可能对高血压患者新发糖尿病有一定影响,部分药物可能增加患者发生糖尿病的风险,而另外一些药物则可能降低糖尿病的发生率。

传统降压药物(如利尿剂、β受体阻滞剂)可能使患者发生糖尿病的风险增加,而作用于肾素-血管紧张素系统的新型降压药物则可能有效减少糖尿病的发生。目前认为利尿剂、β受体阻滞剂会干扰糖代谢、减低胰岛细胞敏感性。在临床治疗中须权衡利弊,分析效益与风险之间的关系,不可因噎废食。当患者存在较高的心血管风险,需要及时有效地控制血压时,可应用利尿剂和β受体阻滞剂进行治疗。但是,年龄较小的高血压患者或轻度高血压患者慎用,因为此时通过降低血压所获得的益处是有限的,而糖尿病可能引起心血管风险增加,以致抵消甚至替代获得的益处。在这种情况下,应积极界定可能存在糖尿病较高发生风险的患者,利尿剂和β受体阻滞剂不能作为常规的首选药物。近年来,有学者建议在糖尿病高风险患者接受利尿剂和β受体阻滞剂治疗时加用胰岛素增敏剂,以降低新发糖尿病的风险,但这种做法有待于更多的临床证据证实。

21.如何正确服用阿司匹林以及防止不良反应的发生?

目前阿司匹林被广泛用于预防心脑血管疾病,其机制是抑制血小板聚集。人体中每天有约1/10的血小板是重新生成的,因此,每天服药一次,只需抑制新生成的、具有正常功能的血小板聚集,就能维持90%以上的血小板不发挥作用。基于上述原因,阿司匹林只需每天服用一次即可。那么,什么时候服用阿司匹林效果最好呢?

阿司匹林服用后在体内水解生成水杨酸,从而刺激消化道,故一般建议餐后服用,以减轻胃肠道刺激。而肠溶阿司匹林制剂在胃内几乎不溶解,故可在空腹时服用,能使药物快速进入肠道发挥作用。

关于服用阿司匹林的最佳时间目前尚无定论,大多数意见倾向于在早晨服用。阿司匹林在人体内起效较快,因此为达到预防和治疗心脑血管疾病的目的,在早晨 7:00—8:00 服用较为合适。但是,美国胸科医师学会最新的抗栓和溶栓治疗的循证指南指出,夜晚人体活动减少,血液黏稠,血流减慢,血小板易于聚集,故晚间服用阿司匹林预防心肌梗死、脑卒中和血管性死亡可能起到更好的疗效。

随着阿司匹林使用量的增加,其不良反应的发生率也逐渐升高。因此,在使用阿司匹林时,须密切监视不良反应的发生。临床上阿司匹林常见的不良反应有以下几类:

(1)胃肠道反应　胃肠道反应是阿司匹林最常见的不良反应,一般会出现恶心、呕吐、上腹部不适或疼痛等症状。长期使用阿司匹林易致胃黏膜损伤,导致胃溃疡及胃出血。

(2)过敏反应　阿司匹林可引起皮疹、血管神经性水肿及哮喘等过敏反应,多见于中年人或鼻炎、鼻息肉患者。

(3)中枢神经系统不良反应　服用阿司匹林会出现头痛、眩晕、耳鸣、视力和听力减退等水杨酸反应,大量服用可引起精神错乱、惊厥甚至昏迷等,一般停药 2～3 天后症状可恢复正常。

(4)肝损伤　在治疗后的几个月可引起肝脏损伤,常无明显症状,部分患者会有腹部右上方不适和触痛。这种损伤是可逆的,一般可在停药后 1 个月内恢复正常。

(5)对肾脏的影响　可引起肾炎、肾乳头坏死、肾功能减退。

(6)对血液的影响　长期服用阿司匹林可导致缺铁性贫血。

(7)心脏毒性　大剂量服用阿司匹林可直接作用于血管平滑肌,导致外周血管扩张。

(8)瑞夷综合征　用于治疗儿童流感或水痘时可能引起瑞夷综合征。

防治阿司匹林不良反应的方法主要有:①对于长期用药者,一般选用肠溶衣型或缓释型阿司匹林,可减少胃黏膜局部损伤。②服用预防性抑酸药和胃黏膜保护剂,可预防因阿司匹林造成的胃肠道出血。③建议餐后服用。④在无任何感染和发热的情况下才能适量使用阿司匹林预防瑞夷综合征,否则禁用;对于 10 岁左右的流感或水痘患儿,忌用阿司匹林。⑤避免与其他抗血栓药或抗消化性溃疡药合用。

22. 他汀类降脂药宜何时服用,食物是否会影响其疗效?

大多数临床使用的降血脂药物属于他汀类,其主要作用机制是通过降低血液中胆固醇的浓度而降低发生心脑血管疾病的风险。在日常生活中,有很多食物会影响血液中的药物浓度,如血药浓度过高,就会增加药物的毒副作用,导致肝肾功能减退,引起人体不适。那么,应该何时服用降脂药物呢? 哪些食物对降脂药物的影响较大呢?

他汀类药物可降低总胆固醇和低密度脂蛋白胆固醇水平,适用于治疗高胆固醇血症、高甘油三酯血症。常见的他汀类药物包括阿托伐他汀、瑞舒伐他汀、辛伐他汀、普伐他汀、氟伐他汀等。他汀类药物副作用较轻,多数患者可以耐受。餐时或餐后服用他汀类药物,虽能防止或减轻恶心等症状,但其会与食物中的某些成分发生相互作用,引起变态反应,进而导致胃肠道功能紊乱、肠道蠕动加剧等。另外,若摄入过多脂肪含量较高的食物,还可能引起药物吸收障碍,影响药物有效浓度,从而降低疗效。因此,他汀类药物须空腹服用,一般在餐后 3～4 小时服用效果最佳。

23.冠状动脉造影及支架植入术后患者如何用药?

冠状动脉造影及支架植入术是目前诊断和治疗冠心病的一种安全可靠、效果良好的介入性诊断治疗方法,但支架只能暂时缓解或者恢复病变部位的血管功能。因此,手术后服用药物仍是至关重要的一步。支架植入术后服药的目的首先是防止病变血管再狭窄,导致疾病复发,其次是预防未放置支架的血管病变继续恶化。

一般临床上用于预防支架内血栓形成的药物主要有:①抗血小板药物。阿司匹林 100 毫克,每天 1 次,长期口服。氯吡格雷 75 毫克,每天 1 次。但是,若服用抗凝血药后出现紫癜、皮下瘀血等不良反应,则需要立即做血常规检查(血小板功能及数量、凝血功能等),以及大小便常规检查和隐血试验等。②调脂药。一般常用药物是他汀类。这类药物可较好地预防血管再狭窄和新的冠状动脉狭窄。一般情况下,患者即使胆固醇水平正常,仍需要服药治疗,并且定期密切监测血脂的各项指标,以预防动脉粥样硬化。因此,建议至少使用半年至 1 年。③β受体阻滞剂。这类药物(如美托洛尔等)可抑制交感神经兴奋,控制血压因精神因素而升高。大多数冠心病患者性情较急躁、易怒,耐性差,情绪反差很大,神经系统波动性大,如无不适,建议长期服用。④降压药物和降糖药物。使用降压药物和降糖药物将血压和血糖控制在正常范围内。⑤硝酸酯类药物。短期服用硝酸酯类药物对于支架植入术后患者有一定效果,剂量及疗程可根据个体情况进行调整。

冠状动脉造影及支架植入术后患者应坚持服药,并戒烟禁酒,保持体重在正常范围,坚持体育锻炼,保持心情愉快,保证睡眠充足,维持血压、血糖和血脂在正常水平。另外,患者应定期去医院复查。饮食宜清淡,多食用新鲜的水果、蔬菜以及含蛋白质较高的食物,少食用高胆固醇和含动物脂肪的食物。

24.服用华法林应注意哪些事项?

华法林是一种临床常用的抗凝血药,可预防、治疗血栓栓塞性疾病和术后血栓,且可作为心肌梗死的辅助用药。华法林口服吸收好,作用持久,因此成为临床上应用广泛的口服抗凝血药之一。华法林使用过量易致各种出血,故必须正确服用。

华法林对剂量的要求十分严格。首先,华法林起效较慢,初始剂量宜小。其次,维持剂量十分重要,用量过小,治疗效果不明显;若用量过大,则会引起严重的不良反应;另外,华法林的维持剂量通常因人而异。华法林的维持剂量需要参考一项重要的指标——国际标准化比值(international normalized ratio,INR),即标准化的凝血酶原时间。若 INR 偏高,则可能导致出血;若 INR 偏低,则疗效不明显。因此,华法林服用剂量必须依据 INR 值,通常须稳定在标准值的范围内(INR 值为 2~3)。部分老年人和出血的高危患者 INR 值可相对减小,才能发挥华法林的抗凝血效果,且不易导致出血。初始服用华法林须每周检测 INR,待 INR 达到标准值后可每 3 周左右检测一次。

华法林作用持久,一般每天只需服用一次,但须在每天同一时间服用。若发生漏服,则在 4 小时内补服即可,但超过 4 小时,就无须补服,在第二天同一时间按当天剂量服用即可。

患者在服用华法林的同时应注意饮食,过量摄入某些食物可能存在一定的风险。例如,大蒜、杧果、葡萄柚、含有香豆素类的食物、鱼油等会增强华法林的抗凝作用;富含维生素 K 的食物(如卷心菜、菠菜、西芹、芦笋、芥蓝、豌豆等),以及胡萝卜、动物内脏、绿茶、鳄梨、海藻类等会减弱华法林的抗凝作用。

25.长期使用胺碘酮应注意哪些事项?

胺碘酮是一种抗心律失常药物,口服主要用于治疗房性心律失常、室性心律失常以及结性心律失常等,还适用于其他治疗无效或不宜采用其他方法治疗的严重心律失常。胺碘酮的治疗范围较广,效果较显著,但其亦会引起很多不良反应,若服用不当,则会导致严重的后果。一方面,大多数不良反应与胺碘酮的使用剂量有关,故患者服用时应严格控制剂量,切勿随意调整。

另一方面,长期服用胺碘酮可能引起心血管、甲状腺、呼吸系统、消化系统、神经系统、眼、皮肤等的损伤,故长期服用的患者需要定期就诊,并做好相应的检查,如血压测量、心电图检查、眼科检查以及肝功能、肺功能、甲状腺功能检查等,定期随访观察,分析判断是否需要调整剂量或者停药,以避免或减少不良反应可能造成的损伤。一旦不良反应造成较严重的损伤,停药亦无法逆转。在某些情况下,若胺碘酮无法停用,则须采取其他方法来治疗损伤。因此,对于患者,定期检查和随访十分重要。

26. 哮喘患者可以使用β受体阻滞剂吗?

哮喘是一种常见的呼吸系统疾病,常见治疗哮喘的药物有支气管扩张药、抗炎平喘药和抗过敏平喘药等,有效使用平喘药有利于预防、缓解或者控制哮喘发作。

支气管平滑肌上存在 β_2 受体, β_2 受体激动剂可激动 β_2 受体,促使支气管扩张,从而缓解支气管哮喘,目前临床上广泛使用的 β_2 受体激动剂有沙丁胺醇、特布他林等。β受体阻滞剂是一类能选择性地与β受体结合,从而拮抗β受体激动作用的药物,主要用于治疗心血管系统疾病。由于β受体阻滞剂具有潜在的对呼吸道功能的不良影响,故长期以来 β_2 受体激动剂为治疗哮喘的主要药物,而β受体阻滞剂则是哮喘的忌用药。但这一观点目前受到了极大挑战,相关研究认为,哮喘患者或可在个体化风险评估的基础上使用β受体阻滞剂。根据对 β_1 、 β_2 受体选择的不同,β受体阻滞剂可分为非选择性β受体阻滞剂和选择性 β_1 受体阻滞剂。非选择性β受体阻滞剂能阻断支气管平滑肌上的 β_2 受体,如普萘洛尔可使支气管平滑肌收缩,呼吸道阻力增加,这种作用对于正常人的影响较小,但对于哮喘患者,可能诱发甚至加重哮喘发作。因此,非选择性β受体阻滞剂禁用于支气管哮喘患者。而选择性 β_1 受体阻滞剂(如美托洛尔)虽然可选择性地阻断 β_1 受体,但对 β_2 受体也能发挥作用,其增加呼吸道阻力的作用较弱,可降低哮喘发作的风险;必要时,联合使用 β_2 受体激动剂,可部分缓解使用选择性 β_1 受体阻滞剂可能造成的支气管痉挛。 β_1 受体阻滞剂虽然可用于哮喘患者,但使用时仍需谨慎,严格控制用法用量。

27. 糖尿病患者可以使用酒石酸美托洛尔吗?

在日常生活中,许多糖尿病患者会伴发高血压、心绞痛、心律失常等心血管疾病,故需要同时服用多种药物,其中以酒石酸美托洛尔应用较为广泛。

酒石酸美托洛尔属于β受体阻滞剂,临床上主要用于治疗高血压、心绞痛、心律失常等。非选择性β受体阻滞剂(如普萘洛尔)对代谢有一定的影响,其可消除由某些药物引起的血糖升高。非选择性β受体阻滞剂对正常人的血糖没有影响,也不影响胰岛素的降血糖作用,但能延缓血糖水平的恢复,此外还可能掩盖心悸等低血糖现象。因此,低血糖患者或有低血糖倾向的人群应该慎用非选择性β受体阻滞剂。选择性β₁受体阻滞剂(如美托洛尔)延缓低血糖恢复的作用要低于非选择性β受体阻滞剂,血糖回升至正常水平的速度较快,对低血糖的心血管反应(如心动过速)的影响也较小,因此美托洛尔可以应用于糖尿病患者。

虽然选择性β₁受体阻滞剂可选择性地阻断β₁受体,但对β₂受体也能发挥作用,只是相对于非选择性β受体阻滞剂而言,对糖代谢的影响和掩盖低血糖的风险较低,故使用时仍需谨慎。

28.长期服用β受体阻滞剂应注意哪些事项?

β受体阻滞剂主要用于治疗高血压、心绞痛、心律失常、心肌梗死等心血管疾病,常用药物有普萘洛尔、美托洛尔、比索洛尔等。这类药物通常需要长期服用,故或多或少会对人体造成损害。

β受体阻滞剂个体差异较大,因此在初始服用时应根据个体给予适当的有效剂量。某些患者应从小剂量开始,再逐渐加大剂量,以免发生意外。长期服用β受体阻滞剂会引起恶心、呕吐等消化道反应和心血管反应(主要表现为心脏抑制,如血压下降、心率减慢等),此外还会诱发和加重支气管哮喘、乏力等,严重者应立即去医院就诊,并在医生指导下调整剂量或者换药。患者在服药期间应定期监测血常规、血压、心电图、肝肾功能等。糖尿病患者若长期服用β受体阻滞剂,则可能引起血糖过低,故须定期监测血糖水平。另外,长期服用β受体阻滞剂的患者不能突然停药,否则可能造成病情反跳甚至加重,导致较严重的后果。因此,长期服用的患者应逐渐减小剂量缓慢停药,一般至少需要2周时间。

29.如何掌握硝酸甘油类药物的剂量和用法?

硝酸甘油起效快,能够迅速缓解心绞痛,是治疗冠心病的常用急救药物,使用时须正确掌握药物的剂量和用法。

(1)注意给药途径 心绞痛急性发作时,应立即将硝酸甘油片含于舌下,而不是放在舌面上。因为舌下毛细血管丰富,能迅速吸收药物进入血液而发挥作用,即舌下含化。这是缓解心绞痛的最佳给药途径。

(2)注意服药姿势　舌下含服时不能平卧,否则回心血量增加,心肌耗氧量增多,从而降低疗效。舌下含服时也不能站立,因为舌下含药后能迅速扩张冠状动脉,且能扩张全身动脉,最终造成血压下降和脑供血不足,易导致患者猝然跌倒或晕厥而发生意外。正确的姿势是取坐位含药,最好是靠坐在沙发上,含药后静坐15分钟,以防发生意外。

(3)注意用药时间　若心绞痛发生在夜间,则可将白天最后一次服用的药物改在临睡前服用,或改用长效制剂或缓释剂。加强预防性用药,如心绞痛多发生在排便、赶路和劳累或情绪激动时,应提前半小时用药,以及时预防发作。

(4)控制药物剂量　硝酸甘油用量过大时,可使血压过度降低,反射性地引发交感神经兴奋、心率加快、心肌收缩力增强,反而增加心肌耗氧量,诱发或加剧心绞痛发作。因此,患者宜从小剂量(0.3毫克)开始含服,如不见效,则可隔5分钟再含化1片;如仍无效,则可考虑心肌梗死的可能,应立即送医院救治。

(5)注意合理停药　冠心病心绞痛基本治愈时,若要停药或换药,应做到合理停药或换药。患者切忌擅自突然停药,否则可引起"反跳"现象,诱发心肌缺血而致心绞痛、急性心肌梗死甚至猝死。患者应在半个月至1个月内逐渐减量,直至完全停药;用于替换的药物则须逐渐加大用量。

(6)注意严重心绞痛的用药　若心绞痛发作突然,来势凶猛,疼痛严重,则患者可用门牙将药片咬碎,用舌尖舔咽,以加快药物吸收,一般在2~5分钟内即可起效。心绞痛发作频繁的患者,可在排便前或有发作预感时及时含服,通常能预防发作。

30.心律失常患者应常备哪些药品?

心律失常患者在家中应配备下列一些常用药:①强心药,如地高辛片。②抗心律失常药,如酒石酸美托洛尔片、胺碘酮片、普罗帕酮片。③降压药,如硝苯地平片、卡托普利片等。④抗心绞痛药,如硝酸甘油片、硝酸异山梨酯片、麝香保心丸、复方丹参滴丸等。⑤调血脂药,如瑞舒伐他汀、阿托伐他汀等。⑥抗血小板药,如阿司匹林肠溶片、华法林片。⑦镇静安眠药,如艾司唑仑片、阿普唑仑片。⑧利尿剂,如氢氯噻嗪片、螺内酯片、呋塞米片、吲达帕胺片。⑨通便药,如开塞露、通便胶囊、乳果糖口服溶液。⑩急救药品,如速效救心丸等。

31.抗心绞痛药会引起心绞痛吗?

各种抗心绞痛药的功效不同,若使用不当,不但不能缓解心绞痛,有时反而会加重心绞痛。下面对几种常用的抗心绞痛药作一介绍。

(1)硝酸甘油 硝酸甘油是一种常用的速效抗心绞痛药物,但该药可使周围血管扩张,导致静脉瘀血,造成相对性冠状动脉血流灌注减少而发生缺血性改变。也有人认为,硝酸甘油用量过大会使血压过度降低,冠状动脉血流灌注减少,从而引起心绞痛发作甚至加剧。因此,应严格控制硝酸甘油的使用剂量,一般以每次1~2片为宜。

(2)硝苯地平 相关资料显示,硝苯地平在使用过程中或停药后可诱发心绞痛。因为硝苯地平有明显的降压作用,使冠状动脉血流灌注减少,加之心率加快,使心肌耗氧量增加而引起心绞痛。此外,突然停用硝苯地平,可出现全身动脉痉挛,而冠状动脉尤为显著,会出现严重的心肌缺血而诱发心绞痛。因此,使用硝苯地平治疗心绞痛时须控制剂量,停药时要逐渐减量。

(3)普萘洛尔 普萘洛尔常用于治疗心律失常、高血压及心绞痛。患者在治疗过程中突然停药可能引起"药物戒断综合征"而加重心绞痛,甚至引起心肌梗死,故至少需要2周时间逐渐减量至完全停用。

因此,患者应在医生指导下正确使用抗心绞痛药,若使用不当,则可能引起甚至加重心绞痛。

32.心律失常患者拔牙应注意哪些事项?

心律失常患者在拔牙前应告知牙科医生病情,调整好自己的心态,不必过度紧张,此外可服用美托洛尔等药物以利于缓解或消除精神紧张。一般情况下,对于有心脑血管疾病的老年患者,应在心电监护下拔牙。

拔牙时避免使用肾上腺素,麻醉剂最好选用利多卡因,以免引起心率加快而诱发心律失常或心脏衰竭。此外,应分期分批拔除坏牙,在拔牙后可服用抗生素以预防感染。对于高龄合并心律失常患者,拔牙引起心血管意外的风险较高。

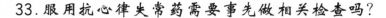

33. 服用抗心律失常药需要事先做相关检查吗?

绝大多数抗心律失常药作用于心血管系统,其在治疗心律失常的同时,亦对血压、心排血量等产生影响。例如,胺碘酮可使心率减慢;维拉帕米可使血压下降,亦可诱发心力衰竭。因此,服用抗心律失常药的患者应定期做以下相关检查:①心电图检查,以明确心律失常的情况,必要时可做动态心电图检查,以观察心脏全天的情况。②心功能测定,以明确心脏承受能力。③测量血压,尤其在初始服药及改变药物剂量时,此外服药后亦需要测量血压。④监测脉搏和心率变化,以掌握病情的发展情况。⑤大多数药物在肝脏中代谢,经肾脏排出,为防止肝、肾功能损伤,须定期检查肝、肾功能。⑥服用洋地黄类(如地高辛)抗心律失常药的患者,应定期测量血药浓度及电解质。⑦若患者发生不明原因的晕厥,则还须对神经系统进行检查。

34. 血脂紊乱的患者如何用药?

血脂紊乱是心脑血管病、糖尿病的主要危险因素。血脂紊乱在多数患者并无明显症状和异常体征,不少人是由于其他原因进行血液生化检查或在体检时才发现血浆脂蛋白水平升高。血脂紊乱会缓慢引起动脉硬化,损害心脑血管,导致冠心病和脑卒中等动脉粥样硬化性疾病。临床上可通过药物和(或)非药物疗法降低异常升高的血清总胆固醇、低密度脂蛋白胆固醇及甘油三酯水平,同时使高密度脂蛋白胆固醇水平升高。其中,最重要的是控制低密度脂蛋白胆固醇水平,兼顾调节甘油三酯和高密度脂蛋白胆固醇水平。

按照中华医学会心血管病学分会的建议,应该掌握以下几个重要原则。

第一,对于单纯高血脂患者、合并其他动脉粥样硬化性疾病危险因素(高血压,吸烟,有糖尿病、冠心病家族史,老年人及男性等)患者以及动脉粥样硬化性疾病患者,胆固醇水平控制越低越好。

第二,所有患者的其他血脂指标的理想水平为:甘油三酯<150 毫克/分升。若甘油三酯水平升高,但未超过 360 毫克/分升,则应着重进行改善生活方式的非药物治疗;若甘油三酯>360 毫克/分升,则应考虑在非药物治疗的基础上使用贝特类药物进行调脂。

第三,调脂疗法必须同时联合非药物治疗,包括低脂、低盐、低热量饮食,戒烟限酒,适量运动等。

第四,药物疗法。对于以胆固醇水平升高为主的患者,可服用他汀类药

物,如阿托伐他汀 10～80 毫克,每晚 1 次;瑞舒伐他汀 10～20 毫克,每晚 1
次。对于以甘油三酯水平升高为主的患者,可服用贝特类药物,如非诺贝特
100 毫克,每日 3 次。患者在服用降脂药物期间应定期监测生化指标,若出现
肌肉疼痛,则应监测肌酸激酶水平;若血清谷丙转氨酶水平高于正常值 3 倍,
则应停用降脂药物。

35. 服用他汀类药物应注意哪些事项?

他汀类药物,又称羟甲基戊二酰辅酶 A 还原酶抑制剂,其具有显著的降
低胆固醇水平作用,且患者耐受性良好。临床上常用的他汀类药物有瑞舒伐
他汀、洛伐他汀、辛伐他汀、普伐他汀、阿托伐他汀等。

他汀类药物所引起的不良反应较轻,发生严重不良反应的概率较低。大
剂量服用时,有 2%～9%的患者会出现胃肠道反应、皮肤潮红、头痛、肌痛等
暂时性反应,停药后可恢复正常。1%～2%的患者有无症状性转氨酶水平升
高,通常发生在治疗的初始 3 个月,减小剂量后转氨酶水平即恢复正常,再次
增加剂量或选用另一种他汀类药物,转氨酶水平不会升高。极个别患者可出
现肌酸激酶水平升高,停药后即恢复正常,偶有骨骼肌细胞损伤、坏死等不良
事件发生。因此,患者在用药期间应定期检测肝功能,对于有肌痛者,应监测
肌酸激酶水平,如肌酸激酶水平持续升高,必要时须停药,以免引起横纹肌溶
解等严重的不良反应。妊娠妇女及有活动性肝病(或转氨酶水平持续升高)
者禁用他汀类药物,原有肝病史者慎用他汀类药物。患者在服药期间应避免
大量食用胡柚、白酒、橙皮等,因为这类食物可加重他汀类药物的不良反应。
他汀类药物宜夜晚服用,有利于降低胆固醇水平。

临床上联合应用他汀类和贝特类药物,能达到最佳的治疗效果。但有文
献报道,肌病的发生率会增加。因此,如确实需要联合用药,则应从小剂量开
始,且避免在同一时间服用,如早晨服用贝特类药物,夜晚服用他汀类药物,
从而避免两者血药浓度重叠。另外,在联合用药时,应密切观察患者肝功能
的指标和肌病表现。

第二章 常见呼吸系统疾病用药答疑

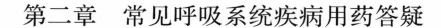

1. 常用的镇咳祛痰药有哪些？

镇咳药按作用机制可分为中枢性镇咳药和外周性镇咳药两大类。

（1）中枢性镇咳药 中枢性镇咳药对延髓中枢具有抑制作用，根据其是否具有成瘾性和麻醉作用，又可分为依赖性镇咳药和非依赖性镇咳药。前者为吗啡类生物碱及其衍生物，具有十分明显的镇咳作用，同时具有一定的镇静和镇痛作用，由于具有成瘾性，故建议仅在其他药物治疗无效时短暂使用，如可待因、福尔可定等；后者多为人工合成的镇咳药，如喷托维林、右美沙芬等，临床应用十分广泛。

（2）外周性镇咳药 外周性镇咳药也称末梢镇咳药，是通过抑制咳嗽反射弧中的感受器、传入神经及效应器中的某一环节而发挥镇咳作用。这类药物包括局部麻醉药和黏膜防护剂，如那可定、苯丙哌林、莫吉司坦、苯佐那酯等。

祛痰药按作用方式可分为以下三类：恶心性祛痰药和刺激性祛痰药、黏痰溶解剂、黏痰调节剂。

（1）恶心性祛痰药和刺激性祛痰药 恶心性祛痰药如氯化铵、愈创甘油醚等，口服后可刺激胃黏膜，引起轻度恶心，反射性促进支气管腺体分泌增加，从而使痰液稀释，便于咳出。刺激性祛痰药通常是一些挥发性物质，如将桉叶油、安息香酊等加入沸水中，其蒸气挥发也可刺激呼吸道黏膜，促进分泌，使痰液稀释，便于咳出。

（2）黏痰溶解剂 如乙酰半胱氨酸可分解痰液中的黏性成分，使痰液液化，黏滞性降低而易咳出。

（3）黏痰调节剂 如盐酸溴己新、羧甲司坦、盐酸氨溴索、桃金娘油等作用于气管和支气管上皮的腺体细胞，使分泌物黏滞性降低，痰液变稀而易咳出。

2. 镇咳药治疗的疗程是怎样的？

镇咳药的疗程长短应根据疾病来决定。例如，上呼吸道感染一般可在7天内治愈，此后无须继续服用镇咳药；对于肺部感染的患者，则在症状和体征消失后即可停药。镇咳药不应长时间服用，尤其是中枢镇咳药，长时间服用会导致成瘾，故必须在医生指导下少量、短时间使用（一般来说不超过2周），待咳嗽症状转轻后即可停药，但患者不可擅自长期服用。对于持续2周以上并伴有反复发热、皮疹、喘息等症状的持续性咳嗽的患者，应尽快去医院就诊，明确诊断并接受相应的治疗，切忌盲目长时间滥用镇咳药。

3. 咳嗽、咳痰是否需要使用抗菌药物治疗？

在日常生活中，有些人一旦发生感染就使用抗菌药物，其实这种做法是不正确的。抗菌药物适用于细菌、胞内菌感染，或病毒感染合并细菌感染者，而对单纯病毒感染无任何治疗意义，并会使耐药的潜在风险增加。因此，不是所有的咳嗽、咳痰都需要使用抗菌药物，须在明确细菌感染后方可使用。大多数细菌感染导致的支气管炎通过口服抗菌药物和镇咳化痰对症治疗就能有效地控制。另外，引起咳嗽、咳痰的原因有许多，如支气管哮喘是过敏性疾病，其引起的咳嗽、咳痰使用抗菌药物治疗无效。因此，当出现咳嗽、咳痰症状时，应及时去医院就诊，待明确诊断后方可用药。

滥用抗菌药物会造成严重的后果。大量使用抗菌药物会引起较严重的不良反应，直接损伤人体。常见的不良反应有胃肠道反应、肝肾损害等，最严重的是过敏反应。另外，过多过频使用抗菌药物易导致细菌产生耐药性，从而造成治疗效果明显下降甚至无效。长期应用广谱抗生素，可使敏感型肠道菌群被抑制，未被抑制的细菌则乘机繁殖，从而引起菌群失调，导致某些维生素缺乏，使人体抵抗力下降。

4. 咳浓痰应服用哪种镇咳药？

咳嗽是呼吸系统疾病的常见症状之一。呼吸系统疾病的常见症状有喘息、咳嗽、咳痰和呼吸衰竭等。常用的药物有平喘药、镇咳药和祛痰药。若有感染指征，则可加用抗菌药物治疗。通常建议患者先去医院做一次系统的全身检查，以对症用药，必要时可以采取联合用药。对于痰液黏稠和痰不易咳出者，建议选用祛痰药治疗。

祛痰药是一类可以使痰液变稀、黏稠度降低而易于咳出的药物；同时，祛痰药能加速呼吸道黏膜纤毛运动，改善痰液转运功能，故又称黏液促动力药。祛痰药可分为两种：一种是黏液分泌促进药，如氯化铵、碘化钾、愈创甘油醚等，服用后能刺激胃黏膜引起恶心，反射性地促进支气管腺体分泌增加。由于支气管腺体的分泌物主要是浆液，从而使痰液稀释，易于咳出。另一种是黏痰溶解药，常见的有溴己新、氨溴索、乙酰半胱氨酸等。黏痰溶解药是一种能够改变痰中黏性成分，降低痰的黏滞度而使之易于咳出的药物。部分手术后咳痰困难或者急慢性呼吸系统疾病所致的黏液稠厚、咳痰困难者，黏液促分泌药几无疗效，必须使用黏痰溶解药方可缓解病情。

5.为什么痰多时不宜使用强力镇咳药？

呼吸系统疾病以痰、咳、喘、炎为其共同特点，其中炎症是疾病的起因，痰、咳、喘为继发症状。这些症状可单独出现，但往往同时存在，而且可互相促进或加重。因此，治疗呼吸系统疾病，在确诊主要病因的同时，也要兼顾其他症状，以取得协同的疗效。

如呼吸道积痰会引起咳嗽，痰液因阻塞支气管而引起喘息。支气管痉挛、黏膜水肿会导致喘息，同时使呼吸道阻力增加，肺膨胀时刺激牵拉感受器而引起咳嗽，且管腔的闭塞还会造成排痰困难而积痰。因此，多痰患者禁用强力镇咳药，以防因抑制咳嗽反射而使大量痰液阻塞呼吸道，引起支气管感染，痰液吸入肺部导致肺炎。另外，痰液黏稠患者不宜使用强力镇咳药。一般说来，由于在咳嗽的同时往往还伴有咳痰的症状，因此在睡前服用作用强的镇咳药，虽然咳嗽暂时缓解，但易造成痰液滞留在呼吸道内，无法通过咳嗽排出，从而加重呼吸道感染。如痰液积聚，大量涌出时则会阻塞呼吸道，严重时可能导致窒息。因此，多痰患者避免在睡前服用镇咳药，特别是强力镇咳药，如可待因等。对于多痰的咳嗽患者，治疗应以祛痰为主，佐以镇咳药，不能单独使用镇咳药。这是因为单纯使用镇咳药，痰液没有去除，会阻塞呼吸道而引起气喘甚至加重感染。

6.镇咳药能否根治咳嗽？

咳嗽是人体的一种防御机制，具有排痰和清洁气道的重要作用，如果在病因未得到控制时就盲目镇咳，气道内大量的分泌物难以排出，反而会加重病情。因此，在需排痰时单独应用镇咳药无益于治疗，而须与祛痰药联用。

镇咳药作用的本质是控制疾病的症状，镇咳只能起到短暂缓解症状的作用，即疾病进展及使疾病的症状缓解到机体能承受的程度。除预防、诊断用药及抗菌消炎类药物外，绝大多数药物，如解热药、镇痛药、降压药、降糖药、降血脂药等的治疗作用亦如此。由于这些药物只能缓解症状，不能消除病因，因此无法彻底治愈疾病，镇咳药也不例外。在应用镇咳药缓解咳嗽症状的同时，相应地进行病因治疗，才能根治咳嗽。对于单独服用镇咳药1周后咳嗽不能缓解者，仍需反复使用镇咳药时，应及时去医院就诊，以免延误治疗。

7.春季小儿咳嗽痰多怎么办？可以选用什么药？

小儿咳嗽貌似平常，但家长对此不能掉以轻心，这是因为：一是春季早晚温差大，忽冷忽热、变化无常，小儿机体抵抗力及免疫力低下，稍有诱因就易引发呼吸系统疾病，从而使咳嗽"缠"上小儿；二是春季雾霾天增多，空气中飘浮的粉尘、烟尘、尘螨等过敏原会严重刺激呼吸道，使咳嗽患儿的病情加重，甚至造成胸闷、呼吸不畅等严重的后果。大部分小儿咳嗽是由呼吸道的分泌物——"痰"增加导致的。呼吸道分泌的痰液中含有蛋白质成分，如没有及时排出，则进入呼吸道的细菌就会在痰液中迅速繁殖而导致继发感染。小儿咳嗽力量弱，不能有效地清除气道内的分泌物，导致痰液引流不畅，从而加重病情。

儿童咳嗽咳痰时，应以祛痰为先。祛痰药能溶解、稀释痰液，患儿较易将稀薄的痰液排出，减少细菌繁殖。随着呼吸道恢复通畅，咳嗽也会得到有效的缓解。因此，在有痰咳嗽的治疗上，"祛痰"重于"镇咳"。如果使用中枢镇咳药，就易出现痰液阻塞呼吸道，导致患儿呼吸困难。另外，中枢镇咳药还能抑制支气管腺体分泌，使痰液黏稠，患儿更加难以咳出。

因此，家长首先需要明确咳嗽是人体的一种自我保护反射，是人体排除异物的一种自我保护途经。当发现小儿咳嗽有痰时，家长不要随意给患儿服用镇咳药。

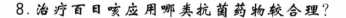

8.治疗百日咳应用哪类抗菌药物较合理？

百日咳是一种由百日咳杆菌引起的急性呼吸道传染病,新生儿及婴幼儿患者易发生窒息而危及生命,故应早发现、早治疗、早期使用抗生素。家长切勿担心滥用抗生素而拒绝给患儿服用,否则不但会拖延治疗时间,而且会加重患儿病情。家长只要合理地使用抗生素,就能帮助患儿战胜疾病,恢复健康。

治疗百日咳杆菌感染首选大环内酯类抗生素,包括红霉素、罗红霉素、阿奇霉素等。红霉素对百日咳杆菌高度敏感,其不良反应主要是胃肠道反应,许多患儿在用药期间会出现恶心呕吐、腹痛等症状。红霉素的常用剂型有:乳糖红霉素——主要用于静脉滴注给药;依托红霉素——口服后在体内释放出红霉素而发挥作用,胃肠道反应较轻。阿奇霉素的抗菌活性与红霉素相当,杀菌作用快而强,口服吸收快,在体内半衰期长,每日只需给药一次,而且胃肠道反应较少,故对于不能耐受红霉素胃肠道反应的患儿,可选用阿奇霉素干混悬剂。由于食物会影响阿奇霉素的吸收,故需在餐前 1 小时或餐后2 小时口服。

9.使用复方甘草片应注意哪些事项？

复方甘草片是一种复方制剂,每片含甘草浸膏粉、阿片粉、樟脑、八角茴香、苯甲酸钠。复方甘草片临床上用于镇咳祛痰,其含有的阿片成分,长期滥用会导致成瘾,形成药物依赖。

需要注意的是,复方甘草片的另一成分甘草具有一定的毒性。甘草的主要成分是甘草酸(甘草酸的钾盐和钙盐,是甘草的甜味成分),它具有与人体肾上腺皮质产生的激素醛固酮相似的作用,因此长期或大剂量服用甘草可引起"假性醛固酮增多症",由于尿量减少、体内水分贮存量增加,从而导致水肿;人体积存过量的钠会引起高血压;血钾流失过多会引起低钾血症,导致心律失常、肌肉无力。另外,甘草具有类似雌激素的作用,妊娠妇女服用甘草会导致早产。据相关临床报道,儿童服用甘草甜素片会导致乳腺发育。甘草还能降低男性血液中睾酮的含量,导致勃起功能障碍以及睾丸和阴茎萎缩。

10.慢性阻塞性肺疾病患者如何使用镇咳祛痰药？

慢性阻塞性肺疾病是一种以持续气流受限为特征的疾病，其主要症状是慢性咳嗽、咳痰，少数可仅咳嗽而不伴咳痰，甚至有明显气流受限但无咳嗽症状。由于剧烈的咳嗽以及大量咳痰会引起人体明显不适，因此慢性阻塞性肺疾病患者经常应用镇咳祛痰药物。镇咳祛痰药物能够在一定程度上缓解咳嗽、咳痰的症状，但应遵医嘱或药品说明书使用，否则可能造成严重的后果。

人体的咳嗽反射由若干步骤组成，目前应用的镇咳药物，根据其发挥作用的部位可分为两类：一类为中枢性镇咳药，能直接对咳嗽中枢发挥抑制作用，从而达到镇咳效果；另一类为外周性镇咳药，能够降低呼吸道感觉外界刺激的敏感性，从而发挥镇咳作用。慢性阻塞性肺疾病患者咳嗽是由病原体或痰液刺激造成的，是一种机体排出痰液及病原体的保护性反应，因此过度镇咳不利于排出痰液，且有增加感染的风险。此外，中枢性镇咳药物可能对呼吸产生抑制作用，加重慢性阻塞性肺疾病患者的呼吸受限症状。因此，对于慢性阻塞性肺疾病患者，应慎用镇咳药物。

慢性阻塞性肺疾病患者由于气道的慢性炎症，痰液分泌较多，部分患者痰液黏稠而不易咳出，不仅阻塞气道影响呼吸功能，而且会增加感染的风险。因此，慢性阻塞性肺疾病患者可使用祛痰药物促进痰液排出。此外，患者应适当补充液体，饮水过少，痰液愈加黏稠，不利于咳出。

11.常用平喘药有哪些？其用法如何？

平喘药主要分为支气管扩张药、抗过敏平喘药和抗炎性平喘药三大类。

（1）支气管扩张药　支气管扩张药包括选择性 β_2 肾上腺素受体激动剂、抗胆碱药和茶碱类。①β_2 肾上腺素受体激动剂。代表药物有沙丁胺醇、克伦特罗、特布他林，其特点是作用迅速、强大而短暂，是平喘药中疗效最佳的一类药物。由于这类药物不良反应较少，多数不能口服，因此常采用吸入给药，是雾化的常用药物之一。②抗胆碱药。代表药物有异丙托溴铵、噻托溴铵等，以吸入剂为主。这类药物能起到舒张支气管、抑制气道黏液分泌、抑制炎症反应以及抑制气道重塑的作用。③茶碱类。代表药物有氨茶碱、二羟丙茶碱等。这类药物静脉注射过快或剂量过大，会导致心悸、心律失常、惊厥等不良反应，儿童慎用；口服可引起恶心、呕吐等不良反应，故一般建议餐后服用以减轻刺激。

（2）抗过敏平喘药　抗过敏平喘药的代表药物有色甘酸钠、酮替芬，前者主要用于预防哮喘发作，口服无效，只能喷雾吸入；后者是一种较常用的抗过敏药物，用于预防哮喘发作，对儿童效果尤为显著，但其可引起疲倦、嗜睡、头晕、口干等不良反应，故一般建议在临睡前服用。

（3）抗炎性平喘药　抗炎性平喘药的代表药物是糖皮质激素，包括布地奈德、甲泼尼龙、倍氯米松等。这类药物的抗炎作用强，对于重症患者能迅速控制症状，通过气雾吸入可直接作用于气道而发挥平喘作用，也是雾化的常用药物之一。

12. 治疗哮喘的气雾剂有哪些？

治疗哮喘的气雾剂主要有以下几种。

（1）沙丁胺醇气雾剂　沙丁胺醇气雾剂是哮喘患者的常备药物之一，能迅速缓解急性呼吸困难。用法：喷1～2次/4小时，每日最多喷8次。沙丁胺醇作用柔和且相对持久，对心血管系统的不良影响较小，运动前吸入可以预防运动性哮喘发作，偶有恶心、头晕、口干、呛咳等不良反应发生，停药后多能自行缓解。

（2）特布他林气雾剂　特布他林气雾剂也是哮喘患者的常备药物之一，能迅速缓解支气管痉挛。用法：喷1～2次/6～8小时。特布他林安全性高，偶可引起口干、鼻塞、嗜睡、手抖等不良反应。

（3）丙酸倍氯米松气雾剂　丙酸倍氯米松气雾剂是哮喘患者的预防用药，有抗炎、抗过敏的作用。用法：喷2次/6～8小时，每日不超过20喷。丙酸倍氯米松使用2～3天方能见效，故多为预防用药，不适用于急性哮喘发作，偶可引起口干、声嘶、喉部不适等不良反应，全身不良反应极罕见。

（4）色甘酸钠气雾剂　色甘酸钠气雾剂是过敏性哮喘患者的预防用药，尤其适合儿童患者在春秋哮喘高发季节前1～2周使用。用法：喷1～2次/6～8小时。色甘酸钠的不良反应有咽部不适、恶心、咳嗽等。

13. 服用孟鲁司特钠需要多少疗程？

孟鲁司特钠属于半胱氨酰白三烯受体拮抗剂，是一类治疗哮喘的新药物。孟鲁司特钠可以减轻变态反应、运动等诱发的支气管痉挛，减轻哮喘症状。孟鲁司特钠可用于治疗轻度哮喘，而中度哮喘则需联合使用孟鲁司特钠、吸入性糖皮质激素及 β_2 受体激动剂。

孟鲁司特钠适用于 2 岁及 2 岁以上儿童、成人哮喘的预防和长期治疗，包括预防白天和夜晚的哮喘，尤其适用于对阿司匹林敏感的哮喘患者，以及预防运动诱发的哮喘，但不适用于急性哮喘发作。

孟鲁司特钠起效较慢，因此建议患者无论是在哮喘控制阶段还是在恶化阶段，都须坚持用药。一般 3 个月为一个疗程，然后进行哮喘评估，以确定升级或降级治疗。孟鲁司特钠一般耐受性良好，不良反应轻微，通常不需要终止治疗。除特殊情况外，一般在医生的指导下，患者可以长期用药。孟鲁司特钠的不良反应主要有过敏反应、嗜睡、兴奋、激惹、烦躁不安、失眠、感觉异常、消化系统反应（如恶心、呕吐）等，此外还有心悸、水肿等。

14. 为什么服用酮替芬易引起疲倦、犯困？

临床上酮替芬常用其富马酸盐，是一种白色的结晶性粉末，无臭，味苦。酮替芬可广泛用于多种以免疫球蛋白 E（免疫球蛋白 E 是人体的一种抗体）介导的变态反应，包括支气管哮喘、喘息性支气管炎、过敏性咳嗽、过敏性鼻炎、过敏性花粉症、过敏性结膜炎、急性或慢性荨麻疹、异位性皮炎、接触性皮炎、光敏性皮炎、食物变态反应、药物变态反应、昆虫变态反应等。另外，酮替芬对由免疫复合物引起的血管炎性病变（如过敏性紫癜等）亦有一定疗效。

酮替芬的不良反应有与抗组胺药相似的中枢抑制作用，服用后可出现困倦、乏力等症状，但较多数抗组胺药轻。中枢抑制一般出现于用药初期，此时患者无须停药，持续用药一段时间后，症状即逐步减轻甚至消失。

15. 可待因糖浆会成瘾吗？

可待因的性质与吗啡相似，其镇痛作用仅为吗啡的 $1/10 \sim 1/7$，镇咳作用约为吗啡的 $1/10$，以片剂、胶囊剂和溶液剂多见。可待因为阿片类生物碱，治疗剂量不抑制呼吸，镇咳作用迅速而强大，但对咳嗽中枢会产生较强的抑制作用，长时间服用仍可产生依赖性或导致精神障碍等，因此患者不能擅自服用，必须在医生或药师指导下少量、短时间使用，在咳嗽症状减轻后应及时停药。对持续时间较长的咳嗽，尤其是伴随其他症状时，患者应及时去医院就诊，切忌盲目长时间滥用镇咳药。

可待因适用于各种原因引起的剧烈干咳和刺激性咳嗽，尤其适用于伴有胸痛的剧烈干咳者。可待因能抑制呼吸道腺体分泌和纤毛运动，抑制咳嗽反射,使痰液不易排出,故对有少量痰液的剧烈咳嗽,应与祛痰药并用。老年人、妊娠妇女、小儿避免服用中枢性镇咳药。对于严重干咳患者,可选用亦作用于咳嗽中枢的非依赖性药物(如右美沙芬)。

16. 为什么接种肺炎疫苗后又患肺炎?

我国的肺炎疫苗主要有两种:一种是 7 价疫苗,一种是 23 价疫苗,两者都是针对肺炎链球菌的疫苗。7 价肺炎疫苗可预防 7 种血清型的感染,23 价肺炎疫苗可预防 23 种血清型的感染,这些血清型完全包括 7 价肺炎的所有血清型,但是接种 23 价肺炎疫苗并不代表 100% 的保护率,疫苗只能预防相应血清型的感染,仍存在感染其他血清型细菌的风险。23 价肺炎疫苗的保护期为 5 年。23 价肺炎疫苗主要是针对肺炎链球菌的疫苗,如果所患为肺炎球菌性肺炎,就可以获得一定的免疫力。但是,引起肺炎的病原体有很多,23 价肺炎疫苗对于其他病原体不一定能产生免疫力。目前肺炎链球菌引起的肺炎,占小儿肺炎的比重为 60%~70%,也就是说,若接种肺炎疫苗,则儿童患肺炎的概率可能下降 60%~70%。

17. 治疗小儿急性喉炎使用哪些药物效果较好?

小儿急性喉炎是婴幼儿时期的常见病之一,多发于深秋时节,一般继发于上呼吸道感染(如咽炎、鼻炎)之后,发病迅速,如果不及时抢救,就会危及生命,故一旦发病应先去医院做检查,以明确喉炎是细菌感染还是病毒感染所致。一般情况下喉炎患者需要联合相应的抗菌药物和抗病毒药物进行治疗。目前尚无特效的抗病毒药物,一般选用利巴韦林(剂型包括颗粒剂、喷雾剂、溶液剂等),家长可以根据病情选择不同的给药方式让患儿服用。若是细菌感染,则可静脉滴注头孢类抗生素以有效控制感染,如伴有高热或有喉阻塞症状,可加用类固醇激素;此外,还可以采用雾化吸入治疗,一般迅速起效而使机体及时痊愈。另外,还需嘱咐患儿多饮水,早起避免受凉,睡觉时避免吹风,并保持室内空气畅通。

18. 为什么班布特罗片不适合长期用于低钾血症伴咳喘患者?

班布特罗是一种选择性 β_2 受体激动剂,主要用于治疗支气管哮喘、慢性哮喘性支气管炎、阻塞性肺气肿以及其他伴有支气管痉挛的肺部疾病。选择性 β_2 受体激动剂易兴奋骨骼肌细胞膜上的 Na-K-ATP 酶,使 K^+ 进入细胞内而引起血钾降低。

低钾血症患者一般会有钾的摄入量减少、排出量过多等问题,服用班布特罗易加重病情,因此长期低钾血症患者不适合使用。

19.为什么应避免同时使用特布他林和普萘洛尔?

特布他林是一种选择性 β_2 受体激动剂,用于治疗支气管哮喘、喘息性支气管炎、肺气肿等伴有支气管痉挛的肺部疾病,其支气管扩张作用比沙丁胺醇弱。与之相反的是,β_2 受体阻滞剂可使支气管平滑肌收缩而增加呼吸道阻力,故对于支气管哮喘或慢性阻塞性肺疾病患者,使用 β_2 受体阻滞剂有时可加重或诱发哮喘的急性发作,但这种作用对正常人影响较小,选择性 β_1 受体阻滞剂此作用较弱。然而 β_2 受体阻滞剂引起的血管平滑肌收缩可阻止和治疗偏头痛的发作。当服用非选择性 β 受体阻滞剂时,由于 β_2 受体被阻断,使支气管平滑肌收缩而增加呼吸道阻力,诱发或加重支气管哮喘的急性发作。常见的非选择性 β 受体阻滞剂有普萘洛尔等,因此在不得不使用 β 受体阻滞剂时可谨慎选用选择性 β_1 受体阻滞剂。

20.使用溴己新有哪些注意事项?

溴己新是一种黏液调节剂,能使痰液中酸性糖蛋白的多糖纤维等裂解,还能使呼吸道的黏液腺和环状细胞中的酸性糖蛋白合成减少,致使痰液黏稠度降低,易于咳出。溴己新用于各种支气管炎、肺气肿、支气管扩张等有黏痰不易咳出者,对胃肠黏膜有刺激作用。胃溃疡患者、妊娠妇女及哺乳期妇女慎用。脓性痰患者需加用抗生素以控制感染,且应在餐后服用。在临床应用中,溴己新口服吸收完全,对慢性支气管炎、肺气肿、支气管扩张等慢性阻塞性肺疾病患者中的有黏痰不易咳出者较适用,尤其是黏痰阻塞小支气管而引起气急、气喘者,可口服溴己新片。溴己新有较强的溶解痰液的作用,使痰液稀释,易于排出;另外,还可促进呼吸道黏膜的纤毛运动,并有恶心性祛痰作用。溴己新的不良反应主要是对胃肠道黏膜有刺激作用,激活溃疡活动,减量或停药后胃部症状可消失。偶见短暂的血清转氨酶水平升高,一般能自行恢复。

21.为什么伴有重度糖尿病的哮喘患者应避免使用沙丁胺醇？

临床常用的平喘药可以分为支气管扩张药、抗炎性平喘药和抗过敏平喘药。沙丁胺醇是一种选择性 β_2 受体激动剂，通过扩张支气管来达到镇咳平喘的目的。临床上主要用于治疗支气管哮喘或喘息型支气管炎等伴有支气管痉挛的呼吸系统疾病，特别适用于治疗夜间支气管哮喘。

沙丁胺醇常见的不良反应主要有心脏反应、肌肉震颤和代谢紊乱。沙丁胺醇对糖尿病治疗的影响主要是由代谢紊乱引起的。β_2 受体激动剂能增加肌糖原的分解，引起血乳酸、丙酮酸水平升高，并产生酮体。糖尿病患者在哮喘发作时如应用沙丁胺醇，可能引起血糖升高。然而这种情况常见于长期服用沙丁胺醇口服制剂以及大剂量应用静脉注射剂的患者，对于雾化吸入直接作用于气道的患者，对血糖的影响较小。有糖尿病基础疾病史，特别是重度糖尿病患者，在服用沙丁胺醇时产生酮症酸中毒或乳酸性酸中毒的概率更高，故建议慎用；这类患者可以选用其他的镇咳平喘药，以避免药物影响基础疾病的治疗。

22.哮喘发作时如何正确使用气雾剂？

气雾剂是将药物从口腔内喷入，直接作用于支气管黏膜而发挥治疗作用的，其具有血药浓度高、疗效好、副作用少、使用方便等特点。

患者在哮喘发作时可使用 β_2 受体激动剂，待哮喘进入缓解期应停用 β_2 受体激动剂，单用糖皮质激素维持治疗。根据病情需要每天喷 2 次至数次，随着病情好转，可逐渐减少喷药次数，由 3 次减为 2 次再减为 1 次；若许久未再发哮喘，则可暂停一段时间观察；若又出现哮喘发作的征兆，则可按照初始方案执行。

然而，有些患者在喷药时与呼吸配合不佳，致使药物不能充分抵达支气管黏膜，从而无法发挥治疗效果，且激素易存留在口腔内而诱发白念珠菌繁殖。正确的使用方法是：先吸一口气→将气呼出→将雾化器的吸嘴放入口内，口唇紧闭→缓慢深吸气的同时按压药瓶，吸入气雾剂（根据需要喷 1 次至数次）。喷完后待药物到达气道内则屏住呼吸 5～10 秒，使药物沿着气管、支气管往下流动，最后用冷开水漱口（患者应根据病情需要和个人习惯，每天安排固定时间喷药，以免忘记）。

23. 雾化吸入有哪些注意事项？

雾化吸入的注意事项有以下几点：

（1）治疗前先将痰液咳出，以免妨碍雾化药液吸入。雾化吸入时宜取坐位、半坐位或侧卧位，尽量避免仰卧位，如必须仰卧时，则需将床头抬高30°。治疗时患者需进行慢而深的吸气，在吸气末稍停片刻，这样使吸入的雾化药液更易到达肺部。

（2）雾化液每日应新鲜配制。通常每次吸入10～20分钟，每日2～3次，一个疗程1～2周。吸入时必须从小剂量开始，待适应后再逐渐加大剂量，直至吸完全部药液为止。切勿一开始就使用大剂量，这是因为大量的冷雾气急剧进入气管，会引起气管平滑肌痉挛，导致憋气、呼吸困难加重。

（3）在雾化吸入时，水蒸气能很好地湿化气管，但喷出的雾气有一定的压力，会排斥口鼻周围的空气而进入呼吸道，从而降低了氧的吸入。因此，对于喘憋、呼吸不畅和缺氧严重以及肺炎合并心力衰竭的患者，须先改善上述症状，加大吸氧量后再予以雾化吸入，且吸入时间宜短不宜长，每次5分钟左右，防止因此而加重缺氧状态。如果出现咳嗽、气促等症状，就应立即停止雾化吸入，加大吸氧量，拍背、饮水，待症状缓解后再进行下一次雾化吸入治疗。在治疗后1～2小时内注意拍击患者胸背，并鼓励患者咳嗽。

（4）应避免雾化吸入时发生呼吸道交叉感染，雾化器在使用前必须严格消毒，每天更换1次；不使用时，整个系统内不应有液体存留，以免细菌滋生；雾化治疗时应使用无菌溶液。避免在局部吸入某些药物（如氨茶碱、庆大霉素等）的同时，又使用同类药物进行全身治疗，致使毒性叠加而造成严重后果。

24. 为什么激素雾化吸入比口服副作用小？

布地奈德是一种具有高效局部抗炎作用的糖皮质激素。它能增强内皮细胞、平滑肌细胞和溶酶体膜的稳定性，抑制免疫反应和降低抗体合成，从而使组胺等过敏活性介质的释放减少、活性降低，并能减轻抗原抗体结合时激发的酶促过程，抑制支气管收缩物质的合成和释放，从而减轻平滑肌的收缩反应。急性、亚急性和长期毒性研究发现，雾化吸入的全身副作用较小，如体重增加、淋巴组织及肾上腺皮质萎缩。而口服布地奈德的副作用较大，因为长期口服皮质类固醇治疗会导致下丘脑-垂体-肾上腺轴功能紊乱。对于使用口服激素治疗的患者，应在哮喘处于相对稳定状态时开始雾化吸入治疗。须将高剂量的布地奈德雾化制剂和原有剂量的口服激素联合使用约 2 周,然后逐渐减少口服激素剂量(如每 4 天减少 1 毫克泼尼松龙或相当剂量的其他口服激素,但减少药量的速率应视临床反应而个体化),尽可能降至最低剂量。故综合考虑,采取雾化吸入治疗较好。

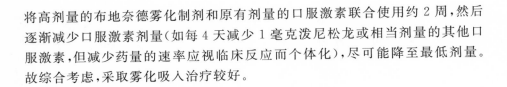

25. 为什么肺气肿患者不能使用安眠药?

肺气肿是由支气管哮喘、慢性支气管炎、尘肺、肺结核等疾病逐渐发展而成的。它的特点是呼吸功能不全,临床表现为气短、胸闷、呼吸困难、指甲发绀、嘴唇发紫、睡眠时通气不良等。肺气肿患者的呼吸功能差,易发生缺氧。同时,患者体内的二氧化碳不能完全排出,会导致呼吸不畅,从而影响睡眠。在这种情况下,若因改善睡眠而使用安眠药,将是十分危险的。

安眠药之所以可以助睡眠,是因为这些药物可以抑制中枢神经系统。因此,安眠药也会抑制人体呼吸中枢,使呼吸变浅且频率降低。地西泮、阿普唑仑、苯巴比妥等传统安眠药会使患者的呼吸变浅、频率降低,加重缺氧和二氧化碳潴留,引起发绀、呼吸衰竭,严重时还可能导致呼吸停止。肺气肿患者由于肺泡破裂,弹性减弱,收缩力降低,常会出现气促、呼吸功能不全等症状,睡眠时这种缺氧症状更为明显。此时患者因药物影响,意识不清,不能及时求助,可能导致意外发生。患者若擅自服用安眠药,严重时甚至可能引起呼吸肌麻痹而导致窒息。因此,肺气肿患者忌用安眠药,且绝对禁止超剂量使用。

26. 支气管哮喘患者应避免使用哪些药物?

支气管哮喘患者应避免使用的药物如下:

(1)在成人支气管哮喘中,约有 10% 可因使用非甾体消炎镇痛药而引起哮喘发作。几乎所有的酸性非甾体消炎镇痛药都可引起发作,且发作强度与药物对环氧化酶的阻碍作用强弱有关,这类药物以酸性较强的阿司匹林、舒洛芬、萘丁美酮等多见。因此,哮喘患者避免使用这些药物。若因治疗需要必须使用镇痛药时,则可在医生指导下使用碱性非甾体消炎镇痛药,如苄达明、喷他佐辛等。另外,哮喘不仅可发生于注射和口服给药时,而且外用药同样能引起发作。

(2)使用非选择性 β 受体阻滞剂可引发哮喘。β_2 受体广泛分布于支气管,刺激 β_2 受体,支气管平滑肌弛缓,因此 β_2 受体激动剂可扩张支气管,是哮喘发作时一种重要的治疗药物。与此相反,非选择性 β 受体阻滞剂可影响儿茶酚胺与β受体结合,引起致死性哮喘大发作,因此有哮喘病史的患者禁用非选择性β受体阻滞剂(包括滴眼剂)。

(3)血管紧张素转化酶抑制剂(普利类药物)可通过肺内产生大量缓激肽而诱发咳嗽,进而导致哮喘发作。因此,哮喘患者也不宜选用血管紧张素转化酶抑制剂治疗心血管疾病。

(4)新斯的明、加兰他敏、有机磷酸酯类等抗胆碱酯酶药进入人体后可与胆碱酯酶结合,使乙酰胆碱大量增加,从而引起支气管收缩;毛果芸香碱和甲酚胆碱等拟胆碱药能直接兴奋支气管平滑肌 M 受体,故均可诱发和加重支气管哮喘。

(5)氯氮、甲喹酮、可待因、吗啡、芬太尼可导致呼吸抑制,加重哮喘,故哮喘发作时应禁用。

(6)重症患者还常使用糖皮质激素,其中琥珀酸类皮质激素可能造成阿司匹林哮喘患者过敏,因此建议使用磷酸酯类皮质激素(如地塞米松),以确保安全。

总之,哮喘患者应在医生或药师指导下用药,切忌随意服药。

27. 治疗急性支气管炎有哪些常用的方法?

患者应注意休息,发热期间多饮水,体温过高时服用解热镇痛药可缓解不适和降低体温(成人可服用阿司匹林或对乙酰氨基酚,儿童可服用对乙酰氨基酚)。出现脓痰或持续高热和病情较重时,应使用抗菌药物治疗。对于多数成年患者,可口服青霉素类、头孢类、大环内酯类药物(如红霉素、阿奇霉素等),年龄<8 岁的儿童可服用阿莫西林等。当症状持续或反复,或病情异常严重时,应做痰培养,寻找病原菌,然后根据药物敏感试验选择合适的抗菌药物。如致病原为肺炎支原体或肺炎衣原体,则可服用红霉素或阿奇霉素等治疗。若流感病毒 A 或流感病毒 B 筛查阳,则可考虑使用盐酸金刚乙胺、奥司他韦等进行抗病毒治疗。

需要注意的是,上述治疗方案应在医生的指导下进行,特别是抗菌药物和抗病毒药物的使用。

28. 吸入性糖皮质激素有哪些不良反应?

与全身应用糖皮质激素相比,吸入性糖皮质激素可直接作用于呼吸道黏膜局部,在取得相同疗效的情况下,使用剂量相对较小,因此严重的全身不良反应明显减少。但是,若以较高浓度(大于 1 毫克/天)长期吸入糖皮质激素或吸入方法不当(如吸入后不及时漱口或将漱口水吞咽等),则仍可能发生某些轻微的全身不良反应,主要包括高血压、糖尿病、消化道溃疡、骨质疏松等。在应用常规剂量的情况下,吸入性糖皮质激素的不良反应以局部为主,具体如下:

(1)念珠菌性口腔炎和咽喉炎的发生率为 1‰～20‰,主要与吸入糖皮质激素后不漱口或漱口不及时、吸入技术掌握不当等而使药物在口腔内或咽喉部的沉积量增加相关。另外,疗程的长短和吸入剂量大小也与念珠菌性口腔炎的发生率有关。口腔炎发生后,通常停药数天即可自愈。如哮喘症状重难以停药,则可以考虑在紧急吸入糖皮质激素的同时加强漱口,并口服抗真菌药物配合治疗。

(2)声音嘶哑的发生率在 30% 左右,与吸入糖皮质激素导致声带的收缩功能异常有关。目前,对于该并发症尚无较好的防治措施。

29. 为什么儿童应慎用氨茶碱?

氨茶碱是由茶碱和乙二胺组成的复合物,是治疗哮喘的常用药物,主要作用为松弛支气管平滑肌,抑制过敏介质释放,在解痉的同时还可减轻支气管黏膜的充血和水肿。冬季支气管哮喘及喘息性支气管炎易发,氨茶碱的使用也较频繁。由于氨茶碱的治疗剂量与中毒剂量较为接近,加之婴幼儿的排泄和代谢功能尚不健全,故过量服用氨茶碱可引起中毒。婴幼儿服用氨茶碱应按体重计算,若每千克体重用药量超过 5 毫克,则在 30～60 分钟可出现中毒反应,表现为厌食、恶心、呕吐、烦躁不安、发热、出汗等,继而出现呕吐加剧、腹痛、口渴、脱水、酸中毒、呕血、便血、血尿、痉挛、昏迷、心力衰竭等症状,甚至导致死亡。因此,婴幼儿应慎用氨茶碱,且用药后应注意观察,一旦发现婴幼儿烦躁不安,须及时送医院治疗。

30. 为什么哮喘患者在服用氨茶碱时需要定期监测血药浓度?

氨茶碱对支气管平滑肌有直接松弛作用,是一种常见的镇咳平喘药物,临床上常用于治疗支气管哮喘、慢性阻塞性肺疾病、中枢性睡眠呼吸暂停综合征等疾病。

服用氨茶碱时需监测血药浓度,这是因为它的安全范围较窄,中毒剂量和治疗剂量较为接近,不良反应较多。其不良反应的发生率与血药浓度相关,血药浓度超过治疗水平(血药浓度＞20 微克/毫升)时,易发生不良反应,可出现上腹部疼痛、恶心、呕吐、失眠、震颤、激动、胃食管反流、心动过速等症状。用量过大时可引起严重的不良反应,如心律失常、低血压、低钾血症、低镁血症、血糖升高、代谢性酸中毒、惊厥、昏迷等,甚至呼吸、心跳停止而导致患者死亡。另外,偶见横纹肌溶解所致的急性肾衰竭,亦能导致患者死亡。

　　临床上对使用氨茶碱的患者进行血药浓度监测,不仅可以避免不良反应的发生,保证患者用药安全,而且可以根据患者对药物的敏感度制订合理的治疗方案,进行个体化治疗。

第三章　常见消化系统疾病用药答疑

1.治疗腹泻如何对症用药？

腹泻,俗称"拉肚子",是指排便次数明显超过平日习惯的频率,且粪质稀薄,水分增加,常伴有排便急迫感及腹部不适或失禁等症状。

腹泻按病程可分为急性和慢性两类。急性腹泻发病较快,病程在2~3周以内,极少超过6~8周。慢性腹泻病程在2个月以上或间歇期在2~4周内出现复发性腹泻。当出现腹泻时,对因治疗和对症治疗同样重要。例如,由食物引起的腹泻应注意饮食;由细菌感染引起的腹泻应使用抗菌药物进行治疗;由病毒感染引起的腹泻应使用抗病毒药进行治疗;由肠道蠕动过快引起的腹泻应使用减慢肠蠕动的药物治疗;由其他慢性病引起的腹泻应首先治疗原发病。另外,通常还需结合相关辅助治疗,如腹泻致水分流失过多而引起电解质紊乱,则需要补充液体和电解质。但在未明确病因之前,应慎用镇痛药及止泻药,以免掩盖症状,延误治疗。

除治疗外,在日常生活中还应注意饮食,腹泻期间忌食辛辣、生冷食物,忌多食脂肪性食物,忌过度劳累,同时应注意个人卫生。慢性腹泻患者可适当加强锻炼,提高机体抗病能力,促使机体早日康复。患者可结合自身情况,选择适宜的锻炼方式,促进胃肠道的正常蠕动,恢复胃肠道正常功能。需要注意的是,运动量不宜过大,且须坚持锻炼,才能收到良好的效果。

2.哪些药物会引起胃肠道反应？

临床上常有以下几类药物会引起胃肠道反应,因此胃肠道功能不好的患者应慎用。

（1）非甾体抗炎药 阿司匹林是临床常用的非甾体抗炎药,除用于解热镇痛外,小剂量使用还可预防血栓形成。但是,长期服用阿司匹林会对胃黏膜产生明显的刺激作用,可导致原有溃疡恶化或诱发胃溃疡,尤其是老年患者。其他非甾体抗炎药,如布洛芬可致恶心、呕吐,有时会引起胃肠道大出血。

（2）抗精神失常药 如氯氮平、氯丙嗪等抗精神分裂症药物可抑制肠蠕动,减少肠液分泌和降低血钾水平,导致麻痹性肠梗阻,与抗胆碱药联用,会加重胃肠道反应。

（3）抗生素 使用林可霉素、氨苄西林、阿莫西林等抗生素易引起相关性腹泻,因为抗生素会破坏肠道内菌群平衡,使正常菌群减少,引起继发性腹泻。

（4）抗肿瘤药 胃肠道反应是抗肿瘤药常见的不良反应,主要表现为食欲减退、恶心、呕吐、黏膜炎、腹痛、腹泻等,如顺铂可导致呕吐。

（5）肾上腺皮质激素类药 地塞米松、甲泼尼龙等糖皮质激素易使胃酸、胃蛋白酶分泌亢进,抑制胃黏液分泌,降低胃黏膜抵抗力,诱发或加剧胃、十二指肠溃疡,甚至伴有出血、穿孔等症状。

（6）抗高血压药 如卡托普利可导致消化性溃疡;硝苯地平可引起柏油样便;利舍平可使胃酸分泌过多,加重胃溃疡和诱发胃肠道出血。

（7）利尿药 如呋塞米静脉注射时可引起胃肠道出血。

（8）抗心律失常药 如普萘洛尔易引起消化不良、便秘等不良反应。

（9）中药 如雷公藤、斑蝥、云南白药等均可引起消化道出血。

3.消化性溃疡用药有哪些注意事项?

治疗任何疾病都需要遵循基本的用药原则。在应用以下药物治疗消化性溃疡时,需要掌握它们的使用方法、适应证、禁忌证和不良反应等。

（1）胃黏膜保护剂 目前,常见的胃黏膜保护剂主要有三种,即硫糖铝、枸橼酸铋钾和米索前列醇。硫糖铝宜在餐前1小时服用,其主要的不良反应是便秘;枸橼酸铋钾不能长期大剂量服用,以免引起铋在体内蓄积;米索前列醇主要的不良反应为腹泻,且易引起子宫收缩,故妊娠妇女忌用。

（2）抗生素 对于幽门螺杆菌感染的患者,可应用克拉霉素、阿莫西林、甲硝唑等抗生素治疗。目前,临床上常用三联疗法治疗幽门螺杆菌感染,即三种抗生素中选用两种,质子泵抑制剂或胶体铋剂中选用一种。但是,对于无幽门螺杆菌感染者,不建议使用抗生素,因为长期服用抗生素会增加耐药性。

（3）抗酸药　氢氧化铝是胃溃疡患者常用的抗酸药物,这类药物宜在餐后半小时服用,通常片剂需要咀嚼,而乳剂需要摇匀。这类药物长期服用易阻碍磷吸收,导致磷缺乏症,重者可引起骨质疏松,因此建议与氢氧化镁交替服用。

另外,在治疗消化性溃疡时,需要注意服药时间（如餐前服用或餐后服用）、用药剂量等。只有科学规律地使用药物,才能达到理想的治疗效果和目的。

4.肠镜检查前服用导泻药有哪些注意事项?

近年来,胃肠道疾病的发病率越来越高,发病人群也越来越低龄化。目前,肠镜检查是发现肠道疾病、肠道肿瘤及癌前病变最简单、安全和有效的方法。患者在肠镜检查前应注意以下事项:

第一,肠镜检查前 3 天,患者要注意饮食,宜进流食或半流食;检查前一天不要食用富含纤维的蔬菜、水果;检查当天或前一天晚上进食无渣流汁或禁食,以便清空肠道。于检查日将所有导泻药全部溶入 3000 毫升温水中,首次饮至有饱胀感,稍后视可承受的程度将余下的液体追加饮下（注意:不要急速饮下所有的药液,否则易引起呕吐,导致排泄效果不佳）。一般 1～2 小时后开始排便,观察排便情况,若排出物仍有粪渣,则需继续口服温白开水,直至排出清水样大便为止。

第二,肠镜检查前 3 天,停用含铁制剂和碳酸饮料,宜饮用清汤、白糖水等,切勿进食带颜色的流食。碳酸饮料易形成泡沫,影响肠镜镜下视野,可能掩盖病变部位,延误诊断,故禁止食用。

第三,为提高肠镜检查的成功率,检查前患者须清空结肠,以方便医生在检查中发现息肉或其他病变。

第四,有严重心脏病、严重高血压、心肺功能不全、严重溃疡性结肠炎、急性腹泻、克罗恩病、腹膜炎、妊娠、精神病、腹部曾多次手术且肠粘连者,均禁止此项检查。

第五,患者应放松心情,解除思想顾虑,消除紧张、焦虑等不良情绪,将肠镜当作一种普通的检查,以轻松的心态接受检查。

5.妊娠期便秘用药有哪些注意事项?

部分女性妊娠后内分泌激素会发生变化,胎盘分泌大量孕激素,使胃酸分泌减少,胃肠道平滑肌张力及蠕动减弱,食物在胃肠道停留的时间延长,致使食物残渣中的水分被肠壁细胞重新吸收,造成粪便又干又硬,不能如同妊娠前一样正常排出体外。长时间不排便会引起妊娠妇女腹痛、腹胀,严重者甚至发生肠梗阻。

治疗妊娠期便秘须谨慎,用药不当可能影响胎儿的生长发育。在治疗便秘时,禁止口服润滑胃肠道的泻药,如液状石蜡、蓖麻油等。因为润滑性泻剂会降低妊娠妇女对脂溶性维生素(维生素 A、维生素 D、维生素 E、维生素 K 等)的吸收,胎儿易发生低凝血酶原血症而致出血。另外,禁止服用导泻剂或有强刺激作用的润肠剂,以免胃肠蠕动增强而引起子宫收缩,导致流产或早产。大黄、酚酞等刺激性药物会增加流产的概率,同时这类药物含有蒽醌类成分,可能导致胎儿畸形,故禁止使用。

妊娠妇女是一类特殊的群体,当发生便秘时,应及时去医院就诊,切忌擅自服用药物,以免对胎儿造成不良影响。

6. 如何正确使用泻药?

大多数人在发生便秘时会使用泻药,但使用不当不仅不能治疗便秘,反而会加重病情。

第一,同时服用多种药物的患者,服用泻药时,务必告诉医生。

第二,剧烈腹痛和恶心呕吐的患者,不能自行服用泻药,必须接受医生的治疗方案。

第三,妊娠妇女或有妊娠可能的女性,在服用泻药前都应先咨询医生。

第四,服用时应正确选择方法和剂量(建议从最小剂量开始使用),切忌擅自加量服用。

第五,绝不可将医生的处方交予其他患者,任其自行取药、服用。

第六,服用泻药后如出现腹痛、腹泻、呕吐和皮疹等不良反应,应立即去医院就诊。

第七,服用泻药 1 周后,若病情仍无好转,则应及时去医院就诊。

7. 能否长期使用开塞露?

开塞露具有较强的通便作用,因此有些人,特别是中老年人常把它作为家庭备用药物,其实开塞露是不能长期使用的。

开塞露的主要成分是甘油和山梨醇,其通便原理主要是利用甘油或山梨醇的高渗作用,使更多的水分渗入肠腔,软化大便,刺激肠壁后反射性地引起排便反应;同时,甘油本身也具有一定的润滑作用。因此,与中药大黄类似,两者都属于刺激性泻药。这类药对肠壁有刺激作用,易导致患者依赖性增加,形成必须使用开塞露才能排便的习惯。随着时间的延长,肠壁对药物刺激的敏感性会越来越弱,最终导致使用开塞露后也无法发挥通便作用。

临床上开塞露主要用于大便嵌顿和需要迅速排便者,如长期卧床的患者和术前准备的患者。普通便秘患者可以使用一些容积性泻药,如口服硫酸镁。此外,妊娠妇女、儿童不宜使用开塞露,否则易引起局部组织强烈收缩而使妊娠妇女的局部组织短暂缺血;而儿童的肠黏膜十分娇嫩,山梨醇会刺激儿童的胃肠道。

其实,不能单纯依赖药物治疗便秘,患者还需从饮食、生活习惯、运动等方面着手,养成良好的生活方式。

8.为什么服用胃黏膜保护剂需要平躺?

胃黏膜保护剂是治疗胃溃疡的常用药物,如氢氧化铝凝胶、硫糖铝等。胃黏膜保护剂服用后,进入胃内形成保护膜,覆盖在胃黏膜表面,可起到保护胃黏膜免受胃酸侵蚀的作用。

服用胃黏膜保护剂时须注意服药姿势。立位时,由于药物与溃疡面接触时间短,药效不能充分发挥,因此服药后应静卧10~15分钟,这样既可以减慢药物排空速度,延长药物局部作用时间,又能减少十二指肠液反流,减轻对胃黏膜的腐蚀,提高疗效。通常根据溃疡部位不同,采取的姿势也不同,如治疗胃底后壁溃疡宜取仰卧位,胃底后侧壁或大弯部溃疡宜取左侧卧位,小弯部溃疡宜取右侧卧位。

9.能否长期使用胃药?

任何药物长期使用,都会引起各种不良反应。常用的几类胃药长期使用也会引起不良反应。

第一,质子泵抑制剂(如奥美拉唑、雷贝拉唑、泮托拉唑等)短期服用安全性较高,不良反应多较轻,且可自行消失,但长期使用会增加吸入性肺炎、骨折、低镁血症等疾病的风险。

第二,胃黏膜保护剂(如硫糖铝)长期大剂量服用,可能造成血浆内磷酸盐含量下降,导致骨软化。

第三，胃肠动力促进药（如多潘立酮等）有时可导致血清催乳素水平升高、溢乳、男性乳房女性化等，但停药一段时间后，可恢复正常。莫沙比利、西沙比利等新一代胃肠动力药的不良反应都比多潘立酮少。

第四，H_2 受体阻滞剂（如雷尼替丁等）长期服用可持续降低胃液酸度而利于细菌在胃内繁殖，从而使食物内硝酸盐还原为亚硝酸盐，形成 N-亚硝基化合物；此外，有些患者还会出现心血管系统、神经系统和造血系统等方面的不良反应。

俗话说胃病"三分治七分养"，故在药物治疗的同时，患者应保持良好的饮食习惯及愉悦的心情，才能早日康复。

10.胃药能用牛奶送服吗？服用胃药后饮水是否会影响药物疗效？

牛奶含有丰富的营养物质，能在胃黏膜表面形成保护膜，适量饮用能起到保护胃黏膜的作用。但是，牛奶和药物一起服用时，会在药物表面形成一层膜，将药物包裹起来，从而阻止药物中有效成分的释放。此外，胃黏膜保护剂中的铝剂、铋剂与牛奶同服，还可能发生化学反应，从而影响疗效，引起不良反应。因此，胃药不能用牛奶送服，且服药后需间隔 1～2 小时方可饮用牛奶，这样既可以充分发挥药效，又能保护胃黏膜。

通常，大多数药物需要用水送服，但部分治疗胃溃疡的药物（如硫糖铝等胃黏膜保护剂）多制成混悬剂，进入胃内覆盖在受损的胃黏膜上，从而使胃黏膜免受胃酸侵蚀，新生组织逐渐将溃疡面填平，恢复原有功能。在服用这类药物时，如大量饮水，反而会稀释药物浓度，使覆盖在溃疡面上的药量减少，保护膜变薄，从而无法发挥保护胃黏膜的作用。服用这类药物后，建议半小时内不要饮水，因为短时间大量饮水同样会将保护膜冲掉，使受损的胃黏膜重新暴露在胃酸中而受到侵蚀。因此，在服用治疗胃溃疡的药物时，只需用水将药物送至胃部即可，无须大量饮水。

11.联合使用胃药时，服药时间有何要求？

当服用单一药物治疗胃病无法达到理想的效果时，医生往往会同时使用多种药物进行治疗。那么，如何服用才能使药物发挥最佳的效果呢？

（1）胃肠动力药 常用药物有多潘立酮、莫沙比利等，宜在餐前 15～30 分钟服用，可使药物发挥良好的促排空效果。

（2）胃黏膜保护药　通常在餐前 1 小时服用。建议在餐后 30 分钟服用替普瑞酮。

（3）H_2 受体拮抗剂及质子泵抑制剂　H_2 受体拮抗剂（如雷尼替丁）如每天服用 1 次，则应在睡前服用；若每天服用 2 次，则应在起床后和临睡前各服用 1 次。质子泵抑制剂（如埃索美拉唑、泮托拉唑、雷贝拉唑等）通常每天服用 1 次，宜在早晨起床后或早餐前 30 分钟服用，必要时可在临睡前加服 1 次。

（4）抗酸药　如铝碳酸镁片等宜在餐后 1.5～2.0 小时服用。

联合用药时，按最佳服药时间依次服用，才能达到最佳疗效。

12. 聚乙二醇在治疗便秘和肠镜检查时服用的剂量和时间有何不同？

聚乙二醇主要用于治疗功能性便秘和术前肠道清洁准备。聚乙二醇配制如下：取本品 A、B 两剂（A 剂含聚乙二醇 400，B 剂含碳酸氢钠、氯化钠、氯化钾）各一包，同溶于 125 毫升温水中。

（1）治疗功能性便秘，成人每次服用 125 毫升溶液，每日 2 次。

（2）术前肠道清洁准备，每次服用 250 毫升，每隔 10～15 分钟服用一次，直至排出水样清便，通常建议口服 3000 毫升。

口服聚乙二醇治疗功能性便秘时须注意以下事项：①服用时不能在溶液中加入任何附加成分，如调味品。②严重溃疡性结肠炎患者慎用。

本品用于肠道清洁时，应注意以下事项：①服药前 3～4 小时至检查完毕，患者不得进食固体食物。②服药后约 1 小时，肠道运动加快，患者可能感到腹胀或不适，若症状严重，则可延长给药间隔时间或暂停给药，直至症状消失后再恢复给药。③手术前或肠镜检查前 4 小时开始服用，服药时间为 3 小时，排空时间为 1 小时；此外，也可在手术或肠镜检查的前一天晚上服用。

13. 服用胃药会影响性功能吗？

在现代社会，随着生活节奏加快，竞争日趋激烈，人们所承受的各种压力也越来越大，而不规律的饮食和精神紧张易诱发胃炎、十二指肠溃疡、消化不良等疾病，严重者则需要长期服用胃药。而药物在发挥药效的同时也会引起一些不良反应，特别是长时间、大剂量服药。

那么，胃药会影响性功能吗？研究发现，雷尼替丁、西咪替丁等胃酸分泌抑制药会导致性功能障碍。雷尼替丁属于 H_2 受体阻滞剂，用于治疗十二指肠溃疡、胃溃疡、反流性食管炎、应激性溃疡及卓-艾综合征。本品对十二指肠溃疡疗效较好,但有轻度抗雄性激素的作用,用药剂量较大(每日在 1.6 克以上)可引起男性乳房发育、女性溢乳、性欲减退、勃起功能障碍、精子计数减少等不良反应。由于个体差异,有些人对药物较敏感,故较易导致性功能障碍。

一般说来,由雷尼替丁等 H_2 受体阻滞剂引起的性功能障碍,在停药后 3～6个月可逐渐自行恢复正常,不会造成永久伤害。因此,患者只要严格遵医嘱用药,不擅自增大剂量,就可避免引起严重后果。

14. 泻药有哪些种类? 服用时有哪些注意事项?

泻药是一类能促进排便反射或增加肠内水分、促进蠕动、软化粪便、润滑肠道而使粪便易于排出的药物,按作用方式可分为容积性泻药、润滑性泻药和刺激性泻药三类。

容积性泻药:常用的有硫酸镁、硫酸钠等。

润滑性泻药:常用的有甘油、液状石蜡等。

刺激性泻药:常用的有比沙可啶、酚酞、开塞露等。

服用泻药时应注意以下事项:①治疗功能性便秘,首先要调整饮食,多食用富含纤维素的蔬菜、水果,并养成定时排便的习惯,必要时合理应用泻药,但不可长期依赖泻药。②应根据不同情况合理选药,排除毒物可选用导泻作用强而快的容积性泻药,如硫酸镁;年老体弱者、心脑血管疾病患者、肛门及外科手术后患者宜选用润滑性泻药;治疗便秘多选用刺激性泻药。③诊断不明的腹痛患者,不能使用泻药;年老体弱者、妊娠妇女、月经期妇女等不宜使用剧烈的泻药;机械性肠梗阻、腹膜炎、严重脱水者禁用泻药。④泻药连续使用不宜超过 7 天。

15. 如何治疗肠道菌群失调?

人体胃肠道内寄居着各种各样的微生物,统称为肠道菌群。在正常情况下,各菌群间相互制约、相互依存,在质和量上形成一种生态平衡。肠道菌群失调症是指由于体内外环境发生变化,尤其是长期应用广谱抗生素,敏感肠菌被抑制,未被抑制的细菌乘机繁殖,引起菌群失调,其正常生理组合被破坏而产生病理性组合,可表现为急性或慢性腹泻。

在确定病因后,可从以下几方面进行治疗:

第一,调整饮食。对于发酵性的腹泻,应限制碳水化合物的摄入;对于腐

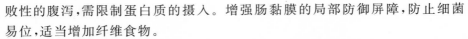

败性的腹泻,需限制蛋白质的摄入。增强肠黏膜的局部防御屏障,防止细菌易位,适当增加纤维食物。

第二,合理选用抗生素。根据菌群分析及抗菌药物敏感试验,选择合适的抗生素以抑制过度繁殖的细菌,间接扶植肠道繁殖不足的细菌。

第三,使用活菌制剂。目前常用的活菌制剂有嗜酸乳杆菌、乳酸杆菌、大肠杆菌、枯草杆菌等,这些活性制剂可间接扶植肠道正常菌群,一般需在低温下保存。

除药物治疗外,患者平时应注意营养搭配,不食用生冷、刺激性的食物,并注意饮食卫生。

16. 奥美拉唑胶囊可以掰开服用吗?

答案当然是不可以。

在日常生活中,我们会接触到各种各样的药品剂型,而胶囊是一种常见的剂型。很多人在服用胶囊时,为图方便而将胶囊掰开服用,其实这种用药方法是错误的。药用胶囊掰开服用不仅会影响药效,而且还可能产生毒副作用。与片剂相比,胶囊在胃肠道内溶解快、药物吸收好,而胶囊壳可保护药物免受湿气和氧化作用的影响。将药物制成胶囊可能有以下几个方面的原因:

第一,有些药物对胃黏膜和食管黏膜有刺激作用,掰开服用时局部浓度过高,易损伤食管黏膜、灼伤咽喉,同时对胃黏膜也有较强的刺激性。

第二,药物的口感或气味不好,易引起气管呛食。将这些药物装入胶囊,可掩盖其苦味及气味,从而消除患者服用时的不快。

第三,胶囊内的药物有规定的剂量,掰开后易使药粉损失,导致服用剂量不准确,从而影响药效。

第四,有些胶囊属于肠溶胶囊,作用是保护药物进入肠道,使药物尽量避免被胃酸破坏。

第五,有些胶囊属于缓释胶囊,可以延长药物的释放时间,使药效更加稳定。

胶囊既保护药物不被破坏,也避免可能的食管和呼吸道不良反应发生。因此,掰开奥美拉唑胶囊服用,可能造成其内的药物在胃里被破坏,使药物的有效成分减少,疗效下降,并且会增加对胃的刺激性。

17. 铝镁加混悬液服用时有哪些注意事项?

铝镁加混悬液为胃酸中和药,用于治疗胃及十二指肠溃疡或胃酸过多引起的反酸、胃灼热、嗳气、腹胀等症状。本品可在炎症处的溃疡表面形成保护膜,抵御胃酸的侵袭而具有收敛作用。胃酸的分泌具有一定的节律性,一般在餐后或夜晚分泌较多,因此铝镁加混悬液适宜的服用时间为餐后 1～2 小时或在睡前服用。在用药期间可兑糖水冲服,但不可兑奶冲服。为保证铝镁加混悬液的用药安全,在服用期间还应注意以下事项:

第一,对铝镁加混悬液过敏者禁用,过敏体质者慎用。

第二,铝镁加混悬液不得连续使用超过 7 天,若症状未缓解,则须及时去医院就诊。

第三,儿童、妊娠妇女及哺乳期妇女慎用铝镁加混悬液。

第四,肾功能不全、习惯性便秘者慎用铝镁加混悬液。

18. 胃药什么时候服用效果最佳?

通常人们所说的胃药,主要是指用于治疗消化性溃疡和急慢性胃炎的口服药物。服用胃药时,不仅要考虑药物的药理作用,而且要掌握合理的用药时间,才能获得最佳疗效。也就是说,服用胃药必须弄清"五时五类",这对治疗胃病具有十分重要的意义。所谓"五时",是指餐前、餐中、餐后、餐间(即两餐之间)以及睡前这五个服药时间;而"五类",则是指抑酸药、抗酸药、抗幽门螺杆菌药、胃黏膜保护药、促胃动力药五种不同类型的胃药。

第一,抑酸药,如西咪替丁、法莫替丁、雷尼替丁、奥美拉唑等,主要作用于胃泌酸细胞而抑制胃酸分泌。尽管起效不如抗酸药迅速,但是这类药物作用时间较长、不良反应少、疗效显著,是治疗胃酸分泌过多的一线药物之一。这类药物宜在餐前半小时服用。

第二,抗酸药,如碳酸钙、氢氧化铝、氧化镁等通过中和胃酸来缓解溃疡病的疼痛。抗酸药多为弱碱性无机盐,需在胃内容物排空时才能充分中和胃酸而发挥药效。这类药物一般在餐后半小时或胃痛发作时服用。

第三,抗幽门螺杆菌药。当发生幽门螺杆菌感染时,常使用抗生素联合质子泵抑制剂和胃黏膜保护剂进行治疗。目前主要使用的药物有甲硝唑、阿莫西林和克拉霉素,其对服药时间有一定的要求。甲硝唑会刺激胃肠道黏膜,故一般在餐后半小时服用;食物会延缓克拉霉素的吸收,造成药效下降,

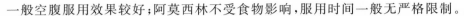
一般空腹服用效果较好;阿莫西林不受食物影响,服用时间一般无严格限制。

第四,胃黏膜保护药,如硫糖铝、米索前列醇等,其发挥疗效的关键在于胃内药物的浓度以及药物和胃黏膜接触的时间。若胃内有食物,则会降低药物浓度,从而降低药效;另外,食物可促进胃排空,缩短药物和黏膜的接触时间,故在两餐之间服用效果较好。

第五,促胃动力药,如多潘立酮、西沙必利等是一类增强胃肠道蠕动的药物,对泛酸、嗳气和胃胀等有较好的疗效。通常在餐前半小时服用,使餐时的血药浓度恰好达到高峰,从而充分地发挥治疗作用。

因此,一定要按时间规律服用胃药,在发挥药效的同时,又可减少不良反应的发生。

19. 服用活性菌类助消化药有哪些注意事项?

活性菌制剂主要是通过以菌治菌而达到治疗效果的。服用药物后,活性菌会在肠道内迅速生长繁殖,造成肠道低氧,对双歧杆菌、乳酸杆菌、拟杆菌、消化链球菌等有益健康的厌氧菌生长繁殖有促进作用,而对葡萄球菌、白色念珠菌等致病菌则有拮抗作用,通过这种双重作用可调整肠道菌群,维持人体肠道微生态平衡,从而达到预防和治疗肠道疾病的目的。

部分肠道菌群失调患者会自行服用抗生素治疗各种细菌感染,但过量使用抗生素亦会抑制体内的有益菌,使肠道菌群失衡,从而导致疾病发生。由于活性菌药物的主要成分是正常益生菌,因此在服用活性菌药物的同时不能服用抗生素,如青霉素类、大环内酯类等。抗生素不仅会杀死有害菌,而且也会杀死益生菌,故建议间隔2~4小时再服用抗生素。另外,活性菌是一种微生物,因此需要冷藏保存,且温度保持在2~10℃。

20. 急性胃出血时应采取哪些紧急措施?

急性胃出血是消化道出血疾病中的一种常见病,临床主要表现为眩晕、恶心、腹痛、血压下降、呕血及黑便等,严重者甚至出现晕厥等。引起急性胃出血的原因有:①胃、十二指肠球部溃疡以及出血性胃炎等;②长期口服非甾体类解热镇痛药(如阿司匹林)、激素类药物(如泼尼松)等引起药物性溃疡出血;③严重烧伤和大手术等引起的应激性溃疡出血。胃出血一旦发生,应立即送医院救治。目前治疗方法主要有两种:内镜手术和保守治疗。

保守治疗一般采用口服质子泵抑制剂。质子泵抑制剂起效迅速,且选择性地对胃黏膜壁细胞产生作用,从而有效地降低胃酸分泌,减少溃疡面出血。目前临床相关资料显示这种治疗方法对患者的刺激相对较小,临床治疗费用也相对较低。需要注意的是,在服用过程中若患者出现低血量状态或者休克等现象,应立即进行静脉输血输液,以扩充血容量;监测血压,保持血压在正常范围内,防止出现休克症状。但是,对于部分病情较重的急性胃出血患者,当保守治疗的临床效果不佳时,必须采取手术治疗,主要方法是内镜手术。

21.抗生素和双歧三联活菌两者能否同时服用?

儿童发生腹泻时,很多家长首先会选用抗生素,其实这种做法是不正确的。小儿腹泻特别是急性水样腹泻,70%可能为轮状病毒引起,不需要使用抗生素,只需选用微生态调节剂(如双歧三联活菌等)和黏膜保护剂(如蒙脱石等),患儿即会痊愈。

若确诊为细菌性腹泻,则需要使用抗生素,如菌痢、霍乱、婴幼儿沙门菌肠炎。细菌感染会导致正常细菌数量下降或比例失调,引起腹泻,而腹泻又进一步加剧菌群失调,因此常用微生态调节剂(如双歧三联活菌等)调节肠道菌群,促进正常菌群恢复,从而达到治疗腹泻的目的。当发生细菌性腹泻时,医生通常会同时开处抗生素和双歧三联活菌,并嘱咐患者将两种药物分开服用,且用药时间间隔至少2小时,这是因为抗生素会引起双歧三联活菌灭活而影响疗效。

22.为什么活性菌制剂既可以治疗便秘,又可以治疗腹泻?

活性菌制剂主要包括双歧三联活菌和枯草杆菌二联活菌。双歧三联活菌为双歧杆菌、嗜酸乳杆菌、粪肠球菌组成的三联活菌制剂,枯草杆菌二联活菌为枯草杆菌、肠球菌组成的二联活菌多维颗粒剂。它们均能补充人体正常所需的生理细菌,调节胃肠道菌群,抑制病菌的生长,减少毒素产生,对肠道菌群失调引起的胃肠道功能紊乱有较好的调理功效,对腹泻、腹胀、消化不良、便秘等病症都有一定的调理作用。

因此,双歧三联活菌和枯草杆菌二联活菌既能治疗腹泻又能治疗便秘是不矛盾的,因为腹泻和便秘都可能是由肠道菌群失衡引起的。而双歧三联活菌和枯草杆菌二联活菌都可调节肠道菌群,促进营养物质的消化、吸收,抑制肠源性毒素的产生和吸收,从而恢复肠道菌群平衡。另外,当发生腹泻和便

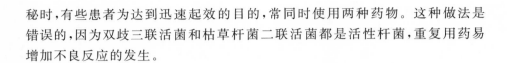

秘时,有些患者为达到迅速起效的目的,常同时使用两种药物。这种做法是错误的,因为双歧三联活菌和枯草杆菌二联活菌都是活性杆菌,重复用药易增加不良反应的发生。

23. 胃溃疡患者需要终身服用质子泵抑制剂吗?

质子泵抑制剂能强效而持久地抑制胃酸分泌。临床研究发现,质子泵抑制剂不但能迅速、有效地阻断胃酸对胃黏膜屏障的侵袭,而且能促进溃疡面的愈合,防止胃黏膜再次发生溃疡。

胃病需要按疗程进行治疗,且需要定期检查。有些患者认为胃病类似于高血压或糖尿病等慢性疾病,需终身服药,于是会定期购买奥美拉唑等质子泵抑制剂服用。其实这种观点是错误的。

胃溃疡虽然是一种消化系统的慢性疾病,但奥美拉唑等质子泵抑制剂对其具有良好的疗效,无须终身服用,一般疗程约为2个月,经医生检查确定后即可停药。质子泵抑制剂长期服用会引起胃酸分泌减少、胃肠道内细菌定植水平下降,同时增加肺炎、腹泻、胃黏膜萎缩、胃癌及骨折的发生风险。因此,服用这类药物一个疗程后还须去医院就诊,并遵医嘱用药。

24. 经常服用铝碳酸镁是否会产生依赖性? 长期服用是否会引起中毒?

铝碳酸镁适用于治疗胆酸相关性疾病以及急慢性胃炎和胃食管反流等胃部不适症状,同时还可预防非甾体抗炎药引起的胃黏膜损伤。胃酸过多可刺激糜烂面而引起疼痛,铝碳酸镁能中和胃酸,还能发挥止痛作用。

铝碳酸镁无依赖性,口服后可覆盖食管黏膜,从而缓解胃部不适症状。铝碳酸镁片含有金属铝离子,长期服用是否会引起中毒或影响其他金属离子的吸收呢?其实铝碳酸镁片中的铝含量极低,不会通过胃肠道吸收进入血液而引起蓄积中毒,也不会影响镁离子的吸收。因此,服用铝碳酸镁片是较安全的,偶尔才会引起便秘、口干和食欲不振等不良反应。建议在餐后1~2小时、睡前或胃部不适时嚼服铝碳酸镁片,若连续服用超过7天而症状未缓解,则应及时去医院就诊。

25. 为什么铝碳酸镁片应在餐后 1～2 小时嚼碎服用？

药物的性状不同，其服用方法也各不相同。一般说来，大部分药物需整片吞服，而有些药物则需要嚼碎后才能服用。嚼碎服用的目的是使药物能够尽快释放，加快药物吸收，以更好更快地发挥疗效。铝碳酸镁片一般在餐后1～2小时服用，这是因为胃酸常在进食后分泌，胃酸分泌过多易导致溃疡等消化系统疾病。铝碳酸镁片是一种胃黏膜保护剂，能迅速缓解胃部疾病症状，中和胃酸，吸附和结合胃蛋白酶，可逆性、选择性地结合胆酸，以及增强胃黏膜保护因子的作用。

26. 埃索美拉唑镁肠溶片可以餐后服用吗？

埃索美拉唑是一种质子泵抑制剂，具有强大且持久抑制胃酸分泌的作用，主要用于治疗胃酸分泌过多或反流等相关的胃肠道疾病。医生或药师经常会提醒患者在早餐前半小时服用埃索美拉唑镁肠溶片，若症状较重，则需要在睡前加服 1 片。

胃酸具有白天分泌少、夜晚分泌多的生理节律，当食物进入胃内时，胃酸即开始分泌。而埃索美拉唑镁肠溶片在早餐前半小时服用，主要是发挥对抗早餐后胃酸分泌过多的作用。若患者错过早餐前半小时的最佳给药时间，则仍需要补服，但效果可能没有餐前半小时服用好。

27. 什么是肠道功能紊乱？日常用药与饮食有哪些注意事项？

肠道功能紊乱是一种胃肠道的功能性疾病，患者常出现腹胀、腹痛、腹泻和便秘等症状。该病起病大多缓慢，病程较长，且反复发作。而精神因素是该病的主要诱因，如情绪紧张、焦虑等，均可导致胃肠道功能紊乱。肠道功能紊乱包括肠易激综合征、功能性腹胀气、功能性便秘、功能性腹泻和非特异性功能性肠紊乱五种类型。对于肠道功能紊乱患者，可根据病情对症使用调理胃肠道的药物；对于有明显精神症状的患者，有时需给予抗焦虑药或抗抑郁药，以解除心理障碍。患者一旦发病，须及时去医院进行正规治疗，切勿自行服药。治疗药物主要包括：①镇静剂，如地西泮、苯巴比妥、谷维素等；②解痉止痛剂，如抗胆碱药物阿托品可松弛平滑肌，起到解痉止痛作用；③治疗神经性呕吐药物,如维生素 B$_6$、多潘立酮等;④肠神经官能症,如便秘可给予润肠剂液状石蜡。

除药物治疗外,患者还应合理安排日常饮食。饮食宜清淡,避免进食辛辣刺激食物,禁烟禁酒。此外,还要注意以下三点:①饮食要规律。很多人在饮食方面不加节制,有时暴饮暴食,有时又过度节食,易造成胃肠道蠕动功能紊乱。因此,饮食应定时定量。②注意细嚼慢咽。进餐时须慢慢咀嚼,使食物在口腔内得到充分的磨切并与唾液混合,以减轻胃肠道负担,使食物易于消化。③保持精神愉快。胃肠道是否健康与精神因素有很大关系。过度的精神刺激,如长期紧张、恐惧、悲伤、忧郁等均会造成大脑皮质功能失调,迷走神经功能紊乱,导致胃肠道功能紊乱。因此,患者在日常生活中要保持精神愉快、心态平和。

28.为什么治疗幽门螺杆菌感染需要联合用药?服药时有哪些注意事项?

幽门螺杆菌是一种螺旋状、革兰染色阴性、微需氧性细菌,主要存在于胃及十二指肠球部,是胃溃疡等胃部疾病的主要诱因之一。一旦胃部发生感染,除用抗生素杀灭幽门螺杆菌外,还需其他药物保护胃黏膜(如质子泵抑制剂和胶体果酸铋剂等),防止胃黏膜进一步遭受损伤。同时,使用单一的抗生素较难根治幽门螺杆菌感染,因此临床上常采取多种药物合用的治疗方案,而多药联用应注意以下四项原则:①选择合适的药物。幽门螺杆菌能在胃酸中存活且易产生耐药性,单纯用药很难杀死,故通常使用以下三种"武器",即奥美拉唑＋克拉霉素＋阿莫西林,患者应根据医嘱服药,切勿自行选择或更换抗生素。②服药剂量准确。在治疗幽门螺杆菌感染时,药物剂量须比常规剂量大,奥美拉唑应早 1 粒晚 1 粒,阿莫西林和克拉霉素剂量也应比平时大。③掌握适当的疗程。根除治疗的疗程一般为 1 周,但因幽门螺杆菌易产生耐药性,使疗效降低,因此部分患者需在医生指导下延长疗程。④进行有效的维持治疗。

29.夏季哪些消化系统疾病较为常见?如何预防?

在夏季,人们喜欢食用冷饮、冰镇水果以帮助机体降温,但部分患者由于肠胃功能偏弱,加上高温使引起消化道疾病的细菌、病毒活跃,从而易诱发胃肠道疾病。那么,夏季常见的消化道疾病主要有哪些呢?

（1）细菌性食物中毒　其表现主要为恶心、呕吐、腹痛、腹泻等,潜伏期较短,来势凶猛。主要病因是忽视食物卫生,引起交叉污染。

（2）胃病复发　夏季天气炎热,内外温差大,原本有胃肠道疾病的患者,胃酸分泌常会异常增多,易引起胃病复发而加重病情,故应多加注意。

（3）细菌性痢疾　一般由饮食、饮水受到污染所致,还可通过手、苍蝇接触食物而传播。其主要表现先是畏寒发热、恶心呕吐,然后发生腹痛腹泻。

（4）胃肠型感冒　临床主要表现为有类似感冒样症状,同时还伴有食欲减退、恶心、呕吐、腹痛、腹泻等。

（5）急性肠胃炎　随着气温回升,各种病原微生物繁殖日益活跃,若饮食不洁,则易引发急性肠胃炎。

那么,怎样预防或减少夏季消化道疾病发生呢? 首先,必须注意个人卫生,养成勤洗手的习惯。生冷水果在食用前要清洗干净,西瓜、菠萝等水果剖开后易滋生细菌,故应尽快食用。夏季天气炎热,在吹空调或电扇时,应注意温度的调节,以 26℃ 最为适宜。其次,夏季人们喜欢饮用冰镇饮品,若不加节制,则易导致胃肠道功能失调,因此冷饮不要过量,尤其是刚刚进行剧烈运动。再次,夏季有些人直接饮用自来水,其实这个习惯有损人体健康,这是因为自来水中往往含有很多细菌,易导致急性肠胃炎或腹泻,故须改饮白开水。除此之外,饭菜最好一顿食用完,未食用完的饭菜建议冷藏保存。最后,夏季是胃肠道疾病的高发期,人们可以在家中配备一些常用药物,如藿香正气水,可在胃出现不适时使用。另外,阿莫西林对细菌性腹泻有较好的治疗效果。若出现反复性腹泻或胃肠不适,则建议及时去医院就诊。

30. 如何治疗胃食管反流病?

胃食管反流病是一种临床常见的疾病,在我国人群中患病率达到 5.77%,并且呈逐年上升的趋势。目前,胃食管反流病最主要的治疗方法是抑制胃酸,使反流的胃内容物酸性下降,降低腐蚀性,从而减少对食管黏膜的刺激来达到治疗目的。

（1）一般治疗　生活方式的改变应作为治疗的基本措施。抬高床头 15～20 厘米是简单而有效的方法,在睡觉时利用重力作用加强酸清除能力,减少夜间反流。适当限制摄入高脂肪食物、巧克力、茶、咖啡等。胃食管反流病患者应戒烟戒酒,避免睡前 3 小时饱食,以减少夜间反流。

（2）药物治疗　对于通过改变生活方式不能改善反流症状者,应开始进行系统的药物治疗。①H_2 受体阻滞剂。H_2 受体阻滞剂是目前临床用于治疗胃食管反流病的主要药物。这类药物可减少胃酸分泌，从而减轻反流液对食管黏膜的损伤，缓解症状及促进损伤的食管黏膜愈合。目前有三种 H_2 受体阻滞剂在临床上广泛应用，即西咪替丁、雷尼替丁和法莫替丁。②质子泵抑制剂。质子泵抑制剂通过非竞争性不可逆的对抗作用，抑制胃壁细胞内的质子泵，产生较 H_2 受体阻滞剂更强更持久的抑酸效应。目前临床上常用的药物有奥美拉唑、兰索拉唑、泮托拉唑和埃索美拉唑等。③促动力药。胃食管反流病是一种动力障碍性疾病，常存在食管、胃运动功能异常，在 H_2 受体阻滞剂及质子泵抑制剂治疗无效时，可联合促动力药进行治疗。促动力药对于伴腹胀、嗳气等动力障碍症状的患者效果显著。这类药物主要有多潘立酮、西沙必利、莫沙必利等。④黏膜保护剂。硫糖铝作为一种局部作用制剂，可控制胃食管反流症状。铝碳酸镁能结合反流的胆酸，减少其对黏膜的损伤，并能作为物理屏障黏附于黏膜表面。黏膜保护剂现已在临床上广泛应用。

31. 哪些药物适用于治疗肝硬化？肝硬化的不同时期如何选择用药？

对于肝硬化，若延误治疗或放弃治疗，至晚期就会对人体产生极大的损害。只有科学合理的治疗，充分发挥药物的疗效，才能取得较好的治疗效果。

（1）抗病毒药物　在我国，大多数肝硬化属于乙型肝炎后肝硬化，因此抗病毒治疗主要是针对乙型肝炎病毒。这类药物包括拉米夫定、恩替卡韦、阿德福韦等。

（2）促进新陈代谢的药物　肝硬化晚期患者肝脏代谢异常，应服用三磷腺苷、辅酶 A 等药物，以供给机体能量。

（3）维生素类药物　B 族维生素具有阻止脂肪肝发生、保护肝细胞的作用，常用药物有复合维生素 B 等。维生素 C 和维生素 E 可阻止各种有害因素对肝细胞的氧化作用。

（4）降酶退黄药物　肝硬化活动期患者的转氨酶水平常偏高，多烯磷脂酰胆碱、熊去氧胆酸、丁二磺酸腺苷蛋氨酸等药物具有降低转氨酶水平、促进黄疸消退的作用。

（5）营养支持类药物　如人血白蛋白、脂肪乳等药物具有较好的护肝、补充营养的作用。

（6）抗肝纤维化药物　肝纤维化是各种慢性肝病向肝硬化发展的必经之路。一般在去除病因或经过药物治疗后，可以使肝纤维化减退。秋水仙碱、干扰素、青霉胺等都具有抗肝纤维化的作用。

（7）保护肝细胞、促进肝细胞再生的药物　这类药物有水飞蓟宾、肌苷等。水飞蓟宾被称为"天然的保肝药"，有保护肝细胞膜和对抗多种肝脏毒物的作用；肌苷能促进受损肝细胞的修复。

由于肝硬化患者对药物的敏感性增高，故在治疗过程中不能滥用药物。一般在肝硬化早期以抗病毒、抗纤维化治疗为主，治疗方法以中西医综合治疗为佳，活血化瘀，软化肝脏，修复受损的肝细胞，以逆转早期肝硬化，恢复肝功能。晚期肝硬化的治疗要以防治并发症、维持患者生命、提高患者生活质量为目的。

32. 使用硫普罗宁治疗肝病有哪些注意事项？

硫普罗宁具有解毒作用，保护肝组织、肝细胞，对乙醇性肝损伤有显著的修复作用。主要用于改善各类急慢性肝炎的肝功能，如脂肪肝、酒精肝、药物性肝损伤及重金属的解毒，有抗炎抗过敏作用。在服用或注射时应注意以下事项。

（1）出现过敏反应的患者应停用本药。

（2）以下患者慎用：①老年患者。②有哮喘病史的患者。③既往曾使用青霉胺或使用青霉胺时发生严重不良反应的患者。对于曾出现青霉胺毒性反应的患者，使用本药应从较小的剂量开始。

（3）用药前后及用药时应定期检查以监测本药的毒性作用，包括外周血细胞计数、血小板计数、血红蛋白、血浆白蛋白、肝功能、24 小时尿蛋白定量。此外，治疗过程中每 3 个月或 6 个月应检查一次尿常规。

33. 拉米夫定和阿德福韦酯两者能否联合应用治疗肝病？

乙型肝炎发病率高，对人类健康危害较大，而肝硬化为乙型肝炎病毒持续感染所致的病症。目前，临床对乙型肝炎以抗病毒治疗为主。拉米夫定为常用的抗病毒药物之一，主要用于治疗乙型肝炎病毒感染所致的肝胆疾病，可减轻炎症，降低肝纤维化和肝硬化的发生率，但长期使用易诱发病毒突变而出现耐药。

阿德福韦酯也是临床普遍采用的抗病毒药物之一，有较强的抗病毒活性。同时，阿德福韦酯与拉米夫定不具有交叉耐药现象，对拉米夫定耐药的患者，可换用阿德福韦酯治疗。

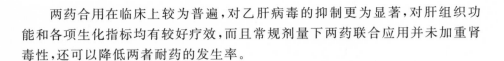

两药合用在临床上较为普遍,对乙肝病毒的抑制更为显著,对肝组织功能和各项生化指标均有较好疗效,而且常规剂量下两药联合应用并未加重肾毒性,还可以降低两者耐药的发生率。

34. 为什么服用胃肠解痉药会引起口干、眼内压升高和排尿困难?

胃肠解痉药能解除胃肠痉挛,松弛平滑肌,缓解胃肠绞痛。常用药物包括山莨菪碱、阿托品等,但使用这类药物时应注意以下几点:①胃肠解痉药除松弛平滑肌外,还会抑制腺体分泌,从而抑制唾液腺的分泌而出现口干、口渴等症状。停药后可自然好转,一般不用担心。除此之外,胃肠解痉药会使房水积聚,造成眼内压升高,因此青光眼患者禁用。②胃肠解痉药会引起排尿困难,故前列腺增生患者禁用。③肠梗阻、消化道穿孔、急性胆囊炎等疾病与胃肠痉挛相似,亦表现为胃腹疼痛,服用胃肠解痉药后疼痛会缓解,从而掩盖病情,造成严重后果,甚至危及生命。

因此,患者不能随意服用胃肠解痉药,须掌握适应证后方可服用,若病情未缓解,则应及时去医院就诊,以免延误病情。由于解痉药作用较为广泛,因此其不良反应也较多,故须遵医嘱使用,在发挥药效的同时,减少不良反应的发生。

35. 慢性肝炎无症状患者是否需要继续使用保肝药?

目前,我国约有肝炎病毒携带者 1 亿人,主要是慢性丙肝、乙肝携带者,同时还包括一些慢性酒精性肝病、药物性肝病和自身免疫性肝炎等慢性肝病患者。肝炎被认为是"沉默的杀手",因为肝脏没有痛觉神经,有时损伤不会出现如胃、肠和心脏等器官那样的剧烈疼痛。慢性肝炎病毒,无论是乙肝病毒或是丙肝病毒,都有较强的隐匿性,对肝脏会进行悄无声息的侵害,一旦暴发就可能危及生命。因此,慢性无症状肝炎患者需要定期检查,并根据医嘱服用抗病毒药和保肝药。

36. 哪些药物易诱发肝损害?

大多数药物在肝脏内代谢,因此肝脏是药物损害的主要对象。老年人由于肝脏的解毒功能下降,药物性肝损害所占比例更高。日常生活中可引起肝损害的药物有以下几类:

（1）解热镇痛药　如水杨酸、布洛芬、吲哚美辛等均可引起转氨酶水平增高。

（2）抗结核药　如利福平、异烟肼等引起的肝损害类似肝炎，多见黄疸，并可出现严重的并发症。

（3）抗肿瘤药　如博来霉素、甲氨蝶呤、巯嘌呤、环磷酰胺、白消安等均可引起肝损害。

（4）抗菌药物　磺胺药物与许多肝损害有关，虽然大多数病例病情轻微，但病死率高达10%～20%。红霉素使用2周以上者肝损害风险增加。两性霉素B可引起变态反应性肝炎及肝脂肪变性。

（5）全身麻醉药　如氟烷、二乙烯醚等均可损害肝脏。

（6）口服降糖药　甲苯磺丁脲等磺脲类药物可引起肝细胞损害。

（7）抗甲状腺药　甲巯咪唑、甲硫氧嘧啶、硫脲嘧啶等可引起肝细胞-毛细胆管型损害，丙硫氧嘧啶可致肝细胞损害。

（8）降脂药　他汀类药物，如阿托伐他汀、辛伐他汀等均可导致肝功能受损，肝酶水平升高。

第四章　常见神经系统疾病用药答疑

1. 阿尔茨海默病患者在服药过程中有哪些注意事项？

阿尔茨海默病，俗称老年痴呆，是一种发生于老年和老年前期、以进行性认知功能障碍和行为损害为特征的中枢神经系统退行性病变。经临床诊断为阿尔茨海默病的患者，通常需要长期接受药物治疗。阿尔茨海默病患者大多为老年人，依从性较差，且多伴有其他疾病，因此家属或照护者在患者服药过程中需要注意以下事项。

（1）阿尔茨海默病患者用药依从性较差，忘记服药、误服或者重复用药等现象时有发生，因此患者在服药过程中必须有人陪伴监督，帮助患者正确服用药物，以免漏服或误服。

（2）对于伴有抑郁、幻觉或自杀倾向的阿尔茨海默病患者，家属或照护者应妥善保管药品，以免患者误服。

（3）阿尔茨海默病患者通常不认为自己患病，或者怀疑家人给其服用的是毒药，而常常拒绝服药。因此，家属或照护者应耐心劝说、解释，必要时可以将药物碾碎拌在饭中服下。对于拒绝服药的患者，应监督患者服用药物，必要时让患者张嘴以确认是否咽下，以防患者在无人照看的情况下将药物吐出丢弃。

（4）阿尔茨海默病患者服药后通常不能准确地诉说其不适，因此家属或照护者需要细心观察，若发现药物不良反应，应及时送医院就诊，并由医生调整给药方案。

（5）对于卧床、吞咽困难的阿尔茨海默病患者，可将药片研碎溶于水中再供患者服用。

2. 治疗阿尔茨海默病的药物有哪些？

阿尔茨海默病是临床上最常见的痴呆类型，目前仍以药物对症治疗为主。美国食品药品监督管理局批准上市用于治疗阿尔茨海默病的药品仅四种，分别为多奈哌齐、卡巴拉汀、加兰他敏和美金刚，其中前三种为胆碱酯酶抑制剂，美金刚为 NMDA 受体拮抗剂。此外，临床上可以改善阿尔茨海默病症状的药物还有：①脑代谢激活剂，如吡拉西坦、茴拉西坦、奥拉西坦等。②脑循环改善剂，如阿米三嗪、银杏叶制剂、尼麦角林等。③自由基清除剂和抗氧化剂，如维生素 E、维生素 C 等。④神经营养因子，如神经生长因子、神经节苷脂、脑源性神经营养因子等。⑤其他药物，如雌激素、蛋白疫苗等。

3. 老年痴呆合并高血压或糖尿病在药物选择方面有何要求？

高血压是老年痴呆的重要危险因素之一，有效的降压治疗可以显著降低老年痴呆的发生率。目前临床常用的降压药物安全性较高，大多无明显的中枢抑制作用。但是，利舍平具有一定的抗胆碱作用，可能导致抑郁，影响患者的认知功能，因此对于合并高血压的老年痴呆患者，不建议使用。钙离子拮抗剂如硝苯地平、氨氯地平等可降低高血压患者老年痴呆的发生风险。中枢性钙离子拮抗剂尼莫地平有轻度的降压作用，同时具有一定的改善认知功能的作用。因此，伴有高血压的老年痴呆患者可以选用钙离子拮抗剂，但在具体选择时应遵循个体化治疗的原则。

糖尿病是引起小动脉病变的重要危险因素之一，颅内多发小血管病变会影响患者的认知功能。因此，对于老年痴呆患者，应积极控制血糖。目前临床常用的降糖药物对老年痴呆疾病本身没有明显的不良影响，故可以联合使用。

4. 若老年痴呆患者拒绝服用药物，应如何处理？

老年痴呆患者拒绝服用药物的原因很多，有的患者不承认自己患病而拒绝服药；有的患者出现幻觉，认为治疗药物是毒药而拒绝服药；还有的患者伴有抑郁，对生活不抱希望而拒绝服药。因此，我们应该根据患者拒绝服药的原因，采取有针对性的措施，使患者按时按量正确地服药。对于伴有抑郁的老年痴呆患者,应给予关爱,鼓励患者树立战胜疾病的信心;对于伴有幻觉、妄想等精神症状的老年痴呆患者,首先不能与之争执,不能粗暴地对待患者,以免加重患者的精神症状。正确的做法是耐心劝说,循序渐进,慢慢培养患者的用药习惯。此外,还可以采取以下一些技巧,如:①将药物碾磨成粉末溶于水中让患者服下;②分散患者注意力,趁患者不注意将药物拌入食物中让其服下;③在尝试各种方法均不能让患者服用药物时,可以考虑改变药物剂型,如选用注射剂或溶液剂等。

5.老年痴呆患者出现抑郁或焦虑情绪如何用药?

抑郁、焦虑是老年痴呆患者的常见症状。研究显示,有效的抗焦虑和抗抑郁治疗可以显著改善患者的认知功能,提高患者的生活质量。对于伴有焦虑和抑郁的老年痴呆患者,首先需要明确诊断,根据抑郁、焦虑的不同亚型及各自的临床特点选择合适的药物。常用抗焦虑、抗抑郁药物有阿普唑仑、艾司唑仑、阿米替林、地西泮等。治疗药物的选择需要考虑患者是否合并其他精神症状或疾病。此外,还需要考虑药物之间的相互作用、患者的耐受性,遵循个体化治疗的原则,根据具体情况合理用药。对于确实需要使用抗抑郁药或抗焦虑药的患者,应遵循单一用药的原则,进行足剂量、足疗程治疗。

6.为什么服用多奈哌齐会引起恶心、呕吐?

老年痴呆的发病机制十分复杂,目前尚不清楚,通常认为与胆碱能神经传递功能低下有关。多奈哌齐属于胆碱酯酶抑制剂,是目前临床上治疗老年痴呆的首选药物之一。多奈哌齐可以通过抑制胆碱酯酶,增强胆碱能神经的功能,从而发挥治疗作用。其常见的不良反应有恶心、呕吐、腹泻等,这是因为药物可抑制胆碱酯酶作用。因此,胆碱酯酶抑制剂是一把"双刃剑",在改善老年痴呆症状的同时可能引起一些相关的不良反应。饮食对胆碱酯酶抑制剂的生物利用度影响较小,故餐前、餐中、餐后均可服用,且基本不影响治疗效果。因此,出现恶心、呕吐等胃肠道反应的患者可以餐后或餐中服用,以减轻恶心、呕吐症状。若上述症状明显并难以缓解,建议及时去医院就诊。

7.服用多巴丝肼片引起抑郁应如何处理?

多巴丝肼片为复方制剂,其组分为左旋多巴与苄丝肼,临床主要用于治疗帕金森病、症状性帕金森综合征。目前,多巴丝肼片治疗帕金森病疗效确切,被认为是标准药物,但其亦可引起诸多不良反应。其中在精神方面,多巴丝肼可能引起抑郁症,且以老年人多见,表现为激动、焦虑、失眠、妄想等。若出现上述症状,则患者可以服用少量抗抑郁药,如舍曲林、帕罗西汀等。患者可以进行适量运动来调整心情,与家人多沟通,以减轻抑郁带来的痛苦。另外,医生可以根据病情调整治疗方案,选择其他抗帕金森病药物(如苯海索、金刚烷胺等)。

8. 帕金森病主要有哪些临床症状？可以选择哪些药物进行治疗？

帕金森病是一种常见的神经系统病变,主要症状有:

(1)静止性震颤　静止性震颤常是帕金森病的首发症状。患者在静止状态下呈现不自主的哆嗦。

(2)运动迟缓　运动变慢,起步难。自发、自主运动减少,运动幅度小。

(3)姿势步态障碍　平衡功能减退、姿势反射消失会引起步态不稳,易引起摔跤。

(4)精神症状　主要表现为计算、造句等功能的下降,抑郁也会加重患者的震颤情况,表现为表情缺乏、语言单调,情绪会经常起伏波动。

导致帕金森病的根本原因在于脑内多巴胺含量下降,临床上治疗帕金森病的药物主要有:①多巴胺受体激动剂(如普拉克索、吡贝地尔);②抗胆碱药物(如苯海索);③单胺氧化酶抑制剂(如司来吉兰);④儿茶酚-O-甲基转移酶抑制剂(如恩他卡朋);⑤复方左旋多巴(如多巴丝肼)。

9. 为什么在治疗帕金森病的过程中会出现"开关现象"？

左旋多巴类药物作为帕金森病治疗领域的基础用药,其早期临床运用效果较好。该药对消除帕金森病的运动症状——震颤、僵直、运动减少和缓慢有着显著作用。然而,服用左旋多巴类药物若干年后,其局限性即会出现,长期服用会造成脑组织病理性改变,进而引起各种运动并发症。开关现象是帕金森病患者在服药过程中出现的一种常见的不良反应。部分患者长期服用左旋多巴,后期会出现症状波动,如突然出现肌僵直、震颤、运动不能,持续数分钟至1小时后缓解,此时患者可出现多动现象。这种情况一天中可反复迅速交替出现多次,变化速度非常快,且是不可预测的。因为病情的变化如同

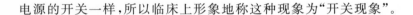

电源的开关一样,所以临床上形象地称这种现象为"开关现象"。

10. 长期服用抗帕金森病药后出现无力、发抖、行动迟缓等症状,是否考虑换药?

多巴丝肼、金刚烷胺、吡贝地尔都是治疗帕金森病的常用药物。患者长期服用这三种药物后出现感觉无力、运动越来越迟缓、药性一过就发抖,说明当前治疗方案效果不佳,其中产生耐受性是一个比较重要的原因。耐受性是指人体对药物反应性降低的一种状态。临床上对于帕金森病症状控制不佳的患者,需要及时去医院就诊,切勿盲目自行停药、换药或增大药物剂量。临床医生可根据患者的病情变化、症状特点、治疗药物的特点等来调整给药方案。

11. 长期服用抗癫痫药需要注意哪些事项?

抗癫痫药都会引起一定的不良反应,有些患者长期用药也不明显,而有些患者一开始用药可能就引起不良反应。因此,患者长期服用抗癫痫药需要注意以下事项:

(1)通常患者初始服用抗癫痫药会感觉疲劳或轻度不适,这些不良反应常随着机体对药物的逐渐适应而消失。

(2)同时服用多种药物易发生药物间相互作用,不良反应的发生率也会升高。

(3)每种药物的不良反应会略有不同,因此可向医生咨询所服用的抗癫痫药物的具体注意事项以及相应的处理方法等。

(4)常见的不良反应包括疲乏、步态不稳、视物模糊、皮疹、呕吐、腹痛、腹泻、肝功能异常等,若出现上述不良反应,则应及时去医院就诊。

(5)不同个体对药物的反应和敏感程度不尽相同,患者应在医生的指导下正确服用药物,定期去医院检查,以确定最佳的治疗方案。

12. 为什么帕金森病患者易发生抑郁,如何选用药物?

目前,帕金森病是一种难以根治的疾病。而导致抑郁的原因有患者工作能力的丧失、形象的损害,以及脑中多巴胺的减少,需要及早发现及早治疗。已有研究证实,帕金森病患者抑郁的发病率高达17%,但目前早发现率非常低,原因是帕金森病患者的症状与抑郁症的症状相似,不易被察觉,两者都表现为面无表情、少言寡语、智力下降等。

目前,临床上常用的治疗帕金森病伴有抑郁的药物是选择性 5-羟色胺再摄取抑制剂,其代表药物有氟西汀、帕罗西汀、舍曲林、西酞普兰、氟伏沙明等。在美国,63％的帕金森病伴抑郁患者使用选择性 5-羟色胺再摄取抑制剂,而使用三环类抗抑郁药物的患者仅为 7.5％。与传统的三环类抗抑郁药物相比,选择性 5-羟色胺再摄取抑制剂具有疗效相似或略强、耐受性好等优点。

13.发作一次癫痫后就需要持续服药吗？

癫痫是一组由于脑部神经元突发性异常放电,而导致大脑功能短暂障碍的慢性疾病。癫痫的治疗目的是尽可能快地控制癫痫发作。针对癫痫的不同情况,如原发性癫痫、继生性癫痫,可制订相应的治疗方案。对于单纯一次发作的癫痫,需要明确其发病原因,然后对因治疗。如只发作一次,用药控制即可,不必持续服药。一般说来,对于只有经常性的大发作,才需要维持用药。例如,部分儿童由于生理发育的原因,可能出现偶尔发作癫痫的情况,大多数随着年龄的增长会自行消失。因此,只要癫痫不是频繁发作,一般不需要用药,但在日常生活中须避免情绪波动等诱发因素。

14.服用抗癫痫药有哪些注意事项？

服用抗癫痫药须遵守以下原则:

(1)早期治疗原则　通常仅发作一次、复发风险较低的患者可暂不行药物治疗。若出现 2 次及 2 次以上癫痫发作,则应及早进行药物治疗。

(2)根据发作类型选药原则　癫痫有很多类型,其用药也不同。选用不当,治疗效果往往不佳。临床上一般根据患者癫痫发作的类型选用药物。

(3)单一用药原则　通常单一用药治疗癫痫即可获得较好的效果,多种药物联合使用,不良反应的发生率会明显升高。因此,不建议一开始就选用两种或两种以上的药物进行治疗。

(4)个体化原则　抗癫痫药物治疗应根据患者的年龄、体质、病程、病情等而定。

(5)长期用药原则　癫痫是一种慢性疾病,在药物治疗过程中应坚持长期、有规律的治疗原则,突然停药易引起癫痫复发。

15. 如何评价抗癫痫药的治疗效果？

在癫痫治疗过程中，通常需要评价抗癫痫药是否存在交叉，以决定是否继续使用还是换药。目前，抗癫痫治疗的疗效评价标准主要采用中华医学会第一届全国癫痫专题学术会议制订的四级疗效判断标准，具体如下：

（1）完全控制　服药后未再有任何形式的发展，时间已超过用药前最长间歇期 2 倍以上。达到完全控制，坚持治疗、巩固治疗，癫痫基本上可以治愈。其中，治愈标准要求完全控制达 3 年以上。

（2）基本控制　发作次数减少 75％ 以上，症状减轻。用药后达到基本控制，需要进一步修正治疗方案，直至达到完全控制的标准。

（3）有效　发作次数减少 50％～75％，发作程度减轻。用药后达到有效的标准仍不是满意的结果，因此需要重新制订方案。

（4）无效　与治疗前无明显差别。目前的药物治疗应当停止，需要重新寻找其他方案进行治疗。

16. 常用抗癫痫药有哪些？

（1）传统的抗癫痫药物有卡马西平、苯巴比妥、扑米酮、丙戊酸钠、苯妥英钠、乙琥胺、氯硝西泮、地西泮等。这些药物均长期应用于临床，虽然期间相继研发了多种新型药物，但一些药物或因疗效不佳或因存在较大的不良反应而逐渐被临床淘汰。

（2）新型的抗癫痫药物有拉莫三嗪、左乙拉西坦、奥卡西平、托吡酯、加巴喷丁等。目前，人们认为理想的抗癫痫药物应具有以下特点：口服吸收好，具有较高的生物利用度，与血浆蛋白结合少，无肝酶诱导或抑制作用，很少与其他药物发生相互作用等。尽管完全符合上述标准的药物尚未问世，但相对于传统的抗癫痫药物，一些新型的抗癫痫药物在治疗效果和安全性上均有较大的提升。

17. 妊娠期间可以使用丙戊酸钠吗？

研究显示，服用丙戊酸钠的妊娠妇女所产下的婴儿畸形发生率高于一般妊娠妇女，说明丙戊酸钠具有潜在的致畸风险，其中常见的畸形是唇裂和心血管畸形。虽然有报道称在多种药物同时治疗时，婴儿畸形发生率增高，但是畸形与药物使用之间的关系尚未正式确定。另外,突然中断抗癫痫药物治疗可能造成妊娠妇女病情加重,从而不利于胎儿的生长发育。因此,服用抗癫痫药物仍有其必要性。

在接受丙戊酸类药物治疗的妇女中,在妊娠期前 3 个月发生畸形的风险并不高于其他抗癫痫药。另外,致畸还与服用药物的剂量有关,剂量越大,风险就越高。因此,女性癫痫患者婚后仍须长期坚持服药,并保持规律而健康的生活。若癫痫仍有发作,则暂时不能妊娠,而应积极配合医生以控制癫痫的发作,待病情稳定后,药量减少到安全剂量时,并在医生的指导下,女性癫痫患者妊娠较为安全。

18. 服用丙戊酸钠后症状得到控制,之后癫痫再次突然发作,应如何处理?

患者服用丙戊酸钠几个月后病情稳定,突然又发作,可能受以下两方面因素影响:一方面,丙戊酸钠是原发性大发作和失神小发作的一线药物之一,但对部分性发作疗效不佳。因此,应先确定癫痫的类型,选用合适的药物进行治疗。另一方面,是否规律用药,药量是否恰当,是单独用药还是混合用药。若患者不按医嘱用药,则可能造成疗效不佳,癫痫不能得到很好地控制。

癫痫是一种慢性疾病,如不及时有效地进行治疗,可迁延数年,故癫痫患者一定要积极配合医生,遵照医嘱进行治疗。癫痫发作通常与情绪、压力相关,故患者应保持情绪稳定。由于用药期间某些原因引起癫痫发作,而经常换药又可能导致发作加重,故部分患者一旦癫痫发作,便丧失信心。其实偶有发作是治疗期间的正常现象,患者应树立战胜疾病的信心,切勿自行停药或换药,而应在医生的指导下坚持抗癫痫治疗。

19. 服用丙戊酸钠过量,应如何处理?

丙戊酸钠是一种临床常用的抗癫痫药,口服后胃肠道吸收迅速,其中主要分布在细胞外液及肝、肾、肠和脑组织等部位。大部分丙戊酸钠由肝脏代谢,包括与葡萄糖醛酸结合和某些氧化过程,主要经肾排出,少量随粪便排出及经呼吸系统呼出。丙戊酸钠常见的不良反应主要有腹泻、消化不良、恶心、呕吐、胃肠道痉挛、引起月经周期改变等。服用丙戊酸钠急性过量在临床上可表现为或深或浅的昏迷,伴有肌张力减退、全身水肿、缩瞳症和呼吸自主性减退等。药物服用过量,总的处理原则是:①注意当时的不良反应,避免意外的损害;②多饮水,促进药物代谢;③对于反应严重者,应及时去医院就诊,根据情况进行输液、洗胃或者催吐等。对于服药过量的患者,应采取以下措施进行抢救:消化道排空,保证有效的排尿,心电监测,呼吸监测。对于症状严重的患者,必要时应对其进行体外透析。

20. 长期服用苯妥英钠会引起哪些不良反应?

苯妥英钠是临床常用的抗癫痫药物,对症状严重的癫痫大发作有较好的疗效,但长期服用会产生一定的副作用。

(1)齿龈增生在儿童中的发生率较高,故应加强口腔卫生和按摩齿龈。

(2)长期服用后会出现胃肠道反应,如恶心、呕吐、胃痛、食欲不振、便秘等,餐后服用可减轻。

(3)小儿长期服用可加速维生素 D 代谢,造成软骨病或骨质异常,妊娠妇女服用可导致畸胎。

(4)神经系统不良反应与剂量相关,常见眩晕、头痛,严重时可引起眼球震颤、共济失调、语言不清和意识模糊,减小剂量或者停药可自行消失;失眠、一过性神经质、颤搐、舞蹈症、肌张力不全、扑翼样震颤等较少见。

(5)血液系统不良反应。本品可导致粒细胞和血小板减少。常见巨幼红细胞性贫血,可用叶酸加维生素 B_{12} 防治。罕见再生障碍性贫血。

(6)过敏反应,常见皮疹伴高热,罕见严重皮肤反应,如剥脱性皮炎、多形糜烂性红斑等。

21. 如何治疗经常性偏头痛?

偏头痛多为一侧或两侧颞部反复发作的搏动性头痛,可能是由感冒、发热、饮酒、压力过大等引起。大部分人在正常情况下出现头疼,均是神经性偏头疼,它一个显著的特点是大脑一侧疼痛,而另一侧不疼,也可能游走性转移。出现神经性偏头疼,可以适当地进行自我调理,如平躺休息、冰袋冷敷、按压穴位、戴头带、热敷等,尤其是保证休息,休息对于神经性偏头疼具有很好的缓解作用。

对于不能很好控制的偏头痛,可以选用盐酸氟桂利嗪、对乙酰氨基酚、布洛芬、麦角胺咖啡因等药物进行治疗。但是,对于有抑郁症病史、帕金森病或其他锥体外系疾病症状的患者,不能使用盐酸氟桂利嗪。对于有活动期溃疡病、冠心病、严重高血压、甲状腺功能亢进、闭塞性血栓性脉管炎、肝功能损伤、肾功能损伤者,不能使用麦角胺咖啡因。

22. 面瘫为什么需要使用激素治疗?

根据病因面瘫可以分为两种:一种是由面神经免疫性炎症引起的;另一种是由病毒侵犯面神经引起的,可以同时伴有耳周围的疱疹。两种面瘫原则上都可以使用口服糖皮质激素治疗。面神经出现炎症后,会引起神经水肿,此时坚硬的骨性管道会对神经形成压迫,导致面部肌肉失去神经支配而出现面瘫症状。在面瘫早期,适当使用激素可以有效抑制神经水肿,对面神经的功能恢复十分有益。但是,激素并非适用于每一位患者。若面瘫已经超过1周,神经水肿高峰已经过去,则使用激素的意义不大。另外,还须注意激素的副作用,老年人、高血压患者、糖尿病患者、肿瘤患者、严重骨质增生患者、结核病患者和感染未控制的患者谨慎使用激素,并尽量避免使用。

23. 脑卒中患者应避免使用哪些药物?

脑卒中为中老年人的常见病之一,主要是由高血压及脑动脉硬化引起,有时药物也是一个不可忽视的诱因。根据中老年人的生理特点,在服用解热镇痛药、降压药、止血药、利尿药等时应特别注意。

(1)解热镇痛药 这类药物(如阿司匹林、对乙酰氨基酚等)通过大量散热而使体温下降,可以引起患者大量出汗,失去水分,尤其是伴有呕吐、腹泻的中老年人,发汗后致使机体缺水严重,造成血液浓缩,黏滞性增加,促使血栓形成,从而增加心脑血管事件的发生风险。因此,对于中老年人发热,不建议服用这类药物,可以采用物理方法进行降温。若非用不可,则待大量出汗后,应及时通过饮用糖盐水或静脉滴注补液等方法补充水分,切不可大意。

(2)降压药 短时间内大量服用降压药会使血压骤然下降,在脑动脉硬化的基础上发生脑部供血不足,血流缓慢,血液易于凝聚,从而诱发缺血性脑卒中。因此,使用降压药治疗高血压切不可操之过急,应平稳缓慢降压,使血压逐渐下降至理想水平。

(3)止血药 这类药物(如酚磺乙胺)虽然有止血作用,但过量使用可引起血栓形成,尤其是脑动脉硬化、血脂偏高的中老年人,血液更易凝固而形成血栓,进而发生脑卒中。因此,有血栓形成倾向性血管疾病的患者应避免使用止血药。

(4)利尿药 呋塞米、氢氯噻嗪等利尿药主要用于治疗各种水肿,可直接

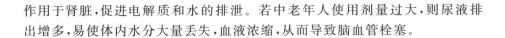

作用于肾脏,促进电解质和水的排泄。若中老年人使用剂量过大,则尿液排出增多,易使体内水分大量丢失,血液浓缩,从而导致脑血管栓塞。

24. 有脑梗死病史的患者冬季是否需要预防性使用药物?

冬季是脑梗死的高发季节。寒冷引起血管收缩、痉挛,进而使血压升高、血流缓慢、血液黏稠度增高,血小板聚集性增强,易诱发血栓形成,从而导致脑梗死。因此,既往有脑梗死病史的患者冬季需要预防性使用药物。预防用药的原则主要包括控制血压、血糖和血脂水平。

(1)控制血压 根据个体差异,降压目标一般应该达到140/90毫米汞柱以下,糖尿病合并高血压患者严格控制血压在130/80毫米汞柱以下。降压药物以血管紧张素转化酶抑制剂、血管紧张素Ⅱ受体拮抗剂、钙离子拮抗剂和利尿剂为主。

(2)控制血糖 空腹血糖应低于7毫摩尔/升,必要时可通过控制饮食、口服降糖药或使用胰岛素来控制高血糖。在急性期血糖控制应注意以下两点:①血糖超过11.1毫摩尔/升时可给予胰岛素治疗。②血糖低于2.8毫摩尔/升时可给予10%～20%葡萄糖口服或注射治疗。

(3)控制血脂 ①对于低密度脂蛋白水平升高的缺血性脑梗死患者,建议使用他汀类药物。②对于有颅内外大动脉粥样硬化性易损斑块或动脉源性栓塞证据的缺血性脑梗死患者,推荐尽早启动强化他汀治疗。③长期使用他汀类药物治疗,应定期监测肌痛等临床症状及肝酶、肌酶等检验指标,如出现监测指标持续异常并排除其他影响因素后,应减量或停药观察。④对于有脑出血病史或脑出血高风险人群,应权衡风险和获益,建议谨慎使用他汀类药物。

25. 如何治疗带状疱疹后遗神经痛?

带状疱疹后遗神经痛属于剧烈的顽固性疼痛疾病,常合并有心理异常因素。其疼痛持续时间短则1～2年,长则甚至超过10年,一般病史均长达3～5年。

临床上常用加巴喷丁和普瑞巴林治疗成人疱疹后神经痛。需要注意的是,加巴喷丁的用法用量较为特殊。第1天一次性服用加巴喷丁0.3克(3粒);第2天服用0.6克(6粒),分2次服用;第3天服用0.9克(9粒),分3

次服用。随后,根据缓解疼痛的需要,可逐渐增大剂量至每天 1.8 克(18 粒),分 3 次服用。国外临床研究发现,在每天 1.8 克(18 粒)至 3.6 克(36 粒)的剂量范围内其疗效相当,每天超过 1.8 克的剂量未显示出更多的益处。患者在服用加巴喷丁后可能出现眩晕、嗜睡以及周围性水肿等不良反应。

第五章　常见精神心理疾病用药答疑

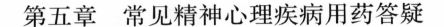

1.安眠药使用的注意事项有哪些？

安眠药的作用随剂量不同而有所不同。小剂量产生镇静作用，中等剂量则可诱导睡眠，大剂量时可产生麻醉、抗惊厥作用。安眠药在临床上应用很普遍，在使用时应注意以下事项：

第一，安眠药种类较多，应根据不同的情况选择适宜的安眠药。患者不能简单地认为安眠药就是改善睡眠而随意使用，应由医生来掌握使用的品种和剂量。

第二，一般情况下，以服用一种安眠药为最佳，不应同时服用多种安眠药，以避免或者减少安眠药的副作用。

第三，在保证睡眠的情况下，应小剂量给药。

第四，重视服药的方法。对于长期服用安眠药的患者，建议服用一段时间后更换品种，这样既可提高睡眠质量，又可避免对安眠药产生耐药性和依赖性。如已至清晨，则不可再加服安眠药，以免白天产生镇静作用而影响正常的工作与生活。

第五，时刻注意可能发生的副作用。有肝肾功能障碍或弱智者应慎用安眠药，长期应用者应定期检查肝肾功能。

第六，不可突然停药。对于长期使用安眠药的患者，应逐渐减量，之后再停用，以免发生戒断综合征。

第七，定期复查，减少不良反应。安眠药常见的不良反应包括嗜睡、头晕、平衡能力下降等。因此，老年患者服药期间应小心活动，避免摔伤。长期服用安眠药可能出现肝功能损害，应定期进行血液生化检测。

2.哪些人群不宜使用安眠药?

以下几类人群不宜使用安眠药:

第一,妊娠女性。妊娠女性忌服安眠药,因为有的安眠药可能导致胎儿畸形,还可能引起新生儿哺乳困难、黄疸和嗜睡。

第二,哺乳期妇女。如在哺乳期使用安眠药,则安眠药的某些成分会转移至母乳,从而对新生儿造成不良影响。

第三,年老体弱者。年老体弱者易发生药物残留量增加,引起头晕和步态不稳等副作用。

第四,肝肾功能不全者。安眠药主要在肝脏内代谢,经肾脏排泄,故有肝肾疾病的患者不宜服用安眠药,否则会加重肝肾负担。

第五,呼吸功能障碍者。安眠药会加深中枢抑制,故呼吸道阻塞性疾病或睡眠呼吸暂停患者不宜服用安眠药。

第六,急性闭角型青光眼及重症肌无力患者。这类患者服用安眠药,可能加重病情。

第七,饮酒者。酒精和安眠药一样有抑制中枢神经作用,故不能同时使用,以免中枢神经过度抑制而造成损害。

第八,机动车司机、航空和高空作业者。安眠药对大脑皮质具有抑制作用,可以使大脑对外界环境的应激反应变得迟钝,行为调节能力降低,对小脑的抑制作用可使平衡和协调功能减弱,易发生交通或坠落事故。

3.为什么安眠药应间断使用?

失眠患者对于安眠药可能有两种截然不同的态度:有些患者会过分地依赖安眠药,每晚非服不可,不服就睡不着,而且剂量越服越大;有些患者会过度恐惧安眠药,宁愿每晚痛苦地辗转反侧,也不敢服用一片安眠药,担心产生依赖性。其实这两种态度都是错误的。

我们应针对失眠的病因进行治疗,在重视睡眠的基础上,合理使用催眠药物,充分发挥药效并减少不良反应,安眠药是治疗失眠的重要手段。我们应正视使用安眠药的目的不是使睡眠依赖药物,而是以使用安眠药为手段重建睡眠的正常规律。现有的安眠药都可能形成药物依赖,因此服用安眠药应采取间断性治疗,在取得较好的睡眠质量后可逐渐停药。而连续长期服用,不仅易产生依赖性,而且可能引起记忆力减退、呼吸抑制等不良反应。另外,患者不能突然自行停用安眠药,否则易出现更严重的失眠,而应逐步减量直

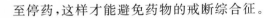

至停药,这样才能避免药物的戒断综合征。

4. 地西泮与其他药物同时服用需要注意哪些事项?

地西泮,俗称安定,是一种传统的镇静催眠药,适用于早醒的失眠患者。患者服用地西泮后可以改善睡眠质量。但是,地西泮与许多药物会发生相互作用,因此需要特别注意。地西泮与阿米替林一起服用会导致肝脏损害,与碳酸锂合用会造成体温降低,与茶碱类药物合用会减弱地西泮的镇静作用,与普萘洛尔、扑米酮合用会导致癫痫发作类型和发作频率改变,与左旋多巴合用会减弱后者的疗效。

此外,奥美拉唑、氟西汀、氟伏沙明、红霉素、克拉霉素、丙戊酸钠、西咪替丁、异烟肼、口服避孕药、酮康唑等与地西泮合用会增强地西泮的作用,因此应在医生指导下服用。地西泮与磺酰脲类口服降糖药物合用时会减弱后者的降糖作用。与胰岛素合用对脑梗死后神经系统有保护作用,可减少脑皮质坏死,提高恢复率。

另外,利福平、利福喷汀、卡马西平、雷尼替丁、尼古丁等都会降低地西泮的疗效。

5. 失眠患者如何选用安眠药?

失眠是指无法入睡或无法保持睡眠状态,导致睡眠不足。失眠往往会给患者带来极大的痛苦和心理负担,又会因为滥用失眠药物而损伤其他脏器。失眠可以通过心理治疗、饮食调整等方法改善。若通过上述方法不能有效地改善症状,则需要应用药物进行治疗。

对于入睡困难或中途易醒者,可选用短、中长半衰期的苯二氮䓬类药物(如硝西泮、艾司唑仑、阿普唑仑等);对于早醒者,可选用半衰期长的苯二氮䓬类药物(如地西泮、氟西泮等),但是具体用法用量需要咨询医生或药师,切不可盲目自行服用。

对于由失眠引起的内分泌失调和循环系统障碍的患者,可以使用一些增强免疫力、调节内分泌失调的药物(如氨基酸片等),只有待机体的循环系统恢复正常,失眠症状才会缓解直至痊愈。

6. 儿童误服安眠药,应如何处理?

安眠药对于成人来说比较安全,然而对于肝肾功能发育尚未成熟、排毒解毒功能弱的儿童来说,可能导致药物中毒,甚至影响智力。安眠药中毒可以表现为头晕、头痛、嗜睡、乏力、步态不稳、行走困难、言语含糊不清、反应迟钝、意识模糊、精神错乱等。家长一旦发现儿童误服安眠药,切勿惊慌失措,更不能指责、打骂儿童。正确的处理原则是:迅速排出,减少吸收,及时解毒,对症治疗。首先,家长一旦确认儿童误服安眠药,可以用手指刺激儿童咽部,致其呕吐。然后,抓紧时间送医院进行抢救。家长应明确儿童服用了哪种安眠药,误服了多少。

安眠药中毒可引起小儿精神错乱、反应迟钝、意识模糊、呼吸抑制、窒息,最后导致呼吸衰竭,且对大脑中枢抑制作用明显,如治疗不及时,会对儿童智力发育产生一定影响。因此,建议家长要将安眠药放置在小儿无法取到的地方。

7. 情绪不佳时能否自行服用抗抑郁药?

抑郁症和心情不好是两个不同的概念。抑郁症患者有 3 个典型的症状:①情绪低落、悲观、产生无用感等;②对事物丧失兴趣、主动说话减少、思维迟缓、精力减退、有疲乏感等;③明显的体重减轻、自我评价过低和食欲不振等症状。而心情不好只是情绪上的表现,并没有思维迟缓和运动障碍等症状。抑郁症是一种持续低落的状态,故心情不好并不代表是抑郁症,假如自己感觉患了抑郁症,可以去医院做相关检查。

目前,市场上的抗抑郁药基本属于神经阻滞剂,如氟西汀、舍曲林等,它们都具有抗焦虑和抗抑郁作用,长期使用易产生依赖性,还可导致睡眠异常、疲乏;此外,对部分年轻男性患者来说,还易引起性功能障碍。因此,只有在确诊患者有抑郁症或有明显抑郁反应时,医生才会结合病情开处药物。总之,切勿把心情不好和抑郁症画上等号,并擅自服用抗抑郁药。

8. 服用抗抑郁药后病情好转,是否可以立即停药?

抑郁症患者需要长期服药治疗,药物发挥疗效后,需维持治疗 4～6 个月甚至更长的时间,才会起到稳定病情和防止复发的作用。但由于种种原因,许多患者可能不能坚持服药,甚至会突然停药,这是不允许的,因为骤然停用可能引起停药综合征。轻者表现为全身不适、头晕、肌痛、疲乏,还有恶心、呕吐、厌食、腹泻等胃肠道反应。而重者可能有明显的运动和精神障碍,运动障碍表现为运动迟缓、不能静坐等锥体外系反应,精神障碍表现为失眠、焦虑、

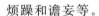

烦躁和谵妄等。

即使病情好转,患者也不能马上停药,可采取逐步减量的方法缓慢撤停,这样可有效预防停药综合征。患者在停药过程中要保持耐心,每2周减量一次,每次减1/3或1/2,完全停药约需2个月。另外,抑郁症患者还需调整好心态,积极地面对生活,学会自我缓解压力,多与身边的朋友沟通交流,多参加户外活动,这样不仅可以防止停药综合征的发生,而且可防止疾病复发。

9. 服用抗抑郁药过量,会引起哪些不良反应?

现代社会生活节奏快、压力大,不少人因此患上抑郁症,有些患者需服用抗抑郁药来缓解症状。那么,不小心服用过量药物,该如何处理呢?

患者过量服用抗抑郁药,应立即送医院就诊,并带上所服药品的外包装,以便医生能及时对症治疗。

那么,过量服用抗抑郁药会引起哪些不良反应呢?

第一,大量服用以马普替林、阿米替林为代表的三环类和四环类抗抑郁药,会产生抗胆碱能症状,如口干、心动过速,还会出现嗜睡、躁动、谵妄、尿潴留、肌阵挛、血压升高。严重者会发生昏迷、呼吸抑制、室上性心动过速及全身抽搐。此外,也可见患者瞳孔散大或缩小甚至是针尖样瞳孔。

第二,大量服用以氟西汀、曲唑酮等为代表的新型抗抑郁药,成人一般会出现嗜睡、头痛、头晕、窦性心动过速、高血压、恶心、腹痛、全身抽搐等中毒症状。

总之,有抑郁症患者的家庭要给予患者更多关注,时刻了解患者动向,一旦发现有上述症状,应立即送医院救治。

10. 长期服用抗抑郁药是否影响性功能? 是否易导致肥胖?

长期服用抗抑郁药会影响性功能,对女性影响可能较小,男性长期使用可导致射精延迟、性欲下降和勃起功能障碍等,但停药后会自行恢复。因此,在治疗期间应加强锻炼、增强体质、加快新陈代谢,将体内的残留药物成分快速排出,使药物的不良反应降到最低,防止病情反复。若症状较严重,则应及时去医院就诊。

抗抑郁药是否引起肥胖因人而异,如少数患者服用帕罗西汀,对体内的多巴胺受体产生阻滞作用而导致肥胖。患者一旦出现肥胖,应及时告诉医生,医生会根据实际情况调整给药方案,患者切忌自行停药。

除性功能和肥胖问题外,长期服用抗抑郁药还可能引起口干、视力模糊、错觉、幻觉和心血管事件等不良反应。

11. 抗焦虑药长期服用会成瘾吗?

抗焦虑药具有一定的成瘾性。相关数据统计显示,地西泮、氯硝西泮等抗焦虑药使用不当,其成瘾的发生率可以超过 50%。患者停止用药时出现失眠、焦虑、全身不适或乏力、情绪不安、易怒、抑郁、出汗、震颤及呕吐等症状,继续服用药物,上述症状可以减轻或消失并伴有快感或舒适感,那么说明患者可能对正在使用的药物成瘾。由于药物成瘾对个人、家庭及社会危害巨大,因此必须在临床医生的指导下合理使用这类药物。通常情况下尽量不要使用抗焦虑药,若临床确有使用的必要,建议不要长期、大剂量使用。对于易发生滥用的特定人群,如工作紧张、失业、离婚、丧偶及患有慢性疾病的患者,应重点做好心理调整,尽量不要长期服用抗焦虑药。

12. 服用抗精神失常药期间有哪些注意事项?

服用抗精神失常药是治疗精神疾病的常用方法,在临床广泛应用的同时,应遵循以下用药原则:

第一,严格遵医嘱服用药物。部分患者和家属不了解疾病的治疗过程,或对药物缺乏足够认识而擅自减药、停药、增加剂量或滥用药物,使治疗未能达到理想的效果,甚至会引起不必要的不良反应。

第二,妥善保管药物,以免他人服用。对于重症患者,家属要严格看护,监督患者按时服药,同时妥善保管药物以防患者误服或自杀。另外,还需防止药物受潮而影响治疗效果。

第三,不能用茶水送服,也不能与牛奶同服,并禁止饮酒,以免降低抗精神病药物的疗效。

第四,服药期间要注意药物的不良反应,如出现严重的机体疾病,则应在医生指导下调整药物剂量。同时,肝肾功能障碍、心血管疾病、全身性感染等患者应慎用。

第五,妊娠期前 3 个月避免服用抗精神失常药,防止药物对胎儿产生不良影响。

第六,服药期间应避免阳光长时间照射。特殊工作者(如驾驶员、高空作

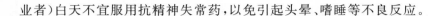

业者）白天不宜服用抗精神失常药，以免引起头晕、嗜睡等不良反应。

13. 妊娠期和哺乳期使用抗精神失常药有哪些原则？

妊娠期和哺乳期妇女原则上不能服用抗精神失常药，而计划妊娠的妇女最好在停用药物6个月后再进行妊娠，且妊娠后的前3个月尽量不要用药。对于病情严重者，如需服用药物，需经医生诊断，确认患者服用药物的获益大于风险方可服用。有些抗精神失常药可能对胎儿的生长发育产生不良影响，因此患者切勿自行服用，否则可能引起胎儿畸形。如必须使用，医生会根据情况使用最小有效剂量控制病情，且治疗时间越短越好。

除药物治疗外，保持心情愉悦对妊娠期和哺乳期妇女同样重要，遇事不要急躁，并保持良好的心态。

14. 如何正确对待抗精神失常药？

在日常生活中，人们对精神药物往往有较深的误解，有些人认为服用抗精神失常药会导致智力障碍、致癌和成瘾等，还有人认为只要服用抗精神失常药，精神疾病即会痊愈。

其实，抗精神失常药是经过反复验证其有效性和安全性后上市使用的，虽然其会引起一定的不良反应，但人体获益大于损害。随着医疗科技的发展，新型精神药物将会朝着更好的疗效、副作用更少的方向发展。有些抗精神失常药可能引起锥体外系反应，从而影响患者机体的灵活性和面部表情，出现一种服药会变笨的假象，其实这些症状可以通过相应的措施来进行预防。抗精神失常药既不会引起成瘾，也不会产生耐药，更不会致癌。需要注意的是，在日常生活中，患者应有规律地服用抗精神失常药，切忌间断服用，否则易造成病情反复。

15. 长期使用抗精神失常药引起便秘，应如何处理？

长期服用抗精神失常药可能引起便秘，会给患者带来极大痛苦，若处理不及时，则可能导致麻痹性肠梗阻，严重者可危及生命。

大多数抗精神失常药具有抗胆碱能作用，会减少胃肠道分泌，使胃肠道蠕动缓慢，导致粪便在肠腔内滞留过久，水分过多被吸收，使粪便变得坚硬、干燥。因此，服用抗精神失常药的患者平时应多关注便秘情况，以预防为主。

患者应保持生活规律,保证充足的睡眠,早晨可进行一些轻松的运动,如散步、慢跑、打太极拳等。此外,患者还应养成良好的饮食习惯,不暴饮暴食,不吸烟,不饮酒,多饮水,多食用蔬菜、水果,这对预防便秘也有一定作用。

患者临睡前可按顺时针方向轻柔按摩腹部,对促进肠道蠕动也有一定的效果。若出现排便不畅、腹痛等不适,则应及时告诉医生,以便调整治疗方案。

16. 为什么服用抗精神失常药易导致肥胖?

服用抗精神失常药的患者约 50% 会发生肥胖,且非典型抗精神病药比典型抗精神病药更加明显。在药物治疗初期,体质较差和年轻患者发生肥胖的风险更高。

那么,服用抗精神失常药导致肥胖的原因是其含有激素? 答案显然是否定的。其实,导致患者肥胖的原因主要有两个:一是患者的自身状况,如精神症状、体质、营养等;二是抗精神失常药的作用所致。此外,有些患者本身存在内分泌失调和脂肪代谢紊乱的情况,而有些患者有多食、贪睡、活动减少等现象。对于肥胖的患者,应合理安排饮食,避免摄入过多高热、高糖的食物;而对于肥胖特别严重的患者,可在专科医生指导下换用其他药物,以提高依从性,降低复发概率,提高患者的生活质量,患者切勿自行停药或减量。

17. 为什么有些胃肠道疾病患者需要服用抗抑郁药?

胃肠道功能紊乱是一组胃肠综合征的总称,以胃肠运动功能紊乱为主,主要症状有上腹痛、上腹胀、早饱、嗳气、食欲不振、呕吐,不少患者伴有失眠、焦虑、抑郁、头痛、注意力不集中等精神症状。精神因素在该病的发生发展中起了一定作用。

临床上,对于胃肠道疾病患者,医生除开处治疗胃肠道疾病的药物外,还会开处一些抗抑郁药,如氟哌噻吨美利曲辛。那么,为什么在治疗消化系统疾病时还需要服用精神类药物呢? 其实,患者往往认为自己患有胃肠道功能紊乱,而没有意识到精神因素的改变。因为有些患者病后情绪波动很大,会怀疑或担心自己患了某种重病,同时伴发某些精神性胃肠道疾病,如神经性呕吐、神经性厌食、肠激惹综合征等。因此,医生会根据患者病情开具一些抗精神失常药,以解除患者的不良情绪。

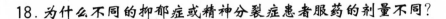

18. 为什么不同的抑郁症或精神分裂症患者服药的剂量不同？

抑郁症或精神分裂症患者的服药剂量应视个人的病情决定,患者的症状、性别、年龄、体重等不同,服药剂量亦不同。对于抑郁症或精神分裂症患者,一般采取小剂量逐渐增大药量,当疗效不佳时,应逐渐增加药物至有效剂量。

对于病情较重者,采用小剂量可能无效,初始即需要负荷大剂量给药,当病情较稳定时,可转为小剂量维持治疗。小剂量给药可减少药物不良反应的发生。例如,两位精神分裂症患者同时服用氯丙嗪,治疗剂量一般为 300～400 毫克/天;但对于 60 岁以上的老年人,由于肝肾等脏器功能生理性衰退,一般用量为成人的 1/2 或 1/3;而且即使是同一患者,急性发作期、维持期的用量也是不同的。因此,不同的患者服用剂量有差异是十分正常的,患者应根据医嘱服用药物,切勿自行增大或减小药物剂量。

19. 抗精神失常药有哪些不良反应,如何处理？

抗精神失常药服用后可能引起一些不良反应,因此必须采取一些处理方法以防意外。

第一,心率加快或减慢、口干、便秘、排尿困难等不良反应一般在服药早期出现,病情严重者需立即送医院接受对症治疗。

第二,类帕金森病,主要表现为四肢和躯干肌肉僵硬,活动时动作迟缓笨拙,上下肢静止时有震颤等。一旦出现以上情形,需要在医生的指导下服用盐酸苯海索等药物进行治疗。

第三,静坐不能,表现为心烦意乱、坐立不安,有时还会不停地起立和来回走动。当出现以上情况时,应立即送医院就诊,并在医生指导下减小剂量,同时服用盐酸苯海索和苯二氮䓬类药物。

第四,皮疹。轻者头面部、颈部及手背等暴露部位的皮肤会出现充血性潮红,有时会有小丘疹,严重者四肢和躯干等会出现大面积皮肤潮红和斑丘疹,并伴有高热。对于轻度皮疹患者,需避免阳光长时间暴晒。如患者出现皮疹范围较大并伴有高热,则需要立即送医院就诊。

第五,恶心、呕吐、畏食和巩膜黄染等不良反应可能是由药物引起的肝功能损害造成的,一旦出现上述情况,需立即停药,检查肝功能,并积极进行保肝治疗,一般在 1～2 个月后可恢复正常。

第六章　常见内分泌系统疾病用药答疑

1.胰岛素有哪些种类？

目前,临床常用胰岛素按起效时间可以分为以下几种:

(1)超短效胰岛素　超短效胰岛素有门冬胰岛素和赖脯胰岛素等,注射10～20分钟后起效,持续3～5小时。

(2)短效胰岛素　短效胰岛素是普通胰岛素,注射30分钟后起效,持续5～7小时。

(3)中效胰岛素　中效胰岛素含有硫酸鱼精蛋白,注射3小时后起效,持续14～16小时。中效胰岛素是混悬液,抽取前应摇匀。

(4)长效胰岛素　长效胰岛素有地特胰岛素、甘精胰岛素,起效时间为1.5小时,可维持22小时。长效胰岛素不易发生夜间低血糖,体重增加等不良反应亦较少。长效胰岛素一般不单用,常与短效胰岛素合用。

(5)预混胰岛素　预混胰岛素是将短效胰岛素和中效胰岛素按照不同的比例(30/70、50/50、70/30)预先混合的制剂,选择30/70、50/50、70/30是根据患者早餐后以及午餐后的血糖水平来决定早餐前皮下注射的剂量,根据患者晚餐后以及次日凌晨的血糖水平来决定晚餐前皮下注射的剂量。30R、50R、70R都是预混胰岛素,30、50、70表示短效胰岛素在该胰岛素中所占的比例,如诺和灵30R为30％短效胰岛素与70％中效胰岛素预先混合的胰岛素。

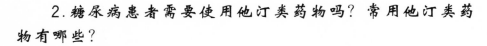

2.糖尿病患者需要使用他汀类药物吗？常用他汀类药物有哪些？

糖尿病患者并发以下几种疾病,需要使用他汀类药物治疗:

(1)有心血管病变,又无明显他汀类用药禁忌的糖尿病患者。

(2)没有心血管疾病但年龄在 40 岁以上、低密度脂蛋白在 2.59 毫摩尔/升以上或总胆固醇在 4.50 毫摩尔/升以上者。

(3)年龄在 40 岁以下,同时存在高血压、吸烟、微量白蛋白尿、心血管疾病家族史等心血管疾病高危因素者。

临床上常用的他汀类药物有阿托伐他汀、辛伐他汀、普伐他汀、氟伐他汀、瑞舒伐他汀等,这类药物需要在晚上睡前服用。

3.哪些糖尿病患者需要使用胰岛素？

以下几类糖尿病患者需要使用胰岛素来控制血糖水平:

(1)1 型糖尿病患者。人体不能产生胰岛素或胰岛素量不能满足人体需要时,患者须终身注射胰岛素治疗。若不注射胰岛素,则易导致酮症酸中毒等急性并发症,严重时会危及生命。

(2)经饮食或口服降糖药未能控制的 2 型糖尿病患者。

(3)各种急性或严重并发症(如酮症酸血症、高渗性昏迷或乳酸性酸中毒等)的糖尿病患者。

(4)合并重度感染、高热、妊娠、分娩及大手术等的糖尿病患者。

(5)高钾血症患者。由于胰岛素在促进葡萄糖进入细胞转变为糖原时,能将 K^+ 带入细胞内,故可将胰岛素加入葡萄糖注射液中静脉滴注治疗高钾血症。

4.胰岛素注射针头需要每次更换吗？

胰岛素针头属于一次性医疗用品,完成注射后应立即卸下,套上外针帽后废弃,不应留在胰岛素笔上,这样可避免空气或污染物进入笔芯,防止笔芯内药液外溢,保证注射剂量的准确性,有助于平稳地控制血糖,减少医疗费用。

重复使用针头,针头内残留的胰岛素会影响注射剂量的准确性,或形成结晶堵塞针头；重复使用会使针头表面的润滑层脱落、针尖钝化，增加患者的疼痛，影响患者的依从性；另外，重复使用针头，易导致皮下脂肪增生，血糖水平波动。

5.服用格列吡嗪缓释片，排便时发现整颗药片是什么原因？

格列吡嗪缓释片适用于在充分饮食控制的基础上，治疗2型糖尿病患者的高血糖及其相关症状。本品应整片吞服，不能嚼碎、分开和碾碎服用。服用格列吡嗪缓释片第2天，许多患者的大便中会有整片药，患者担心药物没有起效或者药品有质量问题。其实这种担心是不必要的。格列吡嗪缓释片是渗透泵型控释片，由片芯和骨架组成。片芯由药物与高分子材料构成，大便排出的"整片药"其实只是骨架，而不是未吸收的药物。采用缓释片的目的是使药物缓慢释放，以便人体更好地吸收，减少患者的服药次数，提高患者的用药依从性，保证降糖效果。

6.胰岛素类似物有哪些特点？

胰岛素类似物是模拟生理胰岛素的分泌和功能，结构上与胰岛素相似的一大类药物。胰岛素类似物包括速效胰岛素类似物（如赖脯胰岛素和门冬胰岛素）、长效胰岛素类似物（如甘精胰岛素和地特胰岛素）和预混胰岛素类似物（预混门冬胰岛素30和预混赖脯胰岛素25）。

胰岛素类似物具有以下特点：①起效快；②药物达最大效应的时间与餐后血糖峰值同步，能更好地控制餐后血糖水平升高；③夜间低血糖发生率低；④注射部位的药物吸收较稳定，个体内的变化以及个体间的差异较小；⑤改善糖皮质激素引起的胰岛素抵抗。

7.使用胰岛素后是否意味需要终身使用？

1型糖尿病患者自身胰岛B细胞功能受损，导致胰岛素分泌不足，经确诊后只能终身依赖外源性胰岛素代替治疗，以维持正常的生活和工作。因此，1型糖尿病患者必须终身使用胰岛素治疗，以更好地控制血糖，保护胰腺。

2型糖尿病患者出现下述情况时也应使用胰岛素治疗，但无须终身使用：①口服降糖药失效；②并发肝、肾功能不全；③糖尿病合并妊娠；④明显消瘦；

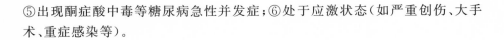

⑤出现酮症酸中毒等糖尿病急性并发症；⑥处于应激状态（如严重创伤、大手术、重症感染等）。

8.妊娠糖尿病应口服降糖药还是注射胰岛素？

妊娠糖尿病对妊娠妇女及胎儿、婴儿的影响较大。胰岛素是控制胎儿生长发育的重要激素之一，能刺激细胞增殖，在机体和内脏生长发育中起到关键作用，故妊娠期间应保证胰岛素分泌处于正常水平。因此，妊娠糖尿病患者应积极进行降血糖治疗。口服降糖药物有助于降低血糖水平，但不会增加人体胰岛素分泌，且部分药物会通过胎盘影响胎儿。例如，磺酰脲类降糖药物可以通过胎盘刺激胎儿胰岛 B 细胞释放胰岛素，引起胎儿出生时严重的低血糖，故妊娠妇女禁用或慎用。因此，妊娠期血糖水平偏高，注射胰岛素与饮食控制是较安全的降低血糖的方法。

9.为什么糖尿病患者仍需要输注含糖输液？

静脉输液一般会从药物溶解后的稳定性和禁忌证等多个方面考虑。例如，心血管疾病和高血压患者需要控制钠盐摄入，或者部分药物只适宜用葡萄糖注射液溶解，故医生会选用糖类输液作为溶媒。

对于糖尿病患者，必须使用葡萄糖注射液作为溶媒时，在不改变糖尿病患者常规治疗和饮食的前提下，临床上一般会加用胰岛素来抵抗葡萄糖，一般 1 单位胰岛素可对抗 4～6 克葡萄糖。为避免过多摄入葡萄糖，可以选择果糖、木糖醇等非葡萄糖输液作为溶媒，但这类输液存在价格较贵、与很多药物有配伍禁忌以及不是药品说明书推荐的溶媒等不足。

10.服用格列苯脲可能引起哪些不良反应？

格列苯脲适用于饮食控制效果不理想的轻、中度非胰岛素依赖型糖尿病患者，但长期服用可能出现以下不良反应：

（1）低血糖　低血糖是格列苯脲主要的不良反应，在进餐延迟、剧烈运动、服用剂量过大或与其他导致低血糖的药物合用时易出现。

（2）胃肠道反应　可能出现腹部烧灼感、食欲减退、恶心、呕吐、腹泻等胃肠道反应，有时口腔会有金属异味，一般症状较轻，且大多与剂量偏大相关。

（3）肝脏相关不良反应　可能出现肝功能异常，也可能出现黄疸，因此需要定期检查肝功能,当出现肝区疼痛或身体发黄,因及时去医院就诊。

(4)血液系统不良反应　可能出现血小板减少、白细胞减少甚至粒细胞缺乏,严重者会出现溶血性贫血和再生障碍性贫血。

(5)过敏反应　可能出现皮疹,少见剥脱性皮炎。

(6)泌尿生殖系统不良反应　可能出现夜间遗尿,较为常见。

(7)其他不良反应　可能出现关节疼痛、肌肉疼痛、血管炎等。

11.口服降糖药对服药时间有何要求?

各种降糖药物的作用机制和时间不同,因此服用时间亦不同。如格列喹酮作用迅速但时间短,每天3次,餐前30分钟服用。普通二甲双胍片因为胃肠道反应较大,所以分2~3次餐时或餐后服用,可以减少胃肠道反应;二甲双胍肠溶片可以餐前服用。阿卡波糖由环己糖醇与氨基右旋葡萄糖苷组成,能抑制葡萄糖淀粉酶、α-淀粉酶、蔗糖酶,可降低餐后血糖;本品每日3次,并随餐服用。那格列奈须在每次餐前15分钟内服用,餐后服用会影响吸收,导致疗效降低;本品起效迅速,若在餐前30分钟服用,可能在进食前诱发低血糖。瑞格列奈口服起效时间为30分钟,应于三餐前30分钟内服用。

12.二甲双胍肠溶片与普通片有何区别?

人体内不同器官(组织)的pH值各不相同,pH值是影响药物体内吸收、分布、代谢、排泄的重要因素。胃内含有胃酸,故胃内微环境属于酸性环境;肠道内含有肠液,故肠道内微环境属于碱性环境。肠溶性剂型可以避免胃酸对药物疗效的影响,使药物能较快地被肠道溶解吸收,从而发挥药效。二甲双胍是常用的口服降糖药物,普通盐酸二甲双胍片、盐酸二甲双胍肠溶片两者的主要有效成分相同,但前者溶于胃液,后者溶于小肠,由于溶解部位不同,故导致起效快慢不同。此外,普通二甲双胍片在胃内溶解,对胃刺激较大。

13.服用二甲双胍可能引起哪些不良反应?

二甲双胍是临床常用的降糖药,长期服用可能引起以下不良反应:

(1)对血液系统的影响　已有少数病例报道二甲双胍可能诱发溶血,导致高胆红素血症和黄疸。

(2)对胃肠道的影响　①腹泻。停用二甲双胍可以缓解,再次用药后可能复发。②吸收不良。已有报道服用二甲双胍的糖尿病患者可能发生维生素 B_{12} 吸收不良,停药后可恢复正常。③对肝脏的影响。已有报道二甲双胍可能引起严重的胆汁淤积性肝炎。④低血糖。二甲双胍相关的低血糖发作较磺酰脲类药物或胰岛素少见,但是比单独饮食控制的发生概率大。⑤乳酸性酸中毒。具有以下 1 个或多个诱发的危险因素,如肾损伤、充血性心力衰竭或其他诱发低氧血症或急性肾衰竭的情况(包括败血症、急性肝失代偿、嗜酒、急性心肌梗死或休克),服用二甲双胍易发生乳酸性酸中毒。

14. 漏服降糖药应如何处理?

患者定时、定量、规律用药是保证血糖良好控制的前提。即使偶尔漏服药物,仍有可能引起血糖水平显著波动或短期内居高不下;若是经常未按时服药,则后果不堪设想。若漏服的时间不太长,则应及时补服,尽可能减少漏服药物带来的不良影响;若漏服的时间太久,则需要采取相应的补救措施。

第一,偶尔漏服药物,及时补救是最明智的选择,也是最安全的方法。例如,本应餐前口服的磺脲类药物,餐后才想起药还未服,此时应立即补服。但如果已到下一餐时间才想起,补服或者和下一餐前的药物一起服用,可能因药物剂量过大而引起低血糖。正确的做法是服药前先检查血糖,如血糖水平较高,则可以临时适当增大用药剂量,并把服药后进餐的时间适当后延;若餐后血糖水平仍较高,则可以适当增加运动量。

第二,胰岛素一般要求在餐前注射,如患者餐后才想起胰岛素还未注射,则补救需要具体情况具体对待。对于使用超短效胰岛素治疗的患者,可以在餐后立即注射,对疗效影响较小。对于早、晚餐前注射预混胰岛素的患者,如餐前忘记注射胰岛素,则可在餐后立即注射,其间需要监测血糖水平,必要时中间可加餐;如临近中午,应检查午餐前血糖水平,当血糖水平过高时,可以在午餐前临时注射一次短效胰岛素,切勿将早晚两次胰岛素剂量合并成一次在晚餐前注射。

15. 为什么磺胺甲噁唑过敏患者不能使用格列齐特?

磺胺甲噁唑为磺胺类抗菌药,具有抗菌谱广、口服吸收较迅速、稳定性高、不易变质等优点,还可以通过血脑屏障进入脑脊液。过敏反应是磺胺类抗菌药物最常见的不良反应。格列齐特缓释片为磺脲类降糖药。磺胺类抗菌药物与磺脲类降糖药物结构相似，两者存在交叉过敏反应。相关研究发现，有磺胺类抗菌药物过敏史的患者使用磺胺类非抗菌药物（如格列齐特），过敏反应的发生率较无过敏史者高，这与患者本身过敏反应易感性高有关。因此，对于磺胺甲噁唑过敏的患者，在使用格列齐特时亦可能引起过敏反应，故建议慎用。

16. 糖尿病神经病变如何应用药物治疗？

糖尿病患者出现感觉障碍（如四肢麻木、针刺样疼痛、对称性疼痛）或胃肠功能紊乱、泌尿生殖功能紊乱等应及时去医院就诊，及时治疗可以有效预防或逆转神经的代谢异常。对于出现糖尿病神经病变的患者，首先是控制血糖，其次是针对神经病变的并发症进行治疗。

（1）改善神经循环的药物　如丹参滴丸、通心络、脉络宁等，同时按摩身体和四肢、温水泡手脚对改善神经循环十分有益。

（2）营养神经的药物　如甲钴胺、维生素 B_1 等，现代医学研究证实，甲钴胺口服或肌内注射对糖尿病神经病变有较好的治疗作用。

（3）缓解疼痛的药物　糖尿病神经病变引起的疼痛治疗较困难，一般止痛药物难以取得满意的治疗效果，可以选择苯妥英钠、卡马西平、曲马朵、降钙素等缓解疼痛。

17. 漏服磺酰脲类降糖药该如何处理？

格列喹酮和格列吡嗪等属于短效磺酰脲类药物，需在每次进餐前半小时服用。如餐前发现漏服，则应将就餐时间推迟半小时；如无法改变就餐时间，则可以在餐前直接服药，以保证血糖水平不会发生较大幅度升高，但易导致餐后 2 小时血糖水平略升高，因此不能经常使用。

如两餐之间发现漏服，则应立刻测量血糖，血糖水平仅有轻微升高者可以通过增加运动量来降低血糖水平；如血糖水平升高明显，则应减量补服，但不可与下一次的药物一起服用。磺酰脲类药物还有中、长效之分，如格列吡嗪控释片、格列齐特缓释片等，用法为每天 1 次，早餐前半小时服用。如午餐前发现漏服，则可以按原剂量补服；如在午餐后 2 小时内发现，则可按原剂量的一半补服；如在晚餐前或晚餐后才发现漏服，则不必补服，以免引起夜间低血糖。

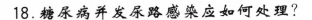

18.糖尿病并发尿路感染应如何处理？

糖尿病易引起各种并发症,其中以尿路感染较为常见且易被忽视。为有效预防和控制尿路感染,患者需要注意以下几点:

(1)将血糖控制在正常水平,对预防糖尿病并发症十分关键。高血糖有利于细菌生长繁殖,易导致尿路感染。

(2)适量饮水可以冲洗尿路,患者切勿憋尿,憋尿易增加尿路感染的发生风险。

(3)糖尿病患者尤其是女性患者应注意保持会阴部清洁。

(4)部分患者只要尿路感染的症状稍有缓解就立即停止治疗,易导致细菌耐药。因此,患者应严格遵医嘱用药,不可随意停药。

19.抗甲状腺药有哪些不良反应？ 如何处理？

在使用抗甲状腺药物治疗的过程中,可能出现过敏性药物性皮疹、药物性粒细胞缺乏症及白细胞减少、关节疼痛、肌肉疼痛、肝脏损害、药物热、头痛等不良反应,其中以药物性皮疹最为多见,以粒细胞缺乏症最为严重。据统计,药物性皮疹的发生率为 $2\% \sim 5\%$,粒细胞缺乏症的发生率为 $0.1\% \sim 0.8\%$。

当出现药物性皮疹等不良反应时,可减少抗甲状腺药物的用量,或换用另一种抗甲状腺药物,这样处理后不良反应可能在一段时间后消失。若出现粒细胞缺乏症,则应立即停止使用抗甲状腺药物,并采取紧急措施进行救治,且患者痊愈后不能再使用抗甲状腺药物,而应采用其他治疗方案。

20.为什么甲状腺功能亢进和甲状腺功能减退患者都需要服用甲状腺素？

甲状腺功能亢进和减退是甲状腺功能发生两个不同"方向"的异常。甲状腺功能亢进简称"甲亢",是甲状腺激素合成及分泌过多所致代谢率增高的一种综合表现,通常甲亢患者会出现心慌、心跳加快、怕热、多汗、急躁、乏力、消瘦、食欲亢进、大便增多等症状,有些患者还可能出现颈部增粗、眼球突出。甲状腺功能减退简称"甲减",其与甲亢恰好相反,通常认为是甲状腺功能不足甚至出现衰退,造成甲状腺激素合成及分泌减少,导致机体代谢率降低的一种疾病。引发甲减的常见因素是自身免疫性甲状腺炎,包括桥本甲状腺炎、萎缩性甲状腺炎等。甲减患者服用甲状腺素是替代治疗;而甲亢患者服用抗甲状腺药物易引起甲减,其服用甲状腺素是为了平衡体内甲状腺激素水平。因此,甲亢和甲减患者均需要使用一定剂量的甲状腺素。

21. 使用放射性碘治疗甲状腺肿会导致癌症吗?

甲状腺肿即指单纯性甲状腺肿。对于大多数单纯性甲状腺肿患者,无须采取任何特殊方案进行治疗,但出现甲状腺肿进展较快、结节性甲状腺肿且不能排除恶变、甲状腺功能异常等情况时需要进行治疗。放射性碘131是临床上较为常用的治疗药物。通常人们担心放射性碘会导致癌症。其实采用碘131治疗时只要剂量合理,一般不良反应轻微,如白细胞减少、放射性甲状腺炎等,通常对症处理即可。若剂量过大,则可能发生甲减;若剂量过小,则甲亢又易复发,因此治疗剂量非常关键。相关研究显示,在放射性碘治疗几十年后,发生甲状腺癌的概率极小。因此,使用放射性碘治疗的患者可以权衡利弊选择治疗方案。

22. 长期服用丙硫氧嘧啶需要注意哪些事项?

丙硫氧嘧啶是一种用于治疗甲状腺功能亢进、抑制甲状腺激素合成的药物。该药对于甲状腺疾病有很好的疗效,一旦服用必须长期坚持。在临床应用过程中需要注意以下几点:

(1)用药剂量个体化 根据病情、疗效及甲状腺功能检查结果调整用药剂量。如出现甲减症状,则应减量或暂时停药,并辅以甲状腺激素药物。

(2)重视不良反应 该药最严重的不良反应为血液系统异常,包括严重的粒细胞缺乏症、再生障碍性贫血等。因此,在治疗过程中应定期检查血常规。

(3)注意特殊人群用药 对于老年人尤其肾功能减退者,用药剂量应减小;对于儿童,应避免出现甲状腺功能减低。

(4)注意药物的相互作用 在医生或药师指导下用药,避免高碘饮食或服用碘剂,而使丙硫氧嘧啶用量增加或用药时间延长。

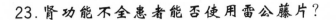

23. 肾功能不全患者能否使用雷公藤片？

雷公藤的主要成分是雷公藤总苷,具有祛风解毒、除湿消肿、舒筋通络、抗炎及抑制细胞免疫和体液免疫等作用。临床主要用于治疗风湿热瘀、毒邪阻滞所致的类风湿性关节炎、肾病综合征、白塞综合征、麻风反应、自身免疫性肝炎等。一般说来,凡能引起肾小球滤过膜损伤的因素都可以导致肾病综合征,主要表现为大量蛋白尿、低蛋白血症、水肿和高脂血症,严重者可能引起肾功能不全。雷公藤总苷可以代替细胞毒性药物治疗肾病综合征,但治疗过程中应密切监测患者肾功能,雷公藤总苷可能引起少尿或多尿、水肿、肾功能异常等肾脏损害,严重者可出现急性肾衰竭,故当肾病综合征患者出现肾功能不全时应慎用雷公藤。

24. 女性毛发浓密是否可以使用雌激素治疗？

女性毛发浓密多数是由体内雄激素过高,或雌激素和雄激素的比例失调引起的。如四肢汗毛或腋毛较多、眉毛较浓等,则受遗传因素影响的可能性较大,这种情况一般不需要治疗;但在唇周、下颌、前胸中线等部位长出异常浓密的毛发,这绝大多数与内分泌异常有关,可能需要治疗。目前临床上常用的治疗手段有雌激素加绒毛膜促性腺激素联合疗法、雌激素-孕激素序贯合并疗法、肾上腺皮质类固醇疗法等,对于使用激素疗效不佳者,可以采取手术治疗和中医中药治疗等。但是,具体采用何种治疗方法仍应根据患者病情加以选择。

25. 催乳素偏高患者如何用药？

垂体催乳素升高是一种下丘脑-垂体-性腺轴功能失调性疾病,其主要症状为月经量明显减少甚至闭经、不孕、溢乳和更年期症状等。造成垂体催乳素偏高的原因大致有以下几点:一是下丘脑性障碍。下丘脑及邻近部位的病变造成下丘脑产生的催乳素抑制因子减少,或者催乳素释放因子及促甲状腺激素释放因子增加。二是垂体障碍,主要是垂体部位的各种肿瘤。三是其他因素,如原发性甲状腺功能减退、药物因素(如氯丙嗪、吗啡)和神经刺激都可以通过神经传递到下丘脑而引起催乳素增高。溴隐亭为麦角生物碱,可通过抑制垂体前叶激素、催乳素的分泌,而不影响其他激素分泌,可用于治疗由催乳素过高引起的各种病症。此外，临床上还可以选择左旋多巴、克罗米酚、维生素 B_6 等药物进行治疗。

26．痛风患者出现水肿可以使用呋塞米治疗吗？

痛风是一种由于嘌呤生物合成、代谢增加，尿酸生成过多或尿酸排泄不良而致血尿酸升高，使尿酸盐结晶沉积在关节滑膜、滑囊、软骨及其他组织中引起的反复发作性的炎性疾病。随着我国社会经济的发展和人们生活方式的改变，痛风的患病率正逐年上升，其症状主要表现为单钠尿酸盐沉积所致的晶体相关性关节病，与嘌呤代谢紊乱和（或）尿酸排泄减少直接相关。

呋塞米为临床常用的利尿药，用于治疗水肿性疾病。该药的不良反应与水、电解质紊乱有关，长期使用可使尿酸排出减少，加重痛风症状，故痛风患者出现水肿不建议使用呋塞米消肿。

27．痛风伴糖尿病患者在药物治疗方面需要注意哪些事项？

痛风合并糖尿病时，除控制饮食、减轻体重、适度运动以及改变不良的生活方式外，其治疗与非痛风患者基本相同。大多数降糖药物对血尿酸并无影响，不会引起痛风发作。口服降糖药物（如醋酸己脲）具有降低血糖和血尿酸的双重作用，但其半衰期长，易蓄积导致低血糖等不良反应，因此临床并不常用。相关研究发现，胰岛素可引起血尿酸升高，甚至可以引起痛风性关节炎，但在临床上较少出现，故痛风合并糖尿病患者只要有使用胰岛素的指征，就应及时使用，以便有效地控制血糖。因为持续的高血糖状态，尤其在出现酮症酸中毒及血乳酸升高的情况下，易使肾脏排泄尿酸的能力下降，造成血尿酸进一步升高，甚至引起痛风性关节炎发作。

28．秋水仙碱有哪些不良反应？应注意什么事项？

秋水仙碱可引起恶心、呕吐、腹痛和腹泻等胃肠道反应，腹泻还可能进一步造成电解质紊乱。此外，秋水仙碱还易引起白细胞减少、脱发、肌病、肝肾功能损伤等不良反应。上述不良反应一方面与药物剂量有关，剂量越大，越易发生不良反应；另一方面与个体对药物的敏感性有关，不同的患者对秋水仙碱的反应不同。

为预防或减少上述不良反应的发生,应注意以下几点:

(1)用药剂量以能控制病情为宜,不可过大,用药时间不宜过长,发作一旦控制,应尽快停药。

(2)用药期间应定期检查肝肾功能。

(3)用药期间应定期检查血常规。

(4)为减轻胃肠道反应,可在餐后服用秋水仙碱,或在服用前进食少量食物;当发生胃肠道反应时,可以减少秋水仙碱用量,加用其他解热镇痛消炎药。

29. 在哪些情况下痛风患者需要使用秋水仙碱?

只要不存在临床应用的禁忌证(如骨髓增生低下、肝肾功能不全),任何痛风患者在急性发作时(主要有痛风性关节炎急性发作)均可应用秋水仙碱进行治疗。通常,临床症状(如关节红、肿、热、痛以及活动障碍明显,伴全身发热)越严重,越应及时使用秋水仙碱治疗,这样可以迅速控制炎症发作,减轻关节损伤,不可待患者不能耐受关节红、肿、热、痛以及活动障碍时才开始用药。对于部分轻微的关节疼痛、无急性发作迹象的患者,不推荐使用秋水仙碱进行治疗,因为秋水仙碱的不良反应较大。

30. 治疗急性痛风性关节炎如何用药? 需要注意哪些事项?

由于原发性痛风目前尚无法根治,故临床治疗需要达到两个目的:①控制痛风性关节炎的急性发作;②预防高尿酸血症,减少复发,防止尿酸沉积、关节损伤及肾脏损害。

治疗急性痛风性关节炎的首选药物是秋水仙碱和非甾体抗炎药,两者均起效迅速。由于非甾体抗炎药不良反应较秋水仙碱小,故临床上应用较多。如上述药物疗效不佳、患者不能耐受或有禁忌证,则可以考虑应用肾上腺皮质激素或促肾上腺皮质激素治疗。

急性痛风性关节炎患者应卧床休息,抬高患肢,至疼痛缓解 72 小时后方可活动;另外,患者还应多饮水,忌进食嘌呤类食物。

31. 痛风患者可以使用别嘌醇吗?

别嘌醇的主要作用是抑制血尿酸生成,对痛风性关节炎急性发作无效,主要用于维持治疗。因此,当血尿酸降到正常水平时,仍应继续服用维持剂量的别嘌醇,如果维持剂量别嘌醇在使用过程中尿酸水平进一步上升,则在医生或药师指导下,适当增加药物用量或更换药物。

别嘌醇的不良反应较少,但发生多形性红斑、剥脱性和紫癜性病变等过敏的患者应立即停药;此外,别嘌醇还可能引起白细胞减少,故某些可能引起白细胞减少的药物原则上不宜与别嘌醇同时服用,部分抑制尿酸排泄的药物(如阿司匹林、呋塞米、依他尼酸、华法林等)也不宜与别嘌醇合用。

32. 痛风患者需要终身服药吗?

痛风是一种因尿酸产生过多或排泄不良引起的终身性、反复发作性炎性疾病。痛风急性发作需立即治疗,待急性发作控制后,还应维持治疗,以预防复发。

预防痛风发作的方法主要是控制饮食和药物治疗。临床上只有小部分患者能严格控制饮食,但这部分患者血尿酸仍处于较高水平,需要长期服用降尿酸的药物,从而预防痛风发作。对于有痛风家族史和尿路结石史的高尿酸患者,即使关节炎未发作,也需要长期服用降尿酸的药物,否则过多的尿酸盐会逐渐沉积在肾脏,造成肾损伤。因此,无论是预防、控制痛风发作,还是控制高尿酸血症,均需要终身服用降尿酸的药物。

33. 痛风患者如何正确使用丙磺舒? 哪类患者不宜使用?

丙磺舒的常用剂量为成人一次 0.25 克,每日 2 次,1 周后可增至一次 0.5 克,每日 2 次;丙磺舒每日最大剂量不应超过 6 片;当尿酸降至正常水平后,可将丙磺舒减少到维持量,即每日 1～2 片。

出现下列几种情况,痛风患者不宜服用丙磺舒治疗:

(1)对磺胺类药物过敏者。

(2)已有肾功能损害的患者。

(3)有明显的肝功能异常及肝病的患者。

(4)有严重的胃肠道疾病(如溃疡病、严重胃炎等)患者。

(5)白细胞减少及有严重贫血的患者。

(6)痛风性关节炎急性发作尚未控制时不宜服用本品;如在应用丙磺舒期间出现痛风急性发作,可继续应用原来的用量,同时给予秋水仙碱或其他

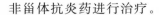

非甾体抗炎药进行治疗。

34. 雷公藤与甲氨蝶呤可以联合使用吗？

两者可以联合使用。

雷公藤具有祛风除湿、活血通络、消肿止痛等作用，对于麻风病、类风湿性关节炎、慢性肾炎、系统性红斑狼疮等自身免疫性疾病，现代医学研究也认为雷公藤具有抗炎、镇痛与免疫抑制的作用。其不良反应较甲氨蝶呤少，且患者耐受性好等。甲氨蝶呤是目前国内外治疗类风湿性关节炎的首选药物，一般建议小剂量及长疗程使用，该药起效时间慢，主要不良反应有恶心、腹泻、肝功能异常、血液学异常等。现有证据显示，雷公藤与甲氨蝶呤联合使用具有显著的协同作用，能使关节僵硬时间缩短、关节肿痛得到缓解、功能得以改善，因此临床上可将两者联合应用于治疗风湿性关节炎。

35. 环孢素使用时有哪些注意事项？

环孢素是一种免疫抑制剂，临床主要用于器官移植、骨髓移植、狼疮肾炎、难治性肾病综合征等。临床应用需要注意以下几点：

（1）环孢素的肾毒性大，用药开始时应每2周监测肾功能及血肌酐，当血肌酐增高30%以上就要减量，减量1个月后如血肌酐未下降，则需停药，须待血肌酐回复到原基础水平的10%以内方可恢复使用环孢素。

（2）用药后需每日在三个不同时间点监测血压，以了解其血压值。

（3）定期检查肝功能、血常规、血电解质。

（4）以下情况慎用：年龄大于65岁，应用抗癫痫药物，3个月前用过环磷酰胺等免疫抑制药物，有近期感染史，现用酮康唑、甲氧苄啶、红霉素、维拉帕米等药物。

（5）以下情况不宜使用：有恶性肿瘤史，未控制的高血压，肾功能不全，病毒感染，免疫缺陷，心肺严重病变，血象低下，近3个月内接受环磷酰胺等治疗，嗜睡及吸毒，妊娠妇女及哺乳期妇女。

（6）注意药物相互作用，如维拉帕米使本品排出减少，会增加本品毒性；氨基糖苷类抗生素、非甾体抗炎药、保钾利尿剂可增加其肾毒性，故均不宜同用。

（7）在治疗自身免疫疾病时，最大剂量达到5毫克/（千克·日），使用3个月而疗效仍不明显，则停止使用。

第七章 常见妇产科疾病用药答疑

1. 治疗乳腺增生如何选用药物？

乳腺增生是指乳腺上皮和纤维组织增生，乳腺组织导管和乳小叶在结构上的退行性病变及进行性结缔组织的生长。乳腺增生常见的治疗方法有手术治疗和药物治疗两种，许多女性患者较青睐于药物治疗，因为药物治疗风险小且痛苦少。

乳腺增生症是指正常乳腺小叶生理性增生与复旧不全，乳腺正常结构出现紊乱，属于病理性增生，它是既非炎症又非肿瘤的一类病。多发于 30～50 岁女性，发病年龄高峰为 35～40 岁。临床上常用的药物多数是中成药，主要有加味逍遥丸、逍遥散、小金丸、乳癖消、乳块消等，具有活血化瘀、疏肝理气、软坚散结、调补气血等作用。此外，尚有激素疗法，有些人采用雄激素治疗本病，但这种治疗有可能加剧人体激素间失衡，故不宜常规应用，而仅在症状严重，影响正常工作和生活时才考虑采用。

本病可因卵巢功能失调引起，黄体酮不足促使性腺激素增加，导致卵巢合成雌激素增加，造成水盐潴留及水肿。对于乳房胀满者，于经前 7～10 天使用利尿药，可减轻症状。对于疼痛严重者，可试用甲睾酮或他莫昔芬，在月经前一周开始口服，以免进一步扰乱人体激素间的微弱平衡，也可在中医辨证指导下选用方剂治疗。

由于乳腺增生的发生机制和病因尚未明确，故目前以对症治疗为主。部分患者发病后数月至 1～2 年后常可自行缓解，多不需治疗。乳腺增生有多种类型，生理性的乳腺增生（如单纯性乳腺增生症）不需特殊处理，可自行消退。由精神、情绪及人为因素引起的乳腺增生，通过自身的调整（如及时诊治与乳

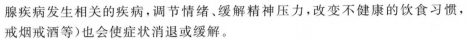

腺疾病发生相关的疾病,调节情绪、缓解精神压力,改变不健康的饮食习惯,戒烟戒酒等)也会使症状消退或缓解。

因此,乳腺增生治疗不能单纯地依靠某种药物,心理治疗同样重要。患者要保持一个良好的心态,放松心情,同时养成良好的生活习惯,大多即能够痊愈。

2.女性月经期间用药有哪些注意事项?

经期对于女性来说是一个特殊的阶段,在这个阶段女性的身体是相对脆弱的,不仅需要合理安排饮食,而且在用药方面也存在一些禁忌。在经期不能随意用药,否则可能对机体造成损害。通常需要注意以下三点:

(1)激素类药物不能随意服用。规律的女性月经周期是由内分泌系统精确调控的,保持内分泌系统在正常状态十分重要。但是,由于内分泌系统功能较易被扰乱,尤其当机体受外源性激素类药物影响时,会导致机体自身内分泌轴紊乱,从而引起月经周期、行经时间及经血量的异常。并且,这种影响不仅发生在行经期间,而且会波及月经周期的其他时段。如因某些特殊因素不得不用药,则应在医生和药师的指导下使用。

(2)部分抗凝药或抑制血小板功能的药物,如华法林、肝素、阿司匹林等应慎用。尽管经期失血对人体没有太大损害,然而行经前盆腔器官会充血,经期纤溶功能较凝血功能相对亢进,这对于有凝血性疾病的患者来说是一个较为危险的时期。如果此时服用抗凝药,就可能导致经血量过多、经期延长甚至月经周期紊乱。因此,间断或长期服用这类药物的女性(如患有血液系统疾病、血栓栓塞性疾病、心脏瓣膜病换瓣术后、动脉粥样硬化等疾病者)于经期服药需格外注意。

(3)应避免使用经阴道途径应用的栓剂等外用药物。由于行经期间不断有经血流出,宫颈口松弛、生殖道黏膜免疫力下降、经血环境均利于细菌滋生,此时应避免使用经阴道途径应用的栓剂等外用药物,也不能用洗液坐浴或直接做阴道冲洗等,以免引发逆行感染且破坏正常的生殖道内环境。

当然,经期用药不能一概而论,全部停用。如有必要,还需咨询医生和药师,做到权衡利弊,科学地度过特殊生理期。

3.服用哪些妇科疾病治疗药物应禁止饮酒?

酒类的主要成分是乙醇,还含有少量甲醇、铅、杂醇油、锰等。部分药物易与乙醇以及酒类中的其他成分发生相互作用,从而影响药效、增加药物毒性,甚至危及生命。因此,临床用药须考虑酒类与药物两者间是否会发生相互作用。

妇科用药常见的有头孢类药物(如头孢拉定、头孢克洛、头孢曲松)、咪唑衍生物(如甲硝唑、替硝唑)等,均会影响乙醇的正常代谢,引起双硫仑样反应。双硫仑是一种戒酒药物,服用该药后即使饮用少量的酒,人体也会产生严重不适,从而达到戒酒的目的。在接触双硫仑后饮酒出现的症状称为双硫仑样反应。双硫仑的作用机制是:与乙醇联用时可抑制肝脏中的乙醛脱氢酶,使乙醇在体内氧化为乙醛后不能再继续氧化分解,导致体内乙醛蓄积而发生一系列反应,使患者产生头痛、头晕、恶心、呕吐、呼吸困难等不良反应。因此,在使用甲硝唑栓剂、甲硝唑片、头孢类药物期间禁止饮酒。

另外,解热镇痛药也会与乙醇发生反应。乙醇能增强阿司匹林、对乙酰氨基酚等药物对胃肠道的刺激,严重者会导致消化道出血。乙醇可增强地西泮、水合氯醛、苯巴比妥等镇静催眠药的呼吸抑制作用,使患者出现神志恍惚、昏迷,甚至因呼吸衰竭而死亡。乙醇还会降低苯妥英钠等抗癫痫药的疗效,引起癫痫发作。二甲双胍可治疗某些妇科疾病,但在服用二甲双胍时饮酒,易造成低血糖反应,严重者因发生低血糖昏迷而危及生命。

总之,乙醇与药物之间发生相互作用非常广泛,对药物疗效有着明显的影响,故服药期间患者不宜饮酒。

4. 如何正确补充铁剂? 需要注意哪些事项?

2004 年,世界卫生组织疾病预防和控制中心报道,全球有近 12 亿的缺铁人群。临床研究则显示,妊娠妇女发生贫血的概率高达 50% 以上,其中缺铁性贫血占绝大多数。妊娠期铁缺乏不仅影响母体健康,而且给胎儿以及婴幼儿带来健康隐患。因此,世界各国都很重视围生期铁缺乏的预防,通常治疗主要是以口服铁剂为主。

理想的口服铁剂应符合以下要求:①吸收好;②没有金属味,不使牙齿染黑;③对胃肠道刺激性小;④在十二指肠处吸收稳定,无离子存在;⑤不会导致铁中毒。目前,常用的铁剂有多糖铁复合物、硫酸亚铁等。

(1)服用方法　①虽然餐前口服铁剂的吸收率较高,餐后服用会降低其吸收率,但是为减轻胃肠道刺激,除有特别注明,一般多建议在餐后服用;②在服用铁剂的同时可以饮用橘子汁等富含维生素 C 的饮料,也可以口服维生素 C 片,以促进铁的吸收。

（2）注意事项　①遵医嘱服用，随意增加药量并不能提高疗效，反而会加重胃肠道反应。②由于钙会影响机体对铁的吸收，因此铁剂不宜与牛奶及氢氧化铝等同服，可间隔一段时间再服用。③服药前后1小时内不宜饮用茶或咖啡，因为它们含有的多酚会干扰机体吸收铁剂和含铁食物中的铁元素，从而影响补铁效果。④某些药物如抗酸药、抗胆碱药会降低胃的酸度，从而影响铁的吸收。含铝、镁、钙的抑酸药（如铝碳酸镁片）和铁在胃肠道形成溶解度低的复合物或沉淀，可减少铁的吸收。另外，部分抗酸药还会加重便秘。四环素类抗生素与铁易形成难溶性络合物，从而影响两者的吸收，故两药服用应间隔3小时以上。⑤服用铁剂后，大便可能呈褐黑色，这是因为铁与肠内硫化氢结合成硫化铁，患者切勿认为是上消化道出血引起的柏油样便。

5. 如何正确使用阴道栓剂？需要注意哪些事项？

治疗妇科疾病，医生除开处口服药外，还经常开处阴道栓剂，如咪康唑栓、甲硝唑栓、克霉唑阴道栓等。阴道栓剂因其局部作用、不受胃肠道pH的影响和酶的破坏、药物发挥作用快、副作用小等优点，成为妇科疾病治疗的好帮手。虽然医生会在处方时交代患者，但是仍有很多患者不清楚其用法。阴道栓剂在使用时需注意以下事项：

（1）阴道栓剂在常温下呈固态，置入阴道后，在人体体温下能迅速软化熔融，或溶解于分泌液中，逐渐释放药物而发挥治疗作用。

（2）阴道栓剂在晚上或者临睡前使用较好，这样可使药物充分被吸收。若在日间使用，易在重力作用下流出阴道，从而降低药效。

（3）阴道栓剂的使用步骤　①在使用栓剂前，排尽尿液，清洗外阴，但不宜频繁清洗。过度冲洗会导致阴道菌群平衡被破坏，易发生感染。部分患者如分泌物特别多，则可以在放置栓剂前冲洗阴道1～2次，有利于药物与阴道黏膜接触，迅速起效。②使用者保持仰卧、双膝弯曲分开或下蹲的姿势，然后用清洁的手指或者戴指套将药栓轻轻推入阴道，大约一指深。送入栓剂后，放松、合并双腿，保持仰卧姿势20分钟以上，以利于栓剂更好地发挥作用。塞入栓剂后1～2小时尽量不排尿，并减少直立行走，以防止药液流出而降低疗效。③栓剂放入阴道内会迅速融化，可能有少量药物流出，故可以在内裤上垫上卫生护垫，以防止内裤被污染。

（4）使用阴道栓的注意事项　①避免性生活。在使用栓剂期间避免性生活，否则既不利于治疗妇科疾病，亦不利于男性健康，尤其是一些通过性传播的炎症，可致久治不愈。②将外包装的锡纸去掉，把药物塞入阴道时，要将手清洗干净,以免将细菌带入阴道,且应将栓剂推入阴道深处。如塞得过浅,栓剂易滑落出阴道,从而影响药效的发挥。③栓剂因高温软化变形,可将其放入冰箱冷藏室中数分钟,待变硬后即可取出使用。④栓剂为外用药,不可内服,因此应将这类药物放在儿童不能触及的地方,以免儿童误吞。⑤少数人在使用栓剂的初始几天会感到阴道内有稍微不适,此时不应放弃用药,不适感会随着症状的好转而减轻直至消失。⑥用药疗程要遵医嘱。患者不能因为症状得到缓解就擅自停药。此外,患者在用药一段时间后,若病情未见好转,则应及时去医院复诊。

6.治疗妇产科疾病如何选用非处方抗真菌药?

妇科炎症可由多种致病菌引起,如果仅以阴道瘙痒不适等主观感受就使用抗真菌药,会导致细菌产生耐药性,故患者应先去医院做阴道分泌物微生物培养,然后根据检查结果可在药店自行选购药品,但应明确药物的有效成分。

(1)外阴阴道假丝酵母菌性阴道炎可选用以咪康唑、克霉唑和制霉菌素为主要成分的阴道片、栓剂等。对于不能耐受局部用药者、未婚女性及不愿采用局部用药者,可选用氟康唑150毫克,顿服。

(2)滴虫性阴道炎应选用以甲硝唑或替硝唑为主要成分的口服制剂,其中甲硝唑使用期间及停药24小时内,替硝唑使用期间及停药72小时内,应禁止饮酒;哺乳期使用应暂停哺乳。

7.哪些人群不适合使用"曼月乐"节育环?

"曼月乐"节育环是一种每天释放20微克左炔诺孕酮的宫内节育器,其避孕效果好,使用安全方便,能够减少月经血量,且取器后生育能力即可恢复。"曼月乐"节育环的不良反应少,操作简单,女性易于接受,同时对月经过多、子宫内膜异位症和子宫腺肌病及其所引起的痛经具有较好的治疗作用,故有很好的应用前景。

但是,"曼月乐"节育环也会引起一些副作用,如子宫/阴道出血(包括点滴出血)、经量过少、闭经和良性卵巢囊肿。因此,以下人群不建议使用:①已知或怀疑妊娠;②现患盆腔炎或盆腔炎复发;③下生殖道感染;④产后子宫内膜炎;⑤过去3个月内有感染性流产;⑥宫颈炎;⑦宫颈发育异常;⑧子宫或宫颈恶性病变;⑨孕激素依赖性肿瘤;⑩不明原因的异常子宫出血;⑪先天性或获得性子宫异常,包括使宫腔变形的肌瘤;⑫急性肝脏疾病或肝肿瘤;⑬对该系统的组成成分过敏。

如有下列任何一种情况存在或使用期间首次出现,应考虑取出节育器:①偏头痛、局灶性偏头痛伴有不对称的视力丧失,或提示有暂时性脑缺血的其他症状;②特别严重的头痛;③黄疸;④血压明显升高;⑤严重的动脉性疾病,如卒中或心肌梗死;⑥肯定或可疑的性激素依赖性肿瘤。

左炔诺孕酮宫内节育系统必须在月经开始的 7 天内放入宫腔。更换新的左炔诺孕酮宫内节育系统可以在月经周期的任何时间进行,一般可维持 5 年有效。使用这类节育环的人群,在放置后 4～12 周必须随访检查,此后每年检查一次,如有临床需要,可增加随访检查的次数。

8. 避孕药有美容功效吗?

皮肤科医生认为,青春期女性激素水平常不稳定,易引起雌激素水平低,而孕激素和雄激素水平相对较高,从而刺激面部皮脂腺大量分泌,造成青春痘多发、频发,而使用一些短期的口服避孕药可迅速达到治疗目的。部分避孕药对女性脸部痤疮确实可以起到一定的作用,但这种作用并不是治疗作用,这是因为青春痘、痤疮主要是由人体内激素分泌失衡造成的。避孕药一般都含有雌激素和孕激素,这两种激素会抑制人体中促性腺激素的分泌,抑制卵巢排卵,从而达到调节人体内分泌平衡的作用,青春痘因此自然消退。

因此,不提倡服用避孕药美容。长期服用避孕药会对人体造成损害,如易引起黄褐斑,还易导致宫颈癌。另外,处于青春期的女性生理功能尚未完全发育,长期服用避孕药会导致生理周期被扰乱,即使停药也会对生长发育产生不良影响,严重者还会导致不育不孕。

因此,需要口服避孕药进行痤疮治疗的患者,应在医生或药师指导下短期使用,切忌盲目自行使用避孕药。

9. 长效避孕药有哪些? 服用时有哪些注意事项?

长效避孕药包括口服和针剂两大类。长效口服避孕药是一种雌孕激素复方制剂,以长效雌激素炔雌醚为主药,与各种孕激素配伍。由于没有漏服等问题,有效率可达 98% 以上。目前常用的是左炔诺孕酮炔雌醚片,特点是服用方便,服用 1 片可避孕 1 个月,无须每日服药。一般第 1 次服药在月经来潮后的第 5 天服 1 片,20 天后即在月经第 25 天再服 1 片,以后每隔 1 个月服

1 片。由于一次口服的药物剂量较大,因此副作用也较明显,如类早孕反应、白带增多、月经失调等。如发生经量增多或经期延长、服药期间停经等情况,应及时去医院就诊。

长效避孕针的主要成分是孕激素,又分单孕激素与复方雌孕激素两种,其中单孕激素还可在哺乳期使用。长效避孕针的避孕效果比一般口服避孕药好。个别妇女可能在注射避孕针后出现过敏反应,故注射后需观察 15 分钟。当出现月经改变、闭经或其他严重不良反应时,应及时停药,并去医院就诊。

总之,口服长效避孕药或注射长效避孕针使用方便,避孕效果好。在同房过程中无须采取避孕措施,且男女双方都不用担心妊娠发生,可以使性生活更加和谐。但是,副作用限制了其使用,且停药后不能立即受孕,对于未婚女性,并不推荐使用。目前短效避孕药也能起到良好的避孕效果,因此使用长效避孕药者并不多。

10. 短效避孕药有哪些? 服用时有哪些注意事项?

复方短效口服避孕药是比较经典的甾体避孕药,由雌激素和孕激素组成。它可以用于人工模拟月经周期,因此还可以预防和治疗相关妇科疾病。据世界卫生组织统计,目前全世界约有 1 亿妇女在使用这类避孕药。目前常用的短效避孕药有去氧孕烯炔雌醇、炔雌醇环丙孕酮和屈螺酮炔雌醇等。

一般健康的育龄妇女都可以安全使用这类避孕药。年龄大于 35 岁的女性吸烟者以及有重要脏器功能不全、动脉心血管疾病、高血压、脑卒中、高血脂、中重度糖尿病、肿瘤患者禁用。

短效避孕药一般在月经周期的第 1—5 天开始服用,每晚 1 片,服完 1 盒停药 7 天,然后按此规律每服完 1 盒停药 7 天。当漏服少于 3 片时,一旦想起应立即补服,同时继续服用当天的 1 片(即 1 天服用 2 片);若漏服多于 3 片则不需补服,丢弃漏服的药片。若漏服发生在服药第 1 周,则应采取其他避孕措施联合避孕;若发生在第 3 周,则连续开始下一周期,不再停药 7 天。当第 2 盒药迟服≥3 天,第 1 周内漏服≥3 片时,则需要采取紧急避孕措施。

部分药物可降低短效口服避孕药的作用,引起突破性出血和避孕失败。能使性激素清除率增加的药物有乙内酰脲、巴比妥类、扑米酮、卡马西平等;影响药物吸收和肝肠循环的药物有导泻药、止泻药、抗菌药物(氨苄西林、阿莫西林、红霉素、四环素等)。因此,同时服用上述药物,应先咨询医生或药师,以防药物发生相互作用而导致避孕失败。

11. 使用复方口服避孕药会增加妇科肿瘤的发生风险吗？

复方口服避孕药含有雌激素和孕激素两种成分，是一种用于控制生育的复合甾体激素制剂。自第一个复方口服避孕药制剂在 1960 年研制成功并批准上市以来，经过 50 多年的发展，口服避孕药已经成为全球常用的避孕方法之一。在我国，人们对应用复方口服避孕药仍存在顾虑，如是否会增加妇科肿瘤的发生风险等，从而造成使用复方口服避孕药避孕的比例较低。

相关研究显示，复方口服避孕药具有降低部分妇科肿瘤发生风险的作用。复方口服避孕药通过抑制排卵和降低血清促性腺激素水平，从而起到预防卵巢癌的作用。雌激素在低剂量使用时，能够抑制子宫内膜过度增生，使子宫内膜定期脱落、排出，并能修复内膜，减少月经周期中的不规则出血。孕激素则可转化内膜，从而降低女性患子宫内膜癌的风险。此外，最新的临床试验资料显示，服用复方口服避孕药这类低剂量的避孕药并不会增加乳腺癌的发生风险。对于宫颈癌，也没有任何明确的资料显示与复方口服避孕药有关。研究表明，复方口服避孕药对于许多妇科疾病有积极的治疗作用，能够改善与月经周期相关的症状，包括经前期头痛、情绪改变（抑郁、易怒、易激动、焦虑等）、乳胀、腹胀和水肿等。

因此，复方口服避孕药是一种为健康育龄期妇女提供的，可以长期使用的安全、高效、可逆的避孕方法。只要规范合理使用，不但不会增加妇科肿瘤的发生风险，而且可以获得更多的健康益处。

12. 长期服用复方口服避孕药是否会影响人体健康？是否可以间断用药？

复方口服避孕药是常用的避孕方法之一。随着避孕药的广泛使用，其安全性和副作用也越来越受到人们的关注。临床实践证明，复方口服避孕药是各种短效避孕措施中最安全的、最方便的方法之一。

在我国，口服避孕药属于非处方药，且是低剂量的，安全性高。只要正确服用，一般不会增加损伤人体的风险，同时还可获得更多生殖健康益处。相关研究表明，短效口服避孕药无致畸作用，如女性准备妊娠，则停药后生育能力即恢复自然。等待半年再妊娠一般是指长效口服避孕药而言。大量临床资料证实,复方口服避孕药可以降低卵巢癌和子宫内膜癌的发生率,但不会促进肿瘤发展,反而能使肿瘤更趋向局限。绝经后的妇女在服用口服避孕药后,骨质密度在腰椎、盆骨和全身分别呈上升趋势,因此有一定的保护作用。

当然,口服避孕药也会产生一定的副作用。在用药初期可能出现轻微的胃肠道反应,如恶心、呕吐;此外,还有头晕、嗜睡、乏力等症状,一般可以通过服用维生素 B_6 来减轻上述症状。另外,长期服用口服避孕药还会引起口角炎、舌炎或结膜炎、脂溢性皮炎等,这与维生素 B_2 缺乏有关,故可以适当补充这类维生素。

服用复方口服避孕药利弊兼具,故应在临床医生和药师的指导下,按剂量、按时服用药物;同时避免漏服,每天可固定一个时间点服用。

13. 哪些妇科疾病需要配偶一起用药治疗?

妇科病是女性生活中常见的一类疾病,虽然病症常不足以致命,但会严重影响女性的工作和生活。女性患妇科病的原因有很多,而妇科病的发生往往与配偶有着密切的关系。许多致病菌可隐藏在配偶的尿道内,一般情况下并不发病,而这些致病菌会影响女性健康。因此,在治疗某些妇科疾病时,配偶也需要配合进行治疗,以免疾病反复发作。

(1)滴虫性阴道炎 滴虫性阴道炎是一种常见的由阴道毛滴虫引起的阴道炎症,也是常见的性传播疾病,可经性交直接传播。男性感染滴虫后常无症状,易成为感染源。治疗采用口服抗滴虫药,配偶需要同时治疗。

(2)外阴阴道假丝酵母菌病 一般情况下不需要对配偶进行常规治疗,但少数患者可通过性交直接传播而使配偶患龟头炎。对于有症状的男性,应进行假丝酵母菌检查和治疗,以防止女性反复感染。

(3)宫颈炎 患者应去正规医院进行微生物培养,若病原体为沙眼衣原体和淋病奈瑟菌,则应对配偶进行相应的检查和治疗。

女性自有性生活后,阴道就处于相对开放的状态,使细菌的繁衍滋生有了可乘之机。如果男女双方同房时不注意清洁卫生,致使病菌侵入阴道,就会增大女性患妇科病的概率。因此,在同房前男女双方都要洗净阴部,男性还要翻转包皮,特别是将阴茎头冠状沟内的污垢洗去,以减少感染。

14. 妇科肿瘤患者用药如何避免引起便秘?

化疗是目前恶性肿瘤的重要治疗手段之一,化疗药物会产生很大的副作用,以胃肠道反应中的便秘最为多见。同时,化疗药物常会引起恶心、呕吐,加之患者不愿饮水,致使体内水分减少,进一步导致大便量少且干结,不易排出。而对于肿瘤患者,在化疗期间几乎都会同时给予止吐药和镇痛药,止吐药可导致肠道功能紊乱,镇痛药则使肠道蠕动减弱,食物推进受阻。另外,镇痛药还具有中枢抑制作用,使患者便意迟钝而引起便秘。

便秘亦是妇科肿瘤患者常见的症状之一,严重影响患者的生存质量,故保持大便通畅对化疗患者尤为重要。

(1)饮食宜清淡,保证足够的纤维素,多进食蔬菜和水果,适当进食蜂蜜、芝麻、核桃等润肠通便的食物。每日应饮水 2000～3000 毫升,特别是每日清晨空腹饮一杯凉水或温开水,以保证肠腔内有足够软化大便的水分。

(2)适度活动,养成定时排便的习惯。

如以上方法仍不能缓解便秘,则可选用合适的药物进行治疗。化疗引起的便秘多为急性便秘,首选开塞露塞肛,方便且无副作用。对于效果不佳者,可选用酚酞、番泻叶等口服缓泻药。但这类药物个体差异大,应从小剂量开始,以免引起腹泻。另外,口服缓泻药不宜长期服用,以免形成药物依赖性。对于 3～5 天未排大便的患者,应行清洁灌肠。化疗后治疗便秘的药物剂型包括片剂、颗粒剂、丸剂、粉剂、栓剂及灌肠剂等。其中,片剂、颗粒剂、丸剂、粉剂属于口服制剂,栓剂、灌肠剂属于肛门直肠给药。对于肿瘤便秘患者,宜口服给药为主,过多使用栓剂与灌肠剂易导致肠炎。

15. 如何治疗外阴白色病变局部瘙痒?

外阴白色病变又称慢性外阴营养不良,系指外阴局部皮肤黏膜营养障碍而导致的组织变性及色素改变。该病患者的外阴剧烈瘙痒,非常痛苦,2%～5%的患者还可能发生恶变。该病病因迄今不明,一般多发生于 30～60 岁的女性。

该病的主要症状是局部瘙痒,为减轻患者的痛苦,一般采用较易操作的内科保守治疗,局部用药来控制瘙痒,改善局部血液循环,促进上皮正常转化。通常可采用以下几种方法进行治疗:

(1)首选皮质类固醇激素治疗。局部治疗一般先使用高效类固醇药物,如 0.025%氟轻松软膏,每日 2～3 次;或 0.1%曲安奈德软膏,每日 3～4 次。瘙痒缓解至基本控制后改为低效的 1%～2%氢化可的松软膏,每日 1～2 次继续治疗。在局部涂药前可先用温水坐浴,每日 2～3 次,每次 10～15 分钟,以暂时缓解瘙痒症状,且利于药物吸收。坐浴时切忌用毛巾揩擦患处,以免因机械性摩擦而加剧病损。

（2）0.05％维生素 A 软膏,外用,每日 1～2 次。

（3）对于顽固性严重瘙痒,可以去专科医院采用类固醇激素病损局部封闭疗法(醋酸氢化可的松 5 毫克＋1％利多卡因 5～10 毫升,局部注射于病损基底部,每周 1 次,10 次一个疗程),或以曲安奈德混悬液局部皮下注射。

（4）超氧化物歧化酶是一种源于生命体的活性物质,能清除生物体在新陈代谢过程中产生的有害物质。

（5）清热、解毒、燥湿类中药煎剂浸洗外阴,以蛇床子、防风、苦参、百部、野菊花、蒲公英为主,随症加减,煎后熏洗,每日 1 次;或以冰片、血竭各 6 克,研末,加入麝香 1 克,用凡士林 30 克调匀,熏洗外阴后适量涂于患处,每日 1～2 次,1 个月为一个疗程。

此外,患者还须培养良好的生活方式。

（1）平时保持外阴部皮肤清洁干燥,禁用肥皂或其他刺激性药物擦洗,避免用手或器械搔抓患处。

（2）忌食辛辣、过敏食物,禁酒。

（3）衣着要宽大,忌穿不透气的化纤类内裤,以免长时间湿热郁积而加重病变。

（4）对于精神紧张、瘙痒症状明显以致失眠者,可加用镇静安眠药(如地西泮)、抗过敏药(如异丙嗪、氯苯那敏)、口服维生素 AD 胶丸、复合维生素 B 等全身支持疗法,以增强治疗效果。

16.治疗感染性宫颈疾病可选用哪些药物?

宫颈疾病是妇科常见疾病,发病原因有机械性刺激或损伤、病原体侵袭、宫颈外部长期浸在分泌物中等。葡萄球菌、滴虫、放线菌以及病毒均可引起宫颈疾病。主要症状为白带增多,常呈脓性,有时还伴有异味。

重组人干扰素 α-2b 具有广谱抗病毒、抑制细胞增殖以及调节免疫等作用。干扰素通过与细胞表面的特异性膜受体结合而发挥上述作用。免疫调节可增强巨噬细胞的吞噬作用,提高淋巴细胞对靶细胞的细胞毒性和天然杀伤细胞的功能。在月经结束后第 3 天开始使用,隔日一次,每次 1 克。此外,还可以配伍使用聚甲酚磺醛溶液。

乳酸杆菌是阴道黏膜定植菌群的优势菌,具有很好的抗感染、抗肿瘤作用。乳酸菌在与真菌共生的同时能很好地抑制真菌的过度繁殖,随着乳酸菌的减少,真菌的感染率明显升高。有研究发现,阴道中乳酸杆菌的存在可使

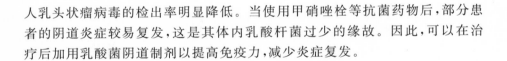

人乳头状瘤病毒的检出率明显降低。当使用甲硝唑栓等抗菌药物后,部分患者的阴道炎症较易复发,这是其体内乳酸杆菌过少的缘故。因此,可以在治疗后加用乳酸菌阴道制剂以提高免疫力,减少炎症复发。

17.治疗盆腔炎性疾病可选用哪些药物?

盆腔炎性疾病是病原体感染导致女性上生殖道及其周围组织(子宫、输卵管、卵巢、宫旁组织及腹膜)炎症的总称,包括子宫炎、输卵管炎、卵巢炎、盆腔腹膜炎等。盆腔炎性疾病可严重影响女性的身体健康,不予治疗时严重者可导致不孕、慢性盆腔疼痛、败血症、感染性休克等,甚至会危及生命。因此,应尽早治疗盆腔炎性疾病。

目前常用的治疗方法是使用抗菌药物。治疗时,应采取血、尿、宫颈管分泌物和盆腔脓液等标本做病原学检查,以明确病原体。检查结果需要一段时间(如1周)才能获得,因此在标本送检的同时可以开始经验性治疗。宜选用的药物有:二代或三代头孢+甲硝唑/替硝唑+多西环素/阿奇霉素,或青霉素类+甲硝唑/替硝唑+多西环素/阿奇霉素,或氧氟沙星/左氧氟沙星+甲硝唑/替硝唑。然后根据标本送检结果或治疗反应适当调整药物。治疗时,抗菌药物的剂量应足够,疗程为14天,以免病情反复发作或转成慢性,反复用药、停药也会导致细菌产生耐药性。

18.未婚女性患真菌性阴道炎应如何用药治疗?

真菌性阴道炎是常见的妇科炎症之一,大多数人认为只有有性生活史的女性才会患病。其实不然,即使没有结婚也没有性生活史的女性亦可能患病。真菌性阴道炎的发生不仅仅是通过性传播,还有其他途径进行传播。未婚女性在治疗上有一定的难度,稍有不慎就会导致严重后果,因此选用正确的治疗方法十分重要。

未婚女性真菌性阴道炎治疗较棘手。妇科医生不能通过检查诊断患者阴道黏膜的发炎特点,也不能将特效药放入阴道深部杀灭真菌,只能使用中药熏洗,在阴道外涂擦软膏,但这样处理不能有效杀灭阴道内的真菌。为防止复发,医生须寻找传染源,以断源头。患者切勿自行盲目选用药物进行治疗,否则不仅不利于疾病治疗,而且会对身体造成损害。

药物治疗须注意以下几点:

(1)改变阴道酸碱度。白色念珠菌生长最适宜的pH值为5.5,因此用碱性溶液冲洗外阴、阴道,改变其酸碱度,可抑制真菌的生长繁殖。一般使用2%～4%的小苏打水冲洗阴道,兑温热开水 100～200 毫升,每日 1～2 次,2 周为一个疗程。冲洗后要拭干外阴,保持干燥,以抑制念珠菌的生长。

(2)外用药膏。使用克霉唑软膏或咪康唑软膏外涂,可以治疗真菌性外阴炎,减轻外阴刺痒疼痛症状。每日外涂 2～3 次,应用 2 周。曲安奈德益康唑乳膏止痒效果良好,对患真菌性外阴炎、阴道炎外阴刺痒难耐者效果更佳。外涂外阴,早晚各 1 次。

(3)口服用药。氟康唑片口服,一次 150 毫克,顿服。如为复发性真菌性阴道炎,可先用伊曲康唑胶囊,每次 200 毫克,每日 1 次,连服 3 天;也可每日服 2 次,每次 100 毫克,连服 3 天。两药均以餐后服用为佳,且需要足疗程治疗。

(4)平时注意卫生,不用肥皂清洗外阴;尽量克制搔抓和摩擦患处;饮食忌辛辣;避免情绪变化。若实在奇痒难耐,则可以将维生素 E 胶囊剪开,用消毒圆头棉签蘸些许涂抹在阴道口,可起到一定的止痒效果。

19.急性宫颈炎应如何用药治疗?

宫颈炎是育龄妇女的常见病之一,分为急性和慢性两种,主要由奈瑟菌及沙眼衣原体所致。由葡萄球菌、链球菌、肠球菌引起的急性宫颈炎较少见,主要见于感染性流产、产褥期感染、宫颈损伤或阴道异物并发感染。

急性宫颈炎常与急性子宫内膜炎或急性阴道炎同时存在。急性宫颈炎白带呈脓性,伴下腹及腰骶部坠痛,或有尿频、尿急、尿痛等膀胱刺激征。急性炎症可见宫颈充血水肿,或糜烂,有脓性分泌物自宫颈管排出,触动宫颈时可有疼痛感。

治疗方法如下:

(1)主要针对病原体治疗　对于单纯急性淋菌性宫颈炎,主张大剂量、单次给药治疗,常用的药物有第三代头孢菌素(如头孢曲松钠、头孢克肟)、喹诺酮类(如环丙沙星、氧氟沙星)。

(2)沙眼衣原体宫颈炎的治疗　①推荐方案:多西环素 100 毫克,每日 2 次,连服 7 天或阿奇霉素 1 克,单次顿服。②可选用方案:红霉素 500 毫克,每日 4 次,连服 7 天;或左氧氟沙星 500 毫克,每日 1 次,连服 7 天。以上药物除红霉素的疗效稍差外,其余药物疗效相似。

20. 滴虫性阴道炎应如何用药治疗？

滴虫性阴道炎的常见病因有以下几种：

(1)创伤、激素或营养失调、免疫功能缺陷、抗菌药物及细胞毒性药物导致的菌群失调或皮肤黏膜屏障功能改变等。

(2)不良的生活习惯，如习惯久坐的妇女会阴部透气不良，血液循环受阻，因而较易发生感染；有些女性习惯长期使用护垫，易使会阴部透气不良而致感染。

(3)不良的着装习惯，如有些女性平时喜欢穿不透气的牛仔裤、紧身内裤，在夏季出汗较多时，就会导致外阴、阴道局部温度升高和潮湿，稍有摩擦易引起外阴、阴道黏膜的浸渍或阴道损伤，从而引起滴虫性阴道炎。

此外，滴虫性阴道炎是一种传染性很强的妇科炎症，有多种传播途径，既可通过性交等方式直接传染，也可通过公共浴室、浴盆、衣物等途径传染。一般说来，滴虫的环境适应能力较强，能在 3～5℃生存 2 天；在 46℃时生存20～60 分钟；在半干燥环境中约生存 10 小时；在普通肥皂水中也能生存 45～120 分钟。因此，滴虫易通过公共浴室、公共卫生间等途径进行交叉传播。

另外，滴虫不仅寄生于女性阴道中，而且能存活于男性的包皮褶、尿道或前列腺中，易在性交过程中造成交叉感染，因此在治疗滴虫性阴道炎期间须避免性生活，且坚持夫妻同治。

滴虫性阴道炎可同时有尿道、尿道旁腺、前庭大腺滴虫感染，故治疗时需全身用药，主要药物包括甲硝唑和替硝唑。

(1)全身用药　初次治疗者推荐甲硝唑 2 克，单次口服；或替硝唑 2 克，单次口服。也可选用甲硝唑 500 毫克，每日 2 次，连服 7 天；或替硝唑 500 毫克，每日 2 次，连服 7 天。女性患者口服药物的治愈率为 82%～89%，若配偶同时治疗，则治愈率可达 95%。

(2)局部用药　不能耐受口服药物或不适于全身用药者，可选择阴道局部用药。局部用药有效率≤50%。甲硝唑阴道泡腾片 200 毫克，每晚 1 次，连用 7 天。

(3)配偶的治疗　滴虫性阴道炎主要通过性行为传播，故配偶应同时进行治疗，治疗期间禁止同房。

(4)随访　部分滴虫性阴道炎在治疗后可再次感染或于月经后复发，故治疗后需随访至症状完全消失。对于症状持续存在者，应在治疗后 7 天复诊。对于初次治疗失败的患者，增大药物剂量及疗程仍有效。对于初次治疗失败者,可重复应用甲硝唑 400 毫克,每日 2～3 次,连服 7 天。若治疗仍失败,则给予甲硝唑 2 克,每日 1 次,连服 3～5 天。

(5)治疗注意事项　有复发症状的病例多数为重复感染,故内裤及洗涤用的毛巾应煮沸 5～10 分钟,以消灭病原体,且配偶须同时进行治疗。

21.复发性外阴阴道假丝酵母菌病如何用药治疗？妊娠期间用药有哪些注意事项？

根据流行情况、临床表现、微生物学、宿主情况,外阴阴道假丝酵母菌病可分为单纯性和复杂性两种。复杂性外阴阴道假丝酵母菌病又可分为严重性和复发性两种。复发性外阴阴道假丝酵母菌病是指一年内有症状并经真菌学证实发作 4 次或 4 次以上,发病率约为 5%。患者在治疗前不能仅凭自我感觉使用药物,而必须去正规医院进行真菌培养确诊,有条件的医院还应做药敏实验。药敏实验可确定菌类对哪一种药物敏感,避免反复无效给药。在治疗单纯性外阴阴道假丝酵母菌病时,局部使用咪康唑或克霉唑,疗程为 1～7 天不等;在治疗复发性外阴阴道假丝酵母菌病时,则应延长治疗时间 7～14 天;若口服氟康唑 150 毫克,则应在第 4、7 天加服一次。经过以上治疗达到真菌学治愈后,对于复发性外阴阴道假丝酵母菌病,还应给予巩固治疗半年;可根据复发规律,在每次复发前进行局部用药巩固,口服氟康唑 150 毫克,每周 1 次,连续 6 个月。外阴阴道假丝酵母菌病一般不需要对配偶进行治疗,但是须对有症状的配偶进行检查和治疗,以预防女性因性接触而重复感染。此外,复发性外阴阴道假丝酵母菌病患者尤其需要勤换内裤,使用过的内裤、浴盆和毛巾应经常用开水烫洗。

22.子宫内膜异位症可选用哪些药物治疗？

子宫内膜组织(腺体和间质)出现在子宫体以外的部位时,称为子宫内膜异位症。它是一种激素依赖性疾病,常有不断加重的下腹疼痛、痛经和性交不适等症状。症状较轻且希望生育的女性可以通过尽早妊娠,异位内膜病灶就会萎缩坏死,分娩后症状会缓解,并且有可能痊愈。

对于子宫内膜异位症,目前认为手术配合药物是治疗的最佳方法。而药物治疗常以补充激素类药物为主,可能引起不良反应。为提高患者依从性,应对不良反应予以关注并进行干预。

(1)长期服用避孕药可造成人工闭经,致使内膜萎缩和月经量减少。该

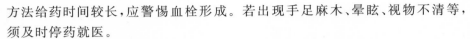

方法给药时间较长,应警惕血栓形成。若出现手足麻木、晕眩、视物不清等,须及时停药就医。

(2)达那唑适用于轻度及中度子宫内膜异位症且痛经明显的患者,常会出现潮热、乳房缩小、性欲减退、多毛、痤疮、皮脂增厚等。患者一般能耐受,如症状加重,须及时就医。

(3)促性腺激素释放激素激动剂(如亮丙瑞林和戈舍瑞林)可引起潮热、阴道干燥、性欲减退、骨质丢失等绝经症状,停药后多可消失,但骨质丢失需 1 年才能逐渐恢复正常。为纠正不良反应,可以在治疗 3～6 个月时,酌情使用雌激素类药物,以预防低雌激素状态相关血管症状和骨质丢失,如甲羟孕酮或替勃龙;此外,也可添加补充骨质的食物。

23. 中老年妇女尿路感染应如何用药治疗?

尿路感染在门诊老年女性患者中常见,属于慢性膀胱炎,临床治疗较棘手。造成中老年女性反复尿路感染的原因主要有:用药不规范,既往急性尿路感染未控制,迁延成为慢性;体内雌激素水平降低,阴道黏膜萎缩,pH 值改变,易引起阴道炎和尿道炎;平时饮水量不多,排尿冲洗尿道作用减弱;部分老年人合并有下尿路梗阻(如膀胱颈梗阻、尿道口息肉等);糖尿病等。

在治疗时,可在阴道内涂抹雌激素软膏。发生急性炎症时,在医生指导下,根据中段尿细菌培养选用合适的抗菌药物足量、足疗程进行治疗。病情较为稳定时,建议行尿流率、膀胱镜检查,发现相关异常情况(如膀胱出口梗阻、腺性膀胱炎等)须做进一步处理。

轻度尿道炎患者可以口服左氧氟沙星片进行治疗,平时注意饮食,少食辛辣刺激食物,并注意个人卫生。治疗炎症的中药有板蓝根、地丁、败酱草、车前草等。

人体对尿路感染既存在不少易感因素,也存在许多防御机制。因此,在日常生活中,要尽量避免各种易感因素,充分利用人体的防御机制。

经肾脏排出的尿液对膀胱和尿道可起到冲洗作用,有利于排出细菌。每天大量饮水,2～3 小时排尿一次,能避免细菌在尿路繁殖,降低尿路感染的发病率,这是预防尿路感染最实用、最有效的方法。在疾病的发作或缓解阶段,每天大量饮水,亦有利于机体恢复;饮茶水或淡竹叶水也有一定的预防作用。另外,糖尿病患者需控制血糖在正常范围。

24.绝经期妇女如何服用激素类药物？

在日常生活中,有些人认为更年期就是绝经期,其实两者并不相同。更年期是指妇女从性腺功能开始衰退至完全丧失的一个转变时期,在绝经之前卵巢已逐步衰退,时长 2~4 年,称为绝经前期。绝经之后卵巢功能更为低下,但不一定立即完全丧失,时长 2~3 年,也有的长达 6~8 年甚至更久。因此,更年期是绝经前期、绝经期和绝经后期的总和,又称"围绝经期"。

一般说来,更年期适量补充雌激素,可以缓解更年期症状,预防慢性衰退性疾病。同时,雌激素可以预防骨质疏松;加用孕激素可降低单用雌激素所致的子宫内膜癌的风险。激素补充治疗是一种医疗措施,因此须由医生掌控,患者不能盲目使用。激素使用需要注意以下事项：

(1)激素补充治疗并不适用于所有人。绝经及相关症状如血管收缩或舒张、泌尿生殖道萎缩、精神问题、骨质疏松等症状,需要进行激素补充治疗。而对于雌孕激素依赖性肿瘤、严重肝肾功能损伤和未查明原因的妇科疾病,则不应采取该疗法。

(2)激素补充治疗不能解决所有问题。绝经之后会出现多种衰老问题,这些问题的产生并不都是因为雌激素缺乏,激素补充治疗只能解决由雌激素缺乏所引起的问题,因年龄增长所产生的问题则不能解决。

(3)激素补充治疗不是任何时候都能进行。从绝经期前后(卵巢功能发生减退开始,直至绝经后 1 年内的这段时期)开始,到 60 岁之前或绝经后的 10 年内,约 15 年都是进行激素补充治疗的最佳时间。在最佳时间内科学正确地进行激素补充治疗,收益最多,安全性高,且越早开始效果越好。

25.高血脂女性患者绝经后如何选用药物？

女性绝经后,血脂异常的发生率明显上升,在我国,50 岁以上的女性血脂水平显著高于同龄男性。高胆固醇血症是绝经后女性动脉粥样硬化性心血管疾病最重要的危险因素。绝经前女性的血脂水平低于男性,但绝经后会大幅升高,导致心脑血管死亡率高于男性。降低绝经后的血脂水平,首先要从改变生活习惯开始：①戒烟;②调整饮食结构,如增加多种水果、蔬菜的摄入,选择全谷物或高纤维食物,每周至少食用 2 次鱼肉,限制饱和脂肪酸、反式不饱和脂肪酸、胆固醇、酒精、盐及糖的摄入;③保持理想的体质指数或减重：$BMI \leqslant 24$ 千克/米^2,腰围<80 厘米;④适量运动。

建议高龄、低体重(体重<60千克)的女性,以及合并多系统疾病或合用多种药物、甲状腺功能低下的患者,首先应改善生活方式配合治疗,避免使用大剂量降血脂药物,以预防或减少他汀类药物的不良反应。

如通过改善生活方式不能降低血脂水平,建议使用药物调整血脂水平。他汀类药物是绝经后高脂血症的首选药,贝特类和烟酸类可用于治疗以甘油三酯升高为主的混合型高脂血症;胆固醇吸收抑制剂、n-3不饱和脂肪酸在必要时可作为他汀类药物联合用药的选择。

应用他汀类药物使血脂水平达标后,患者须坚持长期用药,可根据血脂水平调整剂量,如无特殊原因不能停药,停药可明显增加心血管事件的发生。

26. 绝经期女性罹患阴道炎如何选用药物治疗?

阴道炎是妇科常见疾病之一。绝经期妇女体内的雌激素水平下降,同时阴道上皮细胞变薄,较易引起阴道炎性疾病。绝经期后,妇女罹患老年性阴道炎的比例约为30%,故不应忽视老年性阴道炎的治疗。治疗原则为增加阴道抵抗力及抑制细菌生长。

(1)增加阴道抵抗力 针对病因给予雌激素制剂,可局部给药,也可全身给药。①局部用药:应用雌激素的阴道制剂,或妊马雌酮软膏局部涂抹,每日2次,也可选用其他含有雌激素的制剂(雌二醇或雌三醇)局部应用。②全身用药:可口服含维生素 E_2 制剂,小剂量维持2~3个月。对于同时需要性激素替代治疗的患者,可给予妊马雌酮、替勃龙等其他雌激素制剂。

(2)抑制细菌生长 ①采用1%乳酸或0.5%醋酸液或3%硼酸液冲洗阴道,或乳酸菌栓剂增加阴道酸度,抑制细菌生长繁殖。②应用抗菌药物如甲硝唑200毫克或诺氟沙星100毫克,放于阴道深部,每日1次,7~10天为一个疗程。

治疗过程中须注意以下事项:①对于有血性白带或少量不规则阴道出血的患者,应排除子宫颈、子宫体恶性肿瘤。②若行激素替代治疗,则应先按激素替代治疗的要求进行检查,治疗期间密切监测,定期复查。有乳腺癌或子宫内膜癌病史的患者慎用。

27. 为什么治疗妇科疾病需要使用二甲双胍?

不少在妇科就诊的患者对医生开处二甲双胍存在疑虑。二甲双胍是治疗糖尿病的一线药物。它通过降低肝糖原生成,增强外周胰岛素敏感性来改善血糖。此外,它还能促进脂肪氧化,减少脂肪合成和贮存,因此适用于治疗饮食控制不佳的单纯肥胖性糖尿病。

近些年研究发现,二甲双胍不仅能够良好地控制血糖,而且在临床已经开始用于治疗多毛症、粉刺和多囊卵巢综合征。

多囊卵巢综合征是一种青春期及发育期女性长期无排卵,并一直处于高雄激素状态的内分泌紊乱综合征,部分患者同时还伴有胰岛素抵抗。研究发现,多囊卵巢综合征患者在治疗过程中使用二甲双胍片,不仅能有效改善胰岛素抵抗的情况,而且能降低雄激素水平。另有研究发现,二甲双胍单药或者联合氯米芬给药可改善多囊卵巢综合征女性的排卵。虽然人们对此存在一些争议,但是在人为干预促排卵过程中,使用二甲双胍可以降低卵巢过度刺激综合征的发生率,并且可增加胎儿的活产率。在治疗妊娠糖尿病时,尤其是对于超重和肥胖的女性,二甲双胍显示出安全有效的一面。有研究表明,二甲双胍可以安全用于妊娠期糖尿病女性,且与使用胰岛素的妊娠妇女相比,体重增加相对较小。相关研究表明,妊娠妇女使用二甲双胍治疗后,其下一代的内脏脂肪囤积也较少,并且在日后生活中较少引起胰岛素抵抗。这些发现引起了人们对妊娠、肥胖、非糖尿病女性使用二甲双胍的兴趣,并积极开展相关试验,以研究确定女性预防性使用二甲双胍是否会降低妊娠糖尿病的发病率,及减缓妊娠期体重增加过快。

此外,据最新流行病学研究显示,二甲双胍还可降低部分癌症(如子宫内膜癌)的发生风险,以及糖尿病男性患者患前列腺癌的风险;对于围绝经期或绝经后的 2 型糖尿病女性患者,二甲双胍可降低乳腺癌的发生风险;同时,二甲双胍在治疗胰腺癌方面的作用也开始受到人们的关注。虽然二甲双胍抗肿瘤的机制目前还不完全明了,但是作为潜在的抗肿瘤药,其安全性已经得到广泛的验证,若将其应用于抗肿瘤治疗,则能明显减少传统药物的不良反应,大大提高患者的耐受性及依从性。

28. 为什么抗乳腺癌药物来曲唑可用于治疗不孕不育症?

不孕的主要原因之一是无排卵或排卵存在障碍。来曲唑是第三代芳香化酶抑制剂,一开始主要是用于绝经期乳腺癌的治疗。1997 年来曲唑被应用于动物促排卵研究,而后应用于临床并取得了良好的效果,证实来曲唑具有促排卵的作用。之后,国外很多临床研究与试验均表明来曲唑有促使卵泡生长的作用。

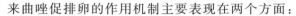

来曲唑促排卵的作用机制主要表现在两个方面：

（1）中枢　来曲唑通过抑制芳香化酶活性，阻止雄激素转化为雌激素，使人体内雌激素水平降低，进而解除雌激素对垂体和下丘脑的负反馈调节，使内源性促性腺激素水平升高，从而促进卵泡的发育和排出。

（2）外周　卵泡内雄激素水平的升高，可以使卵巢暂时性地呈现多囊卵巢状态，这种状态是可逆的，而这增加了卵泡对绝经期促性腺激素的敏感性。与此同时，卵巢内的雄激素可以促进早期的卵泡发育。在对灵长类动物的研究中发现，雄激素可以促进粒细胞和膜细胞的增生且抑制其凋亡，从而使窦状卵泡和窦前卵泡增多。该作用主要是通过雄激素受体的调节来实现的。因为在早卵泡期的粒细胞中，雄激素受体比成熟卵泡的数目高许多，其基因的表达水平也更高。随着雄激素水平的上升，卵泡内胰岛素样生长因子Ⅰ也增加，协同其他内分泌和旁分泌因子的增加，从而促进卵泡的募集和发育。

综上所述，来曲唑治疗不孕不育的机制主要是促进卵泡的生成和生长，而且效果佳，不良反应较小，已经引起了人们的广泛关注。来曲唑一般为口服给药，每日1次，每次2.5毫克，剂量因个体差异可能有所不同，具体用法用量还须咨询医生。

29. 多囊卵巢综合征可选用哪些药物治疗？

多囊卵巢综合征是一种以稀发排卵或无排卵、高雄激素、胰岛素抵抗、多囊卵巢为特征的内分泌紊乱症候群，病症包括月经稀发或闭经、慢性无排卵、不孕、多毛及痤疮等。因持续无排卵，严重时会使子宫内膜过度增生，增加子宫内膜癌的发生风险。治疗方案十分复杂，针对不同症状的改善和生育要求而进行选择。目前，由于受环境污染、精神压力大等的影响，多囊卵巢综合征已成为一种常见病，并是引起女性不孕的主要原因之一。

对于胰岛素抵抗患者，可选用炔雌醇环丙孕酮联合二甲双胍进行治疗。炔雌醇环丙孕酮是一种口服避孕药，有较强的孕激素活性，可以减少卵巢源性雄激素分泌，阻断外周靶器官对雄激素的反应。二甲双胍可用于治疗多囊卵巢综合征的胰岛素抵抗，并减少患者的脂肪含量，改善脂代谢的紊乱状态。此外，二甲双胍能降低促黄体生成素和睾酮水平，并能增加炔雌醇环丙孕酮的治疗作用。因此，两者联用有协同作用，是治疗多囊卵巢综合征的理想方案。

多囊卵巢综合征不孕患者可进行促排卵治疗。服用来曲唑能促使内源性的促性腺激素分泌增加，促进成熟卵泡的形成和排卵。来曲唑既不影响子宫内膜厚度及子宫内膜血流,也不存在雌激素受体降调,故使用来曲唑促排卵是较安全的。另外,还可将促性腺激素(包括促卵泡生成素、绒毛膜促性腺激素)应用于诱导排卵和超排卵方案。

30. 在哪些情况下不宜使用黄体酮保胎? 黄体酮有何副作用?

黄体酮又称孕酮,是由卵巢黄体分泌的一种天然孕激素,也是维持妊娠必需的一种性激素。临床上由于黄体酮不足所致的早期流产少见,大多数早期流产与染色体异常等相关,即胚胎本身存在问题。这种流产并不能通过补充黄体酮就能成功保住胎儿。重要的是,这种流产是一种优胜劣汰的自然选择,是人类不断优化自身的一种方式。

如确实是由黄体酮不足引起的先兆流产,则可以及时补充黄体酮保胎。黄体酮在促进子宫内膜生长的同时,也有抑制子宫收缩的作用,这些有助于胎儿在子宫内顺利地生长发育。如妊娠早期出现阴道出血、腹痛等症状,或者以前曾经有过自然流产、胚胎停育等不良孕产史,则须及时去医院做包括黄体酮在内的性激素方面的检查,有助于预测妊娠的结局。

其实,黄体酮的保胎作用有限,其只对黄体分泌不足、黄体酮缺乏引起的先兆流产发挥作用。因此,在治疗前首先必须明确妊娠妇女是否缺乏黄体酮,大量使用黄体酮可使胎儿脊柱、肛门、四肢等发生畸形的风险增加 8 倍。使用人工合成的黄体酮(如炔诺酮具有雄性化作用),约有 18% 的女性胎儿男性化。对于黄体功能不足者,为了受孕,可从基础体温上升的 3～4 天注射黄体酮,并不间断使用 9～10 周,直到母体可自然分泌黄体酮为止。

31. 药物流产后残余如何保守处理?

药物流产是终止早期妊娠的有效措施,具有医疗费用低、手术方便、痛苦少、成功率高等优点,大多数妇女在非意愿妊娠时常选择药物流产终止妊娠。

由于受妊娠女性个体差异及其他因素的影响,致使许多产妇存在出血时间长、出血量多、子宫内膜残留的问题。相关资料显示,药物流产的不全率为 5%～10%。药物流产后残余一般是指按要求服药 6 小时后,绒毛、胎盘排出不全,阴道持续流血超过 1 周或淋漓不断,B超显示宫内存在大小不等的残留物,确定为不全流产。最后仍需采取清宫的方法解决早孕,这给妊娠妇女带来了极大的痛苦。另外,药物流产不全如不及时发现、及早处理,可引起大出

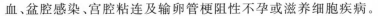

血、盆腔感染、宫腔粘连及输卵管梗阻性不孕或滋养细胞疾病。

对于上述情况,通常可以首选药物进行保守治疗,促使残留组织排出。主要有以下几种方案:

(1)传统处理方法为口服甲羟孕酮 10 毫克,每日 1 次,连服 7 天,待有撤退性出血后,再进行为期 3 天的 10 单位缩宫素肌肉注射;或改同时服用宫血宁胶囊 2 粒,每日 3 次,共 7 天。另外,宫血宁也可改与益母草制剂或生化汤、产妇康颗粒等中药同服。

(2)单独使用 10 单位缩宫素肌肉注射,结合益母草制剂或生化汤、产妇康颗粒等中药同服。

(3)口服米非司酮 75 毫克,每日 2 次,服药 10 天;或米索前列醇,每次 2 片,每日 2 次,服用 2~3 天。

(4)雌激素和孕激素结合治疗,一般可以选用戊酸雌二醇片和黄体酮胶囊两种药物,根据月经周期和药流时间,由医生制订给药方案。

对于上述保守治疗无效者或药物流产后出血多者,应立即行清宫术。对于出血时多时少、B 超检查提示宫内残留组织较多且面积大于 3 厘米²、绒促性素水平高的患者,应适时行清宫术,且在胚囊排出后 20 天内进行,否则会增加感染机会,也会增加手术难度。因此,对于药物流产的患者,必须去正规医院进行治疗;若药物流产后有出血异常,则须立即就诊。

32. 为什么复发性流产可以使用低分子肝素治疗?

低分子肝素能有效地抑制血栓形成,具有使用方便、低度抗凝、作用稳定而持久等优点。

相关研究发现,反复流产者会产生一种血栓前状态,表现为凝血作用过强,抗凝作用和纤溶作用过弱,整个机体处于血液高凝状态。在血栓前状态下妊娠,可导致机体中血液更加高凝,毛细血管更易形成血栓,胎盘及绒毛血栓形成加速,从而造成胚胎营养不良,导致流产。

应用低分子肝素治疗反复流产,就是利用其对抗这种凝血过高所致的血栓前状态,避免毛细血管内血栓的形成。

低分子肝素的保胎机制:①抗血栓形成,低度抗凝;②免疫调节,抑制补体的激活,抑制自然杀伤细胞的功能,抑制粒细胞的游走和渗出,调节母-胎界面的细胞因子网络优势转化;③对滋养细胞生物学功能的影响,如增强细胞增殖能力,调节细胞侵袭能力,减少细胞凋亡。

低分子肝素在保胎治疗中有以下应用:

（1）抗凝作用，治疗易栓性（血栓前状态）。

（2）非抗凝作用，应用于与易栓性无关的病理妊娠，如不明原因的复发性流产、子痫前期、胎儿生长受限、突发的胎儿宫内死亡。

（3）促进滋养细胞增殖分化，如早期滋养细胞及胚胎发育不良等。

因此，通过低分子肝素治疗，复发性流产患者早期妊娠保胎的成功率大大提高，且治疗过程中出现的副作用也较少。同时，研究还发现低分子肝素在复发性流产、保胎治疗中有一定的双向调节作用，表现为剂量依赖性。因此，低分子肝素不是剂量越大越好，在治疗剂量范围内，它对滋养细胞的增殖起到了正向的调节作用；但低分子肝素用量在显著高于体内血药浓度时，则转变为抑制滋养细胞增殖。

33. 妊娠妇女慎用或禁用哪些常见的镇咳药（成分）？

镇咳药中的常见成分有伪麻黄碱（扩张血管）、马来酸氯苯那敏（抗过敏）、氨溴索（化痰）、右美沙芬（中枢镇咳）。妊娠妇女因担心药物副作用，故咳嗽时往往不服用药物，但是有时咳嗽难愈也会对胎儿产生影响，故有必要使用镇咳药。妊娠妇女需慎用含有以下几种成分的镇咳药。

（1）马来酸氯苯那敏 马来酸氯苯那敏作为组胺 H_1 受体拮抗剂，有较强的竞争性阻断变态反应靶细胞上组胺 H_1 受体的作用。它能对抗过敏反应（组胺）所致的毛细血管扩张，降低毛细血管的通透性，缓解支气管平滑肌收缩所致的喘息，且作用较持久，故有较好的抗过敏作用，也具有明显的中枢抑制作用，能增强麻醉药、镇痛药、催眠药和局麻药的作用。

马来酸氯苯那敏片口服后经胃肠吸收快，约半小时后即起效，1 小时达最高血药浓度，可维持疗效 3～6 小时。本品由肝脏代谢，经尿液、大便、汗液排泄。哺乳期妇女亦可经由乳汁排出一部分。妊娠妇女用药可通过脐血影响胎儿。但是，多数镇咳药中的马来酸氯苯那敏含量很低，故可以酌情使用。建议妊娠妇女在专科医生的指导下服用本品。

（2）复方樟脑酊（中枢性镇咳药） 复方甘草合剂的成分为甘草流浸膏、复方樟脑酊等，其中复方樟脑酊中因含阿片酊，故有镇咳作用。但阿片类药物对胎儿的呼吸有抑制作用，故妊娠妇女和哺乳期妇女禁用。复方甘草合剂服用过量可导致中毒，对母婴的风险较大，因此妊娠妇女禁用。

另外，有些中成药妊娠妇女慎用（如鱼腥草），有些中成药妊娠妇女禁用（如半夏）等，使用前都须先咨询医生或药师。

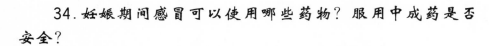

34. 妊娠期间感冒可以使用哪些药物？服用中成药是否安全？

许多患有感冒的妊娠妇女担心用药治疗会对胎儿产生不良影响而拒绝服药，导致感冒进展严重而引起发热。在妊娠早期，高热会影响胚胎细胞发育，尤其对神经系统的损害更大；此外，高热还可使死胎率升高，导致流产。因此，妊娠妇女发生感冒，可在医生的指导下合理用药。妊娠期谨慎用药，如避免使用庆大霉素、链霉素、卡那霉素等可损害听神经的药物。

在中药制剂方面，止咳糖浆虽然镇咳祛痰效果好，但由于其能节律性地兴奋子宫，引起阵发性的宫缩，甚至会导致流产，故妊娠妇女禁用。

可待因、复方甘草合剂（含阿片）等吗啡类镇咳药，能通过胎盘或乳汁进入胎儿或新生儿体内而抑制其呼吸，同时还能对抗催产素兴奋子宫的作用而延长产程。因此，妊娠妇女应避免使用吗啡类镇咳药。

对于妊娠期的感冒发热，可以遵医嘱选用一些毒副作用较少的中草药，如具有清热解毒、抗病毒作用的板蓝根、大青叶、连翘、羌活、金银花等进行治疗。中成药及其制剂如银翘解毒丸（及片剂、颗粒剂）、银黄口服液等都可以服用。

妊娠妇女发生咳嗽，首先应明确咳嗽的原因，然后在医生的指导下，选择服用药性较为温和的镇咳药，如蜂蜜、糖浆等保护呼吸道黏膜的镇咳药，或以冰糖炖雪梨、白糖浸萝卜为食疗，以利优生。

35. 妊娠妇女如何补充钙剂？有哪些注意事项？

（1）补钙的剂量　医生建议自妊娠 16 周（4 个月）后开始补钙。妊娠妇女可以按照中国营养协会推荐的膳食钙摄入量摄入，即妊娠中期（13—27 周）每日摄入 1000 毫克，妊娠后期（28 周至分娩结束）每日摄入 1500 毫克。

妊娠妇女钙的需求量会比普通人高 25%。如妊娠期出现钙不足，可能出现手足抽搐，甚至骨软化症。除此之外，还会引起新生儿先天性佝偻病、先天性喉软骨软化病等。如发现妊娠妇女有缺钙症状，一般建议食补，同时适当补充一些钙片。但是，不要过量补充，过量摄入钙剂会导致便秘、骨质增生等。

（2）钙剂的类型　目前，国产与进口的钙剂种类很多，大致分为三代：第一代是葡萄糖酸钙、乳酸钙等制剂及中药牡蛎、龙骨等，其特性是吸收较差、钙含量较低；第二代是益钙灵、盖天力、活力钙等，其对胃肠的刺激性大、生物利用度低;第三代为超微粉化碳酸钙制剂和氨基酸钙制剂,如碳酸钙 D_3 片、999 纳米钙、氨基酸螯合钙等,相比前两代,其对胃肠的刺激性小、溶解性较好,且吸收较好,生物利用度高。

(3)补钙的时间　口服钙片的时间一般在早上空腹或晚餐后 1.0～1.5 小时为佳,这是因为人体内的血钙水平易在后半夜达到最低。餐后服用可以减少食物对钙吸收的影响。服用钙片后不能立即饮咖啡或茶,否则会影响补钙效果。同时,服用维生素 D、晒日光浴能够促进钙的吸收。

(4)补钙的注意事项　钙片须与异烟肼、四环素类抗菌药物间隔服用,这是因为它们能与钙离子形成不溶性络合物,从而影响钙的吸收。此外,钙还会与维拉帕米产生拮抗作用而影响吸收。钙与强心苷联用时须监测血钙浓度,以免导致强心苷中毒。在服用钙片的同时补充铁剂,如多糖铁复合物、硫酸亚铁等,但需间隔一段时间,否则钙会影响铁的吸收。高钙血症、高钙尿症患者禁用钙片。

另外,钙剂的不良反应较少。如正确、适量补充钙剂,可达到防治疾病、强身健体的作用。若服用不当,则可能刺激肠道、引起便秘等;此外,服用过量时还可能引起代谢性碱中毒、高钙血症、肾结石等,尤其是肾功能不全患者。

36. 妊娠妇女如何补充微量元素和叶酸?

许多备孕或妊娠早期女性十分重视妊娠期营养。那么,在妊娠期哪些微量元素需要补充?哪些微量元素不需要额外补充?哪些微量元素又需要严格掌握摄入量?

(1)叶酸必须摄入　补充叶酸可有效降低妊娠妇女贫血、早产的发生率,防止胎儿神经器官产生缺陷。因此,妊娠妇女要常进食富含叶酸的食物,如米饭、适量动物肝脏、绿叶蔬菜、苹果等。除食补外,还可以口服叶酸片,但需控制摄入量,每天服用 0.4～0.8 毫克即可,这是因为长期过量补充叶酸可能促进肿瘤生长或引起癫痫。

(2)锌不可缺少　缺锌会影响胎儿的生长,使胎儿的脑、心脏等重要器官发育不良,同时还会造成食欲减退、免疫力降低。一般可食用富含锌的食物如生蚝、牡蛎、口蘑、芝麻、赤贝等来补充锌。

(3)维生素 C、维生素 B_6 适量补充　有些妊娠妇女在刷牙时牙龈会出血,适量补充维生素 C 能缓解牙龈出血。对于受孕吐困扰的妊娠妇女,可以选择服用维生素 B_6 缓解。一般说来,妊娠妇女每日维生素 B_6 的摄入量为 2 毫克,长期过量服用会使胎儿产生维生素 B_6 依赖症。

(4)维生素 D、钙相辅相成　一般在妊娠早期推荐钙的摄入量为每日 800～1000 毫克,中期为 1000～1200 毫克,晚期为 1200～1500 毫克。妊娠妇女在补钙的同时,还须注意补充维生素 D,但摄入量不可过大,每天 0.005～0.010 毫克即可,过量摄入维生素 D 会导致高血压、腹泻、头晕、恶心等症状。为防止胎儿头部过度骨化,不利于自然分娩,多数专家认为在妊娠 36 周以后不宜再补充钙。

(5)镁、维生素 A 是发育的生力军　镁对胎儿肌肉、骨骼的发育具有十分重要的作用。妊娠开始 3 个月镁的摄入量与新生儿的头围大小、身高、体重密切相关。另外,镁对妊娠妇女的子宫肌肉恢复同样具有益处。维生素 A 能保证胎儿皮肤、胃肠道和肺部健康发育。妊娠妇女可以通过食用鸡蛋来有效地补充维生素 A,但长期过量食用或维生素 A 摄入量在 3 毫克以上会导致流产,正常的摄入量是每天 0.8 毫克。

(6)铁是贫血的克星　铁是组成红细胞的重要元素之一,是供给胎儿血液和组织细胞的重要元素。除供应胎儿生长发育外,还有一部分铁质贮存于母体肝脏,以补充分娩过程中出血的损失。妊娠妇女每日需补充铁约 15 毫克。

(7)铜不需补充　妊娠妇女体内铜的浓度在妊娠过程中呈逐渐上升趋势,而在胎儿肝脏中,铜的浓度为成人的 5～10 倍。因此,在妊娠期不需要额外补充铜,但也有少数妊娠妇女可出现铜缺乏。有研究表明,铜缺乏可能是胎膜早破的原因之一。

37. 妊娠妇女罹患阴道炎可以使用哪些药物治疗?

妊娠期间由于女性体内激素水平改变,阴道的酸碱度也会发生相应的变化,从而使阴道内的正常菌群发生失调,致病菌冲破阴道屏障造成感染,称为妊娠期阴道炎。而外界某些感染因素如不干净的内裤、毛巾和卫生纸等也可能引起阴道炎。

妊娠期阴道炎一般分为阴道假丝酵母菌性阴道炎、细菌性阴道炎和滴虫性阴道炎三种,并发症有盆腔炎、宫颈炎等。

(1)阴道假丝酵母菌性阴道炎外阴有明显的瘙痒、灼痛感,白带较稠,呈白色或黄白色的凝乳状豆腐渣样,阴道壁或有充血。有时可能有尿频和尿痛。

(2)细菌性阴道炎外阴瘙痒,白带呈灰白色或灰黄色的稀糊状,带有特殊的鱼腥臭味。

(3)滴虫性阴道炎外阴瘙痒,白带常呈泡沫样,或伴有尿道口感染,可引起尿频、尿痛甚至血尿。

妊娠期阴道炎患者应及时去医院就诊，明确阴道炎类型并进行针对性治疗。需要注意的是，一般在妊娠期前 3 个月，阴道炎不需要治疗；如病情较严重，则可以酌情用药治疗。由于口服用药可能导致胎儿畸形，因此一般采取局部治疗。通常先使用中药洗剂改善瘙痒症状，如病情较严重，则可以在擦洗阴道后再使用阴道栓剂。常用的阴道栓剂有甲硝唑栓、替硝唑栓等。

总之，妊娠期感染阴道炎后，患者切勿自行用药，应及时去医院就诊；同时，妊娠妇女注意个人卫生，勤换内裤，避免感染。

38. 如何治疗妊娠期甲状腺功能亢进或甲状腺功能减低？

相关研究发现，适孕女性甲状腺的健康状况直接影响家庭的优生率。其中，甲亢和甲减是最主要的危险因素。

甲亢是较常见的内分泌疾病，以女性患者（20～40 岁）多见，其突出特征有弥漫性甲状腺肿和突眼症。轻度或者控制良好的甲亢患者对妊娠无明显影响。重度或者未进行控制的甲亢，会大大增加妊娠并发症的发生率以及胎儿的死亡率，对母婴危害极大。因此，甲亢患者经专科医生治疗后，在症状得到良好控制的情况下才可妊娠，切勿为了妊娠而擅自停药。如甲亢是在妊娠期间新发的，则医生应向患者告知继续妊娠将会面临的风险。如患者选择继续妊娠，则首选丙硫氧嘧啶和甲巯咪唑（妊娠早期应选用丙硫氧嘧啶，妊娠中晚期换用甲巯咪唑）治疗甲亢。对于不耐受且必须大剂量使用药物才能控制症状的患者，在其妊娠 4～6 个月期间可给予手术治疗。

妊娠合并甲减是一种较为少见的妊娠并发症。妊娠期甲减包括亚临床型甲减、临床型甲减以及低 T_4 血症。甲减患者月经不规则、迟发、量多，进而发展为不排卵而导致不孕；即使成功妊娠，在妊娠期间合并甲减的妊娠妇女也易发生流产、早产，造成胎儿生长受限、胎儿畸形甚至死胎，围生儿的发病率及死亡率较高。此外，妊娠期合并甲减还会损害胎儿的神经智力发育，导致胎儿先天性甲状腺功能低下。妊娠早期治疗对降低胎儿并发症尤为重要，因此在妊娠期间一旦出现甲减症状，应及时进行干预。患有甲减的妊娠妇女可以通过补充适量左甲状腺素进行治疗。

需要注意的是，新生儿出现甲状腺功能异常须及时进行治疗，否则会造成生长发育缓慢、脑发育障碍及智力低下等。

总之，虽然甲状腺疾病的发生率较高，但只要做好备孕检查，积极治疗，

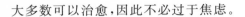

大多数可以治愈，因此不必过于焦虑。

39. 妊娠期及产后急性发作的重度高血压如何选用药物治疗？

妊娠期高血压定义：同一手臂至少 2 次测量的收缩压≥140 毫米汞柱和（或）舒张压≥90 毫米汞柱。血压较基础血压升高 30/15 毫米汞柱，但低于 140/90 毫米汞柱时，不作为诊断依据，但须严密观察。对于首次发现血压升高的孕产妇，应间隔 4 小时或以上复测血压，如 2 次测量均为收缩压≥140 毫米汞柱和（或）舒张压≥90 毫米汞柱，可诊断为高血压。对于严重高血压患者［收缩压≥160 毫米汞柱和（或）舒张压≥110 毫米汞柱］，应密切观察病情，以指导治疗。

妊娠期高血压病情复杂、变化快，分娩和产后生理变化及各种不良刺激均可能导致病情加重，因此须对妊娠妇女产前、产时和产后的病情进行评估和密切监测，以便医护人员能及时了解掌握孕产妇病情的轻重和进展情况，及时进行合理干预，避免发生子痫、心脑血管意外和胎盘早剥等严重母胎并发症。

常用的妊娠期高血压口服降压药物有拉贝洛尔、硝苯地平短效或缓释片。如口服药物降压效果不理想，则可改为静脉给药，常用药物有拉贝洛尔、尼卡地平、酚妥拉明。

孕产期一般不使用利尿剂降压，以防血液浓缩、有效循环血量减少和高凝倾向增加；此外，也不推荐使用阿替洛尔和哌唑嗪。

硫酸镁是治疗子痫的首选药物，但不能作为降压药使用。同时，妊娠期高血压患者禁止使用血管紧张素转化酶抑制剂和血管紧张素Ⅱ受体拮抗剂。

40. 妊娠期妇女发生皮肤瘙痒，如何选用药物治疗？

与妊娠有关的皮肤瘙痒，其症状通常会持续到产后，因此妊娠期妇女出现皮肤瘙痒问题或疾病，应及时进行治疗，否则可能因瘙痒而影响睡眠、孕期心情、精神状况以及饮食等。目前治疗皮肤疾病的药物安全性都很高，长期使用不会引起不良反应，患者无须有太多顾虑和担忧。如瘙痒症状加重或严重影响睡眠质量及工作，甚至因搔痒而损伤皮肤时，应及时去医院就诊，尤其是出现类似皮肤疾病的症状时，应由皮肤科医生进行诊断并对症下药。治疗一般以外用药膏为主，若效果不理想，则可考虑口服给药。治疗皮肤疾病的抗组胺药在安全剂量范围内使用,对胎儿的影响较小,且在妊娠后期对胎儿的影响越来越小,故妊娠妇女不必担心。

41. 如何治疗妊娠期肝内胆汁淤积症?

妊娠期肝内胆汁淤积症主要发生于妊娠晚期,少数发生于妊娠中期,以皮肤瘙痒和胆汁酸水平高为主要特征,且主要危及胎儿。大多数患者的首发症状为无皮肤损伤的自发性瘙痒,其中约 80% 的患者发生在妊娠 30 周以后,有些甚至更早。不同的患者瘙痒的程度不一,但一般都呈持续性发作,白天较轻,夜晚加剧。患者一般先从手掌和脚掌开始,然后逐渐向肢体近端蔓延,甚至有些患者连面部也开始瘙痒,但一般极少侵袭黏膜。这种瘙痒症状平均持续约 3 周,也有达数月之久,大部分患者在分娩后数小时或数日内迅速缓解、消失。如瘙痒症状严重,则还会引起恶心、呕吐、疲劳、失眠、食欲不振等一系列症状。有 10%～15% 的患者在瘙痒发生后几天至几周内会出现轻度黄疸症状,部分患者的瘙痒和黄疸症状会同时发生,在分娩后数日内逐渐消退。同时,患者伴有尿色加深等一系列高胆红素血症表现。患者无急慢性肝病体征,肝大但质地软,有轻压痛。

应对措施主要有以下几种:

(1)一般处理　患者卧床休息,取左侧卧位,以增加胎盘血流量,并给予间断吸氧、高渗葡萄糖、维生素类及能量合剂,既保肝又可提高胎儿对缺氧的耐受性。定期复查肝功能、血清胆汁酸、胆红素。

(2)药物治疗　能减轻妊娠妇女临床症状、改善胆汁淤积的生化指标和围生儿预后的药物有:①腺苷蛋氨酸。该药是首选药物,可以防止雌激素升高所引起的胆汁淤积,保护雌激素敏感者的肝脏;可改善症状,延缓病情进一步发展。②熊去氧胆酸。服用后可降低胆汁酸,抑制肠道对疏水性胆汁酸重吸收,改善胎儿内环境,从而延长胎龄。③地塞米松。可诱导酶活性,能通过胎盘减少胎儿肾上腺脱氢表雄酮的分泌,降低雌激素的产生,减轻胆汁淤积;能促进胎儿肺成熟,避免早产儿发生呼吸窘迫综合征;可使瘙痒症状得以缓解甚至消失。

(3)产科处理　①产前监护:从妊娠 34 周开始每周进行无刺激胎心监护试验,必要时对胎儿进行物理评分,以便及时发现一些隐匿性胎儿缺氧。每日计数胎动,若 12 小时内胎动少于 10 次,应警惕胎儿宫内窘迫症的发生。定期进行超声检查,注意有无羊水过少的情况。②适时终止妊娠:对于妊娠妇女出现黄疸,胎龄已达 36 周、妊娠已足月或胎肺已成熟者,有胎盘功能明显减退或胎儿窘迫者,应及时终止妊娠。一般以剖宫产为宜,因为经阴道分娩会加重胎儿缺氧,甚至导致死亡。

总之,妊娠妇女如发生妊娠期肝内胆汁淤积症,应及时去医院就诊,并以高蛋白、高维生素、低脂肪的清淡饮食为宜,多食用新鲜蔬菜、水果,多饮开水,保持心情愉悦,以利于分娩。

42. 哺乳期妇女可以使用雾化吸入药物吗?

雾化吸入通常用于治疗咳嗽咳痰、支气管哮喘等呼吸系统疾病。哺乳期妇女患这类疾病,如不用药治疗,不仅影响婴儿睡眠,而且易发展为慢性疾病。但大多数药物会进入乳汁,并被婴儿吸收,从而产生不良影响。为达到治疗效果,且减少对婴儿的不良影响,哺乳期可选择相对安全的雾化药进行治疗。

目前常用的哺乳药物按照美国食品药品监督管理局提出的安全性分级可划分为以下 5 级:L_1 最安全、L_2 较安全、L_3 中等安全、L_4 可能危险、L_5 禁忌。常用的雾化药分为以下几类:

(1)糖皮质激素类　这类药物是有效控制气道炎症的药物。常用的吸入激素包括布地奈德、丙酸倍氯米松、丙酸氟替卡松等,这三种药物的哺乳期安全性分级分别为 L_2、L_3、L_3,因此哺乳期哮喘在选择吸入激素时可考虑选择布地奈德。

(2)β_2 受体激动剂　这类药物为支气管扩张剂,临床上常使用沙丁胺醇、特布他林等速效短效的 β_2 受体激动剂,可迅速缓解气道痉挛。两者的哺乳期安全性分级分别为 L_1、L_2,因此哺乳期两种药物都可以选用,选择沙丁胺醇气雾剂更安全。

(3)抗胆碱药物　这类药物可以舒张支气管,其作用比 β_2 受体激动剂弱,起效也较慢,长期使用不易产生耐药性。常用的药物有异丙托溴铵,其哺乳期安全性等级为 L_2,应用较安全。

43. 如何预防胎膜早破引起的感染?

胎膜早破会引起诸多并发症,而主要并发症是宫内感染。破膜时间越长,临床绒毛膜羊膜炎的发生风险就越大,进而导致母体产褥感染、新生儿感染、败血症等。因此,胎膜早破需警惕感染。

对于足月的胎膜早破患者,应适时引产,如破膜后 12 小时未临产,应给予抗菌药物预防感染。对于未足月的胎膜早破患者,美国妇产科学会推荐的预防感染的方法如下:氨苄西林联合红霉素静脉滴注 48 小时,其后改为口服阿莫西林联合肠溶红霉素连续 5 天;对青霉素过敏的妊娠妇女,可单独口服红霉素 10 天。应避免使用氨苄西林、克拉维酸钾等抗菌药物,因为使用这类药物有增加新生儿发生坏死性小肠结肠炎的风险。另外,目前抗菌药物滥用现象十分严重,导致细菌普遍产生耐药性,故还应根据药敏试验结果及流行病学调查结果来选择抗菌药物。

此外,对于胎膜早破的患者,还应取阴道分泌物进行 B 族溶血性链球菌培养,如为阳性或者有感染体征,应及时启动抗菌药物治疗。首选药物为青霉素,如对青霉素过敏,则可使用头孢菌素类抗菌药物或红霉素。

44. 地诺前列酮栓使用时有哪些注意事项?

地诺前列酮栓于 1995 年经美国食品药品监督管理局批准,用于足月引产前促宫颈成熟;1999 年经国家食品药品监督管理局批准,用于足月引产前促宫颈成熟。目前,地诺前列酮栓已被广泛应用于国内产科,适用于晚期妊娠引产,促进宫颈成熟。地诺前列酮栓可以降低剖宫产率,尤其是降低非适应证剖宫产率。但是,本品在临床应用的过程中也会引起不良反应,如子宫过度刺激、胎儿窘迫等。部分不良反应可能与地诺前列酮栓的不规范使用有关。因此,使用地诺前列酮栓需要严格掌握适应证。

地诺前列酮栓的适应证:妊娠足月(从妊娠第 38 周开始)时促宫颈成熟,其宫颈评分≤6 分,单胎头先露,有引产指征而无母婴禁忌证。使用禁忌证:哮喘、青光眼、严重肝肾功能不全等;有急产史的经产妇或有 3 次以上足月产史;瘢痕子宫妊娠;有子宫颈手术史或宫颈裂伤史;已临产;宫颈评分≥7 分;盆腔炎活动期;前置胎盘或不明原因出血;妊娠超过 38 周,臀位、横位;胎儿窘迫;正在使用缩宫素。

而对于正在使用地诺前列酮栓的妊娠妇女,则应注意以下情况,并及时向医生汇报:①出现规律宫缩(每 5 分钟 1 次或更频繁)。②因明显宫缩而感到不适、恶心、呕吐等。③阴道出血或羊水流出。④药物脱出或位置下降。⑤有排便感。

45. 如何正确面对产后抑郁?

产后抑郁是一种产后出现的、以抑郁为主的短暂情感紊乱,表现为从短暂的心境低落到伴有焦虑和恐惧的严重抑郁、对婴儿及其父亲的漠不关心、敌意及睡眠紊乱等,多在产后 6 周出现,高峰期在第 10 周,会持续几年或更长时间。当出现产后抑郁症状时,产妇及其家属须引起重视,并正确积极地面对。

治疗需遵循药物治疗和心理治疗、物理治疗等相结合的原则。一般以心理治疗为主,在心理治疗无效的情况下方可采用药物治疗。药物治疗又分为中药治疗和西药治疗,主要有以下几类药物。

（1）抗抑郁药　抗抑郁药种类繁多,以下是目前国内外常用的几类抗抑郁药。①选择性 5-羟色胺再摄取抑制剂:常作为一线治疗药物,主要包括氟西汀、帕罗西汀、舍曲林、氟伏沙明、西酞普兰和艾司西酞普兰 6 种。对于哺乳期妇女,这 6 种药多属于慎用药。相关研究发现,舍曲林对被哺乳婴儿极少存在不利影响,安全性相对较高。②其他抗抑郁药:除三环类抗抑郁药、选择性5-羟色胺及去甲肾上腺素再摄取抑制剂（文拉法辛）属慎用药外,其他药物目前的研究资料不足,故不建议服用。目前尚无证据表明哪种抗抑郁药对产后抑郁症更有效,选择的主要依据为既往用药史及耐受性。

（2）其他药物　如抗焦虑药和镇静催眠药、抗精神失常药、情感稳定剂、雌激素等可用于治疗产后抑郁。一般说来,患者若需要使用抗精神失常药或情感稳定剂治疗产后抑郁,则往往提示病情较重,很难维持正常哺乳,因而不推荐这类产妇进行母乳喂养。

46. 哺乳期妇女应如何用药?

母乳是婴儿最佳的营养来源,哺乳期间产妇一旦患病,就会出现以下 3 种情况:一是立即进行治疗,延误病情对产妇和婴儿都不利;二是拒绝治疗;三是服药后立刻中止哺乳。那么,哺乳期间应该如何选择用药既不耽误治疗又不影响哺乳?

（1）不可随意用药　有些药物不会对婴儿产生不良影响,但有些药物却会导致不良反应发生。因此,哺乳期妇女需要用药时,应事先告诉医生哺乳情况,尽量使用不会进入乳汁的药物,切勿自行服药。

（2）不应随意中断哺乳　少数药物在哺乳期禁用,而大多数药物在乳汁中的量几乎不会超过产妇用药量的 $1\% \sim 2\%$,而这个量不会对婴儿造成损害,故在使用这些药物时,不需要中断哺乳。

（3）服药后调整哺乳时间　在使用药物时,为减少婴儿对药物的吸收,产妇可在哺乳后立刻服药,并尽可能推迟下次哺乳的时间,一般间隔 4 小时以上,以排出更多的药物,尽量降低母乳中的药物浓度。

(4)不宜使用避孕药　避孕药含有睾酮、黄体酮等雌激素类衍生物,这类激素类衍生物会抑制催乳素生成,导致乳汁分泌量下降,并且会随着母乳进入婴儿体内,使男婴的乳房变大或女婴的阴道上皮增生。因此,哺乳期妇女不宜采取药物避孕。

(5)不可滥用中药　产妇服用中药可以滋阴养血、活血化瘀,促进子宫收缩和预防产褥感染。但有些中药成分会进入母乳,使乳汁变黄或产生回奶作用,如大黄、炒麦芽、逍遥散、薄荷等,故不宜使用。

47. 哺乳期乳腺炎可以选用哪些药物治疗?

哺乳期乳腺炎常分为两种:一种是由于没有及时将乳汁排出,致使乳腺管堵塞,细菌直接侵入所致,占多数;一种是由于细菌自乳头或乳晕的皲裂处侵入而导致感染,与是否涨奶无关。乳腺炎的症状常常是感到恶寒或发热、乳房结块、局部红肿和疼痛。此外,乳汁排出不畅导致的乳腺炎还会使乳汁产生减少。

对于第一种乳腺炎,最好的治疗方法应该是促进乳汁排出。如形成脓肿,则应及时抽出脓液,同时使用对婴儿影响较小的抗菌药物,如青霉素、头孢菌素,也可使用中药进行治疗,如芒硝外用。

对于第二种乳腺炎,一开始就应使用抗菌药物进行治疗,如乳晕处也出现脓肿,则除青霉素、头孢菌素等治疗革兰阳性菌的药物外,还应使用抗厌氧菌的药物,如甲硝唑。使用甲硝唑后,最好暂停至少 4 小时再进行哺乳。

若哺乳期妇女同时伴有发热时,除给予物理降温外,还可以使用对乙酰氨基酚等解热镇痛药物进行治疗。

48. 产妇回奶有哪些药物可以使用? 需注意哪些事项?

产妇回奶一般分为自然回奶和人工回奶。自然回奶一般是指哺乳时间在 1 年以上,逐渐减少哺喂次数及哺喂量,自然慢慢奶量减少直至没有。人工回奶是借用药物回奶,以达到断奶的效果。

帮助回奶的西药主要是维生素 B_6 片,每日服用 3 次,每次 200 毫克。过去也推荐服用溴隐亭,但最新研究发现其对神经中枢会产生一定的影响,故只在特殊情况下才使用。另外,还有使用雄激素回奶的方法,但较少使用。

常用于回奶的中药及方法主要有以下 2 种:

（1）炒麦芽 120 克/次，煎水服用，每次可多煎些水，每天分 3～4 次服用，可连续服用 2～3 天，以达到回奶的效果。

（2）玄明粉外敷乳房回奶。玄明粉 250 克，用纱布包裹，分置于两侧乳房上，经 24 小时（天热时 12 小时）取下，如一次没有见效，可继续外敷 1～2 次，2～3 天后回乳。

上述方法主要针对奶量不是很多的回奶，如奶量很多，则要反复多次回奶效果才好。另外，回奶应选用炒麦芽，不是生麦芽。炒麦芽可回奶，但生麦芽却有发奶的功效。在回奶的同时要注意饮食宜清淡，忌食用鲫鱼、猪蹄、肉类、汤类等促进乳汁分泌的食物，以增加回奶的效果。

49. 风湿病女性患者在妊娠期和哺乳期如何规范用药？

风湿病较其他疾病有着其独特的发病和治疗特点。在发病方面，以女性多发，育龄期居多，尤其是系统性红斑狼疮、抗磷脂综合征、类风湿性关节炎等在临床上较为多见；在用药方面，多应用激素、免疫抑制剂等可能影响胎儿发育的药物进行治疗，因此妊娠期、哺乳期用药需谨慎。

（1）非甾体抗炎药　非甾体抗炎药多用于改善风湿病患者的关节肿痛。有研究发现，非甾体抗炎药可延迟女性排卵，干扰受精卵的着床过程。最新观点认为，风湿病女性患者在备孕期间禁用非甾体抗炎药。新近的研究一致认为，妊娠早中期可以应用非甾体抗炎药，但妊娠晚期须停用，原因如下：①非甾体抗炎药可抑制胎儿肾脏前列腺素的合成，使胎儿排尿量减少，导致羊水过少；②使胎儿动脉导管早闭，导致胎儿肺动脉高压发生；③抑制子宫收缩，导致过期妊娠，分娩过程中产程延长；④有抗血小板聚集的作用，可增加产妇出血风险。因此，推荐妊娠 30 周后停用非甾体抗炎药治疗，但小剂量阿司匹林除外。小剂量阿司匹林可以治疗产科抗磷脂综合征，在整个妊娠期均可使用，且不会增加胎儿畸形风险，一般于分娩前 1 周停用即可。也有专家认为，对于抗磷脂综合征患者，分娩前后不推荐停用小剂量阿司匹林治疗。此外，研究还发现，乳汁中非甾体抗炎药的含量很低，哺乳期妇女可服用非甾体抗炎药，并于下一次服药前哺乳，这样可减少婴儿对非甾体抗炎药的暴露。

（2）糖皮质激素　糖皮质激素分为短效型和长效型 2 种。短效型激素包括泼尼松、泼尼松龙、甲强龙等，在代谢过程中可被胎盘分泌的 11β-羟基类固醇脱氢酶灭活，仅有不足 10% 的活性成分进入胎儿体内，适用于治疗妊娠期的母体疾病。长效型激素包括倍他米松和地塞米松，均为含氟激素，不能被胎盘酶降解，可通过胎盘进入胎儿体内，适用于治疗胎儿疾病，如于妊娠 24～

34 周给予单剂长效激素治疗呼吸窘迫综合征等。因此,妊娠期间多应用短效糖皮质激素治疗原发病。在妊娠期长时间使用糖皮质激素会增加早产、宫内生长发育迟缓、妊娠期糖尿病及妊娠期高血压的风险,故待病情控制后糖皮质激素的剂量不宜过大,一般认为不超过 10 毫克/日是安全的。哺乳期服用短效糖皮质激素是可行的,但当每日应用剂量大于 40 毫克时,推荐用药 4 小时后开始哺乳。在糖皮质激素治疗期间应常规补充维生素 D 和钙剂。对于双磷酸盐的使用目前仍缺乏足够的证据,故不推荐应用于妊娠期和哺乳期。

(3)免疫球蛋白 免疫球蛋白可通过胎盘到达胎儿体内,但不会导致畸形或免疫紊乱,故推荐妊娠期和哺乳期使用。

(4)生物制剂 2000 年以前缺乏相关的临床资料,2000—2012 年有文献报道在妊娠期应用阿达木单抗、英夫利昔单抗不会导致先天性胎儿畸形,但会增加新生儿感染风险。依那西普理论上也类似。因此,患者在妊娠后应及时停用抗肿瘤坏死因子抑制剂。如妊娠期需要使用抗肿瘤坏死因子抑制剂,则应在妊娠 30 周前停用。乳汁中的含量尚不明确,故不推荐使用。其他生物制剂如托珠单抗、贝利木单抗和阿巴西普均缺乏相关的临床试验数据,仍须在妊娠前停用 3 个月。

第八章　常见儿科疾病用药答疑

1. 儿童退热药有哪些？儿童发热如何选用药物治疗？

由于儿童的神经系统发育尚不完善，易发生体温调节失常，因此发热是儿童常见的一种症状。发热是人体的一种防御反应，儿童发热多具有自限性，一般不会危及生命，适当的发热可以帮助人体消灭体内的病毒和细菌。儿童体温 37.3～38.0℃ 为低热，38.1～39.0℃ 为中热，39.1℃ 以上为高热，超过 41.0℃ 为超高热。儿童退热药主要是通过生化方式使发热儿童恢复正常体温的一类药物。一般而言，患儿体温不超过 38.5℃，不宜服用退热药物，而应选择物理方法进行降温，如冰敷、退热贴、温湿敷法（用低于体温的湿毛巾，拧去多余水，脱去患儿上衣，将毛巾围于其胸背部，外用干毛巾包裹，5～10 分钟换一次毛巾，持续 20～30 分钟）、头部冷敷法（湿毛巾敷于额部，5 分钟换一次，时间可长可短，视体温下降程度而定，适用于高热抽搐患儿，其优点是既能防止体温上升，又能保护脑细胞）。

目前常用的儿童退热药主要有水剂、片剂、栓剂和注射剂 4 种剂型，常见的小儿退热药有对乙酰氨基酚和布洛芬 2 种。

（1）对乙酰氨基酚是目前儿科临床最常用的退热药物，也是世界卫生组织首推 2 个月以上婴儿和儿童高热时的首选药，其不良反应少，起效迅速，疗效可靠，故家庭可以常备。代表药如对乙酰氨基酚口服液、对乙酰氨基酚滴剂等。

（2）布洛芬是较新的儿科退热药物，安全高效，具有明显的解热镇痛作用，其副作用少，较对乙酰氨基酚对胃肠道的刺激小。代表药如布洛芬混悬滴剂（美林）。注意：本品适用于 6 个月以上儿童及成人解热镇痛。

应严格按照药品说明书服用儿童退热药,患儿使用药物的剂量应严格按科学方法计算。因儿童的身高、体重不同,故其服用药物的剂量也不同。一般成人药品包装上注明的"儿童减半"或"1～2 岁儿童食用 1/6"之类的计量方法都不准确,患儿服用后易产生不良影响,甚至引起不良反应。

2.儿童退热采取直肠给药有哪些优点?

发热是机体对致热原的一种保护性生理反应,由于儿童生理结构的特殊性,且体温中枢发育不健全,故常因感染性疾病导致体温调节中枢障碍而引起发热。小儿发热在 38.5℃ 以上时,则需要使用退热药物。目前临床使用的退热药主要有口服制剂和退热直肠栓 2 种,口服制剂有对乙酰氨基酚溶液(如泰诺林)、布洛芬混悬液(如美林);对于不能口服者,可使用小儿退热栓剂塞肛,常用药物有对乙酰氨基酚栓。儿童退热采取直肠给药的优点有:①起效快。②避免肝肠循环,破坏少,生物利用度高。③儿童发热时,经常有咳嗽、呕吐等症状,口服药物往往易被呕出,而直肠给药可以避免口服给药的不足。④有些儿童喂药困难,可以采取直肠给药。

3.儿童出现咳嗽、流涕等症状,是否可以自行服用感冒药?

咳嗽是人体的一种保护性反射,呼吸道内的病菌和痰液均可通过咳嗽而被排出体外,从而起到清洁呼吸道并使其保持通畅的作用。然而部分家长发现儿童稍有咳嗽,便立即给予各种止咳药、止咳糖浆,其实这种做法是错误的。止咳药进入人体后能迅速作用于咳嗽中枢,产生强有力的止咳效果,虽可暂时缓解咳嗽症状,但会使大量痰液和病菌堆积于呼吸道内,继发细菌感染,严重者可出现胸闷、呼吸困难,甚至引起肺不张、心力衰竭而危及生命。因此,在未明确儿童咳嗽原因之前,家长切勿擅自给儿童服用止咳药。

若儿童在咳嗽的同时,伴有明显的炎症,如发热、痰液色黄而黏稠、白细胞计数升高等,则应及时送医院就诊,并在医生的指导下服用抗菌药物。

4.儿童感冒需要立即服用抗菌药物吗?

感冒分为普通感冒和流行性感冒。普通感冒,中医学称为"伤风",是由多种病毒引起的一种呼吸道常见病,其中 30%～50% 是由某种血清型的鼻病毒引起的。普通感冒虽多发于初冬,但春夏秋季均可发生,不同季节感冒的致病病毒并不完全一样。流行性感冒(简称"流感")是一种由流感病毒引起的急性呼吸道传染病。存在于患者呼吸道中的病毒在患者咳嗽、打喷嚏时可经飞沫传染给他人。流感的传染性很强,由于这种病毒易发生变异,即使是患过流感者,仍会再次感染流感病毒,因此易引起暴发性流行,冬春季是流感的高发季节。当出现发热、咳嗽咳痰或咽部肿痛等症状时,一般表明已合并细菌感染,此时需服用抗菌药物治疗;或做血常规检查,若白细胞计数升高,则说明存在细菌感染,需服用抗菌药物治疗。

因此,若单纯出现鼻塞、流涕、头疼等感冒症状,一般只需服用抗病毒感冒药即可;如伴有细菌感染,则需加用抗菌药物。

5.儿童发生病毒性感染后应注意哪些事项?

病毒性感染是指能在人体内寄生繁殖,并能致病的病毒所引起的传染病,主要表现为发热、头痛、全身不适等全身中毒症状,以及病毒寄主和侵袭组织器官导致炎症损伤而引起的局部症状。儿童常见的病毒性感染有上呼吸道感染、病毒性肠炎、水痘、流行性腮腺炎、麻疹等,这些疾病具有各自的特征和特异性。显性感染表现为急性感染,发病急、病程短,多在 1~2 周内自愈;少数表现为潜伏性感染(如疱疹病毒感染等)和慢性感染(如乙型肝炎病毒感染等)。

病毒性感染患儿一般均有发热现象,需卧床休息,并注意保暖,减少活动;居所要通风,保持一定温度和湿度。患儿发热时可用温水擦身(水温以 32~34℃为宜),或头枕冰袋,多饮开水,可进食清淡、稀软食物。

儿童用药时应遵循的原则:首先,应在明确诊断的前提下选用药物,以避免发生不良反应。一般可从血常规检验单大致诊断是病毒性感染或是细菌性感染。其次,按照儿童的体重、年龄来计算合理的剂量。再次,选择合适的剂型。最后,根据病情的轻重缓急选择最佳的给药途径。病毒性感染具有自限性,一般不需要使用药物进行治疗。目前常用的抗病毒药物主要是以清热解毒作用为主的中药或中成药,如金银花、板蓝根等。若患儿病毒性感染较重,如明显的肝功能受损,则需要使用抗病毒药物进行输液治疗,一般需要 1 周疗程。

总之,病毒性感染患儿需要定时监测体温,以防发生热性惊厥。患儿应保证充足的睡眠,补充足够的水分和营养。同时,家长须注意病情的转归,以及并发症的发生。病毒性感染属于自限性疾病,病毒在人体内有一定的生存期，一般到病程会自然好转。

6. 什么是儿童手足口病？可以选用哪些药物治疗？

手足口病是由一组肠道病毒（以柯萨奇病毒 A 组 16 型、肠道病毒 71 型多见）引起的急性传染病，多发生于学龄前儿童，尤以 3 岁以下年龄组儿童发病率最高。患者和隐性感染者均为传染源，主要通过消化道、呼吸道和密切接触等途径传播，主要症状为口痛，厌事，低热，手、足、口腔等部位的斑丘疹、疱疹。少数患儿可出现脑膜炎、脑炎、脑脊髓炎、肺水肿、循环障碍等，多数患儿 1 周左右自愈。

对于手足口病的普通患者，首先需要隔离，接触者应消毒隔离，避免交叉感染。对症治疗，做好口腔护理。对于口腔内疱疹及溃疡严重者，用康复新液含漱或涂于患处，也可将蒙脱石调成糊状，于餐后用棉签敷在溃疡面上。衣服、被褥要清洁，衣着要舒适、柔软，并经常更换。剪短患儿的指甲，必要时包裹患儿双手，防止其抓破皮疹。手足部皮疹初期可搽炉甘石洗剂，待有疱疹形成或疱疹破溃时可搽 0.5% 碘附。对于臀部有皮疹的儿童，应随时清理其大小便，保持臀部清洁干燥。可服用抗病毒药物及清热解毒中草药治疗手足口病，并补充维生素 B、维生素 C 等。

7. 儿科常见感染性疾病有哪些？可以选用哪些药物治疗？

儿童由于特殊的生理结构，其免疫功能一般较成人低下，免疫系统不能正常发挥保护作用，易导致细菌、病毒、真菌等感染。儿童常见感染性疾病主要有以下几种。

（1）呼吸道感染　急性呼吸道感染如气管炎、支气管炎及肺炎是儿童常见的呼吸道炎症。主要病原体是病毒或细菌。药物治疗：对于细菌性反应性气道疾病，病程短于 7 天者少用抗菌药物；病程超过 7 天、咳嗽加剧、痰量增多或脓痰者及外周血细胞升高者可用抗菌药物。细菌性感染首选青霉素类，病程 7～10 天；支原体、衣原体类感染选用大环内酯类，疗程 2 周以上。

（2）消化道感染　婴幼儿腹泻、急性胃肠炎是儿童常见的消化道炎症。药物治疗：尽量卧床休息，病情轻者可口服葡萄糖、电解质液，以补充体液的丢失。如持续呕吐或明显脱水，则需静脉补充 5%～10% 葡萄糖盐水及其他相关电解质。鼓励摄入清淡流质或半流质，以防脱水或治疗轻微脱水。必要

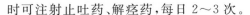

时可注射止吐药、解痉药,每日 2～3 次。

(3)寄生虫病　蛔虫病、蛲虫病、钩虫病等是儿童时期最常见的一类疾病。药物治疗:以消灭寄生虫为主,根据虫种采用最有效的驱虫药物。可以根据虫的种类、体质的强弱、病情的缓急等,分别选用和配伍适当的药物。如对于有积滞者,可配伍消导药;对于脾胃虚弱者,兼补脾胃;对于体弱者,应先补后攻,或攻补兼施。虫症在腹痛较剧时,通常以安虫为主,待疼痛缓解之后,再行驱虫。

8.儿童使用抗菌药物有哪些注意事项?

儿童在使用抗菌药物时应注意以下事项:

(1)普通感冒发热不需要使用抗菌药物,仅在继发或合并细菌感染时方可使用,且除非有明确临床指征(如脓毒症等危重感染),一般情况下优先选择窄谱抗菌药物。

(2)对于不明原因发热的患儿,治疗前应尽可能采集相关临床标本做细胞培养及药敏试验,若盲目选用抗菌药物,则会导致进一步的诊断困难。

(3)根据抗菌药物的药代动力学特点及感染程度确定给药频次,时间依赖性抗菌药物(如 β-内酰胺类)应一日多次给药,浓度依赖性抗菌药物可一日一次给药。

(4)抗菌药物联合用药仅在下述情况下采用:①病原菌尚未查明的严重感染;②单一抗菌药不能有效控制的重症感染;③单一抗菌药不能控制的需氧菌及厌氧菌混合感染,或 2 种及 2 种以上病原菌感染;④需长程治疗,但病原菌易对某些抗菌药物产生耐药的感染(如结核病、深部真菌病);⑤联合用药以减少毒性较大的抗菌药物剂量。

(5)使用抗菌药物后,须密切观察患儿状态,一旦出现耳鸣、耳内发胀、口面部发麻、头痛头晕、恶心呕吐等早期中毒症状,应立即停药,并及时送医院诊治。

(6)肾功能不良者、婴幼儿、妊娠妇女、对抗菌药物毒性敏感者及其子女慎用抗菌药物。按照抗菌药物的治疗剂量范围给药,一般服用时间不宜过长,同时多饮水,以促进药物的吸收与排泄。3 岁以下儿童器官的生理功能尚未发育成熟,药物代谢酶分泌不足,对药物的敏感性较高,耐受性差,因此极易产生药物不良反应,故应选择肝肾毒性小的药物。对于治疗剂量接近于毒性剂量的药物(如氨基糖苷类等),必须监测血药浓度方可使用(尤其是婴幼儿)。

（7）四环素可损伤儿童牙釉质，形成黄斑牙，甚至影响骨骼发育。目前临床上使用的四环素为成人剂型，儿童禁用，妊娠妇女、哺乳期妇女慎用。

（8）抗菌药物的给药途径应取决于感染的严重程度，轻症感染并可接受口服给药的患儿，应选择口服给药；只有重症感染、全身性感染患儿初始治疗需要静脉给药，且在病情好转后及时改用口服抗菌药物。

9. 婴幼儿能同时服用益生菌和抗菌药物吗？

婴幼儿不能同时服用益生菌和抗菌药物。因为益生菌是活菌，而抗菌药物有杀灭益生菌的作用，两者合用会产生拮抗作用，影响疗效，故需要分开服用，且间隔 2 小时以上。

目前临床上使用的益生菌制剂有双歧三联活菌胶囊、双歧三联活菌颗粒、枯草杆菌二联活菌颗粒、布拉氏酵母菌散、复方嗜酸乳杆菌片、酪酸梭菌活菌片、酪酸梭菌活菌胶囊、地衣芽孢杆菌活菌胶囊等，主要用于治疗各种原因引起的肠道菌群失调所致的肠炎、腹泻、肠易激综合征、功能性消化不良、便秘，以及预防和治疗伪膜性肠炎和抗菌药物相关性腹泻。人体肠道内的有益菌主要是双歧杆菌和嗜酸乳杆菌等，这些有益菌对人体健康具有保护作用，有维持肠道菌群平衡的功效。

抗菌药物是在一定浓度下对生命物质有抑制和杀灭作用的一类药物。抗菌药物在发挥治疗作用的同时，也会杀死体内的部分有益菌，导致菌群失衡，引起不良反应。滥用抗菌药物可使细菌耐药性增强，不利于疾病治疗。因此，在使用抗菌药物后，有必要及时补充益生菌，以维持人体内菌群动态平衡，恢复机体抵抗力。摄入益生菌不需要考虑耐药性问题，且不良反应较少。抗菌药物对儿童胃肠道的刺激性较大，易出现食欲不振、免疫力下降等症状。婴幼儿专家提醒，儿童出现上述症状时不必担心，可采取补充益生菌的方法对儿童肠道菌群进行调节，恢复肠道菌群的生态学平衡。

由于益生菌是生理性活菌制剂，因此在保管和使用方面须注意以下几点：

（1）不宜与抗菌药物合用，抗菌药物的抑菌杀菌作用可使其疗效下降，故两者应间隔 2 小时以上服用。

（2）避免高温，用凉开水或低于 40℃ 的温开水送服，以免制剂中的有效成分受到破坏。

（3）一般要求存放于阴凉干燥处，最好是放入冰箱冷藏，以防温度过高而失效。

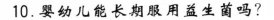

10.婴幼儿能长期服用益生菌吗?

益生菌是一类对宿主有益的活性微生物,是定植于人体肠道、生殖系统内,能产生确切健康功效,从而改善宿主微生态平衡、发挥有益作用的活性有益微生物的总称。婴幼儿在以下情况下,应及时补充益生菌。

(1)抗菌药物尤其是广谱抗菌药物不能识别有害菌和有益菌,因此在杀死细菌的同时也会杀死有益菌。补充益生菌,可起到维持肠道菌群平衡的作用。

(2)消化不良、牛奶不适应、急慢性腹泻、大便干燥及吸收功能弱引起营养不良时。

(3)剖宫产和非母乳喂养的婴幼儿不能从母亲得到足够的益生菌源,使肠道菌膜不健全,可能出现体质弱、食欲减退、大便干燥等现象,故须适量补充益生菌。

(4)免疫力低下或需要增强免疫力时。

(5)儿童外出时,因饮食不习惯等因素而致胃肠不适,此时可补充益生菌以缓解不适。

但是,不建议婴幼儿长期服用益生菌。益生菌对婴幼儿肠胃可起到调节腹泻和便秘的双向作用,但临床治疗效果较好的有益菌株仅有1～3种,而肠道内的有益菌株远不止这几种,故还需要通过正常饮食进行调理。如儿童没有消化吸收功能问题,则无须长期服用益生菌,只有在消化欠佳、出现胃肠道反应时才有必要服用。婴幼儿应注意均衡饮食,以利于肠道自身正常菌群的培养。相关研究显示,有5%的儿童服用益生菌长达1年,其肠道功能会对益生菌产生依赖性,丧失自身繁殖有益菌的能力。需要注意的是,若婴幼儿的肠胃功能较弱,则在规律服用益生菌一段时间后,也应逐渐减量直至停止服用。

11.婴幼儿补充维生素需要注意哪些误区?

维生素是维持人体生命活动必需的一类有机物质,也是保持人体健康的重要活性物质。维生素在体内含量很少,但不可或缺。一般情况下维生素来源于食物,如维生素 A、维生素 B、维生素 C、叶酸等,只有维生素 D 和烟酸可在人体内合成。

婴幼儿补充维生素往往存在以下几个误区:

（1）维生素补充越多人体越健康。维生素是人体营养的重要来源，与人体健康关系密切，但并不意味可以无限量服用。水溶性维生素 C、维生素 B 可随尿液排出体外，但过量服用会增加肾脏负担，从而损伤机体。脂溶性维生素 A、维生素 D、维生素 E、维生素 K 等易沉淀于脂肪组织和肝脏中，过量服用可引起中毒。

（2）大量服用维生素 D 以强壮骨骼。过量服用维生素 D 可造成高钙血症，使钙沉着于肾脏、血管、支气管甚至眼角膜、巩膜上，从而影响组织器官的生理功能活动，尤其会加快动脉硬化。婴幼儿服用维生素 D 制剂的剂量一般不超过 1000 单位。

（3）空腹摄入维生素效果最好。由于维生素分子小、吸收快，故空腹时摄入，其血浆浓度会迅速升高，水溶性维生素易经过肾脏从尿液中排出。因此，选择餐后服用水溶性维生素不仅不会影响其吸收，而且可以避免其从体内流失。

（4）经常食用新鲜的水果、蔬菜不会缺乏维生素。新鲜的柑橘类水果和有机蔬菜含有丰富的维生素 C 和一定的 β-胡萝卜素，这些物质在体内可转变成维生素 A。但是，蔬菜和水果中缺少其他种类的维生素，因此单纯食用蔬菜和水果无法全面补充维生素，而应均衡摄取各类食物，才能保证维生素的全面吸收。

（5）少吃蔬菜，多吃水果。蔬菜含有较多的不溶性膳食纤维（如纤维素等）以及一些特殊的成分，如葱所含的辣椒素，姜所含的姜油酮，大蒜、萝卜所含的淀粉酶等；水果则含有较多的果糖、有机酸以及可溶性膳食纤维，如果胶等，因此水果和蔬菜不能相互替代。

12.儿童补钙需要注意哪些事项？

钙在人体的各个阶段都起着重要的生理作用，尤其在儿童及青少年时期，更是保证人体健康成长发育必不可少的元素。钙不仅仅促进儿童、青少年时期的生长发育，更重要的是在这个时期补充了足量的钙，建立钙的"银行"，增加了峰值骨量，对成年后骨骼的健康产生了重要的影响；与此同时，也可有效地预防儿童、青少年时期出现的钙缺乏疾病。但并不是所有的儿童都需要补钙，只有经医生诊断缺钙的儿童才需要补钙。此外，补钙还需注意两个因素：①促进钙吸收的因素。维生素 D 可以促进小肠对钙的吸收，并促进钙在骨骼中的沉积。机体对钙的需要量增多时，食物钙的吸收率会有所提高。②抑制钙吸收的因素。食物含草酸过多时，不利于钙的吸收；膳食蛋白

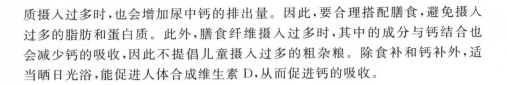

质摄入过多时,也会增加尿中钙的排出量。因此,要合理搭配膳食,避免摄入过多的脂肪和蛋白质。此外,膳食纤维摄入过多时,其中的成分与钙结合也会减少钙的吸收,因此不提倡儿童摄入过多的粗杂粮。除食补和钙补外,适当晒日光浴,能促进人体合成维生素D,从而促进钙的吸收。

13. 儿童是否都需要补充微量元素? 在补充过程中需要注意哪些事项?

判断儿童是否缺乏微量元素,首先是进行膳食调查,观察儿童的膳食是否提供富铁富锌的食物。其次,了解儿童的饮食习惯,饮食中是否存在影响铁和锌吸收的食物。再次,可通过临床检验来了解儿童血液和头发中铁和锌的水平。微量元素的补充需要有科学依据,有缺才补、不缺不补是基本原则。对于人体所需的微量元素如钙、铁、锌等,适量补充能增强机体的免疫力。儿童完全可以通过饮食来满足对钙、铁、锌的需求,如每天喝一杯牛奶,每周食用2次动物肝脏或血,每天摄取足量的动物性食物(包括海鲜)等。在日常生活中,儿童要养成饮食搭配合理,不挑食、偏食,不食用过"精"食物的习惯。若儿童出现生长过缓、经常患病、腿抽筋等现象,则应及时去医院测定血液或头发中微量元素的含量,为补充微量元素提供依据。

14. 婴幼儿缺铁如何补充铁剂?

儿童缺铁性贫血是婴幼儿时期最常见的一种贫血,其发生的根本原因是体内铁缺乏,致使血红蛋白合成减少而发生小细胞低色素性贫血。临床上除可出现贫血外,还可因缺铁而降低部分含铁酶的生物活性,进而影响细胞代谢功能,使机体出现消化道功能紊乱、循环功能障碍、免疫功能低下、精神神经症状以及皮肤黏膜病变等一系列非血液系统表现。

一般儿童缺铁有以下表现:爱哭闹、睡中惊醒、睡中腿抽筋而醒、精神萎靡、厌食、挑食、生长发育迟缓、经常头晕、膝盖疼痛、抽筋、失眠、感冒、发热、咳嗽、腹泻、注意力不集中、理解力差、记忆力差。

如儿童有缺铁症状,则需要额外补充铁。临床上常见的口服补铁制剂多为富马酸亚铁、硫酸亚铁、乳酸亚铁等,前两者对肠胃的刺激远远超过乳酸亚铁。儿童的肠胃较脆弱,不耐受刺激,故不建议服用富马酸亚铁和硫酸亚铁。一般可以选择以乳酸亚铁为主要原料的铁之缘片,其对儿童的肠胃刺激小,适合儿童补铁。

选择合适的补铁制剂后,在服用过程中还需要注意以下问题:①餐后服用补铁制剂。②忌牛奶与铁剂同时服用。③进食蔬菜和水果,因为蔬菜、水果中富含维生素 C、柠檬酸及苹果酸,这类有机酸可与铁形成络合物,从而增加铁在肠道内的溶解度,有利于铁的吸收。

此外,儿童不能随意服用补铁制剂,如有贫血症状,应及时送医院诊治,并严格遵医嘱用药,同时可通过合理饮食来改善贫血。对于出生 1 周至 3 个月的婴儿,不必额外补铁。婴幼儿是儿童生长发育最迅速的时期,血红蛋白可暂时低于正常水平而出现生理性贫血,不需要进行特殊补铁治疗。

15. 婴幼儿出现吐奶现象是否需要服用止吐药?

呕吐是婴幼儿常见的临床症状,不同年龄、不同疾病均可引起呕吐。呕吐是由于食管、胃或肠道呈逆蠕动并伴有腹肌强力痉挛和收缩,迫使食管和胃内容物从口和鼻涌出。吐奶可以是一种独立的症状,也可以是原发病的一种伴随症状。

婴幼儿呕吐主要分为以下几种:

(1)生理性呕吐　多因喂养方式不当,如喂食过多、过急或在哭闹时喂奶等,咽下空气过多引起,只要改变喂养方式即可缓解。

(2)反射性呕吐　多感恶心,继而频发呕吐,呕出物中混有黄色胆汁,常见于脑炎、败血症、肝炎及其他腹部脏器的器质性病变。

(3)梗阻性呕吐　儿童可出现阵发性哭闹不安,并有呕吐、腹胀、腹部包块及排出血浆样便等肠套叠症状,应及时送医院救治。

(4)胃源性呕吐　由胃肠道感染、消化不良引起,伴有哭闹不安,此时应考虑食物中毒,必要时立即进行诊治。

(5)消化道先天畸形引起的呕吐　如食乳后即吐,呕吐物是奶汁和黏液,可能是食管闭锁或胃幽门闭锁导致;出生后一天频繁呕吐,呕吐物是黄绿色胆汁,腹胀明显,无胎便,应考虑有无肛门闭锁或直肠闭锁。

另外,部分疾病(如咽炎、扁桃体炎)引起的呕吐,以及咳嗽因局部刺激而引起呕吐,在原发病灶清除后,呕吐可自然缓解。因此,当儿童发生吐奶时,不能立刻服用止吐药,首先应明确吐奶的原因。除病理性吐奶外,生理性呕吐是婴儿生长发育阶段的一种正常现象,只要处理得当,随着婴儿的生长发育,吐奶会慢慢缓解。

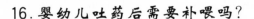

16. 婴幼儿吐药后需要补喂吗?

婴儿吐药后可以补喂药,这是因为呕吐通常发生在婴儿服药后几分钟至几十分钟内,此时药物尚未被完全吸收或只吸收一小部分。此外,常用药物的安全范围较广,且用药时一般采用中等剂量,并且分次服用,故补喂一次是安全的。婴儿发生吐药后,家长应及时清理干净,尽量使婴儿保持安静,待婴儿不哭闹后,再根据情况酌情补喂药物。一般情况下,家长不必担心补喂一次药物会造成过量。

在日常生活中,许多家长认为婴儿吐药是因为药苦难以下咽,因此常用牛奶、果汁等送服药物,其实这种做法是不妥的。很多药物与牛奶、果汁混合后可能出现凝结现象,或者降低药物的治疗作用。牛奶含有较多的无机盐类物质,可与某些药物发生作用而影响药物吸收。果汁口味甘甜,与健胃药、镇咳药等同时服用也会降低药效。另外,最佳喂药时间一般在婴儿餐前半小时至 1 小时,此时婴儿胃内已经排空,利于药物吸收,且可避免婴儿服药后发生呕吐。需要注意的是,应根据药物性质决定服药的时间,部分对胃有强烈刺激作用的药物可在餐后 1 小时服用,以防胃黏膜损伤。

17. 儿童呕吐、腹泻需要用药治疗吗?

呕吐可能由急性胃肠炎导致,也可能只是食积所致,一般通过以下步骤处理:首先,使用助消化药。其次,若呕吐厉害,则必要时可暂时禁食 4～6 小时,使胃肠充分休息,以利于康复。再次,如出现渴饮、尿少、前囟眼窝凹陷、哭时少泪、皮肤弹性差且干燥等脱水症状,则应及时去医院就诊,必要时可进行输液治疗。

治疗腹泻首要是对症用药。腹泻可分为感染性腹泻和非感染性腹泻。感染性腹泻是由细菌、病毒、真菌、寄生虫等病原体引起的,如菌痢、细菌性食物中毒、病毒性肠炎等;非感染性腹泻常见于受凉、消化不良、胃肠功能紊乱及甲亢、糖尿病、尿毒症等全身性疾病。感染性腹泻是人体自我保护的一种体现,可排出部分毒素,对人体有益。若盲目止泻,则不利于治疗。通常可使用口服补液盐治疗腹泻,同时适当补充有益菌群。尽量不使用止泻药,这是因为止泻药可增加肠张力,抑制肠蠕动,使肠内容物排出延迟,一般临床只用于治疗严重、较难控制的腹泻。

18. 婴幼儿便秘的原因有哪些？应该如何治疗？

婴幼儿便秘是一种较常见的症状，根据引起便秘的不同原因可以分为两类：一类是功能性便秘，较为常见，可以通过调理饮食、生活作息等而痊愈。另一类是先天性肠道畸形引起的便秘，一般通过调理无法达到痊愈，须经外科手术矫正才能彻底治愈。大多数儿童的便秘属于功能性便秘。

引起婴幼儿便秘的原因有很多，主要有以下几种：

(1)饮食不当　饮食过细，纤维素摄入不足，对肠壁刺激不够，易引起便秘；过量摄入蛋白，易使肠道发酵菌相对减少而影响发酵，进而造成大便干燥；当饮食量不足时，由于肠道内残渣较少，腹肌、肠肌张力不足，蠕动无力，也易引起便秘。

(2)排便不规律　婴幼儿排便不规律且缺乏相关训练，没有形成排便反射，有时虽有排便感，但由于贪玩或受其他因素干扰，其可能有意识地抑制便意，时间一久，肠道排便反射的敏感度降低，大便堆积于肠内，水分被吸收而变得干燥，从而不易排出，就会形成习惯性便秘。

(3)先天性生理及解剖缺陷　某些先天性疾病，如肠狭窄、肠梗阻、直肠或肛门狭窄、幽门痉挛、先天性巨结肠等均可引起便秘。

(4)精神因素　婴幼儿受某些精神、环境因素刺激也会引起便秘，如生活环境改变或者因肛周病变(如肛裂)引起排便疼痛而使婴幼儿惧怕排便，从而可能导致婴幼儿短期便秘。

治疗婴幼儿便秘的方法有按摩法和塞开塞露、甘油栓、肥皂条，可刺激肠道蠕动，软化大便，减少排便困难。

(1)均衡饮食　均衡摄入五谷杂粮及各种水果、蔬菜，特别是富含纤维素的食物。婴幼儿可进食果泥、菜泥，或者饮蔬果汁，以增加肠道纤维素，促进胃肠蠕动，通畅排便。

(2)定时排便　训练婴幼儿养成定时排便的习惯。对于3月龄左右的婴儿，可以帮助其逐渐养成定时排便的习惯。应在轻松愉快的氛围中进行训练，使婴幼儿不会对如厕产生厌烦或不适感，不可催促或以玩具逗引，以免造成精神紧张或者注意力转移而拒绝排便。

(3)保证活动量　排便困难与活动量减少亦有关。适当活动能帮助副交感神经对肠道消化系统产生刺激作用，促进肠道蠕动，从而缓解便秘。

(4)口服微生物制剂　适当补充枯草杆菌二联活菌颗粒、双歧三联活菌散剂、地衣芽孢杆菌活菌胶囊、酪酸梭菌活菌散剂、布拉氏酵母菌散等益生菌制剂,可以调整肠道菌群,维护肠道酸性环境,调节和促进肠道蠕动,防止致病菌定植,维持肠道的正常生理功能。益生菌制剂是一类双向调节剂,既可以缓解便秘,也可以防止有害菌导致腹泻。1岁以上儿童可以通过喝酸奶来调节肠道功能。

除上述便秘的一般症状外,如婴幼儿出现明显的腹痛、腹胀、呕吐、便血等症状,或长期便秘(4~5天排便一次),则应及时送医院检查,确诊引起便秘的原因,以免延误其他疾病的诊断和治疗。

19. 儿童急性肠炎如何用药治疗?

急性肠炎是夏秋季常见病、多发病,多由细菌、病毒等微生物感染所致,其主要表现为腹痛、腹泻、恶心、呕吐、发热等,严重者可致脱水、电解质紊乱、休克等。儿童急性肠炎主要与细菌感染有关,可根据肠道感染的情况应用抗菌药物,重点是控制大肠杆菌感染。

治疗措施如下:

(1)去除诱因,嘱咐儿童卧床休息,饮食宜清淡、易消化。

(2)若明确致病菌,则按药敏试验用药,或选用复方磺胺甲噁唑或小檗碱0.1~0.2克,或吡哌酸0.5~1.0克,每日3~4次,口服。

(3)对症治疗,如腹痛可用阿托品、山莨菪碱、颠茄等抗胆碱药解痉治疗。

(4)服用止泻药物(如蒙脱石)保护胃黏膜。

(5)给予助消化药物,或口服多潘立酮混悬液,以促进胃肠蠕动,同时给予麦芽糖胃蛋白酶散、口服补液盐治疗。

(6)服用抗菌药物治疗,如口服头孢克肟。对于脱水患者,应予补液,并纠正电解质紊乱和酸中毒。对于发生休克者,应按休克进行处理。

(7)减少喂奶量,延长喂奶间隔时间,暂停或减少辅食;人工喂养可暂给稀释乳、米汤等易消化食物,然后逐渐增加乳量。

(8)多饮水,若患儿精神持续不佳,则可静脉输液进行抗感染对症治疗。

20. 为什么儿童在服用阿奇霉素后会引起腹泻,应该如何治疗?

阿奇霉素是一种大环内酯类抗菌药物,对治疗儿童支原体肺炎效果好。但是,儿童服用阿奇霉素后易引起腹泻,主要原因是儿童肠道菌群生态系统脆弱,阿奇霉素在杀灭致病菌的同时也会不同程度杀灭某些定植胃肠道的有益菌群,正常菌群受到破坏,造成消化不良,从而易引起腹泻。因此,儿童在服用抗菌药物时或服用后可以适当补充益生菌制剂,如双歧三联活菌散剂、枯草杆菌二联活菌颗粒等,以帮助胃肠功能恢复。服用阿奇霉素后至少间隔2小时方能服用益生菌,这样才能使益生菌充分发挥效果。

21.可导致儿童听力损害的药物有哪些?

儿童(特别是 6 岁以下)对耳毒性药物引起的早期中毒症状,如头痛头昏、耳鸣、耳部胀满、耳聋、眩晕、平衡失调等没有感知或难以表达,而医生和家长一般又很难甚至无法发现。一旦出现药物性耳中毒,即会损失听力,故尽可能减少药物性中毒对儿童听力受损至关重要。

耳毒性药物是指能直接与内耳听毛细胞的细胞膜接触,与其黏多糖类和磷脂类结合后破坏细胞膜通透性,导致细胞变性坏死,损害第八对脑神经,造成前庭神经和听神经损害的一类药物,中毒症状为眩晕、平衡失调和耳鸣、耳聋等。

已知的耳毒性药物有近百种,如常用的具有耳毒性的抗菌药物有氨基糖苷类(如链霉素、卡那霉素、庆大霉素、阿米卡星、妥布霉素等)、大环内酯类(如红霉素)、四环素类(如米诺环素)等。除抗菌药物外,具有耳毒性的药物还有解热镇痛抗炎药(如阿司匹林、吲哚美辛)和利尿药。其中,氨基糖苷类抗菌药物的耳毒性在临床上最常见。

22.婴幼儿耳道内的耵聍需要用药治疗吗?

耵聍,俗称耳屎,是外耳道一种淡黄色黏稠的分泌物。通常婴幼儿耳朵内会有块状的、黑黄色的油腻耵聍,只要耳朵不痛不痒,听力正常,就不必人工清除耵聍。

耵聍具有十分重要的生理作用。一方面,耵聍可以保护耳膜,尤其是婴幼儿的耳膜非常薄,耵聍覆盖在耳膜上形成了一层天然的"保护膜",可以帮助阻隔强烈的声音冲击。另一方面,婴幼儿的耵聍和细毛还能吸附进入耳道的微生物和灰尘,利于耳膜避免感染细菌。总之,耵聍在一定程度上可以保护婴幼儿的听觉器官。

需要注意的是,婴幼儿在洗澡时耳朵易进水,因此每次洗澡后都要用干棉棒轻轻掏耳朵,以充分吸收水分。有时婴幼儿的耳朵内会有黑黄色的小块,这是耳朵受伤的表现,可能是家长为其掏耳朵时损伤了皮肤,也可能是被自己的指甲划伤。

另外，应正确区分黄色耵聍和脓液。如婴幼儿出现耳痛、流脓，则可能是中耳炎所致，应及时送医院就诊。

23.儿童鼻窦炎可选用哪些药物治疗？

儿童鼻窦炎是一种常见病、多发病。由于儿童语言表达能力有限，因此常被家长和医生忽视。儿童鼻窦炎的病因、症状、体征、诊断和治疗原则与成人鼻窦炎相比有相同点，亦有其特殊性。常见致病菌是肺炎球菌、链球菌和葡萄球菌。感染严重者可引起鼻窦附近组织甚至颅内并发症。通常以保守治疗为主，注意保暖，增强机体免疫力，同时使用抗菌药物和局部类固醇激素。除非已有严重并发症，一般不主张手术。应合理、足量使用抗菌药物，以控制感染，疗程一般为7～12天。急性期给予湿热敷、物理治疗、局部滴用血管收缩剂、鼻腔蒸气吸入等。可用0.5%麻黄碱滴鼻液滴鼻，以通畅引流。在治疗过程中过早停药会导致治疗不彻底而转为慢性。另外，也可在鼻腔使用低浓度血管收缩剂和糖皮质激素喷剂，以利于鼻腔通气和窦口引流。儿童应保证休息，并摄入营养丰富、易于消化的食物。

24.儿童哮喘可选用哪些药物治疗？

哮喘是一种表现为反复发作性咳嗽、喘鸣和呼吸困难，并伴有气道高反应性的可逆性、梗阻性呼吸道疾病。其发病率高，多呈反复发作的慢性病程，可严重影响儿童的学习、生活及活动，特别是影响儿童、青少年的生长发育。少数哮喘患儿治疗不及时或治疗不当，最终可发展为成人哮喘而迁延不愈，哮喘可导致肺功能受损，部分患儿甚至完全丧失体力活动的能力。

治疗儿童支气管哮喘的药物可分为控制药物和缓解药物两大类。哮喘控制药物通过抗炎作用而达到控制哮喘的目的，需要每日用药并长期使用，主要药物有吸入和全身用糖皮质激素、白三烯调节剂、长效 β_2 受体激动剂以及抗IgE抗体等。哮喘缓解药物须按需使用，用于快速解除支气管痉挛，缓解症状，常用药物有短效吸入 β_2 受体激动剂、吸入抗胆碱药物、短效口服 β_2 受体激动剂等。另外，儿童对许多哮喘药物（如糖皮质激素、β_2 受体激动剂）的代谢快于成人，年幼儿童对药物的代谢快于年长儿童。由此可知，吸入治疗时给予的药量与年龄密切相关。

25.治疗儿童哮喘存在哪些误区？

治疗儿童哮喘可能存在以下误区：

(1)混淆"哮喘"和"感冒"。感冒是上呼吸道感染的俗称，临床表现为流涕、打喷嚏、咳嗽等，与支气管哮喘的早期症状类似。但是，哮喘主要与过敏体质、上呼吸道感染和空气污染等相关，而感冒只是引起哮喘的外界诱因之一。

(2)激素会影响儿童生长发育。大部分家长认为治疗哮喘时应避免使用激素，否则易产生副作用，如肥胖、影响生长发育等。其实这种想法是不正确的。目前，一般采用止喘、抗炎、抗过敏的方案治疗哮喘，同时提高机体免疫力。而糖皮质激素类是控制气道慢性炎症最重要的药物，尤其在哮喘的缓解期，更应坚持使用这类药物。

(3)患儿不"喘"即可停药。部分家长在患儿哮喘得到控制进入缓解期会放松警惕，甚至认为只要不"喘"就不必服药，造成气道慢性炎症不能得到有效控制，遇天气骤变或剧烈运动，又会诱发哮喘。

26.儿童发生鼻出血，应该如何处理？

儿童鼻出血是一种常见疾病。在天气炎热的夏季和空气干燥的秋冬季，儿童鼻出血的现象十分多见，特别是经常在夜间发生鼻出血。儿童鼻出血的诱因有以下几种：①高热导致鼻腔黏膜干燥、毛细血管扩张，或有鼻腔炎症，或受到刺激。②环境因素，如空气干燥、气压低、炎热、寒冷、室温过高等。③部分儿童有用手抠鼻孔的不良习惯。④饮食不合理，存在挑食、偏食等不良习惯，造成维生素缺乏。⑤外伤。⑥某些全身性疾病，如发热、高血压、动脉硬化、白血病、血小板减少性紫癜等。

儿童发生鼻出血可采取以下措施进行处理：

(1)指压止血法。如出血量小，可让患儿坐下，用拇指和食指紧紧压住患儿两侧鼻翼，压向鼻中隔部，暂使患儿用嘴呼吸；同时在患儿前额敷一冷毛巾，一般压迫5～10分钟，进行压迫止血。

(2)压迫填塞法。如出血量大，则尽量使患儿保持安静，避免哭闹；然后用脱脂棉卷成如鼻孔粗细的条状塞入鼻腔进行充填。需要注意的是，捏鼻止血时，患儿取坐位，头稍向前倾，尽量将从鼻咽腔咽到口腔的血吐出，这样既能获知出血量，也可避免将鼻血咽进胃内，刺激胃部而引起腹痛及呕吐。

（3）较少量的鼻出血也可用含1％麻黄素的滴鼻剂滴鼻，通过收缩血管达到止血的目的。

（4）在干燥季节，对有鼻出血史的儿童，家庭应配备金霉素眼膏，每天取适量均匀涂抹于鼻腔内，以滋润鼻黏膜。

（5）儿童鼻出血多发生于鼻中隔前三分之一血管丰富的"黎氏区"，若此处反复出血，则可到医院采用冷冻、微波及化学药物进行局部治疗。

（6）如出血量较大，患儿出现面色苍白、虚汗、心率快、精神差等出血性休克前兆症状，应取半卧位，同时立即送医院就诊。

总之，治疗鼻出血要从病因着手，如是鼻炎引起的鼻出血，应先治疗鼻炎；外伤或鼻异物引起的鼻出血，应先处理外伤，取出异物；如是全血性疾病（如猩红热、上呼吸道感染以及血液病，包括白血病、血友病、血小板减少性紫癜等）引起的鼻出血，则要针对这些疾病进行治疗。儿童发生鼻出血时，需要及时送医院就诊，进行相关检查，找出病因，对症治疗，方能取得良好的效果。

27.儿童急性咽炎可以选用哪些药物治疗？

急性咽炎为咽部黏膜、黏膜下及淋巴组织的急性炎症，常由病毒引起，其次是细菌，冬春季多发。初期有咽部干燥不适，后期逐渐出现咽痛，吞咽时加剧，严重者有发热、头痛、全身不适等症状。多继发于急性鼻炎、急性鼻窦炎、急性扁桃体炎，且常为麻疹、流行性感冒、猩红热等传染病的并发症。受凉、疲劳、长期受化学气体或粉尘的刺激、吸烟过度等会降低人体抵抗力，易促其发病。

对于急性咽炎全身感染较重、咽部淋巴滤泡有化脓者，可选用：①抗病毒药，如利巴韦林口服液、板蓝根颗粒、抗病毒口服液，每日3次。②抗菌药物，如头孢哌酮、头孢曲松、头孢噻肟钠、头孢他啶、头孢唑肟等，口服、静脉滴注或肌肉注射。③对于发热、头痛明显者，可使用解热镇痛药，如对乙酰氨基酚。

局部治疗可选用：①含漱，如呋喃西林溶液、复方硼砂溶液、温热的生理盐水漱口，每日3～5次。②外用制剂，如1％碘甘油涂布咽壁。③含片，如含服清凉含片、草珊瑚含片等。

此外，患儿平时多饮水，摒弃不良的饮食习惯，限制摄入刺激性食物，少食油炸、腌制食物，多进食新鲜的富含维生素的水果、蔬菜；加强锻炼，提高机体抗病能力。目前临床上急性发作时常需要给予抗菌药物，且应及时送医院就诊。

28. 治疗儿童多动症的药物有哪些？如何服用？

儿童多动症是指发生于儿童时期，与患儿年龄不相称的过度活动、注意力不集中、冲动任性、情绪不稳并伴有认知障碍和学习困难的一组症候群。目前儿童多动症的治疗药物首选中枢兴奋药哌甲酯和托莫西汀。作为综合治疗计划的一部分，哌甲酯和托莫西汀一般不会影响儿童的生长发育。

哌甲酯：6 岁以上儿童每次 5 毫克，每日 2 次，早餐及午餐前 45 分钟服用；以后根据疗效调整剂量，每周递增 5～10 毫克，每日总量不宜超过 40 毫克。

托莫西汀：①体重不足 70 千克的儿童和青少年用量如下：盐酸托莫西汀的每日初始总剂量约为 0.5 毫克/千克，并且在 3 天的最低用量之后增加给药量，至每日总目标剂量约为 1.2 毫克/千克，可每日早晨单次服用或早晨和傍晚平均分为 2 次服用。剂量超过 1.2 毫克/（千克·日）不能增加治疗效果。对于儿童和青少年，每日最大剂量不应超过 1.4 毫克/千克或 100 毫克，选其中较小的剂量。②体重超过 70 千克的儿童、青少年和成人用量如下：盐酸托莫西汀每日初始总剂量约为 40 毫克，并且在 3 天的最低用量之后增加给药量，至每日总目标剂量约为 80 毫克，每日早晨单次服用或早晨和傍晚平均分为 2 次服用。再继续使用 2～4 周后，如仍未达到最佳疗效，则每日总剂量最大可以增加到 100 毫克，没有数据支持在更高剂量下会增加疗效。对体重超过 70 千克的儿童、青少年以及成人，每日最大推荐总剂量为 100 毫克。一般用药须知：盐酸托莫西汀可与食物同服或分开服。

29. 什么是儿童癫痫？使用抗癫痫药治疗时应注意哪些事项？

癫痫是由多种病因引起、以脑神经元过度放电导致突然、反复和短暂的中枢神经系统功能失常为特征的慢性脑部疾病。不同类型的儿童癫痫其症状也各不相同，常见症状有手脚抽动或强直，意识丧失，还会表现出发呆、突然跌倒、不断点头、流口水、吞咽动作、吸吮动作、弯腰样动作，甚至出现头痛、呕吐等。癫痫会直接影响患儿的身心健康，也会影响患儿的智力发育。因此，如何控制发作显得尤为必要。对于大多数癫痫患者，药物治疗仍然是主要的手段。

传统的一线抗癫痫药有苯巴比妥、扑米酮、苯妥英、卡马西平、乙琥胺、氯硝西泮、丙戊酸钠等。新一代抗癫痫药有加巴喷丁、拉莫三嗪、托吡酯、奥卡西平、左乙拉西坦等。上述药物均是癫痫发作时的首选药物。在一般情况下，尽量选择单药治疗，可增加患者依从性，并且长期使用毒性小，较少发生药物相互作用，致畸的风险也很低。

若儿童已被确诊为癫痫并开始药物治疗，家长应注意以下问题：

（1）不可擅自停药　癫痫病程长，需长期用药治疗。部分家长认为长期用药会损害患儿身体，故病情一旦缓解，就自行停药，从而导致病情反复、加重。自行停药不仅会使发作更加频繁，而且会严重损害高级神经功能，出现智力、运动障碍或情感异常等症状。

（2）定期复查　用药期间，患儿需定期到医院复查，注意药物的毒副作用，定期监测血常规、肝肾功能。

（3）合理安排作息时间　合理安排患儿的生活、学习，保证充分休息，避免睡眠不足及情绪波动。适量饮水，饮食要定时定量，忌食辛辣、咖啡及海鲜等食物。

（4）保证安全　患儿在服药期间不能单独外出，以防发生意外。禁止单独游泳及攀高，防止溺水、坠床或摔伤。在癫痫发作时，禁止强行服药或进水、进食，避免用强力阻止患儿抽动，以免发生骨折和其他意外。

30. 幼儿热性惊厥需要用药治疗吗？

热性惊厥是婴幼儿时期，因体温升高诱发的一种特殊的癫痫综合征，主要发生于6个月至6岁的儿童。主要原因是儿童的体温中枢发育不健全，会因各种感染而致调节失控引起发热，常见的儿童发热抽搐可考虑为高热惊厥。惊厥大多发生在体温骤升达到 $38.5 \sim 39.5℃$ 时。发热是机体对致热原的一种保护性生理反应。

儿童发热38℃以上时，应及时口服对乙酰氨基酚溶液（泰诺林），剂量为 $10 \sim 15$ 毫克/（千克·次），首剂加倍，每 $4 \sim 6$ 小时一次，直至体温降至38℃以下。近年来，对于高热患者，提倡使用布洛芬（如美林混悬液、混悬滴剂） $5 \sim 10$ 毫克/千克，8小时口服一次，可迅速发挥退热作用。对于不能口服者，可用退热栓剂塞肛，如对乙酰氨基酚栓。同时，应预防惊厥发作，可在婴幼儿发热时喂服地西泮片，如高热不退，则6小时后再给药一次。需要注意的是，上述用药均须在医生的指导下进行。

另外，新生儿和3个月以下的婴儿发热时不宜使用退热药物，而应尽量采用物理方法进行降温。物理降温可用冷湿毛巾大面积敷于额头， $5 \sim 10$ 分钟换一次。此外,也可用冰袋敷额,酒精擦颈部、腋下、大腿内侧等大血管处,以利迅速散热降温。

31. 新生儿黄疸需要治疗吗?

新生儿黄疸是指新生儿时期由于胆红素代谢异常,引起血清胆红素水平升高,而出现皮肤、黏膜及巩膜黄疸为特征的病症,通常分为生理性黄疸和病理性黄疸。生理性黄疸在出生后 2～3 天出现,4～6 天达到高峰,7～10 天消退,早产儿持续时间较长,除有轻微食欲不振外,无其他临床症状。若出生后24 小时即出现黄疸,每日血清胆红素水平升高超过 5 毫克/分升或每小时超过 0.5 毫克/分升;持续时间长,足月儿黄疸超过 2 周,早产儿黄疸超过 4 周仍不退,甚至继续加深加重,或消退后重复出现,或出生后 1 周至数周内才开始出现黄疸,均为病理性黄疸。一般病理性黄疸治疗的方法有以下几种:

(1)光照疗法　光照疗法是降低血清非结合胆红素简单而有效的方法。将新生儿卧于光疗箱中,双眼用黑色眼罩保护,以免损伤视网膜,会阴、肛门部位用尿布遮盖,其余均裸露。用单面光或双面光照射,持续 2～48 小时(一般不超过 4 天),胆红素水平下降到 7 毫克/分升以下即可停止治疗。

(2)换血疗法　换血能有效降低胆红素水平,替换已致敏的红细胞可以减轻贫血症状。但是,换血需要一定的条件,亦会产生一些不良反应,故应严格掌握指征。

(3)药物治疗　如使用白蛋白、肝酶诱导剂(如苯巴比妥)、免疫球蛋白等进行治疗。

32. 什么是儿童甲亢? 可选用哪些药物治疗?

甲状腺功能亢进是指甲状腺激素分泌过多,导致基础代谢增加和交感神经系统的兴奋性增加,甲状腺呈现高功能状态的一组疾病,常伴有甲状腺肿、眼球外突及基础代谢率增高等表现。儿童甲亢主要见于弥漫性毒性甲状腺肿(Graves 病),患有 Graves 病的妊娠妇女,其胎儿约有 2% 在出生后会出现甲亢症状,这是母体内高浓度的促甲状腺素受体刺激性抗体经胎盘进入胎儿体内所致,患儿通常在出生后 3 个月左右逐渐缓解。

儿童甲亢的治疗不同于成人,在口服药、手术切除和同位素碘治疗三种方法中,首选口服药,一般需口服治疗 2～3 年,桥本病引起者可适当缩短疗程。目前治疗药物有以下几种:

(1)甲巯咪唑 本品口服后起效迅速,作用时间较长,用药1~3个月后病情可基本得到控制,如仍稳定,则逐步减至维持量,一般以用药2~3年为宜。少数患儿用药后可能发生暂时性白细胞减少症或皮疹,停药后即消失。严重者可发生粒细胞减少、肝损害、肾小球肾炎、脉管炎等。粒细胞缺乏症多发生于服药开始几周或几个月,常伴有发热,故在治疗最初期间应定期复查血常规,若发现白细胞计数低于4×10^9/升,则应减少或停服抗甲状腺药物,并给予升白细胞药物(如鲨肝醇、利血生、莫拉司亭等)治疗。若发生皮疹,则一般使用抗过敏药(如苯海拉明、氯苯那敏、阿司咪唑等)治疗可好转,皮疹严重者可使用糖皮质激素治疗。

(2)丙硫氧嘧啶 本品吸收后大多在血循环中与蛋白质结合,极少通过胎盘,故不会损伤胎儿。

(3)普萘洛尔 对于心血管症状明显者,可加用普萘洛尔作为辅助用药,以减轻交感神经过度兴奋所致的心率过快、多汗、震颤等症状。

新生儿甲亢症状轻者不必用药,症状明显者可使用丙硫氧嘧啶,重症患者加服普萘洛尔并对症治疗,必要时需输液,并加用抗菌药物及皮质激素等。

33.什么是儿童糖尿病？可选用哪些药物治疗？

糖尿病是由于胰岛素分泌绝对不足或相对不足所引起的内分泌代谢疾病,以碳水化合物、蛋白质及脂肪代谢紊乱为主,引起空腹和餐后高血糖及尿糖,临床表现为多饮、多尿、多餐和消瘦。儿童时期的糖尿病可见于各年龄段,学龄期和青春发育期多见,无性别差异,儿童糖尿病多见胰岛素依赖型。目前,儿童2型糖尿病发病率有所上升,胰岛素敏感性降低,胰岛素分泌水平高于正常人。

儿童糖尿病治疗的目的:消除症状,稳定血糖;维持儿童正常生长和性发育;防止中晚期并发症发生。治疗上提倡饮食治疗和药物治疗相结合。

(1)饮食治疗 ①热量供给。合理的饮食治疗是所有糖尿病患者的治疗基础,应根据患儿的年龄、体重、日常活动量等摄入热量,同时还要考虑患儿生长发育所需。②饮食成分组成。蛋白以动物蛋白为主;脂肪以植物油为主,占30%左右,其中以不饱和脂肪酸为主;碳水化合物以大米、谷类为主,占总热量的55%。③三餐分配。一般以少量多餐为宜,餐间可加2次点心,以免低血糖发作。多摄入纤维素性食物,使糖的吸收缓慢而均匀,从而改善糖代谢。三餐比例为早餐1/5,中餐2/5,晚餐2/5。

(2)胰岛素替代治疗 ①常用胰岛素剂型。正规胰岛素为速效型,珠蛋白胰岛素为中效型,鱼精蛋白锌胰岛素为中长效性。②胰岛素用法。常用方法是每日2次皮下注射,全日总量的2/3在早餐前30分钟注射,1/3在晚餐前30分钟注射;每次注射将短效胰岛素和中长效胰岛素混合(按3∶1或4∶1的比例),按照先吸短效后吸中长效的顺序混匀后注射。③胰岛素注射部位。上臂、大腿及腹部按顺序轮换注射。注射点之间须间隔2厘米,避免一个月内同一部位2次注射。④胰岛素剂量调整。在饮食和运动量相对稳定的情况下,一般2~3天调整一次,每次增或减2单位,每日只调一个时段。

此外,儿童1型糖尿病需终身使用胰岛素治疗。

34.儿童缺锌有哪些临床表现？应该如何正确补锌？

锌是人体必需的微量元素之一,与儿童的智力、生长发育、新陈代谢、组织修复均密切相关。儿童缺锌常有以下表现:①食欲减退。挑食、厌食、拒食,无饥饿感,不主动进食,普遍食量减少。②喜欢乱咬东西,如指甲、衣物、玩具、头发、纸屑、生米、墙灰、泥土、沙石等。③生长发育缓慢,身高比同龄组的儿童矮3~6厘米,体重轻2~3千克。④免疫力低下,经常感冒发热,反复引起呼吸道感染,如扁桃体炎、支气管炎、肺炎、虚汗、盗汗等。⑤指甲出现白斑,手指长倒刺,出现地图舌(舌头表面有不规则的红白相间图形)。⑥多动,反应慢,注意力不集中,学习能力差。⑦视力问题。视力下降,易导致夜间视物困难、近视、远视、散光等。⑧皮肤损害。出现外伤时,伤口不易愈合;易患皮炎、顽固性湿疹等。⑨青春期性发育迟缓,如男性生殖器睾丸、阴茎过小,睾酮含量低,性功能低下;女性乳房发育及月经来潮晚;男女阴毛皆出现晚等。⑩口腔溃疡反复发作。

正确补锌,建议从食补、药补两方面入手。

食补:适当摄入含锌量高的食物,如牡蛎、蛋类、瘦肉和动物肝脏等。

药补:应科学补锌,若需要补充其他微量元素,则应间隔2小时以上。如需要补钙,则可以选择白天补锌,夜间补钙。此外,锌制剂应避免与含钙量高的食物同时服用,如牛奶、酸奶等,这是因为食物中大量的钙同样会影响人体对锌的吸收,从而无法达到补锌的目的。

35.儿童抗过敏治疗的药物有哪些？

儿童过敏是机体受抗原性物质(也称过敏原),如花粉、粉尘、食物、药物、寄生虫等刺激后,引起的组织损伤或生理功能紊乱,属于异常或病理性免疫反应。常见的过敏性疾病有过敏性鼻炎、过敏性哮喘和过敏性皮肤病。

目前用于儿童抗过敏治疗的药物有以下几种：

（1）氯苯那敏片及糖浆　这类是最常用的抗过敏药物，对婴幼儿过敏反应产生的烦躁有一定的抑制作用。

（2）酮替芬片　酮替芬毒性较低，即使应用较大剂量亦不会发生中毒反应，是一类较安全的药物；但起效较慢，一般连续使用1～2周后才逐渐起效。酮替芬有预防和治疗的双重作用。

（3）西替利嗪片、糖浆及滴剂　这类药物属于长效制剂，服用方便，一般中枢抑制作用较弱，婴幼儿肝脏的负担较轻，几乎不会导致心脏毒性。

（4）地氯雷他定片　地氯雷他定的不良反应少，对心脏无毒性，可安全地与抑制细胞色素P450的药物同服。

（5）葡萄糖酸钙口服液　葡萄糖酸钙可增加毛细血管的致密度，降低通透性，从而减少渗出，对湿疹、荨麻疹、血管神经性水肿有辅助治疗效果。

但是，抗过敏药物也有可能导致过敏，若患儿服用后症状没有减轻反而加剧，应考虑药物过敏，而非药量不足所致。总之，患儿应在医生和药师的指导下正确用药。

36. 婴幼儿湿疹必须使用糖皮质激素治疗吗？

湿疹是婴幼儿最早出现的过敏现象。一般在婴儿1～3个月时出现，4个月左右较为严重。湿疹有五大症状：口水疹、尿布疹、面部湿疹、身体湿疹和头皮湿疹。湿疹的常见症状：初期表现为面部出现小红疹，且迅速涉及整个面部甚至额、颈、四肢等。小红疹可很快演变为小水疱，破溃后渗出液体，结成黄色的痂皮。急性发作时瘙痒难忍，婴幼儿频繁哭闹，从而影响进食和睡眠。湿疹的诱发原因有很多，主要是对食物、吸入物或者接触不耐受或过敏所致，可由一种或多种过敏原引起。0～3岁婴幼儿的皮肤发育尚未完全，防御功能较弱，不建议使用含有激素的药膏，原因如下：①婴幼儿身体吸收激素会造成可逆性下丘脑-垂体-肾上腺轴的抑制，影响骨骼发育，出现身体生长缓慢等现象。②激素可能导致依赖性皮炎，而且易出现皮肤变薄、色素不均或皮下毛细血管显露等不良反应。

患儿如病情严重，可首选弱效的激素药膏。常用的外用激素药膏有1%氢化可的松、0.1%丁酸氢化可的松、1%糠酸莫米松、0.05%布地奈德等；每日使用不超过2次；用药不能超过体表面积的1/3；若是全身大面积暴发湿疹，应考虑食物过敏等因素，及时查找原因并加以治疗，但不建议大面积使用激素药膏。

37.如何治疗新生儿尿布性皮炎？

尿布性皮炎是指在包裹尿布的部位发生的一种皮肤炎性病变，又称尿布疹。因臀部皮肤充血发红，故医学上又称臀红，俗称"红屁股"。尿布疹一般是腹泻或者尿布更换不及时，细菌将粪便、尿液中的尿素分解成氨类刺激皮肤所致；主要表现为肛门周围、会阴部红肿及表皮脱落或糜烂；多发生于臀部、大腿内侧及生殖器部，可蔓延到会阴及大腿。

尿布疹根据病因可分为原发性刺激性尿布疹、念珠菌性尿布疹等。

尿布更换不及时，臀部长时间处于不透风而潮湿的环境中，会出现一些红色的皮疹，即为原发性刺激性尿布疹。只要勤换尿布，保持臀部干爽，或使用湿润烫伤膏或者氧化锌软膏，一般 2～3 天即可好转。但是，如果该阶段的尿布疹未得到及时处理，皮肤表面的角质层就很容易被尿液等刺激物渗透，最终使皮肤出现溃烂、溃疡及感染，此时须使用糖皮质激素类软膏（如氢化可的松软膏、糠酸莫米松软膏）进行治疗。

另外，在使用抗菌药物治疗念珠菌性尿布疹时，还会发生真菌感染，此时需要将制霉菌素粉调和到其他软膏基质中混合使用。

38.儿童常见的皮肤感染疾病有哪些？应该如何选用药物治疗？

皮肤感染是细菌、真菌、病毒、螺旋体等微生物侵袭所致，皮肤黏膜出现皮疹、红肿、溃烂，儿童特别是婴儿的皮肤薄，表皮防护功能及屏障功能低下，较成人更易受到微生物、病毒等的侵害，导致皮肤感染发生。此外，婴幼儿皮肤渗透吸收作用较强，局部用药时应谨慎；全身用药时要掌握以下原则：针对病因选药；用药个体化、准确化（按体重或体表面积计算剂量）；病情严重时要局部治疗与全身治疗相结合。

以下是儿童最常见的几种皮肤感染的疾病及其治疗。

（1）脓疱疮　脓疱疮是小儿一种最常见的化脓球菌传染性皮肤病，脓疱为黄色，多数于夏秋季节出现在 2～7 岁的儿童身上，以头面部、四肢等易受细菌侵袭的暴露部位多见，最具特征性的表现为脓液沉积在脓疱底部，呈半月形。脓疱疮大多数由金黄色葡萄球菌感染引起，金黄色葡萄球菌会产生红疹毒素；少数由链球菌感染引起，会使少数患儿出现肾炎。如脓疱疮皮损面积小，或患儿无发热等，则一般外用药物即可。在外用药物前需要对创面进行清洁消毒，水疱可用消毒针刺穿，然后用无菌棉球吸取疱液，以防脓疱破损及脓液传染他处。外用药物有莫匹罗星软膏、夫西地酸软膏、多黏菌素软膏等。如皮肤损害广泛，或者患儿体弱、伴有发热，则需要根据情况给予口服或者静脉滴注抗菌药物。

（2）念珠菌性皮炎 念珠菌性皮炎表现为扁平苔藓样皮肤念珠菌病，在婴幼儿身上多见，又称痱子样皮肤念珠菌病，多发生于家庭卫生条件较差的儿童，如不注意清洁、不勤换衣服和尿布等。此外，高温、湿热环境也易引起念珠菌性皮炎。婴幼儿念珠菌性皮炎一般不需要口服抗真菌药物治疗。制霉菌素、酮康唑、益康唑、克霉唑和咪康唑软膏等外用2周左右即可痊愈。预防念珠菌性皮炎，家长应加强婴幼儿尿布区的护理，保持臀部干爽，此外不可滥用抗菌药物和糖皮质激素。长期滥用抗菌药物会导致皮肤菌群失调。长期使用糖皮质激素会抑制免疫功能，儿童自身免疫力低下，故较成人易患念珠菌性皮炎。

（3）毛囊炎 毛囊炎也是儿童夏季常发皮肤病之一，主要由金黄色葡萄球菌感染引起浅表性毛囊口炎，有时为白色葡萄球菌感染。在夏季或高温湿热环境中，或虫咬、搔抓，或其他皮肤损伤也会诱发毛囊炎。毛囊感染可表现为直径1～2毫米的丘疹和脓疱，常见于臀部、大腿、后背部和上臂。表浅的毛囊脓疱可发展为疼痛性结节，俗称"疖子"。多个疖融合在一起形成痈，可引起发热等全身症状。浅表的毛囊炎可局部使用抗菌药物（如莫匹罗星和夫西地酸）治疗，形成脓肿时需切开引流，并系统使用抗菌药物治疗。

39. 新生儿使用青霉素类或头孢类药物需要做皮肤敏感试验吗？

新生儿使用青霉素类或头孢类药物需要做皮肤敏感试验（简称"皮试"）。

胎儿自母体娩出至满月的这一时期称为"新生儿期"。由于新生儿刚离开母体不久，组织器官功能发育尚未完善，因此对外界环境的适应力低下，对感染的抵抗力差。新生儿在受到各种病菌的侵袭时，青霉素类或头孢类将作为抗感染药物的首选。

青霉素类和头孢类抗菌药物都属于β-内酰胺类，抗菌谱广、抗菌活性强、毒性低、疗效高且品种多，在临床上应用广泛。但是，两者都会引起过敏反应，包括皮疹、药物热、血管神经性水肿、血清病型反应，甚至过敏性休克而危及生命。过敏反应的发生与剂量的大小关系不明显，但对本类药物高度过敏者,虽极微量也能引起休克。过敏机制可能与青霉素本身、其分解产物或所含杂质有关。各种给药途径或应用各种制剂都会引起过敏性休克,以注射给药发病率最高。而青霉素皮试是预防青霉素过敏最有效的方法。

由于新生儿皮肤的特殊性,因此较易出现假阳性结果,一般可以通过延时观察法观察皮试结果。延时观察 5～15 分钟,可有效降低临床青霉素皮试阳性率,增加患儿的用药机会。

青霉素药物可透过胎盘及进入乳汁,主要由尿排出,因此可能在母婴间引起交叉过敏反应。

40.儿童用药存在哪些误区?

儿童处于生长发育时期,神经系统、内分泌系统及许多脏器发育尚不完善,肝、肾的解毒和排毒功能以及血脑屏障的作用也不健全,故药物在体内呈现的药物代谢动力学和药物效应动力学与成人有较大差别;此外,儿童对许多药物的代谢、排泄和耐受性较差,药品不良反应(adverse drug reaction,ADR)发生率较高。因此,临床医生在诊治儿童患者时应重视药物治疗的安全性和合理性。一般患儿家长对医学、药学知识掌握相对较少,而且适用于儿童的药物品种、规格有限,因此导致儿童用药在剂量、给药途径等方面存在较多误区。

因此,儿科医务人员不但自身要严格执行合理用药的原则,而且要对患儿家长进行相关知识宣传,使他们能够配合治疗,共同努力减少儿童的不合理用药。

(1)滥用退热药　发热是一种人体的自我保护机制。部分家长认为儿童发热应立即服用退热药,其实这种做法易掩盖症状而造成误诊。另外,部分退热药如阿司匹林会影响小儿的凝血机制,导致皮肤、肺、脑等脏器出血;又如,非那西丁可使新生儿血液中的低血红蛋白变成高血红蛋白,使红细胞的携氧能力下降,导致组织缺氧,严重者还会引起脑水肿、抽搐、昏迷等。因此,应先查明原因,再做对症治疗或病因治疗,随意服用退热药会给儿童的健康带来不利影响。如小儿体温未超过 38℃,则一般不需要使用退热药,密切观察即可;如小儿体温过高,达 39℃ 或 39℃ 以上,则易发生惊厥、抽搐等,此时在积极治疗的基础上使用退热药,同时采用物理降温法,如酒精擦身、冰袋敷额等进行退热。

(2)滥用抗菌药物　流行病学调查证实,90％以上的上呼吸道感染是由病毒感染引起的。因此,常规应用抗菌药物治疗上呼吸道感染是不合理的,还会造成病原体对抗菌药物产生耐药性。如长期使用链霉素、新霉素、庆大霉素、卡那霉素等抗菌药物，会对听神经产生不良影响，引起眩晕、耳鸣甚至耳聋。儿童使用氯霉素可能引起再生障碍性贫血。8 岁以下的儿童特别是新生儿服用四环素、土霉素易引起牙齿变黄，并使牙釉质发育不良，故小儿禁用四环素、土霉素。此外，抗菌药物还可杀伤肠道内的有益菌，造成肠道菌群失调，医学上称为二重感染。

（3）一病多药　儿童患病时，家长往往凭自身经验给患儿同时服用多种药物。其实这种做法是十分危险的，多种药物同时使用，可能发生相互作用，不仅疗效下降，而且可能引起毒性反应等。如将磺胺与维生素 C 联用，可加重肾脏中毒；青霉素与阿司匹林同用，可降低青霉素的抗菌功效。至于青霉素、氯霉素、磺胺类药同时使用，或青霉素、头孢菌素与庆大霉素联合使用，亦会降低疗效，引起各种不良反应。

（4）滥补维生素　维生素在儿童的生长发育过程中发挥着重要作用，但过量补充不利于人体健康。脂溶性维生素用量过大或长期使用可能造成体内蓄积而中毒。如鱼肝油（含维生素 A、维生素 D）服用过量可引起发热、厌食、烦躁、肝肾功能受损等。水溶性维生素虽安全性较高，但也不能过量服用。如维生素 C 服用过多可诱发尿路结石、脆骨症等。因此，营养学家强调，正常饮食摄入的天然维生素即可满足儿童生长发育所需。

（5）滥用丙种球蛋白　冬春季儿童易患感冒，部分家长常通过给儿童补充丙种球蛋白来增强抵抗力，其实这种做法是不正确的。丙种球蛋白是以健康人血浆为原料制成的，主要含免疫球蛋白 G。理论上血液中免疫球蛋白 G 的浓度在一定程度上与人体抵御感染的能力相关，但注射丙种球蛋白并不能降低感冒的发病率，这是因为：①病原体主要是病毒，种类多且经常变化，而丙种球蛋白所含的抗体不仅有限，而且缺乏特异性；②健康儿童及大多数体弱儿童的血液中免疫球蛋白 G 水平正常。由此可知，减少儿童罹患感冒的关键之举是从增强体质出发，坚持母乳喂养，合理安排食谱，从小坚持"三浴"（阳光浴、空气浴及水浴）锻炼，按时预防接种等。

（6）随意使用中草药　国内相关研究显示，夏枯草、菊花、栀子、鱼腥草、淡竹叶、芦根、生地黄等中药中含有鞣质、生物碱、挥发油、苷类以及无机盐成分，可能加重婴幼儿的肝脏负担，损害肝功能；六神丸含有蟾酥，可能引起恶心、呕吐、惊厥等不良反应；珍珠丸含有朱砂，可能诱发齿龈肿胀、咽喉疼痛、记忆力衰退、兴奋失眠等不适；牛黄解毒片长期服用可引起白细胞减少。

（7）使用成人药　儿童用药成人化的原因很多，如儿童用药的品种、剂量和规格还相对单一，同时受到年龄的限制；此外，部分家长认为成人药起效快、效果更好。但是，儿童的肝、肾等脏器发育尚不完全，易导致肝肾损伤，重者可致残甚至死亡。例如，四环素可影响儿童骨骼生长，并使牙齿变黄，形成"四环素牙"，故 8 岁以下儿童禁用；氟喹诺酮可导致关节病变，影响软骨的正常发育，故 18 岁以下的未成年人禁用。又如，阿尼利定、索米痛片含有氨基比林，该成分易使小儿白细胞数量迅速下降，可危及生命；氯芬黄敏片含有双氯芬酸，既抑制血小板凝集，又会损害肝功能，故禁用。

（8）糖水送服 大多数中药味苦涩，儿童不愿服用，部分家长会用糖水矫正口味。其实这种做法是不妥的，糖中含有较多的钙、铁等矿物元素，会与中药中的蛋白质发生化学反应，并在胃液中凝固变性，继而混浊沉淀，导致疗效下降。有些药物需要利用苦味来刺激消化液分泌而发挥疗效，如果用糖水送服，就会影响药效发挥。此外，糖还会干扰微量元素与维生素的吸收，抑制某些退热药的功效，降解某些药物的有效成分。

41.新生儿、婴幼儿及儿童接种疫苗有哪些注意事项？

在我国，每个儿童从出生之日起就需要接种 11 种国家免疫规划疫苗，以增加儿童的免疫力，预防传染病。需要注意的是，在以下情况下不宜接种疫苗，否则可能发生严重反应。

（1）当儿童患有急性疾病时不宜接种，如发热、腹泻、呕吐时，暂时不宜接种疫苗。当体温超过 37.5℃时，应明确发热原因，待治愈后再接种。另外，发热往往是流行性感冒、麻疹、脑膜炎、肝炎等急性传染病的早期症状，接种疫苗不仅会加快发病，而且会加重病情，给诊断带来困难。同时，疫苗中的抗原成分与致病菌相互干扰，会影响儿童的免疫力。

（2）当儿童患有皮炎、牛皮癣、严重湿疹以及化脓性皮肤病时，不宜进行预防注射，须待病情好转后再补种。

（3）当儿童患有肝炎、结核、严重心脏病时，应在医生的指导下决定是否预防注射。因为这些患儿的体质一般较差，可能无法承受疫苗引起的轻度反应。另外，接种疫苗后可能加重肝肾负担，从而影响器官的恢复。

（4）患有肾炎的儿童在服用激素期间或病愈停药后 3 年之内均不宜注射疫苗。

（5）过敏体质，患有哮喘、荨麻疹，或接种疫苗有过敏史的儿童，不宜接种疫苗。因为疫苗含有极其微量的过敏原，一般儿童接种后不会有任何影响，但对于体质过敏的儿童，由于其敏感性极高，因此可能发生过敏反应，不利于儿童健康。

（6）患有白血病、恶性肿瘤，或使用免疫抑制剂（肾上腺皮质激素）的患儿，其免疫反应常受到抑制，故不宜接种。

（7）发生严重腹泻或痢疾，每天排便超过 4 次者，不宜服用小儿麻痹糖丸活疫苗。因为儿童腹泻时会把糖丸疫苗快速排泄，从而使疫苗失去作用。另外，由病毒感染所致的腹泻还会干扰疫苗的效果。

42. 为什么儿童禁用喹诺酮类药物？

喹诺酮类药物是近年来发展较快的一类人工合成的抗菌药物，目前临床常用药物有诺氟沙星、环丙沙星、氧氟沙星、左氧氟沙星、加替沙星、洛美沙星、氟罗沙星等。这类药物具有口服易吸收、抗菌谱广、活性强、组织穿透性好、与其他抗菌药物几乎无交叉耐药性、毒性低、不良反应少及价格低廉等优点，已成为临床重要的一类抗感染药物，广泛用于治疗泌尿系统感染、肠道感染与呼吸系统感染等。但是，16 岁以下的儿童应避免使用喹诺酮类抗菌药物。

有关临床前毒理实验显示，喹诺酮类药物对多种幼龄动物负重关节的软骨有损伤作用，其软骨毒性与年龄、药物剂量相关，即年龄越小，用药后出现关节损伤表现越快、越重；剂量越大，软骨毒性发生率越高。12～15 岁儿童的骨骺线细胞十分活跃，促使儿童不断长高，如这个时期的儿童使用喹诺酮类药物，就会影响软骨发育。因此，大多数专家主张 16 岁以下的儿童慎用喹诺酮类药物，若必须使用，则应严格掌握适应证，不可超剂量使用，且疗程一般不超过 7 天，并严密监测药物的毒副作用。

43. 婴幼儿外阴阴道炎应如何处理？

外阴阴道炎是临床常见的妇科疾病，多种病原微生物均可引起女性生殖道感染。该病在婴幼儿中也普遍发生，因婴幼儿自诉能力差及家长忽视等因素，常易延误治疗。婴幼儿的外阴发育差，不能遮盖尿道口及阴道前庭，故细菌易侵入；此外，婴幼儿的雌激素水平低，阴道上皮薄，糖原少，pH 值偏高，乳酸杆菌少，故易受感染。同时，病原体可通过母亲、保育员以及手、衣物、毛巾、浴盆或异物等间接传播；也可因婴幼儿卫生习惯不良、外阴不洁、大便污染、外阴损伤或蛲虫感染引起，重者可诱发习惯性摩擦外阴动作，危及婴幼儿成年后的身心健康。外阴阴道炎的主要症状为外阴、阴蒂红肿，表面可有破溃；尿道口及阴道口黏膜充血、水肿、糜烂；阴道口分泌物增多，呈脓性，有臭味。当婴幼儿发生外阴阴道炎时,家长应及时送医院就诊,医生可针对病原体培养结果给予相应的抗菌药物治疗。

(1)细菌性外阴阴道炎　对于体重＞6千克的患儿,可选用抗厌氧菌药物,如奥硝唑分散片,每12小时10毫克/千克,口服,共7天;或克林霉素,口服,每天2次,连用7天。

(2)滴虫性外阴阴道炎　对于体重＞6千克的患儿,奥硝唑分散片每小时1毫克/千克,口服,连服5～7天。

(3)假丝酵母菌外阴阴道炎　克霉唑片20～60毫克/千克,分3次服用,连服3～5天。

(4)淋菌性外阴阴道炎　首选第三代头孢菌素,如头孢克肟颗粒,剂量按年龄大小而定。

(5)衣原体外阴阴道炎　阿奇霉素干混悬剂口服,每天1次,连服10～14天。

(6)因阴道异物诱发的阴道炎　将异物取出后给予药物治疗,直至症状消失。

此外,家长应培养患儿良好的卫生习惯:每天洗澡,勤换衣裤,会行走的婴幼儿尽早穿连裆裤;每天用流动的温水清洗外阴,先内后外,从前向后;排便后应从前往后擦,避免大便污染阴道及尿道口;毛巾、盆等用具应专用,勿将洗脸盆、洗脚盆混用。

44.儿童长时间使用鼻喷激素安全吗?

糖皮质激素鼻喷剂是治疗过敏性鼻炎、慢性鼻窦炎的首选药物。这类药物具有明显的抗炎、减轻水肿的作用,能够促使鼻黏膜恢复正常。但是,部分患者认为激素的副作用大,不愿意进行激素治疗或者一旦症状好转就自行停药,其实这是一个很大的误解。日常生活中人们所接触的激素多指全身应用的糖皮质激素(静脉注射、肌肉注射或口服),如长期应用,会产生较严重的不良反应。而鼻腔使用的激素仅是局部用药,使用的剂量相较全身用药剂量明显偏低,常用的鼻用激素每次用量约为口服或注射用量的1%,且真正能进入全身发挥作用的药量小于所用药量的0.1%。国家食品药品监督管理总局批准鼻用激素可用于3岁以上的儿童。目前有研究显示,在使用推荐剂量的鼻用激素(连续使用2年)对儿童的生长发育没有影响,说明鼻用激素的安全性较高。不仅如此,鼻塞症状的改善、睡眠质量的提高利于患儿的生长发育。但是,少数患者长期应用鼻用激素可能引起鼻腔干燥、鼻出血等不良反应,此时可以配合使用盐水冲洗鼻腔来减轻症状。

45.儿童误服药物应如何处置？

误服药物导致急性中毒是儿科常见的危急重症，一旦确诊，应立即进行抢救。一般患儿经及时抢救、精心护理，均可痊愈。但是，若毒物毒性强、剂量大，导致患儿中毒深、时间长，加之抢救不及时，则预后差，甚至危及患儿生命。鉴于误服药物危害之大，家长应妥善保管药品，置于儿童不易取到的地方，如放在高处，或加锁保管。

一旦家长发现儿童误服药物，切勿打骂儿童，而应诱导儿童说明情况，如误服药物种类、剂量及误服时间等。家长可按以下四个原则进行处理：迅速排出，减少吸收，及时解毒，对症治疗。

鉴于误服药物种类、剂量不同，家长可以采取相应的措施进行处理。

（1）误服一般药物，剂量较小。如儿童误服普通中成药或维生素等，可让儿童多饮凉开水，使药物稀释并及时从尿中排出。

（2）误服有毒性或副作用大的药物，且剂量较大。如儿童误服避孕药、安眠药等，应及时送医院救治，切勿延误时间。若情况紧急，来不及送医院，则家长须就地迅速催吐，然后让患儿饮大量茶水、肥皂水反复呕吐洗胃；在催吐和洗胃后，让患儿饮适量牛奶或3～5枚生鸡蛋清，以养胃解毒。如误服癣药水、止痒药水、驱蚊药水等外用药，应立即让患儿多饮浓茶水，因为茶叶中含有鞣酸，具有沉淀及解毒作用。如误服有机磷农药导致中毒，患儿呼出的气体中有一股大蒜味，可让其饮大量肥皂水以反复催吐解毒，之后立即送医院急救。

（3）误服腐蚀性较强的药物。具有腐蚀性的药物可引起胃穿孔，儿童误服这类药物后，家长在将患儿送往医院的这个时间段，须由具有医疗常识者采取相应的急救措施进行救治。如误服来苏尔或苯酚，不宜采用催吐法，可以让患儿饮大量鸡蛋清、牛奶、稠米汤、豆浆或植物油等，这些食物可附着在食管和胃黏膜上，从而减轻消毒药水对人体的损害。如误服强酸、强碱类药物，不宜采用催吐法，以免患儿的食管和咽喉再次受到损害，此时可让患儿先饮冷牛奶、豆浆等。此外，误服强碱类药物，还可以服用食醋、柠檬汁、橘汁等；误服强酸类药物，则应使用肥皂水、生鸡蛋清等以保护胃黏膜。另外，对于服药后已失去知觉或兼有抽搐的患儿，也不宜采用催吐法，应及时送医院抢救。

需要注意的是，家长应带上儿童误服的药物或药瓶，以便医生了解情况，及时采取解毒措施。

46.为什么儿童使用阿奇霉素需要"服3天停4天"?

阿奇霉素是新一代大环内酯类抗菌药物,具有抗菌活性强、抗菌谱广、不良反应较小等优点。与其他抗菌药物(如阿莫西林)不同的是,该药具有典型的抗菌后效应,这与其半衰期长有关。相关研究表明,口服或静脉滴注阿奇霉素后,血液中药物的半衰期可长达35～48小时。因此,阿奇霉素在停药后的72小时内仍能保持最低有效抑菌浓度,即停药后,阿奇霉素对病原菌的抑制作用还能持续一段时间,故每日只需服药一次,即可取得如同红霉素每日多次服药的治疗效果。虽然服用3天后停药,但阿奇霉素依然能在体内持续作用3～4天,故临床上有"服3天停4天"的用法。这种方法最大的好处是既能保证药物的疗效,又能减少服药量,从而减少药物的不良反应。

47.儿童可以使用氧氟沙星滴眼液吗?

氧氟沙星为第三代喹诺酮类抗菌药物,对多种革兰阴性菌有抗菌作用。随着临床的广泛使用,相关研究发现,这类药物可能影响婴幼儿关节软骨的发育。在美国食品药品监督管理局批准的0.5%左氧氟沙星滴眼液说明书中"儿童使用"一栏有如下表述:1岁以下儿童使用该药的有效性和安全性还没有确立,口服喹诺酮类已经被证实可导致未成熟的幼年动物出现骨关节病变,现在还没有证据表明眼部使用氧氟沙星对承重关节有影响。

婴幼儿、妊娠妇女禁止口服或者肌肉注射、静脉注射氧氟沙星。氧氟沙星滴眼液是眼局部用药,用量非常小,而且很少全身吸收,故在权衡利弊的情况下,如无其他替代药物,一般可以短期、少量用于儿童。

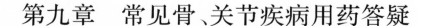

第九章　常见骨、关节疾病用药答疑

1．镇痛药服用剂量越大，镇痛效果是否就越好？

在日常生活中，很多患者在疼痛发作时会自行加大镇痛药剂量，认为剂量越大，镇痛效果就越好。其实这种做法是不科学的，因为药物的疗效与其剂量并不成正比。当镇痛药达到一定剂量时，增大用量并不能增强镇痛作用，反而会因用量过大或用药时间过长使药物在体内蓄积引起不良反应，如胃肠道反应（恶心、呕吐、腹痛、腹泻）、神经系统毒性（头痛、头晕、视力障碍）。因此，患者在镇痛药效果不佳时，不能擅自增大用量或增加用药频率，更不能随意更换药品。正确做法是咨询临床医生或药师，待临床医生或药师对患者的身体状况和治疗过程等进行评估后，重新制订科学、合理的给药方案。

2．骨质疏松患者服药时需要注意哪些事项？

随着年龄的增长，人体骨骼中的骨质会慢慢流失，进而引起骨质疏松，大多数人常通过补钙来预防和治疗骨质疏松。但是，补钙需适度，过度补钙会对机体造成损伤，如每日剂量超过 2000～2500 毫克，还会引起肾功能损害等严重的不良反应。

对于绝经后女性和早期子宫、乳房未发生病变者，可通过补充雌激素来增加骨密度。如女性已绝经多年，且没有更年期症状，则可通过补充雌激素受体调节剂来预防骨质疏松。骨质疏松除药物治疗以外，患者还应养成良好的生活习惯，合理饮食，适量运动，适度晒日光浴，日光可促进人体合成维生素 D，从而促进钙的吸收。

3.服用阿仑膦酸钠片需要注意哪些事项?

阿仑膦酸钠片是骨代谢调节剂,能抑制破骨细胞活性,并通过成骨细胞间接抑制骨吸收。其特点是抗骨吸收活性强,无骨矿化抑制作用。阿仑膦酸钠片必须在每天第一次进餐前或应用其他药物治疗前半小时用温水送服。为尽快将药物送至胃部,降低对食管的刺激,患者服药后应避免躺卧。阿仑膦酸钠片不能在睡前服用,否则会增加胃肠道反应的风险。在开始使用阿仑膦酸钠片治疗前,必须纠正钙代谢和矿物质代谢紊乱、维生素 D 缺乏和低钙血症。阿仑膦酸钠片与其他药物同时服用可能发生相互作用,如与钙剂、抗酸药和导泻药合用,可能影响阿仑膦酸钠的吸收;与氨基糖苷类合用,可能诱发低钙血症。

4.治疗骨关节炎需要使用抗菌药物吗?

骨关节炎又称骨关节病、增生性关节炎、老年性关节炎、退行性关节炎、肥大性关节炎等,是一种以关节软骨退变、破坏及骨质增生为特征的慢性关节疾病,多发于中老年人。其病理特征是关节软骨退行性变伴有新骨形成(即骨质增生)。部分患者看到、听到"炎症""发炎"等字词,就会将其与细菌感染相联系,并认为需要使用抗菌药物治疗。其实,炎症包括感染所造成的炎症和无菌性炎症两种。感染性骨关节炎除有关节疼痛、肿胀等症状外,往往合并有全身发热、关节周围发红发热等,血常规等指标亦发生变化,此时需要进行抗感染治疗。大部分中老年人的关节炎属于退变性病变(或称为老年性骨关节炎),是一种无菌性炎症,服用消炎镇痛药和营养软骨药即能缓解,而盲目使用抗菌药物不但不能发挥治疗作用,长期用药还会引起细菌耐药、真菌感染等。

5.服用塞来昔布引起胃部不适,应该如何处理?

塞来昔布是一种非甾体抗炎药,具有抗炎、抗风湿、止痛和退热等作用,临床上广泛用于治疗骨关节炎、类风湿性关节炎、多种发热,以及各种疼痛症状的缓解。与其他非甾体抗炎药相同,塞来昔布在发挥治疗作用的同时,也会产生一些与用药目的无关的不良反应,其中以上腹部不适、隐痛、恶心、呕吐、饱胀、嗳气、食欲减退等胃肠道反应较常见。为避免或减少胃肠道反应,用药应从小剂量开始，避免过频或同时使用2种或者多种非甾体抗炎药，并避免与抗凝药、利尿剂、氨基糖苷类抗生素等同时使用。出现消化性溃疡或出血、肾损害等不良反应时，应及时停药。塞来昔布宜在餐时或餐后服用，并多饮水。

6. 氨基葡萄糖是否可以随意服用？

氨基葡萄糖是形成软骨细胞的重要营养物质，是健康关节软骨的天然组织成分。随着年龄的增长，人体内氨基葡萄糖的缺乏越来越严重，关节软骨不断退化和磨损。国外研究表明，氨基葡萄糖有助于修复和维护软骨，并能刺激软骨细胞生长，减轻关节炎引起的疼痛、僵硬和肿胀，但是氨基葡萄糖不能随意服用，否则易产生药物依赖性。另外，氨基葡萄糖也会引起不良反应，较常见的有胃肠道不适，如恶心、呕吐、便秘、腹胀和腹泻，有些患者可能出现过敏反应，包括皮疹、瘙痒和皮肤红斑。因此，氨基葡萄糖不可随意服用，而应在临床医生或药师的指导下服用。

7. 为什么使用鲑鱼降钙素注射液会引起全身发热？应该如何处置？

鲑鱼降钙素注射液临床上主要用于治疗骨质疏松症、变形性骨炎、痛性神经营养不良症和高钙血症危象。由于鲑鱼降钙素注射液的活性成分是一种生物大分子多肽(由32个氨基酸单链组成)，故其不良反应较多，常见的有恶心、呕吐、腹痛、腹泻等消化道反应，以及面部潮红、耳鸣、头晕、哮喘和便意等。短期治疗可能引起继发性甲状腺功能低下，还可能出现全身发热，故本品需在医生指导下使用，并定期检查。患者平常应多食用新鲜的蔬菜、水果，多饮水，加强营养，避免进食辛辣、煎炸食物，禁烟禁酒，并保证休息。

8. 玻璃酸钠注射液治疗关节疼痛需多少疗程？

引起关节疼痛的原因有很多，且疼痛程度因年龄、性别的不同而不同。玻璃酸钠是关节滑液的主要成分，在关节腔内起到润滑作用，以减少组织间摩擦，同时还具有弹性和缓冲应力的作用。关节腔内给予外源性高分子、高浓度、高黏弹性的玻璃酸钠进行补充治疗，使其覆盖于关节软骨表面保护软骨，抑制炎症反应，增强关节液的黏稠性，刺激自身滑膜产生大分子量的玻璃酸钠,改善润滑功能,从而缓解症状,阻止病情进一步发展,增加关节活动度。常规疗法为每周注射一次,4～5次为一个疗程。玻璃酸钠治疗关节疼痛的有效率较高,但仍存在一定的复发率,其疗程与关节疼痛的程度相关。

9. 关节疼痛是缺钙引起的吗？应该如何补钙？

引起关节疼痛的原因很多,常见原因主要有:

(1)韧带损伤　因受到外力刺激导致关节韧带外翻或内翻,造成内外侧的韧带损伤,这些患者一般都有明显的外伤史。

(2)软骨损伤　膝盖微微弯曲时,会因过度内旋伸膝而引起半月板撕裂,随即出现关节疼痛。

(3)自身免疫力低　部分患者因自身免疫系统受到破坏,引起红斑狼疮或牛皮癣等疾病,这些疾病会侵犯关节而出现肿痛,此时需要就医协助诊断。

(4)劳损所致　因活动量较大而使关节无法承受,且周围的肌肉等软组织出现劳损,进而引发病痛,特别是肩周炎、网球肘等最为常见。

虽然缺钙可能引起关节疼痛,但关节疼痛患者并非都缺钙。缺钙引起的关节疼痛,除可摄入钙剂外,还可通过均衡膳食及在膳食中增加含钙丰富的食物补钙,并养成良好的饮食习惯,形成一个系统、科学的补钙方法。

10. 关节炎和风湿病是同一疾病吗？应该如何治疗？

关节炎泛指发生在关节及其周围组织的炎性疾病,临床表现为关节的红、肿、热、痛、功能障碍及关节畸形,严重者可导致关节残疾,影响患者生活质量。风湿病是一组侵犯关节、骨骼、肌肉、血管及有关软组织或结缔组织为主的疾病,其中多数为自身免疫性疾病,发病多较隐蔽而缓慢,病程较长,且大多具有遗传倾向。综上可知,关节炎和风湿病不是同一种疾病。

关节炎的治疗药物主要包括非甾体抗炎药(如布洛芬、阿司匹林、吲哚美辛)、肾上腺皮质激素、抗过敏药物、抗菌药物、细胞毒性药物等。痛风性关节炎的治疗包括急性期的药物治疗(大剂量非甾体抗炎药或者秋水仙碱)和缓解期的降尿酸治疗,降尿酸药物主要包括抑制尿酸生成类的别嘌呤醇及促进尿酸排泄类的苯溴马隆。风湿病的治疗药物主要有非甾体抗炎药、糖皮质激素和免疫抑制剂;此外,还有手术治疗、物理治疗和康复治疗等方法。

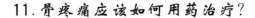

11. 骨疼痛应该如何用药治疗？

治疗骨疼痛常有以下几种方法：

（1）局部外用药物，如非甾体抗炎药的乳胶剂、膏剂、贴剂等。局部外用药物可以有效缓解肌筋膜炎、肌附着点炎、腱鞘炎和表浅部位的骨关节炎、类风湿性关节炎等疾病引起的疼痛。

（2）非甾体抗炎药可分为非选择性环氧化酶抑制剂和选择性环氧化酶-2抑制剂，用于轻、中度疼痛或重度疼痛的协同治疗。

（3）阿片类镇痛药主要通过作用于中枢或外周的阿片类受体而发挥镇痛作用，包括可待因、曲马朵、羟考酮、吗啡、芬太尼等。阿片类镇痛药最常见的不良反应有恶心、呕吐、便秘、嗜睡及过度镇静、呼吸抑制等。

（4）复方镇痛药由2种或多种不同作用机制的镇痛药组成，以达到协同镇痛作用。目前，常用的复方镇痛药有对乙酰氨基酚加曲马朵等。

（5）封闭疗法是将一定浓度和数量的类固醇激素注射液和局部麻醉药混合注射到病变区域（如关节、筋膜等），减少局部病变对中枢的刺激并改善局部营养，从而促进疾病痊愈的一种治疗方法。临床应用类固醇激素主要是利用其抗炎作用，并能改善毛细血管通透性，抑制炎症反应，减轻致病因子对机体的损害。常用皮质类激素有甲泼尼龙、地塞米松等。应用于局部神经末梢或神经干周围的常用药物为利多卡因、普鲁卡因和罗哌卡因等。

（6）辅助药物包括抗抑郁药、抗焦虑药或肌松药等。

12. 如何通过药物来预防骨质疏松？

骨质疏松是以单位体积内骨组织量减少为特点的代谢性骨病变。而骨组织的减少主要是骨质吸收增多所致，是否长期服药应视病情而定，通过运动及营养补充也可起到一定的预防作用。

目前预防骨质疏松的药物主要有以下几种：

（1）骨吸收抑制剂　常用药物有雌激素、选择性雌激素受体调节剂、降钙素和双膦酸盐等。补充雌激素是预防绝经后骨质疏松的主要方法，其可通过改变体内细胞因子来促进成骨细胞分化和破骨细胞凋亡，还可通过抑制降钙素分泌来抑制骨吸收，但长期服用雌激素可能增加乳腺癌的发生风险，故临床应用仍需慎重。选择性雌激素受体调节剂可提高腰椎和髋部骨密度，且对乳房、子宫无不良作用。降钙素可抑制破骨细胞活性，减少骨质钙吸收，从而达到预防骨质疏松的目的。双膦酸盐可抑制破骨细胞形成并促使其凋亡，能有效增加骨密度，还可抑制破骨细胞介导的骨吸收及钙化。

（2）骨形成促进剂　常用药物有甲状旁腺激素、氟化物、维生素 D 等。甲状旁腺激素是一种重要的维持机体钙磷代谢平衡的钙调节激素，可增加成骨细胞数量，促进骨形成。氟化物可增强骨细胞活性，增加骨矿化度，但不能降低骨质疏松所致骨折的发生率。钙是维持骨量的基本物质，维生素 D 可促进肠道钙的吸收，抑制破骨细胞形成，增加成骨细胞数量，促进骨骼生长，增加骨密度，降低椎体骨折的风险。

13. 所有人都需要补钙吗？

钙是组成人体的重要微量元素之一，每个人都需要适量的钙以满足人体正常的生理活动，一般通过日常饮食均可获取所需的钙。而处于生长期、妊娠期、更年期、老年期等阶段的人群则需要额外补充钙剂。

在生长期，造骨细胞多于破骨细胞，摄入的钙会不断沉积在骨骼上，此时需要补充钙以满足人体生长发育的需要。妊娠期是胎儿骨骼形成的重要时期，需要母体提供充足的钙源，当钙源不充分时，会分解妊娠妇女体内的钙，造成产后女性腰腿疼痛，因此也需要补钙。更年期女性绝经后雌激素水平急速下降，易造成钙严重流失，故需要补钙。中老年人随着年龄的增长，对钙的吸收逐渐减少，故需适量有序补充钙剂，否则易导致骨质疏松。

14. 可以使用性激素治疗骨质疏松吗？

骨质疏松是一种全身代谢性骨病，其特点是骨量减少和骨组织微细结构受损，引起骨脆性增加而易发生骨折。随着年龄的增长，人体骨量会逐渐减少。与男性相比，女性绝经后骨量丢失显著，故易引起骨质疏松以及发生骨折。雌激素是女性主要的性激素，对骨代谢起着重要的调节作用。女性绝经后雌激素水平降低，对成骨细胞的刺激减弱，是绝经后骨质疏松发生的主要原因，因此适当地补充雌激素可以降低骨质疏松的发生率，预防骨质疏松和骨折。男性的骨峰值较女性高，其增龄性的骨量丢失的速度较女性慢且程度低，骨质疏松的发生率较女性低且程度轻。雄激素在骨骼生长代谢、骨量维持及抗骨量丢失等方面均起着重要的作用，雄激素过量或不足均会影响骨骼系统。

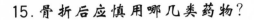

15.骨折后应慎用哪几类药物？

骨折是机体遭受外力超过骨耐受力极限时发生的骨损害。骨折发生后，为促进骨骼愈合，应慎用以下几类药物：

（1）抗感染药　骨折术后易并发局部及全身感染，但应避免使用氨基糖苷类、四环素类等抗菌药物。这两类药物都具有络合钙离子作用。钙离子是骨折愈合的金属离子之一，结合钙难以被组织吸收利用，不利于骨折愈合。

（2）激素类药物　大范围的骨折易引发感染性休克和失血性休克，一般会使用糖皮质激素类药物进行救治。但是，这类药物易引起骨质疏松、脱钙、病理性骨折、延缓伤口愈合等，因此骨折患者在整个治疗过程中慎用激素类药物。

（3）抗凝药　骨折后使用抗凝药物可能增加出血风险，因此应谨慎使用。

16.阿法骨化醇和骨化三醇是同一种药物吗？

阿法骨化醇和骨化三醇都是治疗骨质疏松的药物，但两者并非同一种药物。阿法骨化醇为 α-(OH)-D_3，需经肝脏转化后形成 $1,25$-(OH)$_2$-D_3 而发挥作用，适用于肝功能正常的患者。本品起效时间为 10 小时，而停药后也可维持 3～4 天。由于阿法骨化醇会增加肠道钙磷吸收，故服用后应密切监测血钙和尿钙水平，尤其是肾功能不全患者，如在服药期间出现高血钙或高尿钙，则应迅速停药直至血钙或尿钙水平恢复正常。骨化三醇不需要转化，起效快、活性高，但停药后作用仅维持 1～2 天，主要用于治疗绝经后及老年性骨质疏松症、肾性骨营养不良症、手术后甲状旁腺功能低下、特发性甲状旁腺功能低下、假性甲状旁腺功能低下、维生素 D 依赖性佝偻病、低血磷性抗维生素 D 型佝偻病。

17.骨折内固定发生感染应该如何用药？

骨折内固定术后一旦发生感染，处置将十分棘手，内固物不取出，伤口难以愈合；而过早取出内固物，又会使骨折处缺乏固定，从而影响骨骼愈合和感染控制。早期感染应及时清创，清除感染组织和残留血肿，切除坏死组织，同时局部持续冲洗引流，并根据药物敏感性实验结果有针对性地选用抗菌药物。迟发性感染起始较隐匿，细菌会分泌较多的细胞外基质，黏附于固定物表面,从而导致感染迁延不愈,此时应取出内固定装置,彻底清创、局部灌洗,根据细菌培养结果,选用杀菌力强、组织渗透性好、半衰期长和不良反应少的敏感抗菌药物进行抗感染治疗。

18. 治疗颈椎病有哪些药物？

颈椎病是指颈椎椎间盘退行性变,及其继发性椎间关节退行性变,引起颈部脊髓、神经、血管受到刺激或压迫,造成损害而产生的一系列相应症状和体征。一般药物治疗较为困难,但可以减轻和缓解疼痛,有助于局部损伤的修复。目前临床上常用的治疗颈椎病的药物有以下几类:

(1)非甾体抗炎药物,如吲哚美辛、双氯芬酸钠、美洛昔康、塞来昔布等,这类药物安全性较好,但长期使用易引起胃溃疡等胃肠道反应。

(2)神经营养药物,如维生素 B_1、维生素 B_6、维生素 B_{12}、维生素 E、甲钴胺等。

(3)扩张血管的药物,如尼莫地平。

(4)修复软骨的药物,如硫酸软骨素 A、氨基葡萄糖等。

(5)中药制剂,如丹参片或复方丹参片,有促进细小血管扩张、促进组织修复及抗炎作用,有助于缓解颈椎病症状。

第十章 常见眼耳鼻喉疾病用药答疑

1. 是否可以随意更换滴眼剂品种？

临床上滴眼剂的种类繁多，但是药效并不完全相同，故不可自行更换品种。下面列举几类常见滴眼剂及其适应证。

（1）抗生素类滴眼剂 这类滴眼剂属于处方药，常用药物有氯霉素滴眼液、氧氟沙星滴眼液、妥布霉素滴眼液等；另外，还有一些复方制剂，其中可能添加地塞米松、氢化可的松等激素类药物。这些滴眼剂主要用于治疗不同致病菌所致的眼部感染，如结膜炎、角膜炎、眼睑缘炎、泪囊炎等，临床推荐疗程一般为7～14天，特别是含有激素类的复方制剂，应谨慎使用，长期使用可能导致眼压升高，引起不可逆的眼损伤。

（2）抗疲劳滴眼剂 这类滴眼剂属于非处方药，具有缓解眼疲劳的保健作用，可分为两种：一种是添加营养成分的滴眼剂，如复方硫酸软骨素滴眼液（润洁滴眼液）、珍珠明目滴眼液、复方门冬维甘滴眼液（新 V 乐敦滴眼液）等；另一种是以收缩血管、减轻眼部充血来达到减轻眼部症状目的的滴眼剂，常用药物有萘敏维滴眼液（仁和闪亮）等。

（3）治疗青光眼的滴眼剂 治疗青光眼的滴眼剂其主要作用是控制眼压，常用药物有噻吗洛尔滴眼液、1％布林佐胺滴眼液、曲伏前列素滴眼液、拉坦前列素滴眼液和溴莫尼定滴眼液等。

（4）缓解假性近视的滴眼剂 假性近视一般是用眼过度引起，致使睫状肌持续收缩痉挛，晶状体厚度增加，视物模糊。使用能够改善睫状肌痉挛的滴眼剂，有助于缓解假性近视。常用药物有阿托品滴眼液、山莨菪碱滴眼液、毛果芸香碱滴眼液等。

目前,大多数滴眼剂含有防腐剂,长期使用或者使用不当可能造成角膜损伤。此外,应对症选用滴眼剂,若需要更换滴眼剂,须先咨询医生,患者不可擅自更换。

2. 能否长期使用滴眼剂缓解眼疲劳?

目前,临床缓解眼疲劳的滴眼剂种类繁多,消费者须根据自己的需求合理选用。如复方门冬维甘滴眼液(新 V 乐敦滴眼液)的主要成分是泛酰醇、L-天门冬氨酸钾、维生素 B_6 等,适应证为眼疲劳、眼结膜充血、慢性结膜炎等;萘敏维滴眼液(仁和闪亮)的主要成分是盐酸萘甲唑啉、马来酸氯苯那敏、维生素 B_{12} 等,适应证是缓解眼疲劳、结膜充血和眼睛发痒等症状;而珍珠明目滴眼液的主要成分是珍珠液和冰片,适应证为清热泻火、养肝明目等。

但是,消费者不能过度依赖滴眼剂,保护眼睛、缓解眼疲劳还应从平常用眼习惯和卫生做起,如缩短持续近距离用眼时间,学习或工作 45 分钟左右可休息一会儿;应在光线充足的环境中看书,并保持正确的姿势。饮食宜清淡,多食用黄色或绿色蔬菜,少食辛辣食物;不吸烟,少饮酒,杜绝熬夜。

3. 沙眼该如何用药治疗?

沙眼是由衣原体感染引起的慢性传染性结膜炎,是一种常见眼病,其临床表现主要为眼痒、异物感、畏光、流泪和视力减退。由于沙眼是一种慢性、顽固性眼病,故治疗上必须长期不间断给药,目前有局部点药法和口服药物两种治疗方法。

局部点药法以滴眼剂为主,如 30％磺胺醋酰钠滴眼液(俗称斑马眼药水)、0.25％氯霉素滴眼液、0.1％利福平滴眼液等,还可选用金霉素眼膏等。口服药物可选用磺胺类药物,但用药时间过长和用量过大,易引起不良反应,故须谨慎选用。

预防沙眼是关键,健康者需养成良好的卫生习惯,与沙眼患者不能使用同一条毛巾,不可用手揉眼睛;毛巾、手帕应经常清洗,利于避免感染。

4. 青光眼患者在用药过程中需注意哪些事项?

青光眼是世界上致盲率较高的疾病之一,许多患者不重视青光眼,随意使用滴眼液治疗,易导致病情加重,甚至失明,故应慎重选用药物治疗青光眼。青光眼患者在用药过程中应注意以下几点：

（1）滴眼液最好放在阴凉处保存，需特殊贮存的滴眼液应按照说明书存放。

（2）双眼滴药时，首先滴健康的眼睛，然后滴患病的眼睛。

（3）滴药时，切勿使管口接触眼部而污染滴眼液。

（4）用药前先清洁双手，然后将头后仰，眼向上望，用棉签或食指向下轻按下眼睑，暴露下方结膜囊（俗称"白眼珠"），将药液滴入下方结膜囊内，每次1～2滴，不宜滴太多，以免浪费。

（5）滴药后轻闭眼约1分钟，以防药液外溢，若有药液流出眼外，则可用药棉或纸巾抹去。

（6）混悬剂滴眼液使用前应摇匀，需另加溶媒的滴眼液，使用前需将主药加入溶媒，待溶解摇匀后方可使用。

（7）滴眼液切勿交叉使用，以免发生交叉感染。在使用部分滴眼液后咽喉部若有苦味，一般是正常现象。

（8）若使用2种或2种以上的滴眼液，两者应间隔10分钟以上，否则第二种药物会将第一种药物冲洗掉，从而影响疗效。

青光眼患者在使用滴眼液前应先咨询医生或药师，明确药品的种类和使用方法，以免使用不当而加重病情。

5.滴眼液含有防腐剂,可以长期使用吗?

目前，常用的滴眼液超过九成含有防腐剂，部分消费者对此并不了解，另有部分消费者则担心防腐剂会对人体造成损害。

滴眼液分为单剂量包装和多剂量包装两大类型。一般多剂量包装的滴眼液在开封后不能马上使用完，为避免滴眼液被细菌等微生物污染而对患者造成更大的伤害，常在滴眼液中加入适量的抑菌剂；而单次剂量包装通常不含防腐剂。

滴眼液中加入防腐剂的问题一方面反映了人们对健康的关注，另一方面也暴露出人们对防腐剂的认识存在误区。一般眼睛发炎或者不适，使用滴眼液3～5天即可，不宜长期使用，否则会对眼角膜造成一定的损伤。因此，需要长期使用滴眼液的患者应尽量选择单剂量包装。

6. 滴眼液一旦开封，多长时间后不能再用？

滴眼液应放置在阴凉、干燥、通风处，有条件者可放入冰箱（4℃即可）保存，温度过高易发生变质。因此，患者在使用前应先确认滴眼液是否清亮透明、有无变色、是否有真菌团出现，如发现质量问题，必须立即停用。使用后须把盖子拧紧，以减少污染和药液外漏；如没有使用完，则在洁净环境中1个月内可以继续使用，超过1个月禁止使用。另外，单剂量包装的滴眼液在使用后应立即丢弃。

7. 金霉素眼膏能否经鼻腔给药？

金霉素眼膏可以经鼻腔给药。这是因为眼用制剂的质量要求比鼻用制剂高，如有必要，在医生的指导下可将眼用制剂用于鼻腔给药，但不可将鼻用制剂作为眼用制剂使用。

金霉素为四环素类抗生素，制成眼膏后用于局部用药。金霉素除用于治疗眼部疾病（如结膜炎，俗称"红眼病"）、角膜炎等外，还有其他新的用途。例如，鼻黏膜胀痛时，可用药棉蘸取金霉素眼膏涂于鼻腔处，并轻压鼻子，促使其吸收，疗效较好；也可用于治疗"烂口角"，即当口角出现糜烂时，除可服用维生素 B_2 治疗外，而且可用棉签蘸温开水洗涤伤口，再抹上金霉素眼膏，糜烂可较快愈合。

8. 氯霉素滴眼液可以用于滴耳吗？

氯霉素滴眼液为氯霉素类抗生素制剂，属于广谱类抗生素，对需氧革兰阴性菌及革兰阳性菌、厌氧菌、立克次体属、螺旋体和衣原体属等有效。临床上氯霉素滴眼液主要用于治疗大肠杆菌、流感嗜血杆菌、克雷伯菌属、金黄色葡萄球菌、溶血性链球菌和其他敏感菌引起的眼部感染，如沙眼、结膜炎、角膜炎、眼睑缘炎等。

氯霉素滴眼液作为一种外用制剂，不仅用于眼部感染的治疗，而且可用于中耳炎的治疗。眼用制剂是由药物制成的直接用于眼部发挥治疗作用的无菌制剂，对洁净度的要求较耳用制剂高。氯霉素滴眼液用于治疗慢性中耳炎时，应先用双氧水清洗耳道，然后将氯霉素滴眼液滴入耳蜗内，每次2滴，每日3次。

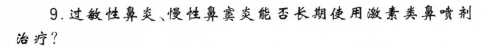

9.过敏性鼻炎、慢性鼻窦炎能否长期使用激素类鼻喷剂治疗？

近年来,受环境因素等影响,过敏性鼻炎、慢性鼻窦炎的患者数量正逐年上升,其中儿童占据较大比重。目前,鼻喷激素类药品是治疗过敏性鼻炎、慢性鼻窦炎的常用药物。但部分患者"谈激素色变",认为激素的副作用大,而拒绝治疗或者一旦症状好转就自行停药。

其实这是一个很大的误区。通常人们所指的激素多是全身应用的糖皮质激素(静脉注射、肌肉注射或口服),长期应用会产生严重的副作用。而鼻腔激素仅是局部用药,使用剂量极小,少数患者可能出现鼻腔干燥和鼻出血,此时可使用一些鼻用的油剂来减轻症状,因此患者不必过于担心。治疗过敏性鼻炎、慢性鼻窦炎,局部鼻喷糖皮质激素是首选方案。这类药物具有明显的抗炎、减轻水肿的作用,能促使病变的鼻黏膜恢复正常。

部分鼻用激素经美国食品药品监督管理局批准可用于 3 岁以上的儿童。此外,有研究数据分析显示,使用推荐剂量的鼻喷激素(连续应用 2 年)对儿童的生长发育没有影响。因此,鼻喷激素的安全性较高,不仅能改善鼻炎症状和睡眠质量,而且对儿童的生长发育无不良影响。

10.突发性聋该如何及时用药？

突发性聋是突然发生的感音神经性聋,多数无明显发病诱因,临床表现为听力突然减退(多为单侧耳),大部分患者伴有耳鸣。突发性聋的治疗效果与就诊时间直接相关,发生突发性聋应立即就医,10 天后就诊则效果可能不佳,易造成永久性的听力损伤。

(1)一般治疗　患者尽可能住院治疗,卧床休息,限制水盐摄入,并及早使用维生素 B_1、甲钴胺等营养神经的药物。

(2)糖皮质激素　早期应用效果较佳,包括泼尼松、地塞米松等。

(3)溶栓和抗凝药物　小剂量肝素已作为突发性聋的常规用药,剂量因人而异,但有出血倾向者以及严重高血压、肝病患者慎用或忌用。

(4)改善微循环　服用可改善内耳微循环的药物,如前列地尔、丁咯地尔等,同时可配合使用中药注射剂,如川芎嗪、复方丹参注射液、当归注射液等进行治疗。

(5)高压氧治疗　提高氧分压,增加血浆中物理溶氧量及血氧弥散率,可迅速纠正组织缺氧,改善或防止内耳组织水肿、渗出和出血。

11.咽炎类含片能长期使用吗?

咽炎是一种常见病、多发病,可分为急性咽炎和慢性咽炎。慢性咽炎是由急性咽炎治疗不彻底、反复发作而引起,且难以彻底治愈。

润喉片常用于治疗咽喉炎、口腔溃疡、扁桃体炎、声音嘶哑等。少数人咽喉稍有不适,就自行含服润喉片,有些慢性咽炎患者甚至长期服用,其实这种做法是不妥当的。因为大部分润喉片所含药物性寒凉,长期服用易引起上腹部不适等不良反应,特别是脾胃虚弱患者。此外,咽喉无炎症而滥服润喉片,会抑制口腔及咽喉内的正常菌群,造成菌群失调,使致病细菌乘虚而入而导致疾病发生。另外,妊娠妇女及哺乳期妇女慎用。

12.慢性咽炎是否都需要服用抗菌药物治疗?

慢性咽炎是咽部黏膜、黏膜下及淋巴组织的弥漫性炎症,是上呼吸道慢性炎症的一部分,多因急性咽炎反复发作或治疗不彻底等引起。许多患者认为慢性咽炎需服用抗菌药物治疗,其实这种做法是不正确的,因为慢性咽炎并非由感染引起。

慢性咽炎发作时,咽部会有各种不同的感觉,如异物感、灼热和微痛等,目前尚无药物能治愈本病。最根本的治疗方法是消除致病因素,如戒烟限酒、改善工作环境、增强体质、提高机体免疫力,以预防急性上呼吸道感染。

13.为什么雾化吸入治疗后需要漱口?

哮喘是由多种细胞和细胞组分共同参与的气道慢性炎症,而气道炎症是引起气道反应性增高和反复的原因。当患者接触多种刺激因素后,气道易发生阻塞,出现反复发作的喘息、气促、胸闷、咳嗽等症状。临床上哮喘可分为急性发作期、慢性持续期和临床缓解期。世界卫生组织主张治疗哮喘首选吸入治疗,是利用呼吸将药物以气雾形式经气道直接送达肺部病变部位,作用直接,起效迅速,避免了对非病变器官的影响;同时用药剂量小,可减少毒副作用发生。但是,雾化吸入后应立即漱口,以减少激素在口腔积聚,防止发生溃疡或破损,减轻药物的刺激性。儿童若不会漱口,则可多饮水。

第十一章　常见皮肤科疾病用药答疑

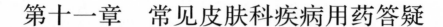

1. 氯雷他定使用时应注意哪些事项？

氯雷他定可用于防治过敏性鼻炎、慢性特发性荨麻疹、过敏性哮喘和特异性皮炎等疾病。本品起效快，作用持久，空腹服用易吸收。某些抑制肝代谢酶功能的药物能使氯雷他定代谢减慢，与大环内酯类抗生素、西咪替丁、茶碱等药物联用时也可抑制其代谢，因此与这些药物同时使用时，患者应提前告诉医生以便调整剂量。

若患者过量服用导致中毒，则在清醒状态下进行催吐；或用生理盐水洗胃，或使用盐类泻药（如硫酸钠）以阻止药物在肠道内被吸收，并及时送医院就诊。

此外，氯雷他定有以下禁忌证：①肝肾功能不全者应在医生指导下使用。②妊娠期及哺乳期妇女慎用。③对本品过敏者禁用，过敏体质者慎用。④6 岁以下儿童服用本品的安全性及疗效目前尚未明确，使用前应先咨询医生或药师。

2. 如何正确使用高锰酸钾外用片？

高锰酸钾外用片可用于治疗急性皮炎或急性湿疹，尤其是伴继发感染的湿敷，清洗小面积溃疡。用于治疗急性皮炎和急性湿疹，临用前配制成 1∶4000 溶液（取 1 片加水 400 毫升），用消毒药棉或纱布润湿后敷于患处，渗出液多时，可直接将患处浸入溶液中药浴。用于清洗小面积溃疡，临用前配制成 1∶1000 溶液（取 1 片加水 100 毫升），用消毒棉签或棉签蘸取后清洗。配制水溶液应使用凉开水,热水会使药物分解失效。此外,配制的水溶液只能保存 2 小时左右,当溶液变成褐紫色则失去消毒作用,故应随用随配,但要掌握好使用浓度,浓度过高会损伤皮肤。

配制时不可用手直接接触本品,以免被腐蚀或染色,切勿将高锰酸钾外用片误入眼中。用药部位如出现灼烧感、红肿等情况,应立即停止用药,并将局部药物洗净,必要时可向医生或药师咨询。如正在使用其他药物,则在使用高锰酸钾外用片前应先向医生或药师咨询。

3. 如何正确使用苯扎氯铵贴(创可贴)?

苯扎氯铵是一种阳离子表面活性剂类广谱杀菌剂。苯扎氯铵贴每贴含苯扎氯铵 0.5 毫克,不仅能杀菌,而且吸收垫是有弹性的织物,故具有一定的加压止血作用。

创可贴用于体积小、较表浅、不需缝合的切割伤、擦伤、挫伤、划伤、扎伤的封包。在使用时应注意以下事项:①使用前应检查创伤面是否遗留污物、铁钉、玻璃屑、泥土等,如有污物,需用清水或 0.9% 氯化钠溶液冲洗干净,再贴敷创可贴。②创可贴为无菌产品,拆封后忌用手接触中间的吸收垫。③对破损较深、有神经或肌腱损伤或有溃疡、化脓的创面不宜立即包裹,应去医院进行缝合或抗感染治疗。④对于动物咬伤、异物扎伤较深的创面,应立即注射破伤风抗毒素。⑤创面出现疼痛加重、跳痛、红肿、有渗出物等现象或用药部位有烧感,应立即停药,并咨询医生或药师。⑥创可贴应每日更换 1 次,以防感染。⑦对创可贴过敏者禁用,过敏体质者慎用。⑧贴后注意不要沾水,以免发生感染;不宜用手捏、挤、压,以防伤口裂开。⑨本品应放在儿童不能接触的地方,且儿童必须在成人监护下方可使用。

4. 聚维酮碘使用时应注意哪些事项?

聚维酮碘溶液是一种消毒防腐剂,对细菌、芽孢、病毒、真菌等有杀灭作用,用于化脓性皮炎、皮肤真菌感染、小面积轻度烧烫伤的消毒,也用于小面积皮肤、黏膜创口的消毒。其作用机制是与创面或患处接触,解聚释放出游离碘,直接使病原体内的蛋白质变性、沉淀,以致病原体细胞死亡,从而达到高效消毒杀菌的目的。其特点是杀菌力强、毒性低,且为广谱杀菌剂,对金黄色葡萄球菌、淋球菌、绿脓杆菌、梅毒螺旋体、乙肝病毒、艾滋病病毒、阴道毛滴虫等都有较强的杀灭作用。

使用聚维酮碘时应注意以下几点：

（1）外用可引起皮肤过敏反应，对皮肤和黏膜有刺激性；对于严重烧伤或大面积剥脱的皮肤，使用时可引起全身不良反应，如代谢性酸中毒、高钠血症和肾功能损伤；对于碘过敏者、烧伤面积大于 20％者，不宜局部应用；非毒性胶状甲状腺瘤患者不适用；妊娠妇女和新生儿大面积使用时须谨慎；对于 4 岁以下儿童，不推荐使用。

（2）杀菌谱广、杀菌力强，能直接杀灭细菌、真菌、病毒、芽孢与原虫。杀菌速度快，大多数细菌在 30 秒内可杀灭。对皮肤黏膜无刺激，可用于体腔、黏膜及溃疡面的消毒和治疗，无毒性，不易使微生物产生耐药，作用持久，稳定性好，贮存有效期长。易溶于水，易清洗，不会污染或损坏织物及其他物品。

聚维酮碘在《中华人民共和国药典》中归为 C 类妊娠妇女用药，临床上慎用，这是因为长期、反复、大面积使用聚维酮碘易引起血清碘水平增高，导致胎儿或新生儿甲状腺肿及甲状腺功能减退。目前产科应用的聚维酮碘溶液浓度低、使用时间短，且主要用于皮肤消毒，因此妊娠女性吸收非常少，几乎可以忽略不计，不会对妊娠女性或胎儿造成不良影响。

5.哪些药物可用于治疗脂溢性皮炎？

脂溢性皮炎又称脂溢性湿疹，是一种发生于头皮、面部及躯干等皮脂溢出部位的慢性红斑鳞屑炎症性皮肤病。多见于成人和新生儿，好发于头面、躯干等皮脂腺丰富区。婴儿脂溢性皮炎通常可以自愈，成人脂溢性皮炎是一种慢性病，需要长期维持治疗。脂溢性皮炎有以下处理或治疗方法：

（1）一般处理　生活规律，睡眠充足，调节饮食，多食蔬菜，限制多脂及多糖饮食，忌饮酒及食用辛辣刺激性食物，避免精神过度紧张。

（2）外用药　①糖皮质激素主要用于治疗炎症较重的皮损，可外涂中效或强效糖皮质激素制剂，但不宜长期使用，尤其是面部。低效糖皮质激素（如氢化可的松）制剂作用较弱，适用于婴幼儿。②外涂 2％红霉素软膏或凝胶、5％甲硝唑霜或 1％氯霉素等局部抗菌药物。③硫化硒洗剂具有杀灭真菌和抑制细菌生长的作用，还可减少皮脂分泌及脂肪酸的含量。④巯氧吡啶锌洗头剂的浓度为 1％～2％。除外用于头皮外，还可用于面部、眉弓部和躯干等部位。⑤咪唑类抗真菌药有较好疗效，常用药物有含酮康唑（2％）、伊曲康唑、益康唑、克霉唑、咪康唑、奥昔康唑、异康唑或环吡酮胺的洗发剂或霜剂，以及特比萘芬（1％）制剂。⑥硫黄和（或）水杨酸洗剂具有抑菌、除屑作用，对本病有一定疗效。此外，煤焦油制剂也有抗炎、抗菌和抗核分裂作用，但有臭味和刺激性,故通常仅用于头皮。

(3)内用药 ①糖皮质激素。如泼尼松用于皮损面积大而炎症重的病例,疗程一般为 7～10 天,不宜过长。②雷公藤多苷。雷公藤多苷适用于炎症明显、范围较大的患者,若联合使用小剂量糖皮质激素,则效果更佳。③抗生素。炎症较重的脂溢性皮炎病灶内往往合并有细菌感染(主要是金黄色葡萄球菌感染),有时甚至出现脓疱和颈淋巴结增大,可适当应用抗生素。④B 族维生素。B 族维生素包括维生素 B_2、维生素 B_6 和复合维生素 B,长期内服,对治疗本病可能有益。

6. 哪些药物可用于治疗足癣?

足癣是一种发生于趾掌面的真菌性皮肤病,是表皮癣菌、毛癣菌或足趾毛癣菌侵犯趾所引起。同时,足趾部角质层厚、皮脂缺乏、汗腺丰富、出汗较多,利于真菌生长繁殖,也可引起足癣。另外,使用公用浴池、拖鞋、脚盆、毛巾发生相互感染,也可引起足癣。

足癣的损害多种多样,变化复杂,治疗时应根据病情采用不同的药物和剂型才能充分发挥治疗作用。对于水疱型足癣,可用复方水杨酸酊剂、复方雷锁辛软膏或 1% 克霉唑霜外涂;对于以丘疹鳞屑或角化过度为主者,可使用各种抗真菌软膏治疗;对于糜烂潮湿者,应先用枯矾粉或脚气粉,待皮肤干燥脱屑后再用 1% 克霉唑霜或复方雷锁辛软膏治疗;对于继发细菌感染者,应先用抗生素控制感染,再行抗真菌治疗。

所有治疗建议在医生的指导下进行,日常生活中还须避免搔抓、用热水洗烫、用碱性过强的肥皂洗浴,选用透气性好的鞋及棉质袜子,保持局部皮肤干燥,不与他人共用浴具。

7. 治疗皮肤性病有哪些药物?

性传播疾病亦称“性病”,主要是指通过性行为传染的疾病,病变发生在生殖器部位。治疗性病的药物根据疾病种类和病情有所区别,主要有以下几类。

(1)局部外用药,主要起皮肤消毒作用。

高锰酸钾:有强烈的氧化作用,可用于冲洗阴部创面及阴道,浓度为 0.1%～0.5%。溶液应新配,久置或加温可迅速失效。

3% 过氧化氢(双氧水)溶液:为强氧化剂,具有消毒、防腐除臭及清洁作

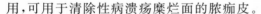
用,可用于清除性病溃疡糜烂面的脓痂皮。

2%碘酊:有较强的杀菌作用,用于皮肤局部消毒。

(2)抗菌药物是治疗性病的常用药物。

青霉素:青霉素是治疗梅毒、淋病、非淋菌性尿道炎、软下疳、性病淋巴肉芽肿、腹股沟肉芽肿等的首选药物,与其他抗菌药物联合使用疗效亦较好。

红霉素:红霉素的抗菌谱与青霉素相似,治疗非淋菌性尿道炎、梅毒、淋病、软下疳疗效较好。

头孢菌素:头孢菌素主要用于治疗梅毒、淋病,常用的有头孢西丁、头孢哌酮、头孢曲松等。

鬼臼毒素:鬼臼毒素是从植物中分离而得的细胞毒性药物,用于治疗外生殖器或肛门周围的尖锐湿疣。

(3)抗病毒类药物主要用于艾滋病的治疗,可有效控制病毒复制和扩散,且不产生耐药。

(4)干扰素,如咪喹莫特等。

(5)核苷酸类似物,如拉米夫定、阿德福韦酯、替比夫定、恩替卡韦、替诺福韦酯等。

8. 激素类药物使用存在哪些误区?

激素一般是指糖皮质激素,这类药物外用可降低毛细血管通透性、减少渗出和细胞浸润,具有抗炎、抗过敏、免疫抑制、抗增生等作用。目前,皮肤科用于局部治疗的糖皮质激素有氯倍他索霜、丁酸氢化可的松软膏、糠酸莫米松霜剂等,但上述药物治标不治本,而且在使用过程中存在以下误区。

误区一:激素类药膏是皮肤病的万能药。激素是免疫抑制药,可以诱发或加重感染,故其对病毒、细菌和真菌性皮肤病不适用。

误区二:激素类药膏可以长期使用。长期大量使用激素类药膏,用药部位可出现程度不同的皮肤萎缩、变薄,毛细血管扩张,皮肤潮红或产生瘀点、瘀斑,或干燥、发黑,或呈鱼鳞病样变化,以及出现脱发、多毛、激素性粉刺等。长期大量外用激素类药膏,可通过皮肤吸收而引起全身性不良反应,如骨质疏松和胃溃疡等。

误区三:儿童、老年人都可以使用激素类药膏。儿童(特别是婴儿)的体表面积相对较大,对激素的敏感性高于成人,故应尽可能减少药物用量,仅使用低效或者不含激素的药膏。伴有慢性疾病的老年皮肤病患者慎用激素类药膏,特别是高血压、糖尿病、心力衰竭、癫痫及精神病患者。

误区四：疾病痊愈可以立即停药。长期使用皮质激素类外用药的患者可产生依赖性或成瘾，久用后不能突然停药，这是因为久用皮质激素类药膏后，机体肾上腺皮质的正常功能受到抑制，一旦突然停药，可使机体激素分泌量不足而导致病情加重。因此，应逐步减少用药剂量，直至完全停药。

误区五：激素类药膏可用于脸部。激素类药膏可使女性面部皮肤变得光洁，但长期使用会损害容貌，加速皮肤老化。

误区六：妊娠妇女不能口服或注射激素，但可以抹搽激素类外用药膏。妊娠期妇女可能患有多种皮肤病，如妊娠疱疹和妊娠瘙痒性荨麻疹等，病程可持续数月，分娩后症状可自行缓解，但不能随意使用激素类软膏等。

9. 治疗病毒性皮肤病的药物有哪些？

病毒性皮肤病是指由病毒感染引起的、以皮肤黏膜病变为主的一类疾病，包括单纯疱疹、带状疱疹、疣类等。春季是风疹、水痘的高发期，病毒可通过呼吸道、肢体接触等途径传染，婴幼儿、中小学生为主要的发病人群；手足口病亦属于病毒性皮肤病，可通过接触传染，特征是在手掌、足底出现小水泡，口腔亦有水泡或溃烂。

治疗病毒性皮肤病的常用药物有：①阿昔洛韦是一种合成的嘌呤核苷类似物，可用于治疗初发或复发性皮肤、黏膜、外生殖器感染以及带状疱疹等。②伐昔洛韦属于鸟嘌呤类似物，是阿昔洛韦的前体，在体内转化为阿昔洛韦而起效。③更昔洛韦是预防及治疗免疫功能缺陷患者的巨细胞病毒感染，如艾滋病、单纯疱疹病毒感染。④泛昔洛韦用于治疗带状疱疹和原发性生殖器疱疹。⑤利巴韦林用于治疗皮肤疱疹病毒感染。⑥膦甲酸钠可用于治疗对阿昔洛韦耐药的皮肤黏膜单纯疱疹病毒感染或带状疱疹病毒感染。

10. 治疗痤疮的药物有哪些？

痤疮是毛囊皮脂腺病变引起的一种慢性炎症性皮肤病，俗称青春痘，发病原因与雄激素、皮脂腺分泌增加等相关，以面部粉刺、丘疹、脓包、囊肿、结节等为特征，对青少年的心理和社交影响很大，但是随着年龄的增大症状可以减轻或痊愈。

治疗痤疮的常用药物或措施如下：

（1）局部外用药物，多用于治疗粉刺性痤疮。①维A酸类，如维A酸乳膏、阿达帕林凝胶、异维A酸凝胶、过氧苯甲酰凝胶，但这类药物有严重的致

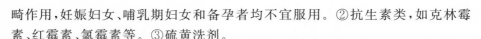

畸作用,妊娠妇女、哺乳期妇女和备孕者均不宜服用。②抗生素类,如克林霉素、红霉素、氯霉素等。③硫黄洗剂。

（2）口服抗生素。①首选四环素类,如米诺环素、多西环素。②大环内酯类,如红霉素。③磺胺类,如磺胺甲唑。

（3）抗雄激素治疗,对雄激素水平过高的女性患者效果好。常用药物有己烯雌酚、复方炔诺酮、黄体酮、炔雌醇环丙孕酮（醋酸环丙孕酮和炔雌醇）等。

（4）口服糖皮质激素,主要用于治疗暴发性或聚合性痤疮,应小剂量、短疗程与其他药物联合使用。

11. 雷尼替丁能否用于治疗过敏性皮炎？

过敏性皮炎是一种由多种过敏原引起的皮肤病,主要症状有皮肤红肿、发痒、风团、脱皮等,是皮肤病中最常见也是最复杂的,可发生于任何年龄层。

目前,过敏性皮炎临床常用药物有氯苯那敏、西替利嗪、酮替芬等。

雷尼替丁是一种选择性 H_2 受体拮抗剂,能有效抑制组胺、五肽胃泌素及胃酸分泌,一般用于治疗胃及十二指肠溃疡,有时也与 H_1 受体拮抗剂联合治疗湿疹、荨麻疹等过敏性皮肤病。雷尼替丁价格低廉、疗效明确,但具有肝毒性,可透过胎盘屏障,故妊娠及哺乳期妇女慎用。

因此,过敏性皮炎患者可以合理使用雷尼替丁。

12. 皮肤外用药保存应注意哪些事项？

皮肤科药品大多数属于局部用药,常用剂型有乳膏、洗剂、栓剂、泡腾片等,不同的剂型,其保存条件亦不同。

（1）软膏剂和乳膏剂　软膏剂和乳膏剂是药物与油脂性或水溶性基质混合制成的半固体外用制剂。由于软膏剂含有一定量的附加剂,如乳化剂、保湿剂、防腐剂、抗氧剂等,温度过高易熔化,湿度太大易破坏基质,从而影响药品的质量,因此软膏剂和乳膏剂应在密封、凉暗处保存。

（2）栓剂　栓剂是药物与适宜的基质制成的在人体腔道内给药的固体制剂,常温下呈固态,塞入腔道内会迅速软化熔融、溶解,从而发挥止痛、止痒、抗菌消炎等作用,有局部或全身作用。栓剂基质含有可可豆脂、甘油明胶、附加剂等,温度过高易熔化变形,湿度太大易吸湿受潮变形,故宜保存在避光、凉暗处,夏季室温高时可以放入冰箱冷藏（2～8℃）。

（3）外用泡腾片　外用泡腾片是一种含有泡腾崩解剂、有机酸、碳酸钠和碳酸氢钠等混合物的片剂,遇水产生二氧化碳,药片迅速崩解和溶化。泡腾片保存时应注意防潮、避光,以防药物变质而失去疗效。

13. 人体不同部位的皮肤使用软膏的剂量相同吗?

外用软膏应根据疾病性质、部位按需使用。人体部位不同,药物吸收的程度亦不同,因此不同部位的皮肤使用软膏剂的剂量亦不同,头面部、阴囊、腋窝处的皮肤吸收较好,前臂、背部皮肤吸收稍差。软膏剂具有较强的穿透性,作用深入而持久,可保护创面,预防感染,润泽皮肤,促进上皮及肉芽生长,但是不能用于糜烂及渗出性多的皮肤。临床使用的软膏剂按剂型可分为乳膏剂和软膏剂,按作用性质可分为抗菌软膏剂、抗病毒软膏剂和抗真菌软膏剂等。此外,软膏剂是与适宜的基质混合制成的外用制剂,根据基质不同,可分为水溶性软膏剂、油溶性软膏剂和乳剂型软膏剂。乳膏剂(霜剂)是将药物加入乳剂基质中制成的外用制剂,适用于治疗无糜烂渗出的急、慢性炎症性皮肤病,如皮肤破损或有糜烂渗出,则应禁用。

14. 能否长期使用含有激素的药膏?

外用软膏剂大多含有糖皮质激素,长期使用可引起皮肤萎缩、药物性皮炎,还可引起体重增加、电解质紊乱、高血压、糖尿病等不良反应,故不建议长期使用。

外用激素的间断性用药比连续用药疗效好,而减少用药频次可以预防人体对糖皮质激素产生耐受性。一般随着外用激素总量增加,激素经皮肤吸收量增加,疗效也随之增加,但达到最大剂量后,其效能并不随药物用量的增加而增大。目前含有激素的药膏每日一次外用,取得疗效后可换用低效能、刺激性小的制剂维持一段时间,若病情加重可加用强效制剂,如此反复使用,直到痊愈或病情减轻。

另外,鉴于用药部位、病期和个体特征等差异,具体的用药时间和次数仍须遵医嘱。

15. 足癣会传染吗? 应该如何用药?

足癣又称脚气,俗称"香港脚",系由真菌感染引起的一种皮肤病,具有一

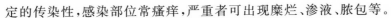

定的传染性,感染部位常瘙痒,严重者可出现糜烂、渗液、脓包等。

一般选择外用抗真菌药治疗,严重者可选用口服或静脉滴注抗真菌药。临床常用药物有以下几种:

(1)外用抗真菌药 ①洗剂,如30%醋酸溶液,用水稀释2倍,每日浸泡10分钟左右。②涂剂,如复方碘苯甲酸涂剂,每日外用涂于患处,但渗液、起泡或糜烂的急性炎症期忌用。③外用软膏,如克霉唑、咪康唑、益康唑、特比萘芬。④当合并细菌感染时,可选用敏感的抗生素口服或静脉滴注,待感染控制后再使用抗真菌制剂。

(2)口服抗真菌药 这类药物对肝肾功能有一定的影响,治疗期间应定期检查肝功能,一旦发现异常应立即停药。①特比萘芬片,每日2次,每次1片,1～2周为1个疗程。②氟康唑胶囊,每日1次,每次1片,2～4周为1个疗程。③伊曲康唑胶囊,每日1次,每次1片,连服30天。

16. 老年性瘙痒症该如何用药治疗?

老年性瘙痒症是一种临床常见的皮肤疾病,分全身性和局限性两种,多见于60岁以上的老年人,秋冬季较多发,夜晚症状可加剧。这类疾病的发病原因尚未明确,可能与某些系统性疾病相关,如糖尿病、肝胆疾病、慢性肾功能不全、甲状腺功能亢进、肿瘤、神经精神障碍等;此外,老年人激素水平下降,皮脂腺和汗腺分泌功能减退,体内和细胞中固有的水分逐渐减少,也易引起皮肤干燥,并诱发瘙痒。

临床治疗老年性瘙痒症的药物分为全身治疗药物和局部治疗药物。

(1)全身治疗药物,如抗组胺药和糖皮质激素等。常用的抗组胺药有氯苯那敏、阿司咪唑、西替利嗪、氯雷他定、咪唑斯汀、左西替利嗪、地氯雷他定、色甘酸钠、酮替芬、多塞平等。常用糖皮质激素药物有地塞米松、泼尼松,一旦症状缓解,应逐步减量。

(2)局部治疗药物,如炉甘石洗剂、止痒洗剂及含有糖皮质激素的外用制剂(如倍他米松等)。

17. 皮肤外用药物对使用的时间和次数有何要求?

皮肤外用药物使用的时间和次数应严格按照说明书或遵医嘱,不能盲目增加用药次数,也不宜长时间使用。具体原因如下:

(1)药物作用时间是影响单次用药量和用药次数的主要因素,需根据药物的作用时间来决定用药量及用药频率。

（2）有些药物用量过大、用药时间过长或者过于频繁，不但不能提高疗效，反而会增加不必要的不良反应。

（3）不合理的用药时间和次数还会导致耐药现象的发生。

另外，鉴于用药部位、病情和个体体质等差异，具体的用药时间和次数仍须遵医嘱。

18.不同年龄的患者使用外用软膏的剂量是否相同？

不同年龄的患者使用外用软膏的剂量不相同。

软膏剂涂于体表，经释放、吸附和渗透等发挥药理作用，不同年龄的患者由于皮肤的厚薄、角质层的功能、皮脂腺及汗腺的分泌等不同，对软膏剂的吸收、代谢等程度亦不同，因此使用剂量有差异。

（1）婴幼儿使用软膏的剂量与新生儿体表面积和体重有关，由于婴幼儿吸收的程度较成人高，因此引起全身中毒的风险亦较成人高。

（2）孕产妇使用软膏对胎儿影响较大，因此不能使用浓度高或刺激性强的软膏。

（3）老年患者的代谢一般较年轻人慢，故应选择低浓度、低剂量的软膏剂。

19.花斑糠疹该如何用药治疗？

花斑糠疹又称花斑癣、汗斑，为轻微的、通常无症状的慢性皮肤角质层真菌感染引起，常见于胸、背、臂和颈部等，一般夏秋季加重，冬季减轻或消退。

花斑糠疹常有以下几种治疗方法：

（1）局部使用角质剥脱剂或其他抗真菌制剂，如复方雷琐辛软膏或咪康唑霜等，或用20%～40%硫代硫酸钠搽剂。

（2）大面积花斑癣宜口服酮康唑，每日200毫克，顿服，连服10天；或氟康唑，每日50毫克，顿服，连续10天；或伊曲康唑，每日200毫克，顿服，连服5～7天。

（3）治疗后遗留的色素减退恢复至正常肤色较慢，可照射紫外线以加速恢复。

（4）花斑癣易复发或再度感染，故皮肤应保持清洁、干燥，患者使用的内衣裤、被单、枕套等应煮沸消毒，或用甲醛（福尔马林）熏蒸。

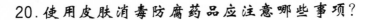

20.使用皮肤消毒防腐药品应注意哪些事项？

常用的皮肤消毒防腐药品主要有：

（1）乙醇　乙醇是应用最广泛的防腐消毒剂，70%浓度杀菌作用最强，与碘、肥皂等配合应用，能杀死芽孢。

（2）碘　碘具有较强的杀菌力，临床常用其5%的醇溶液（碘酊）进行注射部位、皮肤、手指的消毒及创伤的防腐；用碘甘油（碘50克，碘化钾10克，甘油200毫升，蒸馏水加至1000毫升制成）治疗口腔黏膜炎症及溃疡。

（3）硼酸　硼酸的抗菌作用微弱，对组织刺激小。常用其2%～4%的溶液冲洗各种黏膜及新鲜创面，30%硼酸甘油或10%软膏可用于治疗擦伤、褥疮、烧伤等。

（4）新洁尔灭　新洁尔灭的抗菌范围广、刺激性小、穿透力强、毒性小、显效快。常用其0.1%的溶液消毒手指（浸泡5分钟），0.01%～0.05%的溶液用于冲洗消毒黏膜及深部感染伤口，1%的溶液用于术后皮肤消毒。

使用时应注意以下几个方面：

（1）药物浓度　药物浓度对疗效有显著影响，应根据患者类型和消毒部位选择适当的浓度，对创伤面消毒时尽量使用低浓度。

（2）作用时间　消毒防腐药须与病原微生物接触达到一定时间才会发挥抑杀作用，但作用时间越长，对皮肤、黏膜等的损伤就越大。因此，要根据患者类型和消毒部位选择合理的作用时间。

（3）配伍用药　消毒防腐药存在明显的配伍禁忌，一般以单用为主，不建议联合使用。

第十二章　常见泌尿系统疾病用药答疑

1. 泌尿系统感染有哪些症状？如何治疗？需要多少疗程？

泌尿系统感染简称尿路感染，是各种病原微生物在尿路中生长并繁殖而引起的一组炎症性疾病，根据感染部位可分为上尿路感染和下尿路感染。上尿路感染是指肾盂肾炎，下尿路感染包括尿道炎和膀胱炎。常见致病菌包括大肠埃希菌、变形杆菌、克雷伯杆菌、产气杆菌、产碱杆菌、粪链球菌、葡萄球菌或铜绿假单胞菌等，偶尔还可由真菌、病毒、寄生虫等致病。常见临床表现包括尿路刺激症状（尿频、尿急、尿痛等），尿液异常（如细菌尿、脓尿、血尿、气尿等），以及发热、寒战、腰痛、头痛等全身中毒症状。有部分尿路感染者无以上典型临床症状，往往被忽视和误诊。

治疗尿路感染首先须明确病情，如是急性感染还是慢性感染？是上尿路感染还是下尿路感染？由何种致病菌引起？致病菌对药物的敏感性如何？是否对肾功能有影响？是否有器质上的异常？是否有外部诱因？等等。治疗方式包括：①选择正确的、足疗程的抗感染治疗，常用抗菌药物包括头孢菌素类、青霉素类、喹诺酮类、氨基糖苷类、磺胺类等，根据药敏结果选择药物，必要时可联合用药；②对症支持治疗，维持水电解质平衡；③鼓励患者多饮水，必要时可给予输液，保证每日尿量在 2000 毫升以上；④外部清洁治疗，女性应保持外阴洁净，可使用稀高锰酸钾溶液坐浴等；⑤同时使用中药辅助治疗。

不同类型的尿路感染其治疗疗程不同。对于单纯的尿路感染，一般采用短期治疗方案，疗程不超过 5 天，治愈率可达 83％；对于复杂易复发的尿路感

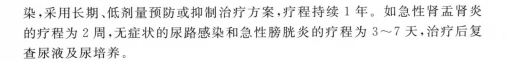

染,采用长期、低剂量预防或抑制治疗方案,疗程持续1年。如急性肾盂肾炎的疗程为2周,无症状的尿路感染和急性膀胱炎的疗程为3~7天,治疗后复查尿液及尿培养。

2.妊娠妇女发生尿路感染可以使用哪些药物治疗?对胎儿有没有影响?

妊娠女性因其特殊的生理改变(包括机体和激素水平的改变),极易引起尿路感染;与非妊娠女性相比,治疗妊娠期尿路感染的药物有其特殊性:用药安全、副作用少,对胎儿无害,这使药物的选择范围受到了限制。

治疗妊娠期尿路感染的主要药物是抗菌药物,选用的抗菌药物既要达到杀灭细菌的效果,又要保证妊娠妇女及胎儿的安全。参考美国食品药品监督管理局对妊娠期用药的分级,选择相对安全的B级抗菌药物,如青霉素类、头孢菌素类等β-内酰胺类药物。在临床使用过程中,由于头孢菌素的耐药性相对较小、抗菌谱广、毒性小,故在无头孢菌素过敏的前提下,通常首选第二、三代头孢菌素(如头孢呋辛、头孢唑肟等);对于青霉素类、头孢菌素类过敏者,首选呋喃妥因[呋喃妥因禁用于足月孕妇(孕35周以上)]或磷霉素氨丁三醇;对于重症患者,可选用其他抗菌药物或联合其他抗菌药物进行治疗。

在妊娠的不同时期,选用的抗菌药物也有不同,如磺胺类、呋喃妥因、氨苄西林、头孢氨苄在妊娠早期相对安全,但临产前禁用磺胺类药物,因为磺胺类药物会引起胆红素脑病。其他常用于治疗尿路感染的抗菌药物,如氨基糖苷类可导致胎儿永久性耳聋,喹诺酮类可使胎儿骨骼发育障碍,氯霉素易引起灰婴综合征。上述药物在妊娠期几乎不用,除非在紧急或特殊情况下。

3.月经期女性可以服用治疗尿路感染的药物吗?

尿路感染是育龄期妇女常见的细菌感染性疾病,保持外阴清洁卫生对于预防尿路感染十分重要。尿路感染诱因很多,首先应仔细检查患者有无尿路结石、肾或输尿管有无畸形等。除药物治疗外,多饮水,保持每天排尿,可以起到冲洗尿路的作用,利于尿路感染的治疗。对于淋球菌性尿道炎患者,如有尿路感染,应先治疗淋病。中医中药治疗尿路感染具有独特的疗效,常用中药材有板蓝根、紫花地丁、车前草等。对于女性尿路感染患者,应加强营养,增强体质。对于月经期女性,如感染不严重,建议在经期后治疗,因为在经期用药会影响后期治疗,故不能滥用抗菌药物,一般多饮水、增加更换卫生护垫次数即可以缓解症状;对于严重感染者,应立即去医院就诊。

4. 老年人、儿童发生尿路感染如何用药治疗?

尿路感染是困扰老年人健康生活的一个主要问题。老年人膀胱功能下降、自身抵抗力减弱、老年男性前列腺增生及女性骨盆底肌肉松弛等是导致老年人发生尿路感染的主要原因。治疗老年人尿路感染,首先是去除诱因,如积极处理老年男性尿路梗阻和前列腺肥大,可局部使用雌激素来恢复老年女性尿道的生理状态,平衡阴道的 pH 值和菌群。由于老年人有不同程度的肾功能减退,因此须避免选择有肾脏毒性的抗菌药物(如氨基糖苷类、第一代头孢菌素等)。在治疗期间应密切监测肾功能,尤其是需要长期用药时,应根据肾功能的状况来调整剂量。为实现短程、高效控制感染,治疗时应尽可能根据尿液细菌培养和药敏试验的结果来选用抗菌药物,常用药物为喹诺酮类(如左氧氟沙星、诺氟沙星等),且抗菌治疗需足疗程、足剂量。此外,在治疗老年人尿路感染的过程中,可适当使用降低尿液 pH 值的药物(如维生素 C等),既能抑制细菌生长,又可增强某些抗菌药物的疗效。

小儿尿路感染有以下特点:临床症状不典型(高热伴有胃肠道反应,易被误诊为上呼吸道感染和腹泻)、常合并泌尿系统畸形、男婴多于女婴、易导致肾发育障碍。首先应积极尽早使用合理的抗菌药物控制感染,但治疗成人尿路感染常用的氨基糖苷类和喹诺酮类不适用于小儿,宜选用广谱、毒性小的药物如青霉素类和第二、三代头孢菌素;磺胺甲基异噁唑和呋喃妥因适用于治疗下尿路感染,疗程一般在 5~14 天,患者不能待症状一有好转即停药,否则易导致复发或转变为慢性泌尿系统感染。此外,应积极对症治疗,如高热时使用退热药,同时多饮水,尿量增多有利于冲洗尿道,促进细菌毒素和炎症分泌物排出。可服用维生素 C 或小苏打,使尿液酸化或碱化,以抑制细菌生长。一般停药 2 周后,细菌培养 2 次结果都为阴性,可以认为临床已治愈。

5. 婴幼儿尿路感染的原因是什么? 有哪些症状? 如何预防及护理?

婴幼儿尿路感染常见的原因有以下 4 个:①尿道口受到大便污染,特别是女婴幼儿的尿道口较短,男婴幼儿有阴茎包皮,加之婴幼儿的尿路免疫功能、膀胱防御功能较弱,易使尿路发生上行感染。②尿道先天畸形,常见有输尿管、膀胱、下尿道畸形等,这些易导致尿路感染。③滥用抗菌药物,易导致二重感染,使体内菌群失调,尤其是大肠埃希菌,可破坏尿道周围的防御机制,导致细菌侵入尿路而引起感染。④其他。如母亲在妊娠期感染细菌、缺乏母乳喂养等,都会增加婴幼儿发生尿路感染的可能性。

婴幼儿发生尿路感染后,会出现尿频、尿急、尿痛等尿路刺激症状,但由于无法用言语清楚表达,因此常会哭闹、拒绝饮食,此时需要家长细心观察。如婴幼儿出现不停尿湿的情况,而排尿量却不多,可能是尿频尿急的表现;排尿时哭闹可能是因为尿痛;如会阴部出现顽固性尿布疹,尿布有臭味,均须考虑尿路感染的可能。以上症状是婴幼儿尿路感染的部分表现,但临床上婴幼儿尿路感染的症状多是不典型的,如以高热起病,伴有食欲不振、呕吐、腹泻、惊厥等症状,类似于上呼吸道感染和消化道疾病,易延误尿路感染的诊治,严重者可导致永久性肾实质损害。

因此,家长应在日常生活中预防婴幼儿尿路感染,如每晚正确清洗婴幼儿的外阴,由前向后清洗,尤其是女婴幼儿;排便后用纸巾由前向后擦,并清洗臀部,防止污染;尽早穿闭裆裤;婴幼儿有独立的毛巾和脸盆;多饮水,切勿使婴幼儿憋尿;及时处理包茎,矫治尿路畸形。在护理时应积极配合医生用药,勤换尿布,以保持婴幼儿外阴清洁干燥,避免交叉感染;局部用1:5000的高锰酸钾溶液清洗,多饮水,给予清淡、合理饮食。

6.一直坚持用药,但尿路感染仍反复发作,为什么?

部分患者的尿路感染可能反复发作、迁延不愈,其中原因如下:①尿路有解剖异常;②各种原因导致的尿路梗阻;③治疗过程中出现耐药菌或有混合感染;④存在尿结石,残留在结石中的细菌引发再次感染;⑤药物(尤其是抗菌药物)选择不当,或疗程太短,或剂量不足,未治疗彻底,或反复使用造成细菌产生耐药性。

慢性膀胱炎、慢性肾盂肾炎、慢性前列腺炎等尿路感染发作时,常使用抗菌药物进行治疗,但治疗周期较长,抗菌药物被长期反复使用,易使机体产生耐药性,从而对药物不敏感;此外,部分患者未按医嘱和说明书自行服药,在自我感觉症状减轻或消失后立刻停药,此时细菌并未彻底被杀灭,导致感染反复发作或久治不愈而转变成慢性尿路感染。因此,对于尿路感染患者,须选择正确的治疗方法,并保证用药周期,切勿自行中断或减药;如出现对药物不敏感的情况,则可进行尿液细菌培养或药敏试验,然后根据检查结果来选用药物;另外,在完成疗程后还需进行相关检验以确认感染是否已治愈。

7. 什么是小儿遗尿症？应该如何治疗？

小儿遗尿症是指 5 岁以上的儿童不能自主控制排尿,夜间常尿湿床铺,有时白天也有尿湿裤子的一种病症。每周遗尿 2 次以上且持续超过半年即可诊断为小儿遗尿症。该病在儿童期较为常见,多数可在数年后自愈,但有部分患儿未经治疗,症状可能持续到成年。目前多采用以下几种方法进行治疗:

第一,调整饮食。晚餐后少进食流质食物,临睡前不要饮水和牛奶,不宜进食西瓜、梨等水果,以减少膀胱存尿量。

第二,生活规律。培养患儿规律的生活、饮食习惯,避免过度疲劳和紧张,睡前不宜过分兴奋,可排净小便。

第三,药物治疗。小儿遗尿症一般不建议药物治疗,严重者可去正规医院就诊,并在医生指导下用药。

8. 经常憋尿是否易引起泌尿系统疾病？

正常的排尿行为是一个排泄自身代谢废物的过程,对泌尿系统有自净作用。经常憋尿会出现以下情况:①憋尿会使尿液滞留膀胱过久,导致细菌大肆生长繁殖,并且尿液中的有毒物质不能及时排出体外,不利于人体健康;②憋尿会使膀胱胀大,膀胱壁血管受到压迫,黏膜缺血,抵抗力下降,增加细菌感染的机会;③经常憋尿会使膀胱长期处于充盈状态,久而久之,膀胱壁的弹性减退,压力感受器变得迟钝,膀胱收缩力逐渐下降,导致排尿后膀胱内的残余尿液增多,最终出现尿潴留;④排尿次数减少,可使滞留在膀胱内的尿液被重吸收,尿液被浓缩,且又不能及时将代谢废物排出体外,从而刺激膀胱。憋尿可引起膀胱炎、尿道炎等泌尿系统疾病,严重者会影响肾脏功能,如经常性憋尿,可使膀胱内压力增大,使细菌沿输尿管上行而引起肾盂肾炎。美国医学科研报告显示,习惯憋尿者发生膀胱癌的概率明显高于不憋尿者,这是因为憋尿会延长尿液中致癌物质对膀胱的作用时间,从而易诱发膀胱癌。前列腺肥大的老年患者如长时间憋尿,也会加重病情。

9. 尿路结石有哪些症状？有哪些治疗方法？

尿路结石是泌尿系统各个部位结石的总称,是一种常见的泌尿系统疾病。根据结石部位所在位置的不同,可分为肾结石、膀胱结石、输尿管结石和尿道结石。该病与环境因素、泌尿系统疾病等密切相关,其临床典型症状有腰腹绞痛、血尿,同时伴有尿频、尿痛、尿急等感染症状。

尿路结石有非手术治疗和手术治疗两种方法,其中非手术治疗适用于结石直径<1厘米、周边较光滑、无尿路梗阻及感染者。非手术治疗方法有:①中草药治疗。这类中草药主要有蒲公英、黄连和金银花等,它们除具有预防和治疗结石的功效外,还能调节人体阴阳平衡,增强人体抵抗力。②针灸治疗。通过刺激肾盂、输尿管的蠕动,促进结石排出。③大量饮水。通过增加尿量来冲洗尿路,促进结石向下移动,还可稀释尿液以减少晶体沉淀。④做跳跃运动,或对肾内结石行倒立体位或拍打腰部,促进结石排出。⑤药物治疗。对于合并感染者,可采用抗菌药物治疗。

10. 如何治疗慢性肾小球肾炎?

慢性肾小球肾炎简称慢性肾炎,系指蛋白尿、血尿、高血压、水肿为基本临床表现,起病方式各有不同,病情迁延,病变缓慢进展,可有不同程度的肾功能减退,最终将发展为慢性肾衰竭的一组肾小球疾病。

目前尚无治愈慢性肾炎的特效方法。一般临床治疗如下:

第一,患者应保证休息,避免过度劳累,以免导致人体抵抗力下降。此外,还应养成良好的生活习惯,保持生活规律,适度锻炼。

第二,有水肿者,应限制盐的摄入,给予低盐甚至无盐饮食,同时选择合适的利尿药进行治疗。

第三,有轻度蛋白尿者可适当限制蛋白摄入。若出现肾功能减退,则给予低蛋白饮食。为保证营养均衡,还需适当补充热量和维生素。

第四,对于合并高血压的慢性肾炎患者,应有效控制血压,一般选用长效降压药物,如钙离子拮抗剂氨氯地平。

第五,保持个人卫生及环境清洁,养成良好的生活习惯。对于发生感染的慢性肾炎患者,应进行抗感染治疗,但须避免使用肾毒性抗菌药物,如庆大霉素。

第六,忌食葱、辣椒等刺激性食物及浓茶、咖啡、辛辣调味品等;宜适量食用核桃、黑芝麻、冬虫夏草等,以补肾填精。

11. 肾结石、肾积水可使用哪些药物治疗？饮食方面有哪些注意事项？

随着人们生活水平的提高，肾结石的发病率正逐年上升，其常见症状有腰腹部绞痛、恶心、呕吐、腹胀、烦躁不安、血尿等，在合并尿路感染后可能出现畏寒、发热等现象。肾结石的药物治疗适用于结石直径＜0.3厘米且无慢性炎症的患者，但药物治疗只能改善症状，不能真正排出结石。肾结石的一般治疗是大量饮水，较小的结石可随尿液排出，同时能控制感染。对症治疗，如绞痛发作时应使用解痉药，常用药物有 M 受体阻滞剂（消旋山莨菪碱）、肌注黄体酮针、钙通道阻滞剂（硝苯地平）、α 受体阻滞剂（特拉唑嗪）等，并使用抗菌药物以控制或预防尿路感染。另外，根据结石形成成分不同，可给予药物拮抗，如使用噻嗪类药物和枸橼酸钾治疗高钙尿等。肾结石患者饮食的注意事项如下：多饮水，限制钠、草酸、糖、动物蛋白的摄入，避免食用高嘌呤食物，多进食含有枸橼酸的水果，不盲目限制钙的摄入。

泌尿系统梗阻导致肾盂与肾盏扩张，伴肾实质萎缩，引起肾积水。肾积水一般不能通过药物治愈（大多数需手术治疗），故对症药物很少，常使用抗菌药物以防止继发感染，如红霉素、头孢菌素类等；也可使用清热解毒的中药材如柴胡、黄柏、黄芩等进行抗菌治疗。肾积水患者须控制热量摄入，为减轻肾脏负担，不宜过多食用富含蛋白质的食物，主要依靠碳水化合物及脂肪提供热量。宜给予低盐、低脂、低磷，优质低蛋白，高热量，高维生素的清淡饮食；不食用富含草酸盐的食物，如豆类、甜菜等；避免摄入酒精、咖啡因、茶、巧克力；禁食高胆固醇食物，如动物内脏、海产品等；戒酒（特别是黄酒、啤酒）。单侧肾积水不必控制饮水量，若是双侧肾积水，并伴有肾功能障碍，则须限制每日饮水量。

12. 治疗肾结石，中药效果是否优于西药？

肾结石是泌尿系统的常见病、多发病，男性发病率高于女性，而且多发生于青壮年。肾结石与饮食习惯密切相关，通常是由体内草酸积存过多、嘌呤代谢异常、脂肪摄取过多和糖分增高等引起的。在治疗上，中西医治疗各有利弊。

中医学认为，肾结石是"肾热化火生石"，而且久治不愈。因此，根据患者的病情、年龄等找出致病原因，采用中药治疗，使其不再长结石，这是最佳的治疗方法。中医治疗多以清利湿热、通淋排石为主,目前已有多种溶石排石的汤剂及成药。但是,应用中药进行排石有一定的要求,如结石直径<1.0厘米、形状规则、表面光滑、与肾盂肾盏无粘连;泌尿道无明显畸形和感染;肾功能尚好等。目前中医还有很多问题无法解决,如是以症状体征消失还是几年内不复发为治愈标准,结论尚不统一,这给肾结石的治疗效果及排石率的评判带来了困难。此外,中药剂型存在服用量大、口感欠佳、携带不方便等不足。

西医治疗肾结石的主要措施是解痉镇痛,抗感染,助排石。目前治疗肾结石的西药较少,而体外碎石易对肾脏造成损伤,但西医的疗效较显著、起效快。此外,体外震波碎石及一些非开放性手术取石等微创疗法的应用,使很多需手术治疗的患者免除了手术的痛苦,而超声波碎石对人体基本不构成损伤。

因此,患者可根据自身情况结合中西医的治疗特点,利用西医的无创或微创技术,以及中医的药物排石,同时合理饮食、饮水,积极锻炼来达到较好的治疗效果。

13. 肾结石患者是否饮水越多越好?

通常专科医生会建议肾结石患者多饮水,这是因为排尿次数少,尿液中的草酸钙或磷酸钙浓度过高,并达到饱和状态,使钙盐晶体沉淀而形成草酸钙结石或磷酸钙结石。

肾结石患者应根据实际情况来确定饮水量。若肾结石较小,则可通过多饮水来增加尿量,使排尿次数和排尿量增多,从而对泌尿系统起到冲洗作用,使结石不易沉积,利于细小结石随尿液排出体外。夏季天气炎热,人体易出汗,多饮水可防止尿液浓缩及肾结石形成,并预防肾绞痛发作。若结石直径较大,在泌尿系统中已造成机械性梗阻,或已发生肾积水者,则不宜多饮水,这是因为多饮水会增加尿量,加重梗阻,损害肾功能,此时应进行手术治疗或体外超声波碎石治疗。另外,高血压、肾功能不全、严重溃疡病或慢性心肺疾病患者也不能多饮水,以免加重病情。

一般说来,成年男性每日饮水量为2500～3000毫升(相当于5～6瓶矿泉水),女性、心肺肾功能正常的老年人每日饮水量为2000～2500毫升,小儿酌减。夏季可适当增加饮水量,使每日尿量维持在2000～3000毫升以上。

患者在一天中应多次适量饮水,一般每次饮水约300毫升,活动时可略增加饮水量。多饮水可冲洗泌尿系统,也可稀释尿液,改变pH值;但切勿在短时间内过量饮水,以免造成急性胃扩张,冲淡胃液,这样不利于健康。此外,结石排泄多在夜间和清晨达到高峰,因此在睡前、睡眠中起床排尿后饮水300～500毫升,排石效果更好。同时,患者应注意饮水卫生,注意水质,避免饮用含钙量过高的水。

14.肾功能不全患者用药应注意哪些事项?

肾功能不全是由多种原因引起的肾脏结构严重损伤,使人体在排泄代谢废物和调节水电解质、酸碱平衡等方面出现紊乱的一种临床综合征。因此,肾功能不全患者在用药方面应注意以下事项:

第一,不使用肾毒性药物。避免或减少使用肾毒性较大的药物,如有必要,应在医生的指导下减量使用。

第二,不能超剂量用药。肾功能不全患者排泄功能受损,故宜根据肾功能情况调整剂量。

第三,不迷信偏方。肾功能不全的病因有多种,其病变性质及病情轻重也完全不同,因此不建议使用偏方来治疗各种肾病。

第四,不滥用抗菌药物。肾功能不全和肾炎是两种不同的疾病,故不能滥用抗菌药物;若滥用某些抗菌药物,如庆大霉素、万古霉素等,则反而可能加重肾功能不全患者的病情。

第五,不随意使用中药。部分中药对肾脏有一定的毒性和损害,特别是含有马兜铃酸成分的中药,长期使用时应密切观察患者,以防发生意外。此外,还有芦荟、朱砂、细辛、雷公藤、麻黄、北豆根等均可能引起肾损伤。

15.尿毒症患者用药有哪些注意事项?

尿毒症是指肾功能丧失后,因体内代谢产生的废物和过多的水分不能被排出体外所引起的一种代谢失常综合征。代谢物蓄积和水、电解质紊乱可导致内分泌功能失调,造成机体出现一系列中毒症状。尿毒症是急性或慢性肾功能不全进展至严重阶段,是肾衰竭的终末期。尿毒症患者的肾脏组织几乎全部纤维化,肾脏功能丧失。

尿毒症患者几乎需要每日服用药物,而大多数药物经肾脏排泄,故可能对肾小管细胞造成损害,进而加重病情。因此,尿毒症患者在治疗时须预防药物性肾损害,应根据病情,在医生的指导下服用药物,不能自行加减药量、延长或缩短疗程。此外,用药期间还应严密监测血、尿常规指标等。

16. 什么是前列腺增生？

前列腺是男性特有的一种性腺器官。从婴儿出生到青春期，前列腺生长发育缓慢，到青春期后，生长速度加快，24 岁左右发育至顶峰，体积相对恒定；以后一部分人可能趋于增生，当腺体体积逐渐增大时，前列腺会压迫尿道，引起排尿困难等相关症状，即是前列腺增生。

前列腺增生在中老年男性中较常见，其发病率逐年升高，且呈现年轻化趋势，前列腺增生随着年龄的增长而增加，50 岁人群的发病率约为 50%，60 岁人群的发病率约为 60%。

前列腺增生会导致排尿困难，严重者可能引起尿潴留，甚至是肾积水，从而导致肾衰竭、尿毒症以及危及生命。因此，前列腺增生患者应尽早采取预防措施，切勿延误治疗。

17. 如何正确对待良性前列腺增生？

良性前列腺增生是一种中老年男性常见的疾病，一般 50 岁以上的男性约有一半会出现临床症状。增生的前列腺会挤压尿道，导致一系列尿频尿急、尿流细弱、尿不尽等排尿障碍症状。

前列腺增生大小与疾病的严重程度无关。若前列腺是向外增生，或增生的前列腺组织未对尿道造成压迫，则不会引起排尿障碍，人体亦无任何不适，即使前列腺增生特别严重也不需要治疗。但当患者出现排尿困难、夜尿次数明显增多而影响正常生活和工作时，应给予药物治疗。治疗前列腺增生的药物主要有 α 受体阻滞剂和 5-α-还原酶抑制剂。若出现排尿淋漓不尽、反复尿路感染、血尿合并膀胱结石、肾积水、疝气、痔疮等，则应及早进行手术治疗。由于手术治疗是将前列腺部分切除，而前列腺分泌的前列腺液又是精液的主要成分，因此术后会对患者的性功能产生一定的影响，但不会造成性功能障碍，可能导致无精。

前列腺分为前列腺包膜和前列腺体两部分。前列腺增生发生于前列腺体，而前列腺癌发生于前列腺包膜，两者并无直接关系。

18. 前列腺增生患者可以少量饮酒吗？

前列腺增生是中老年男性的常见病，会影响他们的身体健康和日常工作,除进行积极治疗外,还需消除加重病情的危险因素,如饮酒。

前列腺增生患者不能饮酒(即使是少量),这是因为酒精有扩张血管的作用,易刺激前列腺,引起前列腺腺体充血,从而导致前列腺腺体增大。一般饮酒量越大,前列腺腺体充血越严重,从而导致排尿困难。

19. 前列腺增生是否需要终身服用药物?

前列腺增生是一种进展性疾病,如早期不进行干预,易引起尿潴留等并发症,因此早期应积极进行药物治疗,且部分患者需要终身服用药物治疗。

目前,前列腺增生的治疗方法有药物治疗和手术治疗两种。对于轻度及中度前列腺增生患者,只要进行正规的药物治疗,绝大多数患者病情可以得到改善;对于重度患者或单纯依靠药物治疗无效者,可以考虑手术治疗,而重度患者还需要依靠药物来缓解症状,且一般需要终身服药。

药物治疗是前列腺增生的一线治疗方法,不仅可以明显改善前列腺增生所引起的排尿困难等症状,而且可以有效控制并缩小前列腺的体积。若前列腺增生患者没有出现排尿不适的情况,则可以暂时不用服药。

20. 前列腺增生患者能否自行购买治疗药物服用?

部分前列腺增生患者出于某些原因不愿去医院就诊,而是自行到药店购买药品服用,这种做法不值得提倡。这是因为大多数人购买的并不是治疗前列腺增生的药物,而往往是滋阴补肾的保健品,或是与前列腺增生毫不相干的其他药物。其实治疗前列腺增生的药物大多属于处方药,需要医生先进行诊断,然后才能开处。通过非医院途径购买的药物,往往无法达到治疗目的。此外,患者自行购买药物服用而发生重复用药的情况也经常出现。

不同的前列腺患者,病情的严重程度不同,用药剂量亦不同。对于部分病情严重的患者,若剂量过小,则可能无法发挥疗效;对于部分轻度患者,若剂量过大,则可能引起严重的不良反应。因此,前列腺增生患者应去正规医院就诊,并根据医嘱用药。

21. 前列腺增生患者在用药治疗时应避免使用哪些药物?

前列腺增生患者在用药治疗时应避免使用下列药物:

（1）抗精神失常药，如氯丙嗪、奋乃静、氟哌啶醇等可导致排尿困难。

（2）抗抑郁药，如丙咪嗪、多塞平、氯米帕明、阿米替林等会导致尿闭症。

（3）平喘药，如氨茶碱、麻黄素等会导致排尿困难。

（4）治疗心脑血管疾病的药物，如普萘洛尔、硝苯地平、维拉帕米等会抑制膀胱肌而发生尿潴留。

（5）胃肠止痛药物，如颠茄、阿托品、东莨菪碱、山莨菪碱等会使膀胱逼尿肌松弛，从而导致尿闭症。

（6）强效利尿药，如呋塞米会导致电解质失去平衡，引起尿潴留。因此，前列腺增生患者必须服用中效利尿药，如氢氯噻嗪，或者服用低效利尿药，如螺内酯等。

（7）抗过敏药，如异丙嗪、茶苯海明、氯苯那敏等会增加排尿困难，若必须服用，则可改成阿司咪唑。

（8）其他，如异烟肼、曲克芦丁及中药枳实等可导致尿潴留。

此外，还应避免使用含有上述药物的外用药品，如阿托品滴眼液、麻黄素滴鼻液等。

22. 如何预防前列腺炎？

前列腺炎是病原体和（或）某些非感染因素引起的一种前列腺炎症性疾病。患者出现以会阴部疼痛或不适、排尿异常等症状为特征的一组疾病。目前，前列腺炎尚没有满意的治疗方法，给患者的日常生活和工作带来了严重影响，因此前列腺的预防及保健显得尤为关键。预防前列腺炎应从青壮年开始。

（1）性生活要适度，不纵欲、不禁欲。规律的性生活可以定期排放前列腺液，缓解前列腺的胀满感，促进前列腺液更新，有利于前列腺功能的正常发挥，也有利于前列腺功能异常患者的康复。频繁的性生活会使前列腺长期处于充血状态，引起或加重前列腺增大。而长期禁欲会使前列腺液长时间滞留在前列腺内，为细菌的繁殖提供了良好的环境。

（2）加强体育锻炼。通过积极参加体育运动，如跑步、爬山、游泳、做体操等，可以增强机体抗病能力，加快血液循环和新陈代谢，改善前列腺局部的血液循环，减轻前列腺瘀血。

（3）饮食宜清淡，戒烟忌酒，不食辛辣、刺激性较强的食物，减少便秘发生。每天早晨可空腹饮一杯温开水，以稀释血液，冲洗尿道，避免余尿浓缩形成结石。

（4）坚持清洗会阴部，保持清洁是预防前列腺炎的一个重要环节。注意个人卫生，包皮过长或包茎应及早做包皮环切术，以减少感染；洁身自爱，不发生不洁性交及婚外性行为。

（5）不可久坐，以免引起会阴及前列腺部慢性充血、瘀血。在工作时应适当休息，及时变换体位，可改善前列腺局部充血，减少或避免前列腺炎的发生。

（6）避免长时间骑车，以免直接压迫会阴及前列腺部，出现会阴部麻木不适及疼痛、排尿疼痛、排尿困难、腰部酸痛等症状。一般持续骑车时间控制在30分钟内，或在途中下车活动一下，休息片刻再继续骑行。

（7）在秋冬季做好防寒保暖工作，以预防感冒和上呼吸道感染的发生。

此外，前列腺炎患者应多食用清热生津、养阴润肺的食物，如百合、糯米、蜂蜜、花生、鲜山药、白木耳、梨、大枣、莲子、甘蔗等清补柔润之品，也可多进食海鲜、芝麻、核桃等滋阴补肾的食物。同时，患者应积极进行体育锻炼，并保持心情愉悦。

23. 如何治疗前列腺炎引起的尿频、尿急、尿痛？

尿急是指突然出现的、不可自控的排尿或排尿有急迫感，当尿意急来时，若不及时排尿，则会造成尿失禁。尿频是指排尿次数增多，每次排尿量减少，正常人24小时排尿次数日间为4～6次，夜间为0～2次，每次300～500毫升。尿痛是指排尿时和（或）排尿后尿道内疼痛，在排尿起始、结束时可加剧。引起尿频、尿急和尿痛的原因很多，其中之一是前列腺炎。

前列腺炎是一种慢性疾病，包括慢性细菌性前列腺炎和非细菌性前列腺炎两种。细菌性前列腺炎治疗以口服抗菌药物为主，用药4～6周后，对患者进行阶段性的疗效评价，若未达到治疗效果，则需要调整治疗方案。非细菌性前列腺炎治疗初期一般口服抗菌药物2～4周，同时使用α受体阻滞剂（如特拉唑嗪）改善排尿症状和疼痛，也可选择非甾体抗炎镇痛药或M受体阻滞剂（如托特罗定）等改善排尿症状和疼痛。此外，治疗前列腺炎的方法还有中医治疗、热疗或前列腺按摩等。

24. 前列腺炎为什么不提倡抗菌药物治疗？

美国国立卫生研究院指出，前列腺炎的主要类型为慢性非细菌性前列腺炎，约占前列腺炎的90％以上。而前列腺液中检出白细胞，并不一定意味是细菌性前列腺炎，这是因为收集到的前列腺液在流经尿道时可能夹有来自尿道的杂菌,而且在人体体表及与外界相通的腔道(如眼、耳、鼻、口咽腔、肺、肠道、阴道、尿道等)内生活着各种不同的微生物,这些都是正常菌群。只有当机体免疫力降低,各种细菌处于失衡状态时,才会引起炎症。此外,前列腺液细菌培养结果的准确率不高,有报道假阳性率高达50%,故只能作为诊断的参考。因此,若患者无明显症状,只是检出前列腺液中有少量白细胞,则没有必要使用抗菌药物进行治疗。但是,若确诊细菌感染,同时出现不适症状,则应使用敏感抗菌药物进行针对性的治疗。

目前临床诊断的慢性前列腺炎并不是一种单一的疾病,而是一组具有排尿异常、下腹会阴部疼痛不适、前列腺液白细胞增多(或正常)的疾病综合征。近年来,针对前列腺炎多因素、多病因的特点,建议采用药物联合治疗的方法来控制与改善排尿和局部疼痛、不适等症状。目前应用的药物有:①α受体阻滞剂,可降低后尿道压力,使排尿通畅;②解痉药,可解除盆底肌肉的痉挛,起到止痛、促进排尿的作用;③抗胆碱药,可改善排尿异常;④非甾体抗炎药,具有消炎和止痛的作用;⑤降低尿酸药,可减少尿液反流对前列腺的化学刺激;⑥抗抑郁、镇静和抗焦虑等药物,可协同改善症状。此外,患者应树立战胜疾病的信心,养成健康的生活方式,调整心态,积极治疗。

25.前列腺炎患者用药应注意哪些事项?

目前,前列腺炎治愈较难,易反复发作。因此,前列腺炎患者在治疗过程中应注意以下事项:

第一,多饮水。浓缩的尿液会对前列腺产生刺激,长期刺激会对前列腺造成损害。多饮水可稀释尿液,从而缓解对前列腺的刺激。

第二,不憋尿。憋尿会对膀胱和前列腺产生不利影响。

第三,节制性生活。性生活频繁易使前列腺长期处于充血状态,从而导致前列腺增大。

第四,洗温水澡。洗温水澡可以缓解肌肉与前列腺的紧张。

第五,保持清洁,防止受寒。

第六,调节饮食。少食辛辣食物,不吸烟,不饮酒。

第十三章 常见感染性疾病用药答疑

1. 感冒需要服用抗菌药物吗？

抗菌药物之所以能抑制和杀灭细菌,是因为其能干扰和破坏细菌的新陈代谢。病毒寄生在活细胞内,不具备独立的代谢功能,因此抗菌药物对病毒感染通常无效。国内外相关抗菌药物使用指南有明确规定:对于急性支气管炎(主要由感冒引起)和上呼吸道感染,不推荐常规使用抗菌药物。急性中耳炎、化脓性扁桃体炎、鼻窦炎等是急性上呼吸道感染的主要类型。

此外,滥用抗菌药物还会引起菌群失调和细菌耐药。在人体的皮肤、呼吸道、肠道、泌尿生殖道等与外界相通的腔道内存在许多细菌,这些有益的菌群对人体起着极其重要的保护作用。使用抗菌药物时,人体内的正常菌群被部分杀死或抑制,从而使人体失去防护能力,致病菌就会乘虚而入,引起机体感染,如白色念珠菌感染、某些革兰阴性菌引起的肠炎等,也被称为医源性感染。

由此可见,当患有某些病毒感染的疾病时,患者切勿自行使用抗菌药物,否则不但不能起到治疗作用,还可能造成二重感染,或使细菌产生耐药性。总之,对于普通感冒、麻疹、脊髓灰质炎、病毒性肝炎、水痘等病毒性疾病的发热患者,不必使用抗菌药物。

2. 治疗上呼吸道感染必须使用抗菌药物吗？

上呼吸道感染是人类最常见的传染病之一,包括普通感冒、咽炎、急性会厌炎、急性喉炎、急性中耳炎及急性鼻窦炎等,主要病原体是病毒,少数是细菌。经对儿童及最近成人的荟萃分析表明，即使不使用抗菌药物，绝大多数患者均有良好结果。然而，尽量作出病毒感染与细菌感染的鉴别，可限制抗菌药物的使用，以防止耐药菌株出现。对于有中毒症状、基础病的老年人，开始可凭经验使用抗菌药物，但最重要的是依据临床诊断。①普通感冒不需要使用抗菌药物。②咽炎不应常规使用抗菌药物，绝大多数患者即使不用抗菌药物，也均有良好结果。③会厌炎可发生于各年龄层，诊断依据是咽痛伴喉鸣或呼吸困难，严重病例是指有中毒症状、基础病的老年人及可能发生合并症的患者，应使用抗菌药物。④鼻窦炎应先确诊为细菌性感染，首选阿莫西林或阿莫西林/克拉维酸钾。⑤喉炎一般不使用抗菌药物。⑥中耳炎，对于2岁或2岁以上的儿童，如无高热和严重疼痛伴有渗出，应使用抗菌药物。因此，上呼吸道感染是否使用抗菌药物，需要进行综合分析判断。

3.为什么轮状病毒性胃肠炎好发于婴幼儿？

轮状病毒性胃肠炎多发生于婴幼儿，成人也可感染，常见症状有腹泻、恶心、呕吐、排黄色水样便、发热等，也可无临床症状表现，为隐形的病毒携带者，易传染给儿童。轮状病毒主要感染小肠上皮细胞，可引起腹泻。每年在夏秋冬季流行，感染途径为粪口传播，临床表现为急性胃肠炎，呈渗透性腹泻，严重者可出现脱水、电解质失衡。轮状病毒性胃肠炎具有自限性，无特效疗法，通常以对症治疗为主。对于轻、中度患者，首选治疗方式是口服补液盐，重者需要进行静脉补液。A组轮状病毒引起的胃肠炎主要发生于1岁以下的婴幼儿，5岁以下的儿童也可能发病，秋季为发病高峰期，因而又称秋季腹泻。而B组轮状病毒则可引起成人腹泻。

4.腹腔镜胆囊切除术后患者需要继续使用抗菌药物吗？

腹腔镜胆囊切除术是目前腹腔镜技术在外科手术中应用最广泛、最具代表性的手术，是近些年发展迅速的一种微创手术，其优点是切口小、创伤轻、对机体免疫系统功能影响小、术后恢复快，已成为治疗胆囊结石等良性疾病的重要标准。是否在术前常规预防性应用抗菌药物防止手术部位的感染，人们尚未达成一致意见，目前仍遵循开腹胆囊切除术围手术期应用抗菌药物的标准。国内相关研究表明，腹腔镜胆囊切除术围手术期应用抗菌药物并没有降低术后感染的发生率。而国外相似的研究表明，腹腔镜胆囊切除术术前预防性应用抗菌药物，并不能降低术后感染的发生率。

随着医疗技术的发展,择期腹腔镜胆囊切除术的手术时间通常较短,大多可在 2 小时内完成。另外,只有腹腔镜手术器械进入腹腔,减少了腹腔创面与外界的接触,从而降低了外源性感染的概率。

综上所述,对于择期的感染低风险的腹腔镜胆囊切除术,围手术期不使用抗菌药物,并不增加术后感染的发生,是安全、可行的,同时可降低医疗费用,缩短住院时间。

5.小腿红肿压痛,为什么服用头孢菌素类药物后仍未见好转?

下肢静脉血栓可发生于任何年龄段,但老年人多于青年人。主要症状为患肢局部肿痛、皮下可扪及有压痛的条索状物,或伴有病变远端浅表静脉曲张等静脉回流受阻现象。患者切勿被局部的红、肿、痛、热等炎症表现所迷惑,而认为是细菌感染引起。血栓性静脉炎是一种无菌性炎症,主要是由静脉输入各种刺激性溶液、曲张静脉的局部血流缓慢所引起。因此,患者切勿盲目使用抗菌药物。血栓性静脉炎治疗主要以非手术疗法为主,临床常采用溶栓、抗凝、祛聚药物来消融血栓。护理措施为抬高患肢、清淡饮食、密切观察凝血功能变化以及出血倾向等。病变部位周围的皮肤通常呈现充血性症状,并伴有水肿,但这种症状是由血栓刺激所引起。血栓形成后,静脉内膜受到损害,静脉壁和周围结缔组织呈急性纤维素样变性和坏死,可有渗出,继之被胶原纤维所替代。待病程演变停止,炎症消退,血栓机化,可能再通,静脉壁呈透明样变。因此,一般认为不需要应用抗菌药物治疗。若要应用,也仅作为预防性应用。

6.妊娠妇女感冒发热可以服用抗菌药物吗?

妊娠妇女感冒发热后,会对胎儿产生两个方面的影响:一是病毒直接透过胎盘进入胎儿体内,可能造成胎儿先天性心脏病、兔唇、脑积水、无脑和小头畸形;二是感冒引起的高热和代谢紊乱产生的毒素会刺激子宫收缩,造成流产或早产,新生儿的死亡率也随之增高。因此,对于细菌、病毒引起的感冒发热,应采用合适的抗菌药物进行干预治疗。但是,由于抗菌药物对胎儿会产生不同程度的不良影响,因此妊娠妇女在感冒发热时应谨慎选用抗菌药物。一般妊娠妇女所用抗菌药物可以分为可用、慎用和禁用三大类。青霉素类、头孢菌素类、大环内酯类抗菌药物是妊娠期可安全使用的抗菌药物。万

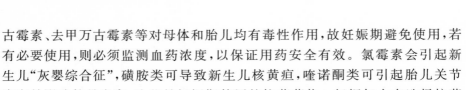

古霉素、去甲万古霉素等对母体和胎儿均有毒性作用,故妊娠期避免使用,若有必要使用,则必须监测血药浓度,以保证用药安全有效。氯霉素会引起新生儿"灰婴综合征",磺胺类可导致新生儿核黄疸,喹诺酮类可引起胎儿关节病变并影响软骨发育,这些是妊娠期禁用的抗菌药物。妊娠妇女在选择抗菌药物时,应权衡利弊,根据感染的程度、妊娠期的阶段合理选择抗菌药物及其用量、持续时间。

7.妊娠妇女剖宫产使用抗菌药物后需要间隔多久才可以哺乳?

妊娠妇女产后感染最重要的一个危险因素是剖宫产,相对于其他手术,术后感染率显著高于预测值。对于进行剖宫产的患者,均推荐使用预防性抗菌药物。抗菌药物可通过主动或被动机制分泌至乳汁中,乳汁药物浓度大于母体血清药物浓度 50％ 的有羧苄西林、阿米卡星、红霉素、氯霉素、链霉素、克林霉素、卡那霉素、庆大霉素、甲氧西林、磺胺、四环素、妥布霉素、甲氧苄啶等。如婴儿体内缺乏葡萄糖-6-磷酸脱氢酶,则会对乳汁中磺胺类、氯霉素等异常敏感,可引起溶血性贫血。甲硝唑、喹诺酮类可能引起骨发育不全。链霉素、卡那霉素可引起乳儿肾损害,为确保婴儿健康,应避免应用上述抗菌药物,如病情需要必须使用上述抗菌药物时,则应停止哺乳,并由医生评估确定再次哺乳的时间。抗菌药物乳汁浓度低于母体血清药物浓度 25％,一般不会产生具有临床意义的影响,如氨曲南、阿洛西林、头孢哌酮、头孢唑啉、头孢西丁、头孢噻肟、头孢呋辛、美洛西林、苯唑西林、青霉素 G 等。一般情况下,人们认为这类抗菌药物不会影响乳汁分泌及其成分。在术后 3 天内,婴儿所吸吮的乳汁基本上是初乳,而且量很少,渗透进乳汁的药量也很少,故可以不延迟开奶。

8.老年慢性支气管炎患者是否需要长期使用抗菌药物?

慢性支气管炎,简称慢支,是指气管、支气管黏膜及其周围组织的慢性、非特异性炎症。以老年人多见,50 岁以上者发病率高达 15％。慢支患者使用抗菌药物的常见误区有以下几点:

(1)非感染性因素使用抗菌药物　有时慢支急性发作是由烟雾、刺激性气体、过敏、寒冷等因素引起,一般不需要使用抗菌药物。

(2)预防性使用抗菌药物　部分患者常使用抗菌药物预防慢支发作。临床试验表明,预防性使用抗菌药物并不能减少发作次数,但易导致菌群失调和产生耐药性,且待需要使用抗菌药物治疗时则效果不佳。此外,任何一种抗菌药物都有一定的毒副作用。

(3)随意应用、更换或停用抗菌药物　部分患者无视病情变化而随意使用抗菌药物,或疗效不佳就更换抗菌药物,或症状一旦减轻就停用抗菌药物,剂量和疗程极不规律,易产生耐药性,又可导致病情反复。

(4)缓解期使用抗菌药物　若患者仅有少量白色痰液、轻微咳嗽并持续2个月以上,说明疾病进入缓解期,此时不必使用抗菌药物。患者可以适度进行体育锻炼以预防感冒,并调理饮食,同时可以使用某些提高免疫力的中西药。

因此,慢支患者并不需要长期使用抗菌药物,只有在咳嗽加重、痰量增加、痰液变黄变脓或有发热时,考虑合并细菌感染导致慢支加重,才使用抗菌药物。

9. 为什么服用喹诺酮类抗菌药物后应避免日光直晒?

喹诺酮类药物是一类人工合成的抗菌药物,具有抗菌谱广、口服吸收良好、体内分布广、不良反应少、患者耐受良好等优点。喹诺酮类药物在肾脏内以药物原型由尿液排出,尿液中的药物浓度极高,药物抑菌浓度维持时间较长,故经常用于治疗尿路感染。需要注意的是,随着喹诺酮类药物临床应用的增加,关于其不良反应的报道也逐渐增多,其中光敏反应是一种独特的不良反应,可引起各种光毒性。药物引起的光敏反应包括光毒性反应和光变态反应。光敏反应的临床症状主要表现为暴露在外的部分皮肤出现皮疹、红斑,严重者可出现皮肤脱落、糜烂。波长315～400纳米的紫外线易导致喹诺酮类药物发生光敏反应,故医生在诊治时应嘱咐患者无论是口服或是静脉滴注喹诺酮类药物,在服药期间和用药后3～5天内避免日光直晒。

10. 为什么睡眠不佳者不能使用喹诺酮类药物?

20世纪八九十年代合成的氟喹诺酮类药物(如环丙沙星、氧氟沙星等)具有抗菌谱广、口服有效、副作用较小等优点,为临床广泛使用。但是,随着这类药物的广泛应用,细菌对其迅速产生耐药性并广泛传播。此外,这类药物特殊的分子结构使其具有一定的脂溶性,能透过血脑屏障进入脑组织,故可引起中枢神经反应,常见症状有头痛、头晕、失眠、精神不安等,发生率为

1％～2％，因此失眠患者慎用这类药物。老年人如使用剂量过大，或多次连续用药，更易造成精神兴奋，出现眩晕、头痛、失眠、瘙痒以及幻觉等症状，有时还会出现步履蹒跚、走路不稳的情况。特别是有中枢神经系统疾患及原发性脑血管疾病的老年人，若确实需要使用喹诺酮类药物，则应在医生及药师指导下使用。此外，喹诺酮类药物还可能导致惊厥和癫痫发作，因此有癫痫病史者禁用。

11. 抗生素与抗菌药物是同一类药吗？

抗生素是放线菌、链丝菌等微生物在代谢过程中产生的物质及其衍生物，对细菌和其他微生物以及肿瘤细胞具有抑制和杀灭作用。抗生素是抗菌药物的一种称呼，由于概念不准确，因此不推荐使用。抗菌药物所指的范围较广，凡对细菌和其他微生物具有抑制和杀灭作用的物质统称为抗菌药物。它包括化学合成药如磺胺类、呋喃类、喹诺酮类，也包括具有抗菌作用的抗生素，还包括具有抗菌作用的中草药。

12. 哪些情况下应慎用或禁用抗菌药物？

（1）青霉素类及半合成青霉素类抗菌药物的毒性极微，除口服有轻微的胃肠道症状外，一般无毒性反应。但是，青霉素类抗菌药物可引起较严重的过敏性休克，因此每次使用前均需要做皮试；此外，如有青霉素类过敏史，则应使用其他抗菌药物治疗。

（2）头孢菌素类抗菌药物总体毒性较低，对某些敏感儿童有肾毒作用，对肝功能有轻微影响，但停药后即可恢复正常。使用头孢拉定等第一代头孢菌素类药物后可出现血尿，口服可出现腹痛、腹泻、皮疹等不良反应。

（3）氨基糖苷类抗菌药物的不良反应主要包括神经毒性和肾毒性。对于易感儿童，可导致其听力下降，甚至耳聋，或出现蛋白尿、血尿、管型尿等。6岁以下儿童一般禁用。

（4）磺胺类抗菌药物可引起易感儿童肾脏损害，出现血尿、结晶尿及肾衰竭，多样型皮肤损害，白细胞减少和抑制骨髓造血功能，恶心、呕吐等不良反应。目前，磺胺类抗菌药物在儿科已很少使用。

（5）万古霉素主要用于治疗耐药的金黄色葡萄球菌感染，亦有一定的肾毒性、耳毒性，故仅在有明确使用指征时方可使用。此外，在用药过程中应密切监测血药浓度及不良反应，并实施个体化给药方案。

（6）喹诺酮类抗菌药物（如左氧氟沙星、环丙沙星等）有引起幼龄动物软骨关节病变的报道，尽管在儿科临床至今尚缺乏例证，但仍应避免用于骨骼系统尚未发育完全的 18 岁以下儿童。

（7）四环素类抗菌药物（如米诺环素）可导致牙齿黄染及牙釉质发育不良，故不可用于 8 岁以下儿童。

13. 服用抗菌药物可以治疗幽门螺杆菌感染吗？

在抗幽门螺杆菌的治疗过程中，抗菌药物是必不可少的环节。幽门螺杆菌阳性一般采用联合用药的方法进行治疗，国际上普遍采用三联疗法。常见的三联疗法是一种质子泵抑制剂（如奥美拉唑、泮托拉唑、雷贝拉唑等）加 2 种抗菌药物，一般是阿莫西林加克拉霉素，如是对青霉素过敏的患者，则可将阿莫西林更换为甲硝唑。此外，也有采用四联疗法治疗幽门螺杆菌感染，即在三联疗法基础上加抑酸剂（铋剂）。与其他消化道传染病一样，预防幽门螺杆菌感染的关键是防止"病从口入"，故应做到餐前便后洗手、饮食卫生等。若家中有幽门螺杆菌感染的患者，则全家都需要进行检查，明确感染情况，以便采取暂时分餐或进行抗菌治疗，直至患者完全康复。

14. 为什么长期咳嗽患者服用抗菌药物病情仍未见好转？

在日常生活中，有些人在感冒咳嗽时会自行服用酚麻美敏片（泰诺）等感冒药，有时还会习惯性地加服阿莫西林等抗菌药物。但是，抗菌药物对因轻微呼吸道感染引起的持续咳嗽没有明显的治疗效果，反而可能引起一系列不良反应。抗菌药物杀灭细菌后，通常细菌感染所引起的咳嗽也会随之缓解或消失。另外，呼吸道感染也可能由病毒导致，此时使用抗菌药物治疗咳嗽是无效的。特别是在尚未明确感染类型的情况下随意使用抗菌药物，易引起不良反应。例如，对于青霉素过敏的患者，使用阿莫西林有发生过敏性休克的风险。此外，阿莫西林常见的不良反应还有恶心、呕吐、腹泻等胃肠道反应，肝肾功能紊乱，以及贫血、血小板减少等。另外，在治疗细菌性上呼吸道感染时，使用抗菌药物的时间一般为 3～5 天，首次用药不建议超过 7 天，因为在这段时间内，若治疗没有取得明显的效果，则可能是非细菌性感染；或细菌已产生耐药性，此时若继续服用抗菌药物，不仅无法取得良好的治疗效果，而且会增加不良反应的发生率及严重性。

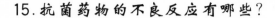

15.抗菌药物的不良反应有哪些？

抗菌药物是现代社会常用的控制各种感染的有效药物，目前临床已经使用的有近百种。与其他药物一样，抗菌药物也会引起不良反应，且在用药后数秒至数小时乃至停药后相当长的一段时间内均会发生。常见的不良反应有过敏性休克、固定性药疹、荨麻疹、血管神经性水肿，以及胃肠道反应、再生障碍性贫血等，严重者会危及生命。因此，合理使用抗菌药物，加强临床用药监督，对减少临床不良反应的发生具有重要意义。

过敏反应是一种抗菌药物常见的不良反应，主要原因是药品中可能存在杂质，以及氧化、分解、聚合、降解产物在体内发生作用，或患者自身的个体差异。发生过敏反应的患者多有变态反应性疾病，少数患者为特异高敏体质。过敏反应又可分为过敏性休克、溶血性贫血、血清病、药物热等。

抗菌药物能引起毒性反应。毒性反应可以分为对神经系统的毒性，对肝脏的毒性，对肾脏、血液、免疫系统、心脏和胃肠道的毒性等。

另外，抗菌药物还会引起特异性反应以及二重感染，与其他药物联合使用亦会加重不良反应。例如，红霉素能抑制地高辛的代谢，合用时可使地高辛血药浓度明显升高，从而发生地高辛中毒。头孢菌素类、氯霉素可抑制香豆素抗凝药在肝脏的代谢，使香豆素抗凝药的半衰期延长、作用增强，从而导致凝血时间延长。红霉素可使华法林作用增强，凝血时间延长。第三代头孢菌素类药物可影响肠道菌群合成维生素 K，从而增强抗凝药的作用等。

一旦发现患者发生不良反应，应果断采取措施，如停药或换药；若出现过敏反应，则应立即采取抢救措施。

16.滥用抗菌药物有哪些危害？

（1）大量使用抗菌药物会引起较强的毒副作用，直接损害人体，尤其是损害儿童听力。抗菌药物最严重的毒副作用是过敏反应。研究表明，任何一种抗菌药物对人体均有不同程度的损害，如链霉素、卡那霉素可引起眩晕、耳鸣、耳聋；庆大霉素、万古霉素可损害肾脏等。耳对抗菌药物的副作用最为敏感，如链霉素、庆大霉素、卡那霉素易影响耳毛细胞，导致听力下降。

（2）乱用抗菌药物会使细菌产生耐药性，导致抗菌药物疗效下降，甚至无效。细菌对某种抗菌药物产生耐药性，同时亦可对其他抗菌药物产生耐药性，而且耐药性还可以在不同的细菌、人体正常菌群中的细菌与致病菌之间，通过耐药基因相互传播,使细菌耐药性复杂化。

(3)滥用抗菌药物会大量杀灭体内的正常菌群,使致病菌乘虚而入,甚至导致机体死亡。例如,人体肠道细菌按一定的比例组合,各菌群间互相制约、互相依存,在质和量上形成一种生态平衡。长期应用广谱抗菌药物,敏感肠菌被抑制,未被抑制的细菌乘机繁殖,从而造成菌群失调,导致某些维生素缺乏,从而使机体抵抗力下降。人体内的细菌主要存在于肠道,有助于消化;有些细菌则是寄生菌,存在于皮肤、口咽部、耳、眼睛,它们不是致病菌,但在一定的条件下,这些寄生菌会转变为致病菌。当体内菌群失调时,一旦机体某部位被感染,病情就极易恶化,甚至导致患者死亡。

17. 为什么服用抗菌药物期间不能饮酒?

在服用抗菌药物时,即使少量饮酒或饮用含酒精的饮料,都有可能引发头痛、呕吐、心悸、呼吸困难等不良反应,严重者可能出现呼吸抑制、心肌梗死、休克、急性心力衰竭等症状。

在服用某些药物后少量饮酒而引起的不良反应,称为戒酒硫样反应,又称双硫仑样反应。抗菌药物的化学结构中含有类似双硫仑的结构成分,其作用与戒酒硫相似。因此,一旦患者在服用含有戒酒硫成分的抗菌药物后饮酒,这种成分就会阻止酒精中的有害物质乙醛氧化代谢为水和二氧化碳,导致人体内乙醛浓度升高,继而发生戒酒硫样反应,出现不适症状。

因此,患者特别是有心血管疾病的老年患者在服用抗菌药物的过程中和停药后 7 天内(有些药物在人体内代谢较缓慢)不宜饮酒,且不饮用含酒精的饮料,同时不要用酒精进行皮肤消毒或擦拭降温,以免发生戒酒硫样反应。

18. 为什么服用阿米卡星治疗尿路感染时需要多饮水?

阿米卡星又名丁胺卡那霉素,是一种氨基糖苷类抗菌药物。其抗菌谱广,对各种革兰阴性菌、阳性菌及铜绿假单胞菌等具有较强的抗菌作用,因而临床应用非常广泛。阿米卡星口服很少吸收,注射用药后能迅速吸收。在用药后的 24 小时内,80%～90%的药物会通过肾小球滤过,而部分药物会在肾小管重吸收。阿米卡星对肾脏组织有较强的亲和力,会在肾脏皮质细胞中蓄积,其在肾皮质中的浓度比在血浆中的浓度约高 100 倍。阿米卡星经肾脏排泄,故在肾脏内分泌系统中具有较高的浓度,可引起肾脏毒性,对肾脏损害的风险较高,会损害肾小管上皮细胞。常见的肾脏损害有尿酶水平升高、血尿素氮和肌酐升高,表现为蛋白尿、管型尿,严重者可致氮质血症及无尿症。但是,大多数肾脏毒性是可逆的,停药后即可减轻,也有个别患者会出现肾衰竭。因此,为避免或减轻阿米卡星的肾脏毒性反应,医生和药师通常会建议患者多饮水,以降低肾小管中的药物浓度,减轻对肾小管的化学刺激,减少肾脏不良反应的发生。此外,肾功能减退的患者应适当减量或延长给药间隔。

19. 妊娠妇女可使用哪些抗菌药物?

妊娠妇女是一类特殊的人群。妊娠期母体的心血管、消化、内分泌等系统会发生一系列生理变化,这些生理变化可影响药物的代谢和排泄、药物的作用时间、药物的半衰期等。因此,对于妊娠妇女,需考虑药物对母体和胎儿的影响,选择对胎儿无致畸和其他不良反应较小的抗菌药物,并遵医嘱使用。如可以选用 B 类抗菌药物,其对母体和胎儿无损害或损害很小。

青霉素类药物对人体的毒性很小,对妊娠妇女、胎儿、婴儿等较安全,抗菌谱较广,是妊娠妇女的首选抗菌药物。据文献资料报道,3546 名妊娠妇女在初始 3 个月应用青霉素衍生物,未发生畸形反应。但青霉素类药物易引起过敏反应,因此使用前必须做皮试。这类药物在整个妊娠期可以使用。

头孢菌素类与青霉素类极为相似,对妊娠妇女及胎儿的影响也较小,其过敏反应的发生率低,且无畸形反应的报道,故可在妊娠期间使用。

大环内酯类与青霉素类也十分相似,对妊娠妇女及胎儿的毒性很小,无致畸作用,妊娠期使用较安全,可用于对青霉素过敏的患者。红霉素可代替青霉素作为首选药物治疗妊娠期淋病或梅毒。对青霉素过敏而又有上呼吸道感染的妊娠妇女也可选用大环内酯类,如阿奇霉素等。而依托红霉素可引起胆汁淤滞性黄疸,妊娠妇女服用后发生肝中毒的概率在 10%～15%,故不宜使用。

总之,妊娠期应避免使用抗菌药物,如有必要使用,则应尽量选用对母体及胎儿无损害或损害较小的抗菌药物。

20. 肝功能减退患者如何选用抗菌药物?

目前常用的肝功能检查不能作为调整抗菌药物用药方案的依据,故对于肝功能减退者,抗菌药物的选用及给药方案须考虑以下几个因素:①肝功能减退对药物体内代谢的影响程度。②肝病对抗菌药物发生毒性反应的影响。

抗菌药物在人体内的代谢和排泄可分为以下几种情况:

（1）主要经肝脏清除　肝功能减退时,药物清除明显减少,但无明显毒性反应,故仍可应用,但需谨慎,必要时可减量应用,治疗过程中需密切监测肝功能。这类药物主要包括林可霉素、克林霉素、螺旋霉素、罗红霉素及阿奇霉素等,主要经胆汁排泄,在胆汁中浓度较高。克林霉素与林可霉素在肝脏内代谢,随胆汁及大便排出,肝功能减退时其清除半衰期明显延长,血药浓度升高,可引起血清转氨酶升高。但转氨酶的升高和高胆红素血症也可能由药物干扰比色测定所致,并非肝毒性反应,故应慎用。

（2）主要经肝或相当量经肝清除　肝功能减退时,药物清除及代谢减少,导致毒性反应发生。这类药物包括氯霉素、氨苄西林酯化物、红霉素酯化物、利福平、异烟肼、两性霉素 B、四环素类、磺胺药及酮康唑、咪康唑,肝功能减退时应避免使用。

（3）经肝、肾两途径清除　肝功能减退时,血药浓度略升高,若同时引起肾功能损害,则血药浓度升高明显;严重肝病时应减量应用。这类药物有美洛西林、哌拉西林、头孢哌酮、头孢曲松、头孢噻肟、头孢噻吩等。此外,头孢哌酮、头孢曲松、头孢孟多在肝病时易引起凝血功能障碍,主要抑制维生素 K 合成,从而使凝血因子合成不足及血小板减少,应予以注意。

（4）主要经肾排泄　肝功能减退时不需调整剂量,包括青霉素、头孢唑啉、头孢拉定、亚胺培南等。肝功能减退时,选用氨曲南、磷霉素、万古霉素、多黏菌素及喹诺酮类(不包括培氟沙星)是安全的。氨基糖苷类药物尽管主要经肾脏排泄,但肝病患者肾毒性的发生率明显增高,因此肝功能减退者应慎用。肝功能减退者发生细菌感染,一般根据感染部位及病原菌类型选用适宜的抗菌药物,避免使用肝毒性药物。除败血症外,一般不采用两种抗菌药物联合应用。

21. 乙肝病毒感染对妊娠和母婴有何影响?

母婴传播有三个途径:分娩后传播、围生期感染及宫内感染。尽管母体与胎儿之间有胎盘屏障,在绝大多数情况下,母体的乙肝病毒不会传染给胎儿,即宫内感染的概率较小,但这道屏障并非绝对安全,仍然存在宫内感染的可能。约 5% 的 HBsAg 阳性的妊娠妇女会将乙肝病毒传染给胎儿,这可能与妊娠胎盘轻微剥离有关。乙肝病毒经卵细胞、精子传播的可能性尚未被证实。因此,母婴传播的主要方式是围生期感染和分娩后传播。胎儿自身有皮肤或黏膜破损时,接触携带乙肝病毒的母体的羊水、血液或阴道分泌物而被传染。分娩后传播主要是通过母婴间的密切接触,可能从母亲的汗液、唾液、血液等传染给婴儿。妊娠期间应定期复查肝功能，最好每1～2个月复查一次。同时，终止使用具有肝毒性的药物，如抗菌药物、抗结核药、降糖药等。对于妊娠期间乙型肝炎发作患者，在充分告知风险、权衡利弊、患者签署知情同意书的情况下，可使用拉米夫定、替比夫定、替诺福韦进行治疗。

感染乙肝病毒的妊娠妇女必须专床分娩，严格执行消毒隔离制度，并防止产道损伤及新生儿羊水吸入。婴儿出生24小时内须注射高效价乙肝免疫球蛋白，同时在另一侧肌肉注射乙肝疫苗，6个月后再注射乙肝疫苗一次。通过对乙肝妇女孕前、孕中、孕后的干预治疗，生育健康婴儿的概率为95%。但是，乙肝病毒仍有传播给婴儿的可能，故在整个妊娠期、产后应做好相关措施，以降低传播的概率。

22. 乙肝患者是否需要终身服用抗乙肝病毒药物？

临床上一般选择核苷酸药物进行乙肝抗病毒治疗，如用药不合理，可能导致以往长期的抗病毒治疗功亏一篑，因此需要科学地选择药物，并在医生的指导下用药或停止服药。抗病毒药物可以抑制乙肝病毒复制，同时可以增强机体的免疫力。那么，乙肝抗病毒药物服用多长时间才能停药？

在乙肝治疗的过程中，很多患者采用抗病毒药物进行治疗。但是，抗病毒药物治疗乙肝的疗程较长，部分患者在取得初效后，即自行停止用药，其实这种做法是十分危险的。乙肝抗病毒治疗是一个长期的过程，只有坚持治疗，才有利于机体的康复。需要注意的是，大多数药物经肝脏代谢，长期用药必然会加重肝脏的负担，同时会使病毒产生变异耐药，此时药物不但不能起到有效的治疗作用，反而会导致乙肝病情发生恶化。

因此，乙肝患者在服用抗病毒药物时，切勿自行停药，否则会使病情进一步加重。另外，患者的病情、体质、选择的药物等因素都会影响抗病毒治疗的疗程长短。因此，何时停用乙肝抗病毒药物需要根据患者的病情而定，即使需要停药，也应在医生的指导下进行，以免患者自行停药而导致严重后果。

23. 肾功能减退患者如何安全使用抗菌药物？

肾功能减退时，根据患者的感染情况、病原菌对药物的敏感程度，尽量选用肾毒性低或无肾毒性的药物，不宜使用有严重肾毒性的抗菌药物，如四环素类、呋喃妥因等。若有必要使用有肾毒性的药物，则须根据肾功能减退程度调整给药剂量和方法，有条件者可在血药浓度监测下减量应用，如氨基糖苷类、万古霉素、多黏菌素等。对无明显肾毒性或仅有轻度肾毒性，但主要经肾脏排泄的药物，应根据肾功能减退程度调整剂量，如青霉素、头孢他啶、头孢唑啉、左氧氟沙星等。对主要经肝脏代谢或清除的药物，可以按原剂量或剂量略减使用，如红霉素、利福平、美洛西林、头孢哌酮等。

24. 什么是多重耐药结核菌？如何治疗？

抗结核药物分为一线药物（如异烟肼、利福平、吡嗪酰胺等）和二线药物（如氟喹诺酮类、口服抑菌类药等）。普通结核病只需服用一线药物，半年左右即可治愈。而耐多药结核病患者感染的结核杆菌经体外实验被证实，至少对一线两种药物（异烟肼、利福平）产生耐药性。耐多药结核病治疗除遵循抗结核治疗早期用药、联合用药、规律用药、疗程足够等一般治疗原则外，还应注意以下药物遴选特点：①在一线口服抗结核药物中可以选用乙胺丁醇和吡嗪酰胺，避免使用利福平。②根据药敏试验结果和既往使用情况，可选用一种注射用抗结核药物，包括链霉素、卡那霉素、阿米卡星和卷曲霉素等，但在使用过程中应警惕氨基糖苷类药物的耳毒性、肾毒性。③合理选用莫西沙星、加替沙星、左氧氟沙星等喹诺酮类药物。④合理选用以往治疗方案中未被广泛使用的二线抗结核药物，如丙硫异酰胺、环丝氨酸、对氨基水杨酸钠、特立齐酮等。

若上述药物治疗方案未能达到治疗目标，则可合理选用 2 种或更多疗效尚不确切的抗结核药物，如氯法齐明、氯苯酚嗪、利奈唑胺、阿莫西林/克拉维酸钾、氨硫脲、伊米倍能/西司他丁，以及高剂量异烟肼和克拉霉素等。

25. 社区获得性肺炎需要使用激素治疗吗？

社区获得性肺炎是指在医院外社区内罹患的感染性肺实质炎症，是一种常见的呼吸系统感染性疾病，高居感染性疾病死因之首。机体减轻肺损伤的一个重要的生理机制是通过促炎因子激活下丘脑-垂体-肾上腺轴合成糖皮质激素，反向调节炎症反应。在重症疾病的进展过程中，皮质醇代谢相关酶的表达和活性受到抑制，导致激素分解减少，也会对炎症反应起抑制作用。机体免疫系统在防御、清除感染和导致系统性不良反应的过程中存在着微妙的平衡，而重症社区获得性肺炎患者的免疫系统被过度激活，打破了这一平衡，这些患者病情的严重程度不仅与感染本身相关，而且与机体过度炎症反应亦相关。因此，在充分抗感染的基础上联合激素辅助治疗重症社区获得性肺炎具有了理论依据,但在临床实践中还存在诸多争议和分歧,由此反映了病原体的致病性和宿主免疫反应病理生理过程的复杂性。另外,激素的免疫抑制作用可能导致重症社区获得性肺炎患者感染加重,或出现继发感染(如鲍曼不动杆菌、金黄色葡萄球菌、肺炎克雷伯菌)及侵袭性真菌感染,反而导致住院时间延长。未来相关研究需要着眼于明确激素辅助治疗重症社区获得性肺炎的适用人群,制订出最佳剂量和疗程。

第十四章　常见血液系统疾病用药答疑

1. 血小板减少症患者是否可以使用抗凝血药？

血小板数量减少（血小板减少症）或功能性减退（血小板功能不全）易导致止血栓形成不良和出血等血小板疾病。导致血小板减少的主要机制有：血小板生成减少或无效生成，破坏或消耗过多和分布异常，脾对血小板的阻留。无论是何种原因所致的严重血小板减少，都会引起典型的出血：多发性瘀斑，常见于小腿，或在受轻微外伤的部位出现小的散在性瘀斑；黏膜出血（鼻出血、胃肠道和泌尿生殖道出血）和手术后大量出血。胃肠道大量出血和中枢神经系统出血可危及生命。血小板减少症不会像凝血性疾病（如血友病）一样，表现出组织内出血（如深部内脏血肿或关节积血）。

血小板减少症的治疗随其病因和严重程度而多变，需迅速明确病因，若有可能应予以纠正，临床上常用药物有阿司匹林、噻氯匹定、双嘧达莫等。阿司匹林是借抑制血小板内物质的作用，达到防止血小板凝集的作用。盐酸噻氯匹定可抑制血小板表面受体，防止血小板凝集。

血小板减少症患者首先明确自己是否患有高血压和动脉硬化，并检查血小板和凝血时间是否正常，若正常，则建议不要服用抗凝血药。

2. 治疗血小板低可以服用哪些药物？哪些药物不能服用？

正常人每毫升血液中含有 10 万～30 万个血小板，其平均寿命为 8～12 天。多种因素导致血小板计数低于参考值下限，即是血小板减少。若血小板严重减少,则会引起一系列症状,如鼻出血、牙龈出血、口腔黏膜出血、胃肠道出血,还会出现月经血量多、血尿等。另外,皮肤上可出现大小不等的出血点或瘀斑,医学上称为血小板减少性紫癜。一般情况下,患者可以通过服用升血小板药物(如利血生)来促进血小板增生。同时,合理饮食,忌油腻、辛辣、生硬食物,少食或不食鱼类。选用性凉的蔬菜和水果,如新鲜的藕、荸荠、木耳梨、阳桃、芥菜等,有利于止血。对于血小板低者,阿司匹林、硫酸软骨素、肝素、三环类抗抑郁药、利福平等药物均不能使用。

3. 血小板减少性紫癜可以使用哪些药物治疗?

(1)急性血小板减少性紫癜 治疗要点包括控制出血、减少血小板破坏及提升血小板的数量。首选糖皮质激素,如泼尼松每日 40～60 毫克,分 3～4 次给药。病情危急时可选用氢化可的松 100～200 毫克,加入 500 毫升 10％的葡萄糖注射液中,静脉滴注。止血剂可选用卡巴克洛、酚磺乙胺、氨甲苯酸、氨基己酸。对于严重出血者,可输注新鲜血液,有条件者也可输注血小板。

(2)慢性血小板减少性紫癜 肾上腺糖皮质激素可选用氢化可的松、地塞米松;止血剂可选用卡巴克洛、酚磺乙胺、氨甲苯酸、氨基己酸;并合理选用刺激白细胞和血小板生成的药物。

4. 过敏性紫癜可以使用哪些药物治疗?

过敏性紫癜可根据其类型采用不同的药物进行治疗。

(1)单纯型过敏性紫癜可采用"三联疗法",即口服维生素 C 200 毫克,卡巴克洛一次 5 毫克,每日 3 次,连续 2～3 周。

(2)关节型和腹型过敏性紫癜可首选糖皮质激素,如口服泼尼松,成人每日 30～40 毫克,儿童 10～20 毫克,分 3～4 次给药;或氢化可的松 100～200 毫克,维生素 C 3 克,加入 500 毫升 10％的葡萄糖注射液中,连续静脉滴注 3～5 天。

(3)肾型过敏性紫癜早期应用氨苯砜有效,按每日 100～150 毫克,分 2～3 次给药;对于有肾炎表现者,按肾炎治疗原则处理。对于消化道出血严重者,可适当输血。

(4)过敏性症状严重者可选用抗过敏药,如苯海拉明成人每次 25 毫克,儿童每次 6.25～12.50 毫克,餐后服用;盐酸异丙嗪成人每次 12.5 毫克,儿童每次 3.125～6.250 毫克;氯苯那敏成人每次 4 毫克,1～5 岁儿童每次 1～2 毫克,6~12 岁儿童每次 2~4 毫克,每日 2~3 次,但 2 岁以下儿童慎用。

5. 什么是巨幼细胞贫血？可以使用哪些药物治疗？

由于叶酸或维生素 B_{12} 缺乏,导致细胞核内的 DNA 合成障碍而引起的贫血称为巨幼细胞贫血。但细胞质内的 RNA 基本不受影响,故细胞核的成熟要晚于细胞质的成熟,使整个红细胞发生巨大而又幼稚的改变。巨幼细胞贫血主要表现为红细胞呈大细胞、高色素性,白细胞和血小板也有减少和形态异常。引起叶酸和维生素 B_{12} 不足的原因包括:

（1）摄入不足 蔬菜、水果摄入较少或过度烹饪,蔬菜中的叶酸被破坏,可造成叶酸缺乏；长期不摄入动物蛋白或肉类补充太少,可造成维生素 B_{12} 不足。

（2）人体需求量增加 在妊娠期和哺乳期,人体对叶酸和维生素 B_{12} 需求量增加；而肿瘤和溶血性贫血症等疾病会加大叶酸和维生素 B_{12} 的消耗,亦导致人体对叶酸和维生素 B_{12} 需求量的增加。

（3）吸收差 小肠的吸收功能差,造成叶酸缺乏；长期大量饮酒、胃切除和对氨基水杨酸等因素的影响,都会造成维生素 B_{12} 不足。

巨幼细胞贫血的治疗较为简单,即补充叶酸和维生素 B_{12}。除药物治疗外,也可通过食补来提高治疗效果。叶酸广泛存在于动植物性食物中,其中以酵母、肝和绿叶蔬菜含量最高。而维生素 B_{12} 广泛存在于动物内脏、牛奶和蛋黄中。

6. 妊娠妇女贫血可以服用哪些药物？

妊娠期胎儿的生长发育对铁的需求量增加,而妊娠妇女铁的摄入量不足或吸收不良会导致缺铁性贫血。部分妇女在妊娠期间会出现不同程度的贫血,其中大多数属于缺铁性贫血。妊娠中后期妇女对铁的需求量增加,此时需要补充铁剂。

缺铁性贫血的妊娠妇女对铁的需求量较大,仅依靠食补不能补充足够的铁元素,故还需要口服补铁剂进行补充。一般情况下,医生建议在妊娠 4 个月后服用补铁剂来预防改善贫血。常用的补铁剂主要有琥珀酸亚铁、多糖铁复合物,通常服用 1 个月左右贫血症状就可以改善。同时,妊娠妇女应多采取食补,如适量进食动物的肝脏、动物血等,还有红色的瘦肉（如牛肉、猪肉、兔肉等）,这些食物的含铁量较高,且主要成分是血红素铁（或肌红素铁）,与人体

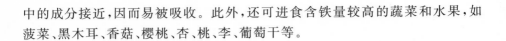

中的成分接近,因而易被吸收。此外,还可进食含铁量较高的蔬菜和水果,如菠菜、黑木耳、香菇、樱桃、杏、桃、李、葡萄干等。

7.骨髓增生性疾病可以选用哪些药物治疗?

骨髓增生性疾病是指分化相对成熟的一系或多系骨髓细胞不断地异常增殖所引起的一组肿瘤性疾病。临床表现为一种或多种血细胞质和量的异常,肝脾肿大、出血倾向以及血栓形成。中老年人发病较多,男性略高于女性。该病起病隐匿,偶在血常规检查时发现。血液黏滞度增高可致血流缓慢和组织缺氧,表现为头痛、眩晕、多汗、疲乏、健忘、耳鸣、眼花、视力障碍、肢端麻木与刺痛等症状。伴血小板增多时,可有血栓形成和梗死,常见于四肢、肠系膜、脑及冠状血管,严重时可瘫痪。常用羟基脲治疗,每日剂量为10~20毫克/千克,维持白细胞计数在$(3.5 \sim 5.0) \times 10^9$/L;可长期间歇应用,以维持白细胞计数在正常水平。此外,环磷酰胺、白消安、美法仑及苯丁酸氮芥等不宜长期使用。

8.白血病化疗的不良反应有哪些?

白血病是一类造血干/祖细胞的恶性克隆性疾病。化疗是治疗白血病的常规方法之一,被广泛应用于临床。化疗是一种全身治疗方法,其最大的缺点是对白血病恶性细胞的选择性不强,在抑制恶性细胞生长和杀灭恶性细胞的同时,对人体的正常细胞亦有损害作用。临床常见的化疗毒副作用有以下几种:

(1)局部反应　在注射药物时如不慎漏至皮下,可引起局部剧烈疼痛、红肿;另外,某些药物还可对血管内膜造成损伤,引起静脉炎。

(2)骨髓抑制　骨髓抑制为最常见和最严重的毒副作用,一般发生于化疗后8~12天。主要表现为白细胞、血小板、红细胞计数下降,反复化疗和大剂量化疗时骨髓抑制明显。

(3)消化道反应　消化道反应也是较常见的不良反应,如恶心、呕吐等,一般于注射药物结束时,或结束后数日内出现恶心、呕吐、腹泻、便秘、食欲减退等。

(4)其他　某些药物除有以上毒副作用外,还会对某个脏器产生特定的毒副作用,如环磷酰胺可致出血性膀胱炎,多柔比星对心肌有累积毒性作用。此外,化疗还会引起脱发、皮肤色素沉着等不良反应。

9. 白血病患者化疗后出现口腔溃疡，如何处理？

口腔黏膜细胞生长速度较快，与肿瘤细胞较为相似，因此化疗药物可直接损伤口腔黏膜上皮，抑制黏膜上皮生长。同时，化疗对机体的免疫系统产生抑制作用，易引起口腔黏膜炎。患者可出现口腔黏膜充血、水肿、溃疡，进食及吞咽困难等症状。

引起口腔黏膜炎的主要药物有甲氨蝶呤、阿糖胞苷等。对口腔黏膜炎应以预防为主，在整个化疗过程中患者须注意口腔卫生。进食前后要漱口，不要佩戴义齿，多饮水，进食高营养流质或半流质，避免摄入对口腔黏膜有刺激性的食物（如过热及辣、酸性食物等）和易损伤口腔黏膜的食物（如鱼、虾等）。使用庆大霉素漱口液或复方硼砂溶液漱口，每日 3 次。如已发生口腔溃疡，应每隔 1～2 小时使用复方氯己定含漱液、庆大霉素漱口液或复方硼砂溶液漱口。如口腔溃疡较严重、疼痛较剧烈时，可予以 2％丁卡因溶液局部涂抹止痛。白血病患者机体抵抗力低下，极易在口腔溃疡基础上合并真菌感染，表现为黏膜表面有散在的白色凝乳状小点，此时可予以 2％～4％碳酸氢钠含漱剂与过氧化氢含漱剂交替漱口。若发展至严重感染，出现发热等全身症状时，则需尽早在黏膜炎症处取样做涂片，并取口腔、咽部及血液标本做细菌培养及药敏试验，以确定是何种病原菌感染，然后给予相应的治疗。

10. 治疗白血病的化疗药物有哪些？会引起哪些不良反应？

白血病是一类造血干/祖细胞异常的克隆性恶性疾病。白血病细胞因自我更新增强、增殖失控、分化障碍、凋亡受阻而停滞在细胞发育的不同阶段。在骨髓和其他造血组织中，白血病细胞大量增生积聚，使正常造血功能受抑制，并浸润其他器官和组织，临床表现为贫血、出血、感染及各器官浸润等。

目前白血病的治疗方法主要是支持治疗、化疗、骨髓抑制、靶向治疗和中医中药治疗，其中以化疗的应用较多。目前白血病的化疗药物主要有伊马替尼、阿糖胞苷、甲氨蝶呤、羟基脲、巯嘌呤、白消安、柔红霉素、苄氮芥、丝裂霉素、长春新碱等。每种药物的治疗方案和针对的主要病症不同，且化疗副作用大，故在使用化疗药物前须调理身体。另外，药物的选择需要根据具体的病情和患者的身体承受能力而定，且化疗药物或多或少存在副作用，因此在治疗时需要给予缓解副作用的药物，以提高患者的治愈率。

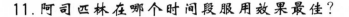

11.阿司匹林在哪个时间段服用效果最佳?

阿司匹林,又称乙酰水杨酸,是一种应用历史悠久的解热镇痛药,用于治疗头痛、牙痛、关节痛、风湿病;此外还能抑制血液中的血小板聚集,用于预防和治疗缺血性心脏病、心绞痛、心肺梗死、脑血栓形成。

低浓度的阿司匹林即能使环氧合酶活性中心的丝氨酸乙酰化,从而阻断催化位点与底物的结合,导致环氧合酶永久失活,血小板生成血栓素 A_2 受到抑制,影响血小板的聚集及抗血栓形成,达到抗凝作用。血小板的寿命为 $7\sim10$ 天,每天约有 10% 的血小板重新生成,因此每天服用一次阿司匹林,即能抑制新生成的、有功能的血小板,使 90% 以上的血小板不发挥作用。

目前,大多数人倾向于早晨服用阿司匹林。这是因为从人体的生物钟分析,6:00—10:00 血液黏稠度较高,血压水平也高,这段时间是心脑血管意外的高发时间。阿司匹林在体内起效较快,因此为达到预防和治疗心脑血管疾病的目的,宜在 7:00—8:00 服用较为合适。美国胸科医师协会抗栓和溶栓治疗的循证指南指出,使用阿司匹林预防心肌梗死、脑卒中和血管性死亡,服用时间最好选择在早餐后,剂型以阿司匹林肠溶片为最佳。

另有人认为,夜间人体活动少,血液黏稠,血流减慢,血小板易于聚集,因此晚间服药可能起到更好的疗效。对于服用阿司匹林缓释片的患者,由于达峰时间和半衰期均较长,因此宜在晚上服用。

综上所述,最安全的方法是在医生的指导下服用阿司匹林,以便发挥最佳的治疗作用。

12.水杨酸可以抗血小板聚集吗?

水杨酸是植物柳树皮的提取物,是一种天然的消炎药。阿司匹林是水杨酸的衍生物——乙酰水杨酸,而对氨基水杨酸则是一种常用的抗结核药物。水杨酸在皮肤科常用于治疗各种慢性皮肤病,如痤疮(青春痘)、癣等。水杨酸可以去角质、杀菌、消炎,因而十分适合治疗毛孔堵塞引起的青春痘。

水杨酸主要作为医药工业的原料,用于制备阿司匹林、水杨酸钠、水杨酰胺、止痛灵、水杨酸苯酯、血防-67 等药物。染料工业用于制备媒染纯黄、直接棕 3GN、酸性铬黄等,还用作橡胶硫化延缓剂和消毒防腐剂等。但是,水杨酸不具有抗血小板聚集的作用。

13.多糖铁复合物对血糖有影响吗?

多糖铁复合物是由氯化铁和多糖经中和反应合成的大分子复合物,其中铁元素的含量最高可达 46%,能迅速提高血铁水平和血红蛋白水平,因此临床上常用于治疗单纯性缺铁性贫血。该药安全性较好,其安全系数是普通铁剂的 13 倍以上,尤其适用于治疗孕产妇缺铁性贫血。多糖是由糖苷键结合的糖链,是一种至少超过 10 个单糖组成的聚合糖高分子碳水化合物。多糖经水解后可产生淀粉、纤维素、肝糖等单糖,其消化吸收过程缓慢,有利于保持血糖水平稳定。因此,高血糖或糖尿病患者服用含有多糖成分的药物时,不但不会对血糖控制造成不良影响,反而利于血糖控制。此外,现代医学研究证实,香菇多糖、茶多糖等多糖还具有降低血糖的药理作用。

14.使用铁剂治疗缺铁性贫血应注意哪些事项?

缺铁性贫血的临床表现是由贫血、缺铁的特殊表现及造成缺铁的基础疾病所组成,常见症状有头晕、头痛、乏力、易倦、心悸、活动后气短、眼花、耳鸣等。儿童可出现生长发育迟缓或行为异常等症状,表现为烦躁、易怒、上课注意力不集中等。异食癖是一种缺铁的特殊表现,也可能是缺铁的原因。少数严重贫血患者可出现视网膜出血及渗出。

在使用铁剂治疗时应注意以下几点:①先从小剂量开始,逐渐达到足量。②同时口服维生素 C,促进铁的吸收。在口服铁剂溶液时用玻璃吸管吸入,勿与牙齿接触,以防破坏牙釉。③餐后服用可减少恶心及上腹部不适等胃肠道反应。④服药前后 1 小时左右禁饮茶、咖啡等。⑤如有溃疡并使用抗酸剂时,需与铁剂间隔一段时间服用。⑥服用铁剂后可出现黑便。⑦血红蛋白恢复正常水平后,应继续服用铁剂 3 个月,以补充贮存铁。⑧肌肉注射铁剂部位要深;静脉注射铁剂时切勿漏出血管,否则可导致局部坏死。

15.补充铁剂治疗贫血是否有效?

缺铁性贫血是许多疾病的重要信号。女性更年期贫血可能是子宫肌瘤的信号,男性贫血多因消化道出血,老年人慢性贫血的常见病因是老年人多发的恶性肿瘤。

按红细胞体积的大小,贫血可分为小细胞性贫血、大细胞性贫血和正常细胞性贫血。缺铁性贫血属于小细胞性贫血中最常见的两种类型之一。对于女性，更年期贫血可能提示子宫肌瘤存在；对于男性，消化道出血是男性患缺铁性贫血最常见的原因。而对于老年人，贫血症状往往被认为是年老体弱的表现，但实际上老年男性的发病率约为28％，老年女性约为17％，且由慢性病引起的贫血较多见。发生贫血后，简单地进行补铁、输血等并不能有效地治疗贫血，而应找出引起贫血的病因。

缺铁性贫血本身不是病，而是某种疾病的表现。铁是红细胞内血红蛋白合成的重要原料，缺铁性贫血是指机体对铁的需求与供给失衡，导致体内贮存铁耗尽，继而导致红细胞内铁缺乏，从而引起贫血。值得注意的是，缺铁性贫血是某一疾病的一种表现，并非一种独立的疾病，但它是许多疾病的重要信号，甚至是疾病得到重视或引导患者去医院就诊的首发表现。

16. 蚕豆病患者应避免使用哪些药物？

蚕豆病多发生于种植蚕豆和食用新鲜蚕豆的地区，具有明显的季节性，在蚕豆成熟收获的季节发病率最高。在任何年龄都可能发生蚕豆病，多见于儿童，男性发病率远高于女性。大多数患者因为食用新鲜蚕豆致病，而食用干蚕豆发病者较少，极少数因为进食蚕豆制品而发病。蚕豆病的发病原因尚不完全清楚，有实验证明，蚕豆中存在植物凝集素和溶血素，两者都会导致溶血。蚕豆病患者的红细胞缺乏葡萄糖-6-磷酸脱氢酶，该酶是通过遗传获得的，具有一定的家族性。机体红细胞缺乏葡萄糖-6-磷酸脱氢酶，造成糖代谢发生障碍，从而影响红细胞的正常功能。

蚕豆病患者应避免使用以下药物：①抗疟疾药，如伯胺喹啉；②磺胺类，如磺胺甲噁唑、磺胺嘧啶等；③解热镇痛药，如乙酰苯胺；④砜类，如噻砜；⑤其他西药，如呋喃西林、异山梨酯；⑥中药，如薄荷、樟脑、牛黄粉、牛黄解毒片。

17. 升白细胞药有哪些？

正常人的白细胞总数为$(4\sim10)\times10^9$/升，包括中性粒细胞、嗜碱性粒细胞、嗜酸性粒细胞、淋巴细胞和单核细胞，主要来源于骨髓的造血组织，部分来源于淋巴组织。白细胞减少症是指外周血白细胞绝对计数低于4×10^9/升的病症，主要以中性粒细胞减少较为多见。当中性粒细胞低于1×10^9/升时，可出现急性发热、衰竭或直肠溃疡性损害。原因不明的白细胞减少可出现疲乏、无力、头晕、食欲减退、低热、睡眠质量差等症状。

升白细胞药物包括：①利血生，能促使白细胞增生和成熟。②维生素 B₄，能刺激或者促进白细胞增生，通常用于治疗放化疗引起的白细胞减少、急性粒细胞减少。③鲨肝醇，能促进白细胞增生，对抗辐射、苯和抗肿瘤药引起的造血系统抑制。④升白新，可升高白细胞和预防白细胞减少，促进骨髓细胞增生。作用比维生素 B₄ 或鲨肝醇强，其他药物无效时本品仍然有效，适用于防治恶性肿瘤化疗和放疗导致的白细胞减少。⑤小檗碱，能增强造血功能，增加末梢白细胞和血小板的数量，适用于治疗放化疗引起的白细胞减少。⑥茜草双酯，能促进造血干细胞增殖、分化和骨髓中贮存的粒细胞释放。⑦肌苷，是人体的正常成分，可直接透过细胞膜后转变为肌苷酸和磷酸腺苷，为三磷腺苷合成提供原料，并参与体内蛋白质的合成，促进肌细胞能量代谢，提高多种酶的活性。主要用于治疗白细胞减少和血小板减少。⑧生物工程药，如人粒细胞集落刺激因子和重组人粒细胞-巨噬细胞集落刺激因子的疗效较好。人粒细胞集落刺激因子可用于治疗肿瘤化疗所致的中性粒细胞减少，重组人粒细胞-巨噬细胞集落刺激因子用于恶性淋巴瘤、急性淋巴细胞白血病的骨髓移植后，促进白细胞增长。

18. 丙种球蛋白是"万能药"吗？

丙种球蛋白，又称免疫血清球蛋白、普通免疫球蛋白、人血丙种球蛋白、静脉注射用人免疫球蛋白（pH 4）。由于人血中的免疫球蛋白大多数为丙种球蛋白，因此有时也混称为"免疫球蛋白"。

注射丙种球蛋白是一种被动免疫疗法，是把免疫球蛋白内含有的大量抗体输给患者，使之从低或无免疫状态迅速达到暂时免疫保护状态。由于抗体与抗原相互作用起到直接中和毒素与杀死细菌、病毒的作用，因此免疫球蛋白制品对预防细菌、病毒性感染有一定的作用，可预防传染性感染，治疗先天性丙种球蛋白缺乏症，与抗菌药物合用可提高对某些严重细菌性或病毒性疾病感染的疗效。对免疫球蛋白过敏或有其他严重过敏史者、有免疫球蛋白 A 抗体的选择性免疫球蛋白 A 缺乏者、发热患者禁用或慎用。

注射丙种球蛋白制剂可能发生类过敏反应，如不适、荨麻疹、咳嗽、发热，严重者可出现过敏性休克等。除专供静脉注射用的制剂外，一般制剂不能静脉注射。开启后应一次注射完毕，不得分次使用。大量注射时，可引起局部疼痛和暂时性体温升高。在使用过程中出现浑浊或无法摇散的沉淀、异物，或发现玻璃瓶有裂纹，或药物过期失效，均不能使用。1 岁以下的婴儿可自体合成丙种球蛋白产生抗体，滥用本品将引起抗体持续产生，如非必要，一般不建议使用。

部分患者将丙种球蛋白作为营养药，认为可以增强体质、防治百病、无害有益，导致经常滥用，其实这种做法是不正确的。滥用丙种球蛋白除可能引起上述不良反应外，如经常使用可产生"抗体"，丙种球蛋白就如其他抗原一样，刺激机体产生一种对抗丙种球蛋白的抗体，即所谓"抗抗体"。此时，注射丙种球蛋白就会被"抗体"中和而不能发挥作用。另外，人体自身能合成丙种球蛋白，如反复从体外给予补充，就会抑制自身正常的合成能力，反而会削弱机体的抗病能力，一旦停用，身体抵抗力减弱，易引发疾病。

19. 使用三氧化二砷有哪些注意事项？

三氧化二砷首选用于治疗急性早幼粒细胞白血病，其次用于治疗慢性髓性白血病及其加速期和原发性肝癌晚期。使用时应注意以下问题：

（1）在 M_3 型白血病治疗过程中，部分患者有白细胞计数增高现象，常在用药 2～3 周时发生，此时不必停止治疗，1 周后白细胞计数可自行下降，必要时可口服羟基脲降低白细胞计数。

（2）在用药过程中，部分患者谷草转氨酶及谷丙转氨酶会轻度升高，加用保肝药，停药 2 周后可恢复至用药前水平。

（3）用药期间不宜哺乳。儿童不宜作为首选药。长期接触砷或砷中毒者、非白血病所致的严重肝肾功能损害者、妊娠期妇女禁用。

（4）治疗白血病前应检查心电图、血清电解质（钾、钙、镁）、肌酐水平。治疗期间每周至少 1 次监测心电图，每周 2 次监测电解质、血常规、凝血功能。用药期间如出现外周血白细胞水平过高，则可酌情选用羟基脲、阿糖胞苷等药物进行治疗。

（5）本品为医疗用毒性药物，遇未按规定用法与用量用药而发生急性中毒者，可用二巯丙醇等药物解救。

（6）用药期间应避免服用含硒的药品和食品。与可延长 Q-T 间期的药物（抗心律失常药、硫利达嗪、齐拉西酮）合用，有增加心脏毒性的风险，故不宜联合应用。

20. 什么是靶向治疗？靶向治疗能治愈白血病吗？

近年来，白血病的治疗取得了长足进展，大多数急性、慢性白血病可取得完全缓解，少数虽多方治疗仍不能完全缓解。完全缓解后尚需缓解后治疗以消灭残留的白血病细胞,延长完全缓解期,减少和避免复发,以达到治愈的目的。联合化疗是针对白血病细胞的靶向治疗。靶向治疗是指应用具有针对致病基因形成某种产物起到抑制作用的药物治疗方法。随着对白血病细胞生物学特性、多药耐药的机制、细胞凋亡的调控以及骨髓微环境对白血病细胞生长增生等了解的逐步深入,靶向治疗特别是多靶向治疗越来越受到人们的重视。1997—1998年美国使用甲磺酸伊马替尼治疗慢性粒细胞白血病获得了成功,分子遗传学的缓解率达80%～90%,显著延长了患者的无病生存时间。慢性粒细胞白血病的致病基因是 *bcr/abl* 融合基因,可引起酪氨酸激酶过度表达,造成白血病细胞的无约束增殖。而甲磺酸伊马替尼可有效抑制酪氨酸激酶的活性。目前白血病的发病原因尚不清楚,各型白血病的发病机制也有待阐明,还没有找到针对致病基因的有效治疗方法。另外,还存在耐药、抑癌基因突变、临床应用结果不明确、停药后可能复发等问题。靶向治疗虽然较之过去的治疗方法已有明显的进步与突破,但还不能认为其可以治愈白血病。因此,在应用甲磺酸伊马替尼治疗缓解的慢性粒细胞白血病患者时,如有条件,应选择异基因造血干细胞作为根治的治疗措施。

21. 人血白蛋白能否作为"补品"长期使用?

人血白蛋白是用健康人体血浆经科学加工提取的一种生物制剂,主要用于治疗出血性疾病引起的失血性休克或大面积烧伤,以增加血浆渗透压,维持有效血容量。此外,有时亦作为癌症患者晚期的支持治疗。在日常生活中,部分患者将白蛋白作为一种"高级补品",认为摄入白蛋白越多,就能提高免疫力,增强体质,延缓衰老等。其实这是一种误解。

白蛋白是健康人血浆中含量最多的蛋白质,在肝细胞内合成,合成后进入血液循环而分布到周身血液及体液中。正常人的肝细胞对白蛋白的合成和分解受渗透压的影响,当渗透压低时,促使白蛋白合成加速,分解减慢;当渗透压高时,分解加快。因此,当肝功能正常时,即使有一时性的低蛋白血症,只要合理补充富含蛋白质的食物,就可使低蛋白血症得到纠正,无须输注白蛋白。对于血浆白蛋白水平正常者,如输注白蛋白,不但对人体无益,反而会使白蛋白的合成受到抑制,导致分解加速。

白蛋白不含任何抗体,不会提高机体的免疫力。由于制剂中含有微量 α_1-酸性糖蛋白,因此大量使用白蛋白还会导致免疫功能下降,而且静脉滴注的白蛋白在1～2天内很快经肾脏排出。白蛋白中含有钠离子,对于限制钠盐摄入的患者(如难以控制的高血压、肾衰竭)是不利的。若输入过多、过快,则极易引起血容量骤然增加，从而加重心、肾负担。对于心力衰竭或严重贫血患者，易发生血容量过大及充血性心力衰竭，故不应大量补充。此外，一些白蛋白制剂在加工提取时会将激肽类血管活性物质完全去除，易引起血压下降而发生意外。一些国外进口的白蛋白制品可能携带艾滋病病原体，使用后会感染艾滋病病毒，故应慎用。另外，经常输注白蛋白制剂者，易感染甲型肝炎、乙型肝炎或其他型肝炎。综上所述，不建议消费者自行购买白蛋白使用。

第十五章　常见肿瘤科疾病用药答疑

1.常见抗肿瘤药物有哪些？

根据对人体的危害程度可将肿瘤分为良性肿瘤和恶性肿瘤，恶性肿瘤即癌症。恶性肿瘤是当今社会严重影响人类健康、威胁人类生命的主要疾病之一。随着科学技术的发展，已有上千种抗肿瘤药物应用于临床。中国恶性肿瘤死亡抽样回顾调查显示，死亡病例数居前三位的恶性肿瘤类型依次为肺癌、肝癌、胃癌。下面介绍几种发病率较高的恶性肿瘤及其治疗药物。

（1）肺癌　根据肺癌的生物学特性，可将肺癌分为非小细胞肺癌和小细胞肺癌。治疗非小细胞肺癌的药物较多，常见的有顺铂、依托泊苷、紫杉醇、长春瑞滨、吉西他滨、多西他赛、培美曲塞等；除此之外，还有一些新型的分子靶向药物，如吉非替尼、埃克替尼等。治疗小细胞肺癌的药物有顺铂、依托泊苷、环磷酰胺、多柔比星、甲氨蝶呤、长春新碱等。

（2）乳腺癌　根据乳腺癌的分期和病理类型可以选择不同类型的药物，常见的化疗药物包括环磷酰胺、甲氨蝶呤、氟尿嘧啶、多柔比星、紫杉醇、多西他赛等。另外，靶向治疗药物曲妥珠单抗对于 HER-2 检测阳性的患者有效率较高，可与多柔比星、多西他赛等联合使用以提高有效率，也可在化疗结束后使用，一般推荐使用 1 年。由于乳腺癌具有雌激素依赖性，因此临床上经常联合内分泌药物如来曲唑、阿那曲唑、他莫昔芬等进行治疗。

（3）胃癌　胃癌切除术后除少数患者不需要辅助放化疗，大多需行术后化疗。胃癌的化疗方案有多种，主要药物包括表柔比星、卡培他滨、顺铂、奥沙利铂、依托泊苷、多西他赛。上述药物可以单药化疗，也可以多药联合化疗。在靶向治疗方面，可以将曲妥珠单抗用于经基因检测确定为 HER-2 阳性的转移性胃癌患者。

（4）肝癌　临床上大多数化疗药物曾用于治疗肝癌，但成效甚微，有效率较低。目前对肝癌有效的药物包括奥沙利铂、氟尿嘧啶、丝裂霉素等，因数量不多，故可选择性较小。另外，临床上常用的肝癌治疗方法为介入治疗，如肝动脉栓塞化疗对肝癌有确切疗效，有效率较高。

（5）大肠癌　目前对大肠癌的治疗仍以手术切除为主，术后化疗可以延长患者生存期。常用药物包括奥沙利铂、氟尿嘧啶、亚叶酸钙、伊立替康、卡培他滨。这些药物单药化疗的有效率不高，因此临床上常采用联合化疗的方式以提高有效率。

2.如何选择抗肿瘤药物？

目前，临床上常用的抗肿瘤药物有上百种。随着抗肿瘤药物研究的快速进展，从最早应用于临床的环磷酰胺等烷化剂到吉非替尼等靶向治疗药物，再到各种抗肿瘤的生物制剂（如曲妥珠单抗等单克隆抗体），为不同类型、不同程度的肿瘤患者提供了较多的选择。

医生在选择化疗方案时，会根据患者的年龄、身体状况以及所患肿瘤的具体分型等多种因素进行综合考虑。例如，顺铂和卡铂是较常用的抗肿瘤药物，两者疗效相似，但不良反应差别很大。顺铂较易引起消化道反应，如恶心、呕吐等，此外还有肾毒性、耳神经损伤等毒副作用；而卡铂出现上述症状一般较轻，患者的不适感亦较轻，但在其他方面如骨髓抑制程度则较顺铂严重。因此，在选择化疗药物时需要充分考虑患者的身体情况，权衡利弊，以选择最佳的化疗方案。

新型抗肿瘤药如靶向药物、单克隆抗体等具有疗效确切、不良反应少的优点，但其价格也较高，普通家庭通常无法长期承受。这类药物的适应证较严格，需要做基因检测等以确定患者是否符合治疗条件。如曲妥珠单抗对乳腺癌有治疗作用，但并不是每一位乳腺癌患者都适合使用。在使用曲妥珠单抗前，乳腺癌患者必须做基因检测，确定体内 HER-2 表达阳性方可使用，因为曲妥珠单抗只对这类患者有治疗作用。

随着医药研究的进展，将有更多高效、低毒、价格合理的抗肿瘤药物上市，可大大提高肿瘤患者的生存率，改善其生存质量，降低医疗费用。

3.抗肿瘤药会引起哪些常见的消化系统不良反应？

消化系统不良反应，又称胃肠道反应，是恶性肿瘤化疗时最常见的不良反应，且随着用药种类和联合化疗的增加，其发生率也不断上升，可达30％，主要表现为食欲减退、恶心、呕吐、黏膜炎、腹痛和腹泻、便秘等。这些不良反应不仅直接影响患者的生活质量，而且影响化疗的顺利实施和药物正常剂量的维持，严重时还会危及患者生命。因此，有效地预防和减轻这些不良反应对患者而言具有十分重要的临床意义。

恶心、呕吐是化疗常见的消化系统不良反应的早期表现。顺铂是致吐作用最强的化疗药物，其他药物如环磷酰胺、达卡巴嗪、异环磷酰胺等也有较强的致吐作用。相较而言，长春碱类、博来霉素以及氟尿嘧啶的致吐作用较为轻微。另外，目前较热门的靶向药物如吉非替尼、厄洛替尼、利妥昔单抗等也会引起恶心、呕吐。对于轻度消化道反应，可口服多潘立酮、甲氧氯普胺进行处理。如效果不佳，则患者应及时去医院就诊。推荐使用地塞米松、苯海拉明等药物，必要时可联合劳拉西泮作为补充治疗。对于严重呕吐或治疗效果不佳者，可给予昂丹司琼、格雷司琼、托烷司琼等5-羟色胺受体拮抗剂。

腹泻也是化疗较常见的消化系统不良反应，易引起腹泻的药物包括氟尿嘧啶、奥沙利铂、伊立替康、羟基脲、甲氨蝶呤、依托泊苷等。其中，伊立替康可导致延迟性腹泻，奥沙利铂则会引起神经性腹泻。化疗时或化疗后出现腹泻应查明腹泻的原因，并根据腹泻程度选用蒙脱石、洛哌丁胺等药物进行治疗。在日常生活中，避免摄取对胃肠道有刺激性的食物，应选择低纤维素、高蛋白食物。静脉补充足够的液体、维生素及电解质。奥曲肽可减少肠蠕动，抑制分泌，增加电解质吸收，因而能减少大便量，是目前治疗肿瘤化疗所致腹泻的较好药物。

口腔黏膜炎亦是化疗常见的消化道不良反应，表现在化疗后1～2周口腔内出现伴烧灼样疼痛的黏膜萎缩、红肿或溃疡。常见的引起口腔黏膜炎的化疗药物有氟尿嘧啶、卡培他滨、培美曲塞、甲氨蝶呤等。治疗口腔黏膜炎的主要目的是减轻疼痛，加速黏膜修复和减少局部及全身性的继发性感染。一般处理方式包括加强口腔清洁和护理，应用黏膜保护药物、局部或全身镇痛药，必要时可应用抗菌药物和抗真菌药物。

4.抗肿瘤药会引起哪些常见的循环系统不良反应？

循环系统的不良反应主要表现在心脏毒性和血管损伤两个方面。有心脏毒性的药物包括多柔比星、卡培他滨、多西他赛等，少数患者大剂量使用环磷酰胺、甲氨蝶呤、氟尿嘧啶和丝裂霉素可导致心肌损伤，以多柔比星常见。此外，单克隆抗体也存在心脏毒性，如曲妥珠单抗会导致心功能不全；利妥昔单抗可使原有的心脏疾病加重；贝伐珠单抗可导致心力衰竭等，出现胸闷、心慌、气促等症状，心电图也会发生一些改变。预防或减少心脏毒性的主要药物是自由基清除剂，如辅酶 Q_{10}、维生素 E、维生素 C、三磷腺苷、乙酰半胱氨酸、β-胡萝卜素、右丙亚胺等。

另外，血管损伤也是一种较为常见的不良反应。静脉输入任何有刺激性的溶液，都可能造成静脉内膜化学性损伤，发生炎症改变，尤其是刺激性较大的抗肿瘤药物，常导致注射的静脉疼痛，出现肿胀，并有压痛。引起血管损伤的抗肿瘤药较多，其中长春瑞滨和氮芥易引起静脉炎，其他药物如丝裂霉素、长春碱、长春新碱、长春地辛、多柔比星、表柔比星、卡莫司汀、氟尿嘧啶和福莫司汀等也会引起程度不同的静脉炎。部分药物所致血管损伤的表现会有差异，如贝伐单抗可致出血和血栓，索拉非尼和舒尔替尼可使血压升高，而利妥昔单抗则可使血压降低。在治疗过程中应避免直接推注药物，推荐采用深静脉穿刺置管滴注化疗药物，以降低静脉炎发生率。如发生静脉炎，可给予硫酸镁溶液、多磺酸黏多糖乳膏等局部外敷，高渗葡萄糖溶液与维生素 B_6 溶液混合外敷也能取得较好的效果。另外，相关研究发现，使用新鲜马铃薯贴敷患处也有一定的疗效。

5.抗肿瘤药会引起哪些常见的呼吸系统不良反应？

临床上抗肿瘤药引起的呼吸系统不良反应可分为间质性肺炎和肺纤维化两类。间质性肺炎常见的症状包括呼吸急促、双肺中下部可闻及异常的啰音、胸闷、干咳、乏力等，多呈急性发作，但病程较长。抗肿瘤药物导致的肺纤维化其临床不良反应通常在用药数周至数月发生，部分患者甚至在数年后出现，轻者可无任何症状，重者可导致致死性肺纤维化。可引起上述不良反应的常见药物有环磷酰胺、甲氨蝶呤、博来霉素、长春瑞滨、伊立替康、吉西他滨、紫杉醇、吉非替尼和厄洛替尼等。而这些药物所引起的肺部损害的症状表现会有差别，如紫杉醇类药物主要表现为肺水肿，可能同时出现胸腔积液和外周水肿;博来霉素主要表现为肺纤维化;吉西他滨可能引起呼吸困难,严重者会发展为急性呼吸窘迫综合征;靶向药物吉非替尼和厄洛替尼最严重的不良反应是间质性肺炎;卡莫司汀可导致急性肺纤维化,此外还可导致迟发性肺纤维化等不良反应。

对于抗肿瘤药物引起的肺部损伤,可根据患者的病史、用药情况、临床表现、胸部 X 线检查等证实,但确诊还需进行肺组织活检和病理学检查,且目前缺乏肯定的治疗方法。在用药前患者需要配合医生做全面的身体评估,对于老年人或有肺部基础疾病的患者以及接受过肺部放疗的患者,应评估利弊。在治疗过程中一旦发现有肺部损伤的症状就应立即停药,并应用皮质类固醇激素控制纤维化的发生和发展,缓解呼吸困难等症状,同时配合使用抗菌药物预防感染及低流量氧气吸入,以改善临床症状。

6. 抗肿瘤药会引起哪些常见的神经系统不良反应?

许多早期化疗药物并没有特异性的神经系统毒性,主要是因为这些药物的研发目的是杀死散布于相对休眠的神经组织中的活跃的生长细胞;此外,许多药物不能透过完整的血脑屏障,从而保护大脑免受药物的毒性作用。新近研发的化疗药物对肿瘤更具杀伤力,但同时使神经系统毒性增加,给人体造成很多损害,甚至危及生命。

神经系统毒性包括周围神经系统毒性和中枢神经系统毒性。相较而言,周围神经系统毒性的相对发生率较高,患者一般会出现感觉异常或障碍、肌萎缩或肌无力、体位性低血压等症状。而中枢神经系统毒性较难识别,这是因为其主要表现为躁动、抑郁、嗜睡、谵妄等各种精神症状,此外还会出现大脑神经病变所导致的视觉障碍或面瘫等症状。

易引起神经系统毒性的常见药物有紫杉醇、异环磷酰胺、长春新碱、顺铂、卡铂等,而上述药物的共同特点是所致的神经毒性大多与药物剂量相关,即随着药物剂量的增加,神经系统的毒性反应也会增强。例如,神经系统毒性是紫杉醇常见的不良反应,常表现为触觉丧失、肢体麻木、伴有疼痛的异常感觉等。一般情况下,当紫杉醇的剂量超过 200 毫克/米^2(成人皮肤的表面积平均为 1.6 米^2)时,能观察到大多数患者发生神经系统毒性,症状一般在给药后的 2 天出现,可持续数日甚至数月。此外,顺铂也会引起神经系统毒性,主要表现为神经末梢障碍,上下肢体有麻木感、视乳头水肿和球后视神经炎等症状。第三代铂类制剂(如奥沙利铂)也会发生神经毒性反应,主要表现为外周感觉神经损伤,如肢体末端感觉障碍,有时还表现为口周感觉迟钝、急性喉

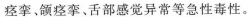

痉挛、颌痉挛、舌部感觉异常等急性毒性。

目前,临床上对抗肿瘤药引起的神经系统毒性多采取积极的预防措施及发生后及时对症处理。近年来,人们已经发现许多药物可以预防这类不良反应。常用的药物有维生素 B_1、维生素 B_{12} 等用于营养神经的药物;另外,氨磷汀及干扰素 α、非格司亭等对顺铂引起的神经毒性有降低、延迟和预防作用。而对于重度的神经系统毒性,可以考虑减少用药剂量或停止使用。

7. 抗肿瘤药会引起哪些常见的泌尿系统不良反应?

抗肿瘤药引起的泌尿系统不良反应主要包括肾实质损伤和泌尿道刺激反应,常用药物包括甲氨蝶呤、顺铂、丝裂霉素、环磷酰胺、异环磷酰胺、喜树碱等。在上述药物中,顺铂的肾毒性较大,可导致肾小管上皮坏死,严重者可致急性肾衰竭。其他药物如大剂量环磷酰胺及异环磷酰胺会刺激膀胱,引起出血性膀胱炎,严重者可致血尿。甲氨蝶呤易在尿液中形成结晶,从而引起尿路梗阻和肾小管损伤。另外,在治疗恶性淋巴瘤或白血病时,大量肿瘤细胞在短时间内溶解,产生大量尿酸并在泌尿道内形成结晶,引起尿路梗阻和肾小管损伤,从而影响肾功能。

对于上述泌尿系统不良反应,主要以预防为主,且方法也因所用药物不同而有所差别,其中具有代表性的是环磷酰胺、异环磷酰胺及顺铂的泌尿系统毒性的防治。对于环磷酰胺及异环磷酰胺的泌尿系统毒性,在化疗的同时及 4 小时、8 小时后给予适量的美司钠进行防治,可降低出血性膀胱炎的发生率。对于顺铂引起的肾脏毒性,应重视预防的方法。在化疗前后检查患者的肾功能,根据检查指标变化及时调整药物剂量。在使用大剂量顺铂进行化疗时,要注意水化并使用利尿剂,使每日尿量在 2000 毫升以上。在使用大剂量甲氨蝶呤进行化疗时,也要注意水化并使用利尿剂,使每日尿量在 3000 毫升以上,同时服用碳酸氢钠来碱化尿液,以减少药物结晶析出。

总之,抗肿瘤药的泌尿系统不良反应对肿瘤患者的生存和生活质量影响重大,因此越来越受到人们的重视。充分了解和预防抗肿瘤药的常见不良反应,对提高肿瘤患者的治疗效果和改善生活质量具有重要的意义。

8. 抗肿瘤药会引起哪些常见的血液系统不良反应?

抗肿瘤药引起的血液系统不良反应主要表现为对骨髓造血系统的抑制,如白细胞计数、血小板计数、红细胞计数和血红蛋白下降等。这些损害通常较为隐匿,若未及时发现、处理,即可造成非常严重的后果。一般及早发现、及时处理,通常损害是可逆的、暂时的。导致骨髓抑制的化疗药物较多,可以认为几乎所有的化疗药物都会导致骨髓抑制,差别仅在于程度不同。在常用的化疗药物中,烷化剂(环磷酰胺、氮芥等)和鬼臼毒素的骨髓抑制作用较强。在铂类药物中,虽卡铂的肾脏毒性小于顺铂,但其骨髓抑制的作用强于后者。紫杉醇类药物的主要不良反应是过敏反应和周围神经炎,而骨髓抑制作用不及烷化剂。拓泊替康的骨髓抑制作用很强,可与卡铂联合用于大剂量化疗,也可在造血干细胞移植前使用。各类抗肿瘤药的骨髓抑制严重程度不一,与所用剂量和患者身体状况有关。

一般认为,骨髓抑制通常开始于化疗停药后的一周,至停药后 7～14 天达到最低点,在低水平维持 2～3 天后缓慢回升,至第 21—28 天恢复正常,呈"U"形。血小板降低比粒细胞降低出现稍晚,也在 2 周左右下降至最低值,其下降迅速,在谷底停留时间较短即迅速回升,呈"V"形。而红细胞下降出现的时间更晚。但是,某些药物导致的骨髓抑制出现较其他药物更晚,如卡莫司汀、洛莫司汀和美法仑等。因此,在每次治疗前须检查外周末梢血象,如骨髓功能尚未恢复,则应酌情减小用药剂量或推迟下一周期的治疗时间。

目前,对抗肿瘤药引起的骨髓抑制尚无有效的防治方法,故临床观察显得十分重要,每周至少检查 1 次血常规,若有出血倾向,则应及时输送新鲜血液。在药物治疗方面,近年来使用粒细胞集落刺激因子,可提高外周血中的粒细胞数量,使化疗间歇期缩短至 2 周左右。目前使用的各种集落刺激因子有重组人促血小板生成素、粒细胞集落刺激因子、重组人促红细胞生成素等,使用方法视具体情况而定,一般不与化疗药同用。

9.抗肿瘤药会引起哪些常见的皮肤不良反应？

化疗患者常会出现皮肤黏膜方面的并发症,虽较少危及生命,但可引起患者严重的忧虑(如脱发)、毁形(如色素沉着)和不适(如口炎),偶尔这些反应预示有较严重的全身毒性。化疗药可影响迅速分裂的细胞,而对恶性细胞和正常细胞的作用无选择性,而人体迅速生长的组织如黏膜、毛发和指(趾)甲对化疗药十分敏感,易引起各种皮肤不良反应。

(1)脱发　药物可抑制有丝分裂或损伤毛发母质的代谢过程,使毛囊变得软弱或无法形成毛发,轻度外伤或摩擦均可使毛发断裂或脱落。化疗引起的脱发仅影响生长初期的有活性的毛发,占 80%～90%。常在化疗后 1～2 周开始,1～2 个月最明显。脱发常呈弥漫性,但最初并不完全脱落,经反复用药后常会引起全秃。其他毛发如胡须、眉毛、睫毛、腋毛、阴毛，也会不同程度受到影响。但是，绝大多数的脱发是可逆的，在停药后1～2个月内可以再生。

（2）手足综合征　这是较常见的不良反应。常用药物如卡培他滨、氟尿嘧啶、多柔比星、阿糖胞苷、索拉非尼、舒尼替尼等均会引起手足综合征，其主要表现为以疼痛性红斑为主要特征，可同时伴有感觉迟钝、皮肤肿胀、脱皮、皲裂以及硬结样水泡等，反应多为自限性，但在再次给药后仍会出现。患者在化疗期间可以对手部和足部进行冷敷，同时口服大剂量维生素 B_6，局部涂抹含有绵羊油的乳霜等，就会降低手足综合征的发生率。

（3）化学性静脉炎　静脉滴注高浓度的抗肿瘤药可引起局部化学性静脉炎，其表现与感染性静脉炎或血栓性静脉炎相类似。部分化疗药在输注时如不慎外渗至静脉外组织，就会导致化学性蜂窝织炎，表现为局部立即发生疼痛和红斑，也可以发展成广泛坏死和溃疡，常并发感染和关节挛缩等功能障碍。因此，患者在输液时应谨慎，同时密切观察，出现渗漏应及时发现和处理。

（4）过敏反应　抗肿瘤药引起的过敏反应一般较少见，表现为荨麻疹、血管性水肿，严重者会导致过敏性休克，故一旦发生就须立即停药。例如，少数患者对顺铂会产生过敏反应，一般在静脉滴注后很快发生，其特征为潮红、瘙痒、红斑、风团、呼吸困难、气管痉挛、大量出汗、呕吐和低血压等，必须尽快处理。

10. 什么是化疗？为什么要做化疗？

目前，临床上治疗肿瘤的方法主要是手术切除、放射治疗（简称"放疗"）和化学药物治疗（简称"化疗"）。手术切除和放射治疗是局部治疗，而化疗可以是全身治疗，也可以是局部治疗。广义的化疗包括对各种疾病应用的化学药物治疗，狭义的化疗仅指对肿瘤的化学药物治疗。化疗与手术治疗及放射治疗联合应用的综合治疗已成为大多数肿瘤患者主要的治疗模式，也是目前国内外专家认为最好的肿瘤治疗方法。

肿瘤化疗是使用化学药物（包括内分泌药物）治疗恶性肿瘤的方法。抗癌药物进入人体后迅速分布到全身，既可杀灭局部肿瘤，也可杀灭远处转移的肿瘤。化疗的治疗效果取决于肿瘤的类型和患者的身体情况，有些化疗可以杀死肿瘤细胞，而更多的是抑制肿瘤细胞的生长和扩散。对于一些特定类型的肿瘤，化疗是唯一可以选择的治疗方法，但一般情况下化疗总是与手术切除或放疗相配合，最大限度地发挥疗效。由于手术不能完全切除肿瘤，因此不适用于已经出现远处转移的患者，此时只能依靠化疗来控制肿瘤。适宜的化疗方案可以有效预防肿瘤出现全身转移。

目前,肿瘤化疗的方式根据治疗目的分为三种:根治性化疗、辅助性化疗和姑息性化疗。根治性化疗指通过化疗使对化疗敏感的恶性肿瘤患者的存活时间与正常人相似。辅助性化疗指与手术、放疗结合,在局部治疗前、中、后进行,全身治疗与局部治疗协同进行,降低肿瘤的局部复发率和远处转移率,达到增加手术及放疗疗效。姑息性化疗是适用于大多数中晚期肿瘤的治疗手段,可以通过适度的化疗来达到缩小肿瘤、延缓肿瘤的生长和转移、减轻症状和痛苦、延长患者的生存时间等目的。随着医学的发展,化疗药物不仅仅应用于手术后,在手术前应用的情况已十分普遍。例如,对于有保乳条件的乳腺癌患者,在手术前进行化疗可以将肿瘤缩小,为保乳手术创造条件。

化疗的疗效是值得肯定的,但化疗药物对人体亦有一定的毒性,会引起不同类型、不同程度的不良反应,如骨髓抑制、呕吐、脱发等在化疗后即会出现。除此之外,化疗还会引起某些远期毒副作用,随着肿瘤患者的长期生存率增加,远期毒副作用也逐渐增多,常见的毒副作用是对生育的影响以及二次致癌。对于患者而言,须正视化疗,并积极配合医生执行治疗方案,对治疗肿瘤是十分有益的。

11. 化疗药物选择的基本原则是什么?

化疗作为目前治疗肿瘤的主要手段之一,可以有效地缩小、消除肿瘤,甚至可以达到治愈的目的。同时,化疗药物的非特异性可以引起一系列损害人体正常生理功能的不良反应。因此,化疗药物的选择十分重要,需要考虑多方面因素,在疗效和不良反应之间权衡利弊,以达到疗效的最大化。选择化疗药物需要遵循以下五点基本原则:

第一,应根据患者的病理诊断和分期选择药物。不同病理类型的细胞对化疗药物的敏感性不同,不同的病理分期亦决定不同的治疗目的,因此选择的药物和剂量也不同。例如,恶性淋巴瘤、小细胞肺癌等类型的肿瘤对化疗十分敏感,在开始治疗时即在机体条件允许的情况下给予足够的化疗剂量和疗程,以达到完全治愈的目的。

第二,根据肿瘤细胞的分裂周期选择药物。目前,临床应用的化疗药物主要分为两类:一类称为细胞周期特异性药物,即选择性作用于其中某一个或几个周期的药物;另一类称为细胞周期非特异性药物,其对癌细胞的周期没有选择性。这两类药具有各自的特点,当两者进行有序、科学的组合后,会增强抗肿瘤效果,能对不同周期、时段的细胞起到最大的杀伤效果。另外,选择化疗药物还要考虑每种药物的特性，以发挥药物的最大功效。

第三，根据患者的身体状态选择化疗药物。患者的身体状态决定了药物的强度和剂量的选择。由于化疗药物的不良反应的特殊性，其对人体的损害较为严重，因此只有在患者能够承受不良反应的前提下才可考虑药物的有效性。

第四，在化疗药物中需要加入适当的化疗增敏药物和预防化疗副作用的药物，如止吐药、抗过敏药等。由于化疗药物的不良反应较大，因此临床上在应用化疗药物的前后会预防性地给予某些对抗不良反应的药物，如甲氧氯普胺可以止吐、地塞米松可以抗过敏等，以在一定程度上减轻化疗的不良反应，提高患者的依从性。

第五，选择化疗方案的同时需考虑患者的经济情况。化疗药物的价格一般较高，而且整个化疗阶段一般需要 4～6 个治疗周期，有时为更好地控制肿瘤而增加化疗周期，甚至达到十几个周期。因此，长时间的治疗，医疗费用较高，故选择治疗方案时应考虑患者的经济情况。

12.化疗方案是如何制订的？

化疗药物的选择是肿瘤治疗成功的关键所在。化疗方案的实施安排需要经过周密考虑，注意治疗过程中的每一个细节，才能取得最佳的疗效。一般说来，在选择化疗之前要认清以下几个问题：

首先，明确肿瘤情况及肿瘤波及的范围。通常临床需要获得细胞学或病理学的诊断以利于确诊，而肿瘤的病理学分型对于药物的选择、疗效的预测以及整个治疗方案的安排具有重要的决定性意义。因此，肿瘤患者应完全服从医生，配合医生明确肿瘤情况。

其次，需要了解患者之前的治疗情况。对于没有接受过化疗的患者，可以选择的药物范围较大，治疗后的效果也较好，若患者身体状态允许，一般医生会选择临床上有效率较高的一线治疗方案。对于接受过化疗但出现疾病进展，而需要重新进行选择的患者，药物选择的范围相对较小，通常医生会根据个人经验以及文献资料选择二线或三线治疗方案，也会取得不错的效果。

再次，需要充分了解患者的身体状况。患者身体状况不同，对化疗的耐受力也各有差别，这是医生选择药物类型、剂量的重要依据。在治疗前，患者需要配合医生完成详细的身体状态评估。

总而言之，化疗方案的制订需要考虑很多因素，治疗方案既要保证治疗的有效性，同时又能兼顾化疗引起的不良反应对患者的不利影响，还应考虑方案的经济性。

13. 对于同一种疾病,不同的患者为什么会有不同的治疗方案?

　　不同的患者,即使患同一种肿瘤,但肿瘤的类型、分期可能也不同,而每位患者的身体素质、对治疗的耐受力等亦会有所不同,因此须采取不同的方案进行针对性治疗或个体化治疗。医生在选择治疗方案时不仅需要考虑肿瘤的类型、分期等,而且需要考虑患者的身体情况,有时还会考虑患者家庭的经济状况。影响治疗方案的因素有很多,因此不同的患者其治疗方案会有所不同。

　　例如,乳腺癌是一种常见的女性恶性肿瘤,近年来其发病率呈明显升高的趋势。在我国,乳腺癌规范化诊疗推荐的治疗手段包括手术、内分泌治疗、化疗和放疗等,但对于患者而言,治疗时并不会采取所有的治疗手段。通常可以将患者作以下分类:对于Ⅰ、Ⅱ期的患者,手术是最适合的治疗手段;对于激素受体阳性的乳腺癌患者,可以进行内分泌治疗;对于基因检测 HER-2 受体阳性的患者,可以联合曲妥珠单抗进行治疗;对于原发肿瘤直径≥1 厘米的患者,一般均需要接受化疗等。除以上分类外,每一种治疗手段也有不同的治疗原则,如化疗药物的选择就有很多方案,具体应根据患者的疾病分期、身体状况、对化疗的耐受力以及经济条件等多种因素来综合考虑。因此,患者需要积极配合医生,明确所患肿瘤的类型,所处的治疗阶段以及个体情况进行有效的治疗。

14. 化疗药物对哪些肿瘤的疗效较好?

　　在治疗恶性肿瘤的诸多手段中,化疗作为一种全身性的治疗方法,可最大限度地杀死患者体内的肿瘤细胞。随着医学的发展,化疗的疗效在不断提高,正从姑息性治疗向根治性治疗过渡。化疗对某些肿瘤的疗效较好,甚至可以达到治愈目的,但仍有一些肿瘤对化疗不敏感,治疗效果较差。

　　化疗可以治愈的肿瘤有绒毛膜上皮癌、睾丸精原细胞瘤、恶性淋巴瘤、儿童急性白血病、横纹肌肉瘤、神经母细胞瘤、肾母细胞瘤等。上述肿瘤对化疗药物十分敏感,一般治愈率在 30% 以上,如肿瘤分期较早,则治愈率最高可达 90%,因此化疗可以作为上述肿瘤的根治性治疗手段。有些肿瘤(如乳腺癌、非小细胞肺癌、胃癌、大肠癌、骨肉瘤、急性粒细胞白血病以及头颈部的鳞癌等)对化疗药物有一定的敏感性,可以延缓疾病的进展,延长患者的生存期,但无法通过单纯化疗而达到治愈目的。对于这些肿瘤,除针对性选择化疗方案外,还需要联合手术、放疗等手段尽可能提高治愈率。此外,还有些肿瘤(如肾细胞癌、肝癌、胃肠道间质瘤、黑色素瘤以及高分化的神经内分泌肿瘤)对化疗不敏感,治疗效果很差。对于这些肿瘤,须以手术、放疗等治疗方法为主,化疗只能作为辅助治疗。

15. 为什么化疗需要几种药物联合应用?

不同的化疗药物作用于肿瘤细胞周期的不同时相。在一个肿瘤细胞群中,由于细胞处于不同时相,仅一种药物很难完全杀死肿瘤细胞,因此通常根据抗肿瘤药物的作用机制和细胞增殖动力学等原理,设计不同的联合用药方案,以达到提高疗效、延缓耐药性产生、减少药物毒性的目的。

例如,各种类型的非霍奇金淋巴瘤对化疗药物一般都较敏感,但单药的疗效不及联合化疗的效果。如环磷酰胺、多柔比星、长春新碱、博来霉素等药物对非霍奇金淋巴瘤均有效果,但缓解率很低。但是,只要把这些药物中的一部分联合起来,形成各种不同的联合化疗方案,在实际应用中缓解率会显著升高,很多患者可以达到临床完全缓解;对于首次治疗的患者,可以完全缓解为目的进行治疗。在肿瘤治疗过程中,药物联合应用十分重要。另外,联合化疗不仅能够增强疗效,而且能减轻单药化疗的副作用。单药化疗虽然也能取得较好的疗效,但一般应用剂量较大,所引起的不良反应会随着剂量的增大而增加。当多种药物联合化疗时,其中每种药物的剂量均比单药使用时明显减小,可在一定程度上减轻不良反应。一般情况下医生在选择治疗方案时都会尽量选择毒性类型不同的药物联合使用,以免毒性相加,患者难以承受。最重要的是,医生为患者选择的联合治疗方案都遵循一定的应用原则,并且这些联合化疗方案都已经过严密的临床试验,证明其有效性和安全性。

16. 哪些化疗药物在使用前需要进行预处理?

目前,大多数化疗药物具有明显的毒副作用,故临床医生通常会采取一些预处理措施,以最大限度减少化疗引起的不良反应,减少患者痛苦,提高生活质量,延长生存期。下面列举部分常见化疗药物的预处理措施。

(1)紫杉醇类 目前临床应用的紫杉醇类主要有紫杉醇和多西他赛,两者均可引起严重的过敏反应。过敏反应的症状主要有哮喘、呼吸困难、荨麻疹、红色皮疹等,还可出现背痛、胸痛、心动过速、低血压或高血压症状。在临床试验中,未经预处理注射紫杉醇后发生严重过敏反应者约占30%;当采取足够的预防措施后,其发生率可低于10%,因此在应用这类药之前有必要进行预处理。常见的预处理药物包括地塞米松、苯海拉明、西咪替丁等。

(2)顺铂 由于顺铂具有肾脏毒性,经肾脏清除时亦会导致肾脏损伤,约有35%的患者可出现不同程度的肾脏损伤,而在充分水化后出现肾脏毒性的患者下降至约5%,因此水化对于减小肾脏毒性十分重要。水化是指在化疗前后根据所用顺铂的剂量同时输入大量生理盐水。

(3)环磷酰胺和异环磷酰胺 环磷酰胺和异环磷酰胺的代谢产物在经肾脏排泄时可导致严重的出血性膀胱炎。特别是在干细胞移植时,大剂量环磷酰胺导致出血性膀胱炎的风险显著增高,因此需要在化疗前后进行水化,并且经常排空膀胱。目前,临床医生在使用这两种药物的同时通常会使用膀胱保护剂,如美司那。

17. 处于化疗间期的患者需要注意哪些事项?

化疗药物对肿瘤患者既有一定的治疗作用,也会引起很多毒副作用。因此,肿瘤患者在进行化疗前后须积极做好相应的配合治疗,以降低化疗药物的毒副作用,提高肿瘤的治愈率。

首先,化疗前后医生会要求患者进行相关的检查,如血常规、尿常规、肝肾功能及心电图等,便于监测化疗过程中有无血液学毒性及各器官不良反应的发生,患者应积极配合。

其次,化疗后患者可能出现恶心、呕吐等消化道反应,因此应进食清淡、高蛋白、高热量、富含维生素且易消化的食物,并适当多饮水。对于症状较重而不能进食的患者,医生会给予静脉补充营养。化疗患者应减少活动,保证休息,如感觉不适,应及时通知医生。此外,患者要密切观察大小便的质、量、色,如出现便秘、腹泻、尿少、尿血等症状,应及时告诉医生。

另外,化疗后很多患者会出现不同程度的骨髓抑制,持续长时间粒细胞缺乏,此时预防感染至关重要。患者尽量不外出,不互访病房,佩戴口罩、勤漱口,注意饮食卫生,饭前便后勤洗手,定时测量体温,发现体温升高要及时通知医护人员,以便尽早处理。

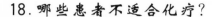

18.哪些患者不适合化疗？

在临床上,并非所有的肿瘤患者都适合化疗。首先,没有明确诊断的患者不适合采用化疗作为诊断性治疗。因为化疗药物会引起各种不良反应,对心脏、骨髓、肝、肾等脏器均有一定的损伤,而且化疗药物有时对结核、良性反应性增生等也有一定效果,所以化疗绝不是诊断剂、安慰剂,不能随意使用;使用化疗药物前必须获得病理学或细胞学确诊,并在肿瘤内科医生的指导下进行。其次,部分肿瘤通过局部治疗(手术或放疗)即可治愈,不必再加用全身化疗。例如,对于皮肤基底细胞癌,放疗后的 5 年生存率很高,可达 90％以上,手术切除后 5 年生存率约为 80％,若病灶直径＜2 厘米,则 5 年生存率几乎为 100％。对于这种癌症,不需要加用全身化疗就可完全控制。另外,部分中枢神经系统肿瘤、头颈部癌等常以局部复发为主要症状,如病变局部已控制,则不需要加用全身化疗。若患者年龄较大,身体较虚弱,或者有严重的肝肾功能损伤、严重的血常规异常,以及有心肌病变、感染发热等情况,也不适合化疗。通常医生会根据患者的实际情况进行判断,如必须应用化疗,则首先需要改善上述症状,否则患者很难耐受。

19.老年肿瘤患者使用化疗药物有哪些注意事项？

对于需要进行化疗的老年肿瘤患者,需要注意的问题较多,特别是保护心脏、肝脏和肾脏三大重要器官。

(1)化疗时要保护心脏　老年人的心脏功能和年轻人相比有一些明显的变化,心输出量会明显降低,易发生低氧血症和心力衰竭,当化疗药物选择不当或化疗剂量不合理时,就会超出心脏负荷而危及患者生命。老年人在化疗时应密切监测蒽环类药物,因为这类药物易引发严重的不良反应,可致急、慢性心脏毒性,且好发于老年人。因此,对于老年患者,选择药物时应权衡利弊,若必须应用这类药物,原则是限制蒽环类的用量,同时密切监测心脏毒性,定期复查心电图,必要时可做超声心动图或心脏放射性同位素扫描。

(2)化疗时要保护肝脏　老年人的肝脏血流量可减少 40％～45％,肝内的细胞酶活性下降,同时肝脏的解毒能力和蛋白质合成能力也相对降低。因此,在评估老年人肝功能状态时,不宜把常规检查作为检验肝功能的全部指标。部分抗肿瘤药会直接损伤肝细胞,而且大多为特异性的,与剂量无关,无法预期。另外,对于存在肝脏基础疾病的老年肿瘤患者,化疗可能使其肝病加重,同时增加化疗药物肝损害的风险。肝功能不全会影响某些化疗药物的代谢,使血药浓度增加或体内停留时间延长,增加药物对人体的毒性。如抗肿瘤药已经造成肝损害,则首先是立即停药,同时使用护肝药物。

(3)化疗时要保护肾脏　老年人肾脏的情况与肝脏很相似。老年期肾皮质比成熟期减少约20%,同时肾动脉有不同程度的硬化,肾小球萎缩而使有效肾血流量减少,药物排泄率相应减低。易引起肾脏毒性的抗肿瘤药主要有顺铂、大剂量甲氨蝶呤、司莫司汀等。预防肾脏毒性的措施之一是详细告诉医生疾病史,配合医生在用药前24小时测定肌酐清除率及尿微球蛋白,有助于医生了解患者的肾功能是否正常,并及时发现是否存在亚临床型肾脏损害。此外,化疗时要避免合用其他有肾脏毒性的药物。在使用上述化疗药物时,患者应多饮水或由静脉补充液体。目前,水化疗法已被广泛应用于减轻化疗药物的肾脏毒性,降低药物浓度,减少药物与肾小管上皮的接触时间,进而减轻药物对肾小管的损伤。

20.如何对待化疗导致的免疫功能低下?

化疗在肿瘤治疗中具有十分重要的地位。化疗可以杀死大部分肿瘤细胞,但因选择性不强,故对自身免疫系统的损害也较大,加上化疗所致的胃肠道反应,造成患者食欲较差、营养摄入不足,而体质虚弱的患者可能免疫力明显减弱,出现周身疲乏无力、精神萎靡、盗汗等症状,且易发生感染性疾病,如病毒性感冒、带状疱疹等。通过免疫功能检查可发现巨噬细胞、自然杀伤细胞的活性普遍下降等。因此,如何提高化疗患者的免疫力至关重要。对于化疗药物导致的免疫功能低下,在化疗停药后会逐渐恢复正常。在化疗休息期间,患者可以遵医嘱服用具有扶正功效的中药以及生物反应调节剂,它们对机体免疫功能的恢复有很大的帮助。另外,养成良好的生活习惯有助于免疫功能的恢复。首先,饮食均衡。食物要以清淡、细软、易消化吸收为主,多食白肉,少食红肉,多食奶类、新鲜蔬菜和水果。特别是某些菌类,如香菇、蘑菇、木耳、银耳、猴头菌等富含对人体有益的氨基酸、维生素,营养价值很高。其次,放松心情。紧张和抑郁可使人体肾上腺素和可的松的分泌量增加,而这两种激素能够抑制免疫系统的抗病能力。因此,患者应保持乐观的态度积极配合治疗,切忌抑郁、焦虑和绝望,放松心态。最后,适度运动。在身体条件允许的情况下适度运动可以加快免疫细胞在机体内循环,增强人体免疫力。

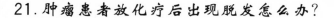

21. 肿瘤患者放化疗后出现脱发怎么办？

脱发是肿瘤患者接受放化疗后最为直观的外观变化。大多数化疗药物无法识别癌细胞，在杀死癌细胞的同时也会损伤人体的正常细胞。在人体中，正常造血细胞、毛囊细胞和消化道黏膜细胞最易遭受损害。当控制毛发生长的毛囊细胞受到损害后，就容易出现脱发的症状。

但是，并非所有的化疗药物都会引起脱发，这与药物的种类有着明显的关系。例如，氟尿嘧啶不会导致脱发；环磷酰胺会导致头发变薄，但不会完全脱落；阿霉素会在前3周导致头发渐渐变细，然后一夜之间全部脱落；而紫杉醇会导致头发一夜全部脱落。此外，除头发脱落外，眉毛、睫毛、阴毛也会有不同程度的脱落。

其实，脱发是放化疗引起的一种正常现象，且是可逆的，通常在放化疗结束后2～3个月会重新长出头发，有时在放化疗过程中即会长出头发，但新生的头发与原有的头发在颜色、质地和弯曲度上均会有较大不同。一般半年至一年后，绝大多数患者的头发即可恢复到和往常一样。

目前，尚无任何一种药物被证实能减缓或者逆转化疗引起的脱发。在日常生活中，患者可以尝试做一些改变，如在脱发期间戴帽子，减少洗发次数，并经常按摩头皮以促进毛发生长；尽可能使用宽齿梳子梳理头发，动作宜轻柔。另外，还要养成良好的饮食习惯，少食煎炸食品，并配合食疗药膳以利于头发再生；经常食用黑豆、黑芝麻、核桃仁、松子等，还可以摄入鱼肉、鸡蛋等高蛋白、低脂肪食物，上述食物可以为人体补充B族维生素、维生素E、胆碱、卵磷脂和肌醇，利于新发再生。

22. 化疗引起的不良反应越大，疗效就越好吗？

化疗是临床治疗肿瘤的常用方法之一，其引起的不良反应有骨髓抑制、消化障碍、肾脏毒性、静脉炎、肝脏毒性、膀胱炎等。

化疗药物能杀死或抑制增殖较快的肿瘤细胞，但无法区分正常细胞与肿瘤细胞，故对正常细胞也会造成损害。如环磷酰胺、氮芥、阿霉素等化疗药物随着剂量的增加，疗效也会明显提高，甚至可能在一定程度上克服肿瘤细胞的耐药性。但是，随着化疗药物剂量的增大，其不良反应也会增加。如博来霉素、长春新碱等，当超出一定剂量范围后，疗效并不增加，而毒性反应却明显增强。

此外,研发使用与化疗相关的辅助用药,可以减轻化疗药物的毒副作用。例如,化疗药物引起的外周血白细胞减少,通过在应用化疗药物后加用粒细胞集落刺激因子治疗,如吉粒芬、非格司亭、格拉诺赛特等,此时白细胞降低的副作用并不明显,而且还可增大化疗药物的剂量,以提高疗效;又如,大剂量顺铂化疗的同时可以使用昂丹司琼止吐,此时呕吐的副作用并不强烈,而疗效却比小剂量顺铂明显提高。因此,化疗的疗效应根据具体药物、具体化疗方法、是否合并应用辅助用药等而定。单纯认为化疗引起的不良反应越大,疗效越好的说法并不正确。因此,在制订化疗方案时,除需要考虑疗效外,还须把化疗药物引起的不良反应降至最低,以改善患者的生存质量。

23. 化疗期间为什么需要定期检查肝肾功能、血常规和心电图?

肝脏是人体重要的解毒器官,大多数抗肿瘤药物在肝脏内进行代谢转化,同时可导致不同程度的肝损害。化疗引起的肝损害一般为一过性,常发生于化疗后的 7～14 天,在停药并给予护肝治疗后通常很快恢复,但关键在于及时发现、及时治疗。因此,在化疗前、中、后应定期做肝功能检查。对于肝功能异常的患者,应根据患者具体情况慎用或禁用对肝损害大的药物,并根据损害情况调整用药剂量,或加用保肝药物。

大多数抗肿瘤药物及其代谢产物需经肾脏排出体外,故肾脏易受到损害,临床上可表现为轻度蛋白尿或无症状的血清肌酐和尿素氮水平升高,严重者可导致无尿和急性肾衰竭。常见的易导致肾功能损伤的药物有卡铂、顺铂、大剂量甲氨蝶呤、丝裂霉素、舒尼替尼、索拉非尼等,其中以顺铂最为明显。例如,当大剂量甲氨蝶呤治疗肿瘤时,其代谢产物会沉积于肾小管而引起肾损害,故在化疗期间应定期检查肾功能。此外,采用顺铂或大剂量甲氨蝶呤治疗均应给予水化、利尿等保护性措施,如出现肾损害,应立即停药。

绝大多数患者在化疗后均会出现不同程度的骨髓抑制,表现为白细胞、血小板、血红蛋白减少。骨髓抑制对于肿瘤患者而言是一个危险因素,如白细胞减少可导致感染的风险增加,而血小板减少患者常有出血倾向,易引起中枢神经系统出血、胃肠道出血和呼吸道出血等症状。因此,患者在化疗前后应定期检查血常规,每周 1～3 次为宜,一旦出现骨髓抑制就应及时对症治疗。

蒽环类抗肿瘤药(如阿霉素、柔红霉素等)以及某些靶向药物(如曲妥珠单抗等)可引起心脏毒性等不良反应,临床上表现为心动过速、心律失常等症

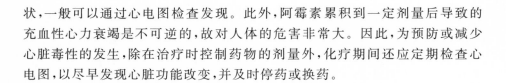

状，一般可以通过心电图检查发现。此外，阿霉素累积到一定剂量后导致的充血性心力衰竭是不可逆的，故对人体的危害非常大。因此，为预防或减少心脏毒性的发生，除在治疗时控制药物的剂量外，化疗期间还应定期检查心电图，以尽早发现心脏功能改变，并及时停药或换药。

24. 肿瘤患者放化疗后出现口腔溃疡，如何处理？

患者在放化疗期间会出现一系列并发症，口腔溃疡是常见的并发症之一，一般发生在放化疗1周后。患者首先感觉唇舌有麻木感，唇及颊黏膜发红和舌苔减少，2～3天后出现溃疡，通常在停药1周内可逐渐愈合，严重者口腔溃疡可持续1个月左右。口腔溃疡引起疼痛，使患者难以进食，从而造成营养缺乏、水电解质紊乱、机体免疫功能低下，严重者还会引起全身感染。因此，有效预防和治疗口腔溃疡对于肿瘤的治疗具有重要意义。

首先，保持口腔卫生。在日常生活中，做到早晚刷牙，且动作宜轻柔，建议使用软毛牙刷或棉签刷牙。可选用含呋喃西林的漱口液漱口，餐后可用冷开水用力漱口3～5次，每次20秒以上。同时保持咽喉部清洁。

其次，避免损伤口腔黏膜。在日常生活中，避免进食辛辣食物，做到饮食清淡，多摄入蔬菜、水果。戒烟禁酒，生活起居规律，保证充足的睡眠，坚持适度体育锻炼。同时，可以在医生的建议下适量口服维生素C、维生素E、复合维生素B等。多饮水，保持排便通畅，每天饮水1500毫升以上，这是因为大量尿液可加速化疗药物的代谢产物从肾脏排出，尽量减少药物对人体的损害。

再次，进行放化疗的患者，应避免佩戴口腔器具，及时治疗牙龈炎、龋齿等口腔疾病。如口腔溃疡面呈扩大加深趋势，则须及时去医院就诊。如口腔溃疡较严重、疼痛较剧，则可给予2%丁卡因溶液局部涂抹止痛。

25. 肿瘤患者放化疗后出现恶心、呕吐，如何处理？

恶心、呕吐是肿瘤患者放化疗常见的不良反应之一，可分为三个阶段：恶心、干呕及呕吐。严重的呕吐会导致机体脱水、代谢紊乱、营养不良等。部分患者因不能耐受而终止治疗，进而影响肿瘤治疗的顺利进行。有效减轻患者放化疗所致的呕吐、恶心症状，对提高治疗效果、改善肿瘤患者的生活质量、延长患者的生命具有十分重要的意义。

在治疗前，医护人员会将放化疗引起的不良反应告诉患者，同时在治疗方案中加用可减轻不良反应症状的药物。如患者在治疗后仍出现这些症状，应及时告诉医生，并首先通过药物进行控制；另外，可以从饮食、生活习惯等方面着手进行调节。下面介绍几种缓解症状的方法：

（1）尽量少食多餐，避免空腹或腹胀。

（2）不要以进食固体或液体食物来压制恶心、呕吐。

（3）避免食用太甜或太油腻的食物。选择清淡、冰冷的饮料和酸味、咸味较强的食物，可较好地减轻症状。

（4）在起床前后及运动前进食较干的食物，如饼干或面包可抑制恶心，运动后不要立即进食。

（5）避免同时摄入冷和热的食物，否则易引起呕吐。饮料应在餐前30～60分钟饮用，并以吸管吸取为宜。

（6）在接受放疗或化疗前2小时内，应避免进食或少量进食，以防止呕吐。

（7）在机体状态较好时可进行一些轻微活动，如听音乐、看电视或与其他人交谈等，以分散患者的注意力。患者在感到恶心时，应放松身体，并慢慢做深呼吸，可有效缓解症状。

（8）餐后可适度休息，但尽量不要平躺；远离有油烟味或异味的地方；入睡时应选择侧卧姿势，以免呕吐时将呕吐物误吸入气管。

26. 肿瘤患者放化疗后出现骨髓抑制，如何处理？

骨髓抑制是放化疗最常见的不良反应，可引起外周血细胞数量减少。人体的血液由多种成分组成，每种成分都对人体起着不可或缺的作用。例如，白细胞及血小板减少，患者会出现贫血、面色苍白、乏力、食欲减退等一系列症状。放化疗后白细胞计数若少于1.0×10^9/升，机体防御功能极度低下，极易发生感染。对于这类患者，应立即实施保护性隔离，加强无菌管理，做好心理及相应的基础护理，预防感染配合升白细胞治疗，使患者安全地度过骨髓抑制的危险阶段。对于血小板减少的患者，需要及时升血小板治疗，若有出血倾向，则应及时输送新鲜血液或成分血小板。在放化疗的过程中或结束后的2周内，应密切观察，并定期检查血常规。一般隔日检查血常规，必要时可每日检查，并观察患者有无发热。一旦出现发热现象，应立即治疗，以防止继发性感染发生。同时，在日常生活中要加强饮食管理，增加营养以促进组织修复，提高治疗效果。家属可制订合理的膳食计划，为患者提供高蛋白、富含维生素以及营养丰富且易消化的饮食；避免食用生冷、油腻、煎炸的食物，多摄入蔬菜、水果以保持排便通畅，防止便秘，减少肛周感染。放化疗期间应鼓励患者多饮水，以增加尿量，使体内积聚的大量有害物质尽快排到体外。护

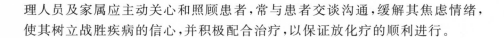
理人员及家属应主动关心和照顾患者,常与患者交谈沟通,缓解其焦虑情绪,使其树立战胜疾病的信心,并积极配合治疗,以保证放化疗的顺利进行。

27. 接受化疗的患者需要注意哪些问题?

在化疗期间,药物在杀伤肿瘤细胞的同时,也会使正常细胞受到一定的损害,产生一系列的毒副作用,如免疫功能下降、骨髓抑制、脱发等。因此,接受化疗的患者在日常生活中须注意以下事项。

第一,充分休息。化疗结束后,80%以上的患者会产生乏力疲劳感,因此充分的休息显得十分重要。部分患者自觉身体很好,出院后就想和健康人一样外出,这种行为不值得提倡。因为患者在化疗后免疫功能通常低下,易继发感染,此时应尽量在家休息,减少与外界的接触以及不必要的探视。在公共场所或周边有感冒者,患者应佩戴口罩,以减少交叉感染的机会。

第二,放松心身。患者可听一些舒缓的音乐,多与家人交流,做一些力所能及的手工,以分散注意力,避免过分关注自己所患的疾病。

第三,合理饮食。化疗所致的胃肠道反应会使患者食欲下降、胃纳减退,患者应摄入富含维生素及高蛋白的食物,以保证人体必需的体力和营养。不摄入辛辣刺激、生冷食物,特别是变质的食物,新鲜水果应洗净、去皮后再食用。

第四,保持个人卫生和环境卫生。餐前便后勤洗手,以防病从口入。在患者居室或病房内不宜摆放过多的鲜花,尤其是不放花盆,这样可减少因花草或泥土中的真菌、细菌等引起的感染。勤通风,保持室内空气清新,避免各种异味加重患者的不适感,如烟味、香水味及消毒剂气味等。

28. 如何对化疗患者进行饮食管理?

接受化疗的患者需要有足够的营养补充,这对提高机体免疫力、增强抵抗力、减少化疗引起的不良反应有很大的帮助。在日常生活中,饮食须注意营养搭配合理,食物尽量做到多样化。多摄入高蛋白、富含维生素、低脂肪、易消化的食物,多食用新鲜水果、蔬菜,禁食陈旧变质或刺激性食物,少食熏烤、腌泡、油炸、过咸品,主食粗细粮搭配,以保证营养平衡。

第一,化疗前后宜给予富含维生素、高蛋白、高热量饮食,食物不可太单调,多食用富有营养的新鲜蔬菜、水果,不但可以增强抵抗力,而且可以增加食欲。

第二，在化疗期间饮食宜清淡、少油、富有营养、易消化，可给予少渣半流质饮食。忌食油腻、辛辣、腌制、熏制以及难消化的食物，提高饮食的营养价值，保证营养供给。此外，少量多次进餐、饮水，避免过饱。

第三，治疗和检查宜安排在餐前。在机体条件允许的情况下，患者尽可能坐着进餐、饮水，半小时后再卧床休息，进餐时最好有家人或朋友陪伴。

第四，当化疗引起腹泻时，患者应避免摄入易胀气和导致腹痛的食物，如碳酸饮料、玉米、豆类、糖果等。禁食油腻食物及乳制品，尽量给予少渣、低纤维素饮食。对于恶心、呕吐频繁的患者，在使用止吐药的前提下，少食多餐并及时补液，以维持水电解质平衡。

第五，在日常生活中，家属须关心患者的需求，适时更换食谱或改变烹调方法，以增加患者食欲。烹调时尽量达到食物较熟烂的程度，以方便患者消化吸收。

29. 乳腺癌患者都适合内分泌药物治疗吗？

在 100 多年前，医生发现切除卵巢后可使乳腺肿瘤缩小。随着医学的不断发展，人们逐渐认识到减少和清除体内雌激素会产生抑制肿瘤生长的作用，这为肿瘤的内分泌治疗奠定了基础。乳腺癌是一种激素依赖性肿瘤，其中雌激素在大部分乳腺癌的发生发展中起着至关重要的作用。而内分泌治疗则是通过降低患者体内的雌激素水平或抑制雌激素的作用来达到抑制肿瘤细胞生长的目的。目前临床上通常检测患者乳腺癌细胞的雌激素受体和孕激素受体水平，如两者均为阳性或其中之一为阳性，则无论年龄大小、是否绝经，都应该在术后接受内分泌治疗；如两者皆为阴性，则术后应以放化疗为主，不推荐内分泌治疗作为辅助措施。因此，并不是所有的乳腺癌患者都适合内分泌药物治疗，通常在治疗前需要检测患者乳腺组织的免疫组化，根据结果来选择治疗方案。当肿瘤的"受体"检测阳性时，无论是手术前或手术后，或是复发转移的晚期患者，均可接受内分泌治疗。内分泌治疗按其治疗方式可分为药物治疗和非药物治疗。药物治疗是目前内分泌治疗的主要方式，常用药物有他莫昔芬、甲羟孕酮、戈舍瑞林、亮丙瑞林、来曲唑、阿那曲唑等。由于各类药物的作用机制不同，故引起的不良反应也不同，医生须根据患者的具体情况来选择合适的内分泌治疗药物。

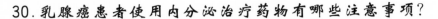

30. 乳腺癌患者使用内分泌治疗药物有哪些注意事项？

对于受体阳性的乳腺癌患者，通常需要联合内分泌治疗，这是目前乳腺癌患者的标准治疗原则。由于患者存在个体差异，故在治疗过程中需要注意以下问题：首先，内分泌治疗的时机。以往在内分泌治疗药物的使用时间上争议较大，近年来一项大规模的临床试验结果表明，内分泌治疗应在化疗和放疗结束后立即开始，一方面可以提高乳腺癌患者的生存期，另一方面可以增强化疗效果。对于不同的内分泌治疗药物，治疗方案的持续时间也会不同。例如，临床试验表明，服用 5 年他莫昔芬较服用 2 年效果好，若是服用时间延长至 10 年，则与服用 5 年的疗效并无显著差别，而静脉血栓以及子宫内膜癌的发生率却呈上升趋势。因此，目前推荐他莫昔芬的连续服用时间为 5 年。另外，内分泌治疗方法不同，其引起的不良反应亦不同。一般说来，内分泌治疗的不良反应相较化疗和放疗要少且轻。乳腺癌内分泌治疗可以抑制雌激素的生理作用，因此会造成类似于绝经期的一些症状，如潮热、月经周期改变、阴道干燥等。另外，内分泌治疗还可以影响骨质中的钙代谢、肝脏中的脂肪代谢等。内分泌治疗药物应在医生的指导下正确使用，患者一旦开始治疗，就应坚持到底，不能中途停止治疗，否则可能导致治疗失败。在治疗过程中应定期复查，并评价治疗的效果，如出现任何不适，应及时向医生报告。

31. 非小细胞肺癌常见的化疗方案有哪些？

非小细胞肺癌约占肺癌的 80％，与小细胞肺癌相比，癌细胞的增殖分裂速度较慢，扩散转移相对较晚。非小细胞肺癌首选手术治疗，根据不同情况再辅助其他治疗。对非小细胞肺癌有效的化疗药物不少，但单药化疗的有效率较低，很难达到有效缓解，如顺铂、异环磷酰胺、丝裂霉素、环磷酰胺、氟尿嘧啶、紫杉醇等，其中单药化疗有效率较高的药物是多西他赛、吉西他滨、伊立替康等，有效率大多在 25％。因此，目前临床医生在患者身体条件允许的情况下多采用联合化疗方案以提高有效率。联合方案主要包括以下几种：CAP（环磷酰胺＋多柔比星＋顺铂）、EP（依托泊苷＋顺铂）、MVP（丝裂霉素＋长春地辛＋顺铂）、CAMP（环磷酰胺＋多柔比星＋丝裂霉素＋顺铂）和 FP（5-氟尿嘧啶＋顺铂）等多种，其中以 MVP 方案的有效率为最高，可达到54％～74％。另外，紫杉醇、多西他赛或吉西他滨联合顺铂也有不错的疗效。针对非小细胞肺癌的一线治疗，应用顺铂或是卡铂的两药联合方案治疗，能够延长患者的生存期,改善其生活质量。不含铂类的联合化疗方案疗效略低于含铂联合方案,但毒性反应相对较低,可作为不能耐受或不愿接受铂类化疗者的选择。一线治疗后复发就需要采用二线治疗方案,目前临床常用多西他赛和培美曲塞。临床试验及应用显示,多西他赛已使用多年,疗效肯定,是经典的标准二线方案,但其毒副作用偏大。而培美曲塞属于刚上市的新药,临床试验证明其具有很好的疗效,且经预处理后,毒副作用很小,患者耐受性好。

32. 小细胞肺癌常见的化疗方案有哪些?

小细胞肺癌在肺癌中所占的比例为 $20\%\sim25\%$,近年的流行病学调查显示,该类型的发病率已呈下降趋势。小细胞肺癌的恶性程度高,倍增时间短,转移早而广泛,对化疗、放疗敏感,初治缓解率高,但极易发生继发性耐药,且易复发,故治疗以全身化疗为主。小细胞肺癌的临床分期包括局限期和广泛期。对于属于局限期、一般情况较好的患者,通常推荐放化疗同步治疗＋后续巩固化疗方案。化疗方案推荐 EP 方案,该方案由依托泊苷和顺铂两种药物组成,疗程以 4～6 次为主,化疗间隙期为 3～4 周。在一线治疗失败后可考虑选用托泊替康、紫杉类及氨柔比星等药物进行二线化疗。对于属于局限期但一般情况较差的患者,也可以化疗为主要的治疗手段,医生会根据患者的耐受程度和身体情况来决定后续是否需要做放疗;化疗药物及疗程基本同前,药物的剂量可以根据患者情况适当减小。对于属于广泛期的小细胞肺癌患者,若身体能够耐受,则会考虑化疗。化疗方案除 EP 方案外,还可以选择CE(卡铂＋依托泊苷)、IP(伊立替康＋顺铂)方案,前者包括卡铂和依托泊苷两种药物,后者包括顺铂和伊立替康两种药物,一般每 3 周重复一次。对于一般情况较差的广泛期患者,由于很难耐受化疗对身体的损害,故通常以支持治疗为主,通过采取局部姑息放疗来缓解肿瘤压迫或转移引起的各种不适症状。

33. 肿瘤患者在化疗期间能否同时服用中药?

由于化疗药物的选择性不高,因此在杀灭肿瘤细胞的同时也会对正常的人体细胞产生不同程度的损害,如患者会出现恶心、呕吐、食欲减退等消化道反应,以及骨髓抑制、肝肾功能损伤等。因此,化疗时配合应用健脾益肾、理气和胃、益气养血类中药,能明显减轻肿瘤化疗的毒副作用,缓解不适症状,提高患者的生活质量。中药可以将化疗对人体的损害降至最低,并且可能起到增强肿瘤细胞对放化疗的敏感性的作用。化疗与中医中药相配合,两者合理有序应用,可以起到相辅相成的作用。需要注意的是,当化疗作为治疗肿瘤的主要方法时,中医中药只能作为辅助的治疗方法。另外,中医讲究辨证施治,对于不同的患者不能一概而论,故化疗期间可由中医肿瘤专业医生辨证开方,以帮助患者调养身体、滋补肝肾,减轻放化疗的副作用;或根据患者的身体情况和病情需要,酌情添加抗肿瘤的中草药,以起到减毒增效的作用。

34. 什么是分子靶向药物?

恶性肿瘤是一类严重威胁人类健康和生命的疾病,其治疗一直是人们关注的焦点。目前,临床上治疗肿瘤的方法主要有 3 种:外科手术、放疗和化疗。这些方法虽可抑制肿瘤的进一步恶化,但肿瘤转移以及治疗引起的不良反应也会限制其应用,且每种方法都有不足之处。外科手术可针对性切除肿瘤病灶,但一旦肿瘤发生远端转移,即需要再次进行手术切除,而患者往往难以承受;化疗和放疗由于缺乏特异性,在杀死肿瘤细胞的同时,也会杀死正常细胞,导致人体免疫力下降,造成较大的毒副作用。

靶向治疗是指以标准化的生物标志物来识别是否存在某种疾病特定的控制肿瘤生长的基因或基因谱,以此确定针对特异性靶点的治疗方法。这是一种治疗恶性肿瘤的全新手段,在很大程度上可避免传统治疗方法的不足。靶向治疗的问世得益于现代生物科学技术和医学研究的不断进步,使人们对肿瘤的认识深入到基因水平,可精准找到致癌位点,也就是靶向治疗的靶点。通过特异性阻断这类靶点,使肿瘤细胞死亡或其生长受到抑制。靶向药物的显著特点是能将药物最大限度地运送到靶区,使药物在靶区聚集,靶区以外区域的浓度通常较低。靶向药物可以直接作用于病变组织、器官和细胞,延长药物与靶部位的作用时间,使到达肿瘤部位的药量增加,以达到高效低毒的治疗效果。这类药物只针对肿瘤细胞的特定部位发挥作用,故基本不会损伤其他的正常细胞,且其全身的毒副作用较轻,患者易于接受。

世界上第一个靶向治疗药物是 1997 年问世的利妥昔单抗,常用于治疗恶性淋巴瘤。目前临床常用的靶向药物超过 30 种,用于治疗多种恶性肿瘤,如治疗乳腺癌的曲妥珠单抗、治疗肺癌的吉非替尼、治疗慢性髓性白血病和恶性胃肠道间质肿瘤的伊马替尼等。

35.靶向药物治疗对所有的肿瘤都有效吗?

目前,靶向药物治疗部分肿瘤取得了很好的疗效,其原因是有些肿瘤细胞尚未被科学家找到治疗靶点,而有些肿瘤细胞即使已被发现治疗靶点,但目前仍未成功研发针对该靶点的药物。

分子靶向药物具有明显的个体差异,其并非对所有类型的肿瘤都发挥治疗作用。这些药物只针对患有某种特定肿瘤的人群,如曲妥珠单抗适用于HER-2过度表达的乳腺癌和胃癌患者;吉非替尼适用于亚洲地区的不吸烟的肺腺癌女性患者;甲磺酸伊马替尼适用于费城染色体阳性的慢性粒细胞白血病患者和c-Kit阳性的胃肠道基质细胞瘤患者;利妥昔单抗适用于CD_{20}呈阳性的弥散性B细胞淋巴瘤患者等。

靶向药物治疗并非对所有类型肿瘤都有效,即使是已证实可被有效治疗的肿瘤,也并不适用于所有的患者,原因是肿瘤细胞在生物学行为上具有很大的差异性。虽然是同一类型的肿瘤,但有些患者有治疗靶点,有些患者却没有治疗靶点。例如,曲妥珠单抗适用于HER-2过度表达的乳腺癌患者,但实际上只有30%的乳腺癌患者可以检测到HER-2基因的过度表达,故大部分患者不适合应用曲妥珠单抗。因此,在应用靶向药物前,有必要进行相应的分子生物学检测,有助于筛选目标人群,减少不必要的医疗费用。

36.靶向药物治疗前都需要做基因检测吗?

靶向药物主要是通过作用于肿瘤细胞的特定靶分子而达到治疗效果,这些靶分子往往是肿瘤的某些基因发生扩增或突变后的产物,或肿瘤发生时伴随的特异蛋白。临床研究表明,一些靶向药物对发生特定基因扩增或突变的肿瘤有疗效,有的则对未发生特定基因突变的肿瘤敏感。因此,在用药前进行相关的基因异常检测对正确使用靶向药物、提高疗效起着至关重要的指导作用,同时可减少患者不必要的医疗费用。

以发病率最高的肺癌为例,以往相关研究发现,用于治疗非小细胞肺癌的吉非替尼、厄洛替尼等,最佳适用人群是东方、不吸烟的女性肺癌患者。但进一步的研究发现,这类分子靶向药物主要是针对肿瘤的表皮生长因子受体(epidermal growth factor receptor,EGFR)这个特定部位发挥作用,它们通过抑制EGFR酪氨酸激酶的活性而抑制肿瘤组织的生长、转移和血管生成,并加速肿瘤细胞的凋亡,从而抑制肿瘤的生长和转移。在部分肺癌人群中,

EGFR活性与其他人明显不同,表现出异常增高,原因有EGFR过度表达、基因扩增或EGFR基因的活化突变等。正是基于这个特征,对于肺癌细胞中有EGFR基因突变的患者,才可以应用阻断EGFR活性的靶向治疗,有效率高达80%。对于EGFR基因没有突变的患者,药物在体内缺少攻击目标而收效甚微。

另外,大多数靶向药物治疗有效的患者最终会产生耐药性,疾病亦会出现进展。随着研究的进一步深入,科学家也成功研制出许多针对性很强的靶向药物。但是,使用任何一种分子靶向药物,均须做相应的基因检测,对药物敏感者才能使用。因此,基因检测是靶向药物治疗的必要前提,只有相应基因突变的患者,才能成为靶向药物治疗的适用对象。

37. 靶向药物治疗会引起不良反应吗?

靶向药物通过抑制肿瘤细胞的靶点而发挥治疗作用,但这些靶点并非完全为肿瘤细胞所有,在正常细胞中也会有一定的表达,只是这种表达十分微弱。因此,在实际应用过程中,靶向药物也会对人体的正常细胞产生一定的影响而引起各种不良反应。

大多数靶向药物会引起发热、皮疹、乏力等不良反应,也会引起胃肠道反应、肝肾功能障碍以及骨髓抑制等。最常见的不良反应是皮疹样反应,好发于头颈部、手足部和躯干部。例如,吉非替尼、厄洛替尼和西妥昔单抗等药物会引起痤疮样皮疹,索拉非尼和舒尼替尼等药物会引起手足综合征等。除上述不良反应外,部分药物还会引起较独特的不良反应,如曲妥珠单抗会引起心功能下降;贝伐珠单抗会引起高血压、出血、蛋白尿,同时增加血栓和胃肠道穿孔的风险;舒尼替尼会引起腹泻、皮肤黄染、水肿、心功能下降等。靶向药物引起的消化系统反应主要是轻、中度腹泻和恶心,其次是对肝脏的损害,一般不需要特殊治疗,严重者可对症治疗,或减少药量或停药处理。

另外,还有某些少见的但较严重的不良反应须引起人们足够的重视。例如,可逆性脑白质后部综合征(reversible posterior leukoencephalopathy syndrome,RPLS)是一种神经系统疾病,极少数使用贝伐珠单抗的患者会发生RPLS,但发生RPLS的患者应永久停用贝伐珠单抗。极少数使用曲妥珠单抗的患者可能引起肾衰竭、膜性肾病等。

38. 治疗癌性疼痛的药物有哪些?

在治疗癌性疼痛(简称"癌痛")前,应先由临床医生或药师对患者疼痛作出细致而全面的评估,然后根据每一类疼痛治疗药物的药物效应动力学、药物代谢动力学特点,以及患者的个体情况,合理而不机械地对癌痛作出科学的处理。

世界卫生组织在 20 世纪 80 年代就制定了癌痛药物三阶梯治疗方案,并在全世界进行推广。由于该方案简单、实用、科学,因此在全世界得到了广泛认同。根据世界卫生组织三阶梯止痛治疗原则,治疗疼痛的药物也分为三个阶梯,具体如下:

第一阶梯药物:如非甾体类药物(布洛芬、塞来昔布、吲哚美辛等)和对乙酰氨基酚。这一阶梯药物具有较大的器官毒性反应,故必须在医生的指导下服用,以防超剂量和超疗程使用。这些药物主要用于治疗轻度疼痛,同时也可以配合阿片类药物用于治疗中重度疼痛。第二阶梯药物:如可待因、曲马朵、氨酚待因、氨酚羟考酮等,这些药物属于弱阿片类药物,用于治疗中度疼痛。第三阶梯药物:如吗啡、羟考酮、芬太尼等强阿片类药物,是治疗癌痛的主要药物,用于治疗中重度疼痛。第三阶梯药物疗效确切,且没有第一、二阶梯药物的器官毒性反应和剂量限制,故使用最为普遍。

除以上三阶梯药物外,还有一些辅助用药,如阿米替林、文拉法辛、加巴喷丁等,主要用于治疗神经病理性疼痛。由于神经病理性疼痛对阿片类药物不敏感,因此需要辅助药物进行对症治疗。

当"三阶梯止痛法"疗效欠佳、长期大量应用产生耐药或对不良反应不耐受时,可采用"第四阶梯止痛法"——神经阻滞及介入疗法。

39. 癌性疼痛患者在什么情况下需要服用镇痛药?

大多数晚期癌症患者会出现不同程度的疼痛,因此癌症患者应正视癌痛。癌痛与其他一些慢性疼痛不同,如多数关节痛有间歇期,在某一段时间疼痛会发作,另一段时间则疼痛缓解;而癌痛很少有间歇期,癌症一旦进展,疼痛感只会越来越重,组织损伤的程度也会越来越严重。只有按时、及时服用镇痛药,才能保证疼痛得到很好的缓解。根据药物的释放速度,疼痛治疗药物可分为即释制剂和控缓释制剂两种。按照癌痛的规范化治疗,对于持续性疼痛,要按时、及时给予控缓释制剂进行控制;在出现暴发性疼痛时,要给予即释制剂进行控制。只有按时、足量服用控缓释制剂，才能使镇痛药物在体内保持稳定的血药浓度，从而保证疼痛得到持续缓解。癌痛长期得不到有效控制，易造成因疼痛导致的交感神经功能紊乱发展成为难治性疼痛，反而会增加治疗的难度。

总之，癌痛患者应按时、足量服用镇痛药，而不是在无法忍受疼痛时才服用。

40. 癌性疼痛患者长期使用阿片类镇痛药会成瘾吗？

疼痛是一种不愉快的感觉和情绪上的感受，同时伴有实质的或潜在的组织损伤。70％以上的晚期癌症患者会有疼痛感觉，约30％的患者会出现重度疼痛。在我国，每天有100万的癌症患者遭受疼痛折磨，其中仅有41％得到有效缓解，而晚期癌痛仅有25％得到有效缓解。

世界卫生组织将吗啡的用量作为一项衡量各国癌痛改善状况的重要指标，我国的麻醉药品医疗消耗量明显不足，与发达国家相差近百倍。造成这种巨大差距的原因是多方面的，广大医务人员和患者普遍存在阿片类药物"成瘾恐惧"心理，这是阿片类药物使用的主要障碍，也是疼痛治疗中的最大瓶颈，因此患者要正确区分生理依赖与成瘾。

生理依赖是指阿片类镇痛药连续使用一段时间后，机体产生耐受。其特点表现为反复用药之后作用效力下降，镇痛时间缩短，需要增大剂量或缩短给药时间才能维持治疗效果。生理依赖的产生是一种正常的生理药理学现象。

精神依赖则是一种反映心理异常的行为表现，其特点是单纯以追求精神享受为用药目的，不择手段、不由自主地渴望得到药物；用药后可以获得一种特殊的心满意足的"欣快感"，从而根深蒂固地在心理上形成对阿片类镇痛药的依赖，也就是"成瘾"。

临床上有一种假"成瘾"，用于形容一种因疼痛得不到有效治疗而导致的行为改变，称为医源性综合征。医源性综合征与特发性阿片类药物精神依赖的行为相似，但性质不同。

因此，不能因为慢性疼痛患者使用阿片类镇痛药并产生耐受而把他们当作成瘾者。如果不能区分生理依赖和精神依赖，将会导致疼痛患者得不到足够的镇痛治疗而遭受痛苦。

临床研究发现，阿片类药物在规范使用的情况下，疼痛患者出现成瘾的现象极为罕见。成瘾的发生率与药物的给药方式密切相关，直接静脉注射使血药浓度突然增高,易导致成瘾。在慢性疼痛治疗中大多采用阿片类药物的缓控释制剂,药物在体内缓慢释放,使血药浓度在一定程度上保持恒定。美国的一项调查显示,在1万余例使用阿片类药物治疗数周至数月的患者中,仅22例发生精神依赖,而这些发生精神依赖的患者都有药物滥用史。另外一项大规模调查显示,在11882例使用阿片类药物治疗的住院患者中,仅有4例产生精神依赖。因此,成瘾几乎不发生于疼痛患者,包括癌症患者。

41.如何缓解阿片类药物引起的便秘?

阿片类药物是目前治疗中重度疼痛最重要的药物,但是这类药物会引起便秘、恶心、呕吐和嗜睡等不良反应。除便秘外,其他不良反应通常在1周内可为多数患者耐受。便秘的发生率高达90%,且不易耐受,故患者常抗拒服用阿片类药物。阿片类药物所引起的便秘有一个特点:患者不会因长期用药而对阿片类药物引起的便秘产生耐受,便秘不仅出现于用药初期,而且会持续存在于整个阿片类药物止痛治疗的过程中。因此,医生和患者应重视并及时治疗便秘,否则可能引起较严重的并发症,并成为癌痛治疗的障碍。患者在开始服用阿片类药物时,无论是否出现便秘症状,都应加以防范,如多饮水,多摄入豆类、苹果、白菜、芹菜或韭菜等富含膳食纤维的食物。患者早晨起床后先饮一杯开水,帮助清理肠道,加快肠蠕动。同时,患者可以在身体状况允许的条件下进行适量的户外活动,缓解紧张情绪,有助于控制便秘。另外,要建立和养成规律的排便习惯,安静的排便环境和充足的时间有助于缓解便秘。然而,上述措施对于每天服用阿片类药物的患者来说作用十分有限,因此还须每天预防性地服用大便软化剂、润滑剂或缓泻剂,如液状石蜡、含番泻叶的药品、麻仁丸等。

42.服用阿片类镇痛药后出现便秘、呕吐等不良反应,需要停药吗?

对于癌痛患者,阿片类药物是一类十分有效的药物,能够缓解绝大多数患者的疼痛,但也会引起一些不良反应。除便秘外,阿片类药物的其他不良反应(如恶心、呕吐、镇静等)大多是暂时性的或可耐受的。呕吐、镇静等不良反应一般仅出现在用药的初始几天,随着治疗时间的延长,数日后大多可自行缓解或消失。对于这些不良反应,有些医生会在用药的同时进行预防性治疗,多数患者可以减轻或避免发生。例如,患者在服用盐酸羟考酮缓释片(奥施康定)时,可能发生便秘、恶心、呕吐、头晕等常见的不良反应。此时患者应及时向医生告知自己的症状,医生会根据症状的严重程度来判断是否需要停药,必要时还会开具相应药物以减轻症状。若出现便秘症状,则可服用缓泻药进行缓解;若出现恶心、呕吐症状,则可以服用止吐药进行治疗。因此,一般情况下患者不需要停药,依靠相应药物就能够有效缓解症状。另外,在阿片类药物治疗期间一般不能突然中止治疗,否则可能引起戒断综合征,出现烦躁不安、流泪、流涕、打哈欠、出汗、寒战等症状,会使患者产生不适感。若患者需要停用阿片类药物,则应遵医嘱逐渐减小剂量,以防产生戒断症状。

43. 肿瘤的生物治疗药物有哪些?

肿瘤生物治疗是一种新兴的、疗效显著的肿瘤治疗模式,是一种自身免疫抗癌的新型治疗方法。它是运用生物技术和生物制剂对从患者体内采集的免疫细胞进行体外培养和扩增后回输入患者体内,激发并增强机体自身的免疫功能,从而达到治疗肿瘤的目的。肿瘤生物治疗具有安全、有效、不良反应小等特点,是目前继手术、放疗和化疗之后的第四大肿瘤治疗技术。目前常用的生物治疗药物有单克隆抗体药物、抗血管生成药物、肿瘤疫苗和细胞因子等。

临床上单克隆抗体药物用于治疗肿瘤已有较长时间,并且取得了一系列重要的进展。目前已在国内上市的药物有:曲妥珠单抗,主要用于治疗乳腺癌;利妥昔单抗,主要用于治疗恶性淋巴瘤;西妥昔单抗,主要用于治疗大肠癌和头颈部癌等。

抗血管生成药物在肿瘤的治疗过程中也发挥着重要的作用。肿瘤的生长和转移依赖于血管的生成,通过血管的生长不断吸取营养。抗血管生成药物通过对抗肿瘤血管生成,切断肿瘤的营养供给,从而抑制肿瘤的生长和转移。贝伐珠单抗与化疗药物组合可用于多种肿瘤的治疗,并且能够取得较好的效果,可延长患者的生存期。

肿瘤疫苗也是生物治疗药物中的一种,如宫颈癌疫苗,用于治疗人类乳头瘤病毒的感染和复制,防止宫颈癌的发生。

第十六章　常见营养性疾病用药答疑

1. 什么是肥胖？患者能否自行购买减肥药服用？

肥胖是指体内脂肪积聚过多和(或)分布异常、体重增加，是遗传因素、环境因素等多种因素相互作用所引起的一种慢性代谢性疾病。造成肥胖的原因很多，通常认为饮食不合理、热量摄入过多、活动量少可导致肥胖。体重指数是目前国际上常用的衡量人体胖瘦程度以及是否健康的一个标准。

体重指数(BMI)＝体重(千克)除身高(米)的平方(千克/米²)。对于中国人而言，体重指数＝18.5～23.9 千克/米² 为正常体重；体重指数＝24.0～27.9 千克/米² 为超重；体重指数≥28.0 千克/米² 为肥胖。

如体重超重，且伴有以下不良的生活习惯或用药，则会增加肥胖的发生风险。

(1)口服避孕药可刺激血液中的胰岛素水平上升，从而导致肥胖。

(2)过量的碳水化合物饮食。

(3)过量的脂肪饮食可导致成人糖尿病。

(4)过量的蛋白质饮食。

(5)缺乏纤维素摄入。食品加工越复杂越精细，纤维素越易被除去，从而造成纤维素缺乏，引起肥胖。

(6)膳食餐次的安排。相关资料统计发现，每天量大的两餐或三餐比量小的五餐或六餐易产生更多的脂肪，因此建议少食多餐。大部分上班族因时间原因，早餐及午餐进食量少，而晚餐进食量较多，其实这种习惯不值得提倡。早中餐摄入过少，会减少热量供给，从而影响机体正常的生理功能；晚餐摄入过多，活动量少，易引起肥胖。

（7）食物调味品过重。为调剂口味，食用较重的调味品，促使消化液分泌，导致暴饮暴食而引起肥胖。

（8）快速进食。一般肥胖者用餐较正常人快，快速进食可使各种饱感机制作用延迟发生，易导致进食过多，因此用餐时应细嚼慢咽，以减少进食量。

综上所述，首先需要明确自己是否肥胖；其次，分析导致肥胖的原因，是摄入过多还是疾病引起；再次，制订适合自己的减肥方案；最后，需要时刻关注身体变化，如有不适，应及时去医院就诊。目前，减肥产品品种繁多、成分复杂，建议肥胖者不要盲目购买服用，而应采取增加运动量、合理饮食等科学的方法来控制体重。

2. 服用泻药可以减肥吗？

不能通过服用泻药进行减肥。减肥首先应明确肥胖的原因，如不良的饮食习惯和生活作息、某些药物引起的不良反应等。目前临床常用的泻药有硫酸镁、酚酞、比沙可啶等，其主要作用是刺激肠壁，增强结肠反射性蠕动，润滑肠壁，软化大便，还能增加肠道水分的吸收，增大肠内容积，从而促使反射性排便。服用泻药可能引起恶心、呕吐、过敏反应、肠炎、皮炎、出血倾向，长期过量服用还可导致电解质紊乱。减肥首先应分析肥胖的根本原因，若是由某种疾病引起的，则应先积极治疗疾病。如是由不良的饮食习惯和生活作息引起的，则应从饮食习惯和生活作息着手，合理安排饮食和作息时间，在一日三餐的基础上多食用水果，并进行一定强度的运动，即可达到明显的减肥效果。

3. 治疗肥胖的药物有哪些？

治疗肥胖的药物有以下几种：

（1）奥利司他　奥利司他是一种胃肠道胰脂肪酶抑制剂，能特异性地与胃肠道胰脂肪酶甘油三酯结合位点发生不可逆的结合，从而使饮食中约30%的甘油三酯不被分解和吸收，而随大便排出体外；同时，甘油三酯的分解产物甘油、游离脂肪酸及甘油单脂的产生也相应减少，由于甘油、脂肪酸的存在对胆固醇的吸收有促进作用，因此胆固醇在小肠的吸收亦相应减少，导致热量摄入减少，从而达到减肥效果。

（2）二甲双胍　对于超重或肥胖者，特别是合并胰岛素抵抗、2型糖尿病的患者，二甲双胍在改善胰岛素抵抗的同时，可控制血糖水平，轻度减轻体重。但是，肾功能减退的老年人慎用，肝肾功能不全、严重心肺疾病患者禁用。二甲双胍类药物的不良反应主要发生于服用的初始阶段,部分患者会出现消化道反应,包括腹泻、腹胀、恶心和食欲减退等。

（3）西布曲明 西布曲明是一种常用的中枢食欲抑制剂,可通过增加饱食感并加速热量消耗来达到减轻体重的目的。有冠状动脉疾病史、充血性心力衰竭、心律失常、脑卒中、未控制的高血压、癫痫史、青光眼以及严重肝肾功能障碍的患者禁用。服用这类药物较易出现头痛头晕、口干口苦、便秘等症状,少数患者可引起失眠。

4. 如何服用复合型维生素?

维生素是维持人体生命过程所必需的一类有机化学物,存在于各种食物中。维生素分为两大类:一类是脂溶性维生素,如维生素 A、维生素 D、维生素 E、维生素 K;另一类是水溶性维生素,如维生素 C 和 B 族维生素。餐后服用脂溶性维生素,能够使其溶解于食物的脂类中,更易被人体吸收利用。复合型维生素一般既含有脂溶性维生素,又含有水溶性维生素,因此餐后服用能够充分地吸收利用多种维生素。当人体通过食物摄取不能满足自身需求时,则需要额外补充维生素。在日常生活中,很多人会自行购买维生素服用,每天小剂量服用维生素是安全的。临床研究认为,只有超过维生素的可耐受最高摄入量且长期服用,才可能影响人体健康甚至引起不良反应。据现有资料统计显示,美国的维生素 C 可耐受最高摄入量为每天 2000 毫克,英国的维生素 C 可耐受最高摄入量为每天 1000 毫克。由此可知,如何补充维生素,医学界目前尚无定论。在日常生活中,应尽量通过食物摄取维生素,这是因为人体更易吸收天然维生素,通过平衡营养、合理饮食即可达到保健目的。

一般说来,只要饮食多样,就能够满足大多数人的营养需求。但是,对于工作压力大、饮食不规律、胃肠消化吸收功能差的人群,包括在一定时期因饮食限制而不能正常进食者,其营养摄入可能不均衡,此时需要适量补充营养素。

5. 哪些人群需要补充维生素?

维生素的种类较多,人体必需的维生素有 13 种,包括维生素 A、维生素 B、维生素 C、维生素 D、维生素 H、维生素 P、维生素 PP、维生素 M、维生素 T、维生素 U 等。某些特殊人群对维生素的需要量相对偏高,如妊娠妇女和哺乳期妇女、儿童,以及特殊工种、特殊环境下的人群,一般人群从食物中就能获得足够的维生素,但少数维生素缺乏症患者仍需要额外补充维生素。

以维生素 D 为例,维生素 D 缺乏会影响骨端软骨发育与钙质沉淀,即会阻碍正常骨骼的形成。佝偻病和骨软化病是维生素 D 缺乏症在临床的特有表现。佝偻病初期常表现为精神欠佳、盗汗,晚期则主要表现为骨骼畸形。维生素 D 缺乏常见于 4 个月至 2 岁的婴幼儿,婴儿的皮肤中含有 7-脱氢胆固醇,受日光中紫外线的照射会转化为维生素 D。因此,如果婴幼儿不能通过日光浴补充充分的维生素 D 时,就需要口服一些维生素 D 滴剂,同时食用一些富含维生素 D 的食物,如猪肝、奶油、蛋黄等。

总之,不是所有人都需要额外补充维生素。角膜干燥症、夜盲症患者可补充维生素 A,脚气病患者可补充维生素 B_1,口角炎患者可补充维生素 B_2。

6.维生素 E 可以长期服用吗?

维生素 E 又称生育酚,是一种脂溶性维生素,是最主要的抗氧化剂之一。维生素 E 能维持和促进生殖功能,促进性激素分泌,使男性精子活力和数量增加;使女性雌性激素水平增高,提高生育能力,预防流产。在临床上,常用维生素 E 治疗先兆流产和习惯性流产,同时对防治男性不育症也有一定帮助。另外,维生素 E 还能增强细胞的抗氧化作用,保护 T 淋巴细胞、红细胞,抗自由基氧化,被认为具有一定的抗衰老和抗癌作用,可用于延缓机体衰老,提高免疫力。维生素 E 能维持毛细血管的正常通透性,增加血流量,改善血液循环,并能抑制血小板聚集,从而降低心肌梗死和脑梗死的风险。

但是,长期(6 个月以上)应用维生素 E 易引起血小板聚集和血栓;大剂量长期服用不仅会引起不良反应,而且可导致人体免疫功能下降。因此,建议患者首先去正规医院就诊,咨询医生是否需要或者可以长期服用维生素 E,以减少不良反应的发生。

7.长期服用维生素 C 可以预防感冒吗?

流行性感冒是一种由流感病毒引起的自限性疾病,如没有并发细菌性感染或其他基础疾病,一般患者多饮水,保证休息,可以不治而愈。服用维生素 C 对于改善感冒后的不适症状有一定的益处。因为维生素 C 可以降低毛细血管的通透性,兼有一定的抗过敏作用,有助于减轻鼻塞、流涕症状,尤其是在感冒发热时,患者往往食欲减退,导致从饮食中摄取的维生素 C 不足,同时消耗增加,故此时可以适当补充维生素 C。在对症治疗时,辅助补充维生素 C 是一个安全的选择。

但是,长期大量服用维生素C(每日用量1克以上)可引起腹泻、皮疹、胃酸增多、胃液反流等不良反应,有时可见泌尿系统结石;而长期大量服用后突然停药可能出现坏血病症状。新鲜蔬菜、水果中含有丰富的天然维生素C,如饮食合理,又无特殊需要,正常人每天从饮食中摄取的维生素C即能满足日常需要,无须额外补充。因此,不建议长期服用维生素C预防感冒。

8.什么是谷维素? 能否长期服用?

谷维素是大米的特有成分,被称为"美容素",是植物的黑色素抑制剂,性质温和,无副作用,能减低黑色素细胞活性,抑制黑色素的形成、运转和扩散,缓解色素沉着,淡化蝴蝶斑。同时,谷维素还能降低毛细血管脆性,提高皮肤末梢血管循环功能,进而防止皮肤破裂,改善皮肤色泽。谷维素是护肤品原材料的重要来源。

服用谷维素后偶有胃肠不适、恶心、呕吐、口干、皮疹、瘙痒、乳房肿胀、油脂分泌过多、脱发、体重迅速增加等不良反应,但停药后均可逐渐消失。

如需要服用谷维素,不应连续服用超过1周,若已连续服用1周,则须停服几天,之后再次服用,并依据个人身体状况决定。

9.人体维生素A缺乏有何症状? 如何补充维生素A?

维生素A又称视黄醇,具有促进生长发育、维持正常视觉、防止夜盲症的作用,还能维持上皮细胞活性,预防传染病。

动物性食物来源的维生素A主要分为维生素A_1和维生素A_2两种。维生素A_1多存在于哺乳动物及咸水鱼的肝脏中,而维生素A_2常存在于淡水鱼的肝脏中。由于维生素A_2的活性较低,故通常所说的维生素A是指维生素A_1。需要注意的是,天然的维生素A是由鱼肝油提取的,其中从海洋鱼类肝脏中提取的是视黄醇(维生素A_1),从淡水鱼类肝脏中提取的是3-脱氢视黄醇,即维生素A_2。

植物来源的β-胡萝卜素及其他胡萝卜素可在人体内合成维生素A,β-胡萝卜素的转换效率较其他胡萝卜素高。长期对脂肪吸收不良者、素食者、长期戴隐形眼镜者和长时间使用计算机者、机体抵抗力差者、胆固醇水平高者,都应适当补充β-胡萝卜素;同时,需要经常补充维生素C、维生素E者,也应同时补充β-胡萝卜素,因为后者具有协同增效的作用。

维生素 A 缺乏主要表现为角膜干燥症、角膜软化症、夜盲及全身皮肤干燥脱屑。麻疹患者因维生素 A 消耗过多,也易并发此症,故建议服用维生素 A 加以预防。但是,并非所有人都需要补充维生素 A,当人体过量摄入维生素 A 时,会出现皮肤干燥、脱屑和脱发等症状,故应合理、适量摄取维生素 A。正常人通过均衡营养、食用富含维生素 A 的动物性食物和深色蔬菜,一般就能满足人体对维生素 A 的需求,如有必要通过药物辅助补充维生素 A,应先咨询医生或药师。

10. 什么是脚气病? 如何治疗?

首先,应明确"脚气"和"脚气病"是两种不同的疾病。脚气是由真菌感染所引起的一种常见的皮肤病。脚气若不及时治疗,则可能传染至其他部位,如引起手癣和甲癣等,有时因瘙痒搔抓而继发细菌感染,引起严重的并发症。而医学上的维生素 B_1 缺乏症又称"脚气病",是常见的营养素缺乏症之一。维生素 B_1 缺乏是引起本病的根本原因,常发生于长期食用精白米或米饭洗蒸不当者、慢性胃肠炎吸收不良者、长期营养缺乏者、慢性消耗性疾病者和慢性酒精中毒者。早期诊断、及时预防和积极治疗是改善预后的关键。

在治疗上,首先提倡食疗。维生素 B_1 广泛存在于天然食物中,其含量因食物种类不同而不同,同时还受到加工、烹调的影响。因此,在补充维生素 B_1 时须注意以下几点:①调整饮食结构。加工越细的米面,维生素 B_1 含量越少,故不要经常食用精白米面。在不影响食欲的前提下,要做到粗细搭配,多食用小米、绿豆等杂粮,同时适当增加膳食中肉类的比例。②改进烹调方法。提高食物中维生素 B_1 的利用率和保存率,如提倡不弃汁的蒸饭方法;由于面粉中的维生素 B_1 在酸性环境中较稳定,而在碱性环境中易被破坏,故发面时不宜加碱,可使用鲜酵母发面;煮面条时,约有 50% 的维生素 B_1 会流失在面汤中,故应充分利用面汤中的营养素;高温油炸或加碱会破坏面团中的维生素 B_1,因此避免食用油条、油饼等油炸食品。

除改善饮食营养外,对于明确患有维生素 B_1 缺乏症的患者,在临床治疗上推荐口服维生素 B_1,同时给予治疗剂量的烟酸、维生素 B_2、维生素 B_6 和维生素 B_{12} 等。对于重症患者,还应肌肉注射维生素 B_1 连续 $7\sim10$ 天,待好转后可改为口服。脚气病一般治疗 $2\sim3$ 天后症状即明显好转或消失,但仍需继续口服维生素 B_1,每日 $5\sim10$ 毫克,疗程 1 个月。

11. 什么是口角炎？如何预防？

口角炎又称"口角糜烂"，俗称"烂嘴角"，主要表现为口角潮红、皲裂、糜烂、结痂、脱屑等。口角炎的发生原因很多，可以简单分为 3 种：牙齿位置不合适、营养缺乏和感染。蔬菜摄入不足是引发口角炎的因素之一，但并不是所有的口角炎都与之相关。

针对上述原因，可以从多方面来预防口角炎。首先，养成良好的饮食习惯，不偏食不挑食，多食用富含核黄素的食物，如粗粮、各类豆制品、动物肝脏、牛奶、鱼类、大枣、红白萝卜、大白菜、西红柿、菠菜、花菜、南瓜、苹果、香蕉、梨等。其次，养成良好的生活习惯，保持口腔清洁，如饭后应漱口，以免食物残渣留在口腔内而滋生细菌；另外，叮嘱儿童不要咬指甲和笔杆。再次，保护面部皮肤，口唇保持清洁，如口唇出现干裂，可以涂抹甘油或护唇膏来缓解，尽量不用舌头舔；适当补充多种维生素，如烟酸、维生素 B_6 等。最后，增加体内的锌含量。除口服补锌制剂外，还可以适当食用富含锌的食物，如牡蛎、蛋类、瘦肉和动物肝脏等。

12. 什么是癞皮病？如何预防？

癞皮病又称烟酸缺乏症，也称糙皮病，是由烟酸类维生素缺乏引起，临床以皮炎、舌炎、肠炎、精神异常及周围神经炎为特征的一种疾病。常见病因主要有摄入不足、不良的生活习惯、药物、胃肠道疾病、先天性缺陷和类癌综合征等。早期临床症状不明显，主要有消化不良、食欲不振、腹泻、便秘、淡漠、困倦、眩晕、失眠、四肢有烧灼及麻木感等；皮肤会出现类似日晒斑的红斑，有烧灼、瘙痒感，随之出现渗液，形成疱疹及大疱，然后结痂，色素沉着，皮肤变得粗糙并有鳞屑。随着病情发展还会出现口角炎，口腔黏膜、舌黏膜及齿龈肿胀，伴有溃疡和继发感染、头痛等。

在预防和治疗癞皮病时，如是由其他疾病所引起，应同时治疗原发性疾病；如是因摄入不足引起，则可通过调整饮食，同时改善不良的生活习惯来摄入烟酸类维生素。烟酸、色氨酸在多种食物中含量丰富，故可在膳食中适量增加肝脏、瘦肉、家禽、乳类、蛋类及豆制品类。此外，应多食用花生、酵母、绿叶蔬菜等食物。不同人群每日推荐摄入量分别为：婴儿 5～6 毫克，儿童 9～13 毫克，成人 13～20 毫克。

13.如何正确补硒?

硒在人体组织内的含量很低,仅占千万分之一,但在维持人类健康方面发挥了巨大作用,是其他物质所无法替代的。临床研究发现,威胁人类健康和生命的 40 多种疾病均与人体缺硒相关,如癌症、心血管疾病、肝病、白内障、糖尿病、生殖系统疾病等。因此,在日常生活中,人们可以适度补硒。

硒分为植物活性硒和无机硒两类。无机硒一般指亚硒酸钠和硒酸钠,可从金属矿藏的副产品中获得,但有较大毒性,且不易被吸收,故不适用于人和动物;植物活性硒是通过生物转化,与氨基酸结合而成的,一般以硒蛋氨酸的形式存在。植物活性硒是人类和动物允许使用的硒源。

补硒的方式有两种:①人工补硒,即摄取人工添加的各类补硒产品。②自然补硒,即食用野生、天然的富含硒的食物等。实践证明,采用自然补硒的方法更益于人体健康。

人体中的硒主要从日常饮食中获得,因此食物中硒的含量直接影响人体日常硒的摄入量。很多食物均含有丰富的硒,如富硒大米、富硒玉米粉、富硒小麦、海鲜、蘑菇、鸡蛋、大蒜、银杏等。在人体出现缺硒症状时,建议服用补硒产品,如硒酵母片。硒酵母片所含的有机硒提取于天然硒酵母,是由微生物合成转化法精制而成的,属于纯天然产品。天然硒酵母含有多种有机硒,以 L-硒蛋氨酸为主,具有生物利用率高、营养丰富等特点,适合作为膳食补充剂。

14.营养不良患者能否直接服用白蛋白补充营养?

白蛋白是人体体液的重要组成部分,是血浆中含量最多、分子最小、溶解度大、功能较多的一种蛋白质。大部分白蛋白分布在血管外,小部分分布在血管内。血管外的白蛋白贮存于皮肤、肌肉和内脏的受体组织中,是营养状况的评价指标。健康人的血清白蛋白浓度为 $25\sim50$ 克/升,主要起到维持胶体渗透压,稳定机体内环境,以及保持水、电解质和酸碱平衡等作用。血清白蛋白水平降低,说明机体存在营养不良,需要采取措施进行改善。在临床上,白蛋白只有在急需提高机体胶体渗透压时,如在脑水肿、休克、扩充血容量、严重低蛋白血症时才使用。对于外科患者,白蛋白在伤口愈合过程中并不是创伤修复的关键成分,营养价值有限,而且白蛋白也不能"立竿见影"提高营养水平。因此,外源性白蛋白在短期内并不能直接发挥作用。白蛋白进入人体后首先水解为氨基酸,然后才能被机体组织细胞所利用,合成所需的蛋白质。

因此,改善患者营养不良状况最好的方法不是直接注射白蛋白,而是规范进行肠外或肠内营养支持。临床上,患者在注射白蛋白的同时仍需要额外输液,才能满足人体营养需求。

15. 糖尿病患者如何补充营养?

糖尿病患者补充营养的原则是:减少摄入糖分含量高或者淀粉、脂肪含量高的食物,这是因为上述食物易转化为葡萄糖而导致血糖水平升高。在确诊糖尿病后,一般可以通过服用降糖药来降低血糖水平,如服用二甲双胍类药物,但其会影响维生素 B_{12} 的吸收,故须同时补充维生素 B_{12}。另外,阿卡波糖会延迟葡萄糖在肠道的吸收,因此服用此药的患者不能只进食碳水化合物(淀粉、脂肪),还须补充一定量的蛋白质。使用胰岛素的糖尿病患者应随身携带糖果,以防发生低血糖。鉴于糖尿病及其相关并发症都与"氧化应激"有着密切的关系,因此糖尿病患者应多进食一些抗氧化能力强的食物,如富含维生素 E、维生素 C 的食物。对于使用胰岛素的糖尿病患者,应注意酌情在上午 9:00—10:00 和下午 3:00—4:00 或睡前加餐,防止发生低血糖。在体力劳动或活动剧烈时,患者还应适当增加主食或加餐。

中　篇　中药篇

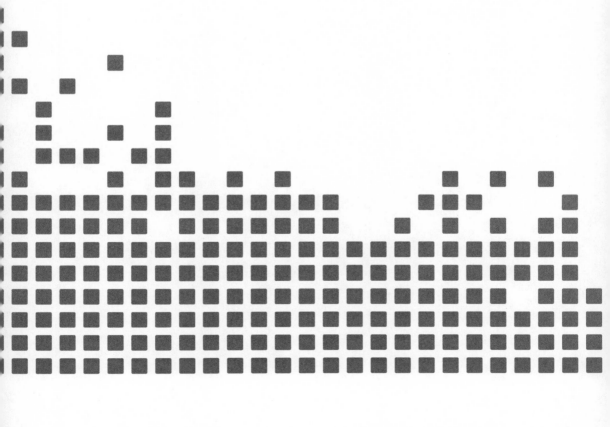

第十七章　中药基础常识

1. 什么是中药？为什么中药又称"本草"？

中药是指在中医药理论指导下，用于预防、治疗和诊断疾病或具有康复和保健作用的天然药物及其加工品，是我国传统药物的总称。目前，中药包括中药材、中药饮片和中药成药制剂等。绝大多数中药来源于天然的植物、动物或矿物及其炮制加工品。中药有别于天然药物，不是所有具有药物作用的天然物质都可以作为中药。民族药（如藏药螃蟹甲、耳草、蓝石草，蒙药金莲花、糙苏等）虽也来源于天然药物，但并未列入中药范畴。

中药来源以植物药为主，故有"诸药以草为本"的说法。此外，草药的使用也较为普遍，自古以来，人们将中药称为"本草"。自秦汉时代的《神农本草经》问世以来，关于中药的著作大多以"本草"称呼，如南北朝陶弘景所著的《本草经集注》、唐朝颁行的《新修本草》以及明朝李时珍所著的《本草纲目》等。经千百年沿用，"本草"一词已经成为所有中医药物的统称。

2. 什么是地道药材？药材产地与其疗效是否相关？

地道药材，又称道地药材，是指某种中药在特定自然条件、生态环境的地域内自然生长或经人工栽培而成的药材。地道药材是具有历史悠久、产地适宜、品种优良、产量丰富、炮制考究、疗效突出、带有地域特点的药材。例如，浙江产的白术、白芍、浙贝母、杭白菊、延胡索、玄参、笕麦冬、温郁金这八味地道中药材，被称为"浙八味"。此外，还有四川的黄连、附子、川芎，东北的人参、细辛、五味子，山东的东阿阿胶，云南的茯苓、三七，等等，均是地道药材。

"橘生淮南则为橘,生于淮北则为枳,叶徒相似,其实味不同",阐述的是植物生长的地域不同,其形状、所含成分等有很大差异,故其质量和疗效也存在较大差异,且以地道药材为佳。

3.为什么中药材的采集贵在时节?

中药的采集具有一定的季节性。俗话说:"当季是药,过季是草。"这是因为动植物在生长发育的不同时期,其药用部位所含的有效、有害化学成分及其含量高低各不相同,因此药物的疗效与毒副作用也存在较大差异,故药材必须在恰当的时节采集。如植物药的不同药用部位根(皮)、茎(皮)、叶、花、果实、种子或全草,都存在一定的生长期和成熟期。唐代孙思邈在《千金要方》中曰:"早则药势未成,晚则盛时已歇。"

例如,茵陈为菊科多年生草本或半灌木状植物茵陈蒿或滨蒿的幼苗,在我国大部分地区均有分布,每年春季3月份采收入药,以质嫩、香气浓郁者为佳,性味苦、寒,具有清利湿热、消退黄疸的功效,是中医治疗湿热黄疸的主要药物。现代药理学研究表明,茵陈有利胆、护肝、解热、抗炎、降血脂、降血压、扩张冠状动脉等作用。随着茵陈的生长,其药用成分逐渐降低,到4月份时,苦味降低,可以当作野菜食用。到5、6月份时,茵陈已经长成半灌木状,既不可作为药物使用,也无法制作成美食佳肴,只能当柴烧了。故民间流传:"三月茵陈四月蒿,五月六月当柴烧。"由此可见,为确保中药材的质量,应当适时采集。

4.同种植物不同药用部位的功效相同吗?

中草药的入药部位与用药安全和药物疗效有着紧密的联系。中草药(植物药)的药用部位主要有根(皮)、茎(皮)、叶、花、果实、种子或全草。来源于同一棵植物不同的药用部位,可以加工处理成为不同的中药材、中药饮片。入药部位不同,疗效也不尽相同,甚至会存在作用完全相反的情况。

(1)疗效相似,但存在差异,如大腹皮与槟榔。大腹皮是槟榔的果皮,槟榔为干燥成熟的种子,两者均具有行气导滞的作用,可用于胃肠气滞,食积内停。槟榔偏重于杀虫消积,常用于治疗肠道寄生虫。而大腹皮无杀虫作用,擅长理气宽中,用于湿阻气滞、脘腹胀满者。

(2)功效不同或截然相反,如麻黄与麻黄根,两者分别为同种植物的地上部分与地下部分。麻黄的功效为发汗解表、宣肺平喘、利水消肿,用于外感风寒表证,风寒外束、肺气壅遏的咳喘症,水肿兼有表证者。表虚自汗、阴虚盗汗者不适合使用,否则会因汗出过多而误伤人体正气。麻黄根能收敛止汗,主要用于治疗自汗、盗汗,有表邪者不宜使用麻黄根。两者功效相反,不得误用。再如,何首乌与夜交藤,何首乌为植物地下部分的块根,经炮制后,其功效是补益精血、截疟、解毒、润肠通便,用于治疗肝肾亏虚而发白、疟疾、疔疮及精血不足而肠燥便秘。夜交藤为何首乌地上部分的树藤,又名首乌藤,其功效则是养心安神、祛风通络,可用于治疗失眠、多汗、血亏、肢体疼痛等。两者在功效上也不相同。

此外,还存在同种植物不同部位,其疗效相同及应用范畴基本相同的药物,如以全草入药的紫花地丁、蒲公英、鱼腥草、淫羊藿等;再如茯苓与茯苓皮、大青叶与板蓝根的功效相似,等等。

中医学有句谚语"本是同根生,药效各不同",说明在使用中草药时,由于其疗效与应用范围存在差异,甚至截然相反,因此要分清中草药的不同部位,按需用药,切忌混淆使用。

5.中药材采集后一般需要进行哪些加工处理?

按时采集的中药材称为中药原药材,需经过一定方法加工或炮制后,制成一定规格的中药饮片,才能运用于临床配方。中药材经产地加工后,能够有效除去杂质和非药用部位,保持药材纯净;经过初步处理,有利于药材干燥,保持有效成分,保证药效,也便于进一步加工炮制药材;还能分离出不同的药用部位,或整形、分级,利于按质论价。

中药材采集后加工的方法通常有:①整理。除去原药材中的泥沙、杂质和非药用部位,将具有不同作用的药用部位分开。②洗涤。除花类及某些特殊品种(如车前子等)不应浸洗外,一般药材应用清水洗净泥沙,以药材相对清洁为度。③切片。按药材形态切成不同厚薄、大小、长短的片、段或丝,便于处方调配、煎药服用。④干燥。一般采用晒干、烘干或通风阴干的方法,干燥后的药材便于贮存,以避免药材变质,保证药材质量和临床疗效。

6.中药材为什么需要切片?

中药材切片历史悠久,它是由"咀"发展而来,即指以口咬碎。早在汉代以前就出现了切制的用语。中药材需要切片有以下原因:①便于有效成分的煎出。在中药材切制时,按照药材的硬软度、质地不同而采取"质地坚硬宜切薄""质地松软宜切厚"的原则,以利于药材煎煮时有效成分的溶出。②便于炮制加工。药材切制后,便于药材的后续炮制加工,便于掌握时间、火候等,有利于药材受热均匀,以及均匀接触吸收辅料,保证炮制加工品的质量。③有利于调配和制剂。药材切制后,体积适中,方便配方;在制备成其他制剂时,便于粉碎或浸出。④便于鉴别。药材经切制成一定规格的片型,有利于组织结构的暴露,根据药材组织结构的特征,有利于区别药材,防止相互混淆。⑤利于贮存。中药材经切制后,便于药材干燥,因此药材的含水量下降,可减少霉变、虫蛀等而利于贮存。

7. 中药材为什么需要炮制?

炮制,古时又称"炮炙""修事""修治",是指采集的中药材在应用或制成剂型前,进行必要加工处理的过程。中药炮制是我国中医药文化遗产的重要组成部分,在预防和治疗疾病的过程中发挥了重要作用,保证了中医临床用药的安全有效。中药炮制的原因大致可归纳为以下几方面:①消除或减少药物的毒副作用,保证安全用药。如生半夏、生南星有毒,用生姜、明矾炮制,可解除毒性;又如巴豆有剧毒,去油用霜,可降低毒性。②改变药物的性能,扩大应用范围。如地黄生用性寒,偏于清热凉血、滋阴生津,而酒蒸制成熟地则性微温且滋阴补血、生精填髓;何首乌生用润肠通便、解疮毒,制熟后补肝肾、益精血。③便于制剂和贮藏。如将植物类药物切碎,便于煎煮;矿物类药物煅制,便于研粉;又如,某些生药在采集后必须烘焙,以使药物充分干燥,便于贮藏。④使药物洁净、矫味、矫臭,便于服用。如药物在采集后必须清除泥沙杂质和非药用部位,有些海产品与动物类的药物需要漂去咸味、腥味等。如石膏挑出砂石、茯苓去净泥土、远志抽芯等,以便洁净药物;醋炒五灵脂、麸炒白僵蚕、滑石烫刺猬皮等以矫味、矫臭。⑤增强药物的功效,提高临床疗效。如延胡索醋制后,增强了活血止痛功效;麻黄、紫菀、款冬花蜜炙后,增强了润肺止咳作用;盐制杜仲入肾经增强补益肾阳作用;香附醋制入肝经增强疏肝解郁的功效等。

8. 古今中药炮制有哪些方法?

中药炮制的文字记载始于战国。我国现存最早的医学典籍《黄帝内经》就有关于"治半夏"的记载。到汉代,据有关资料记载,炮制方法有蒸、炒、炙、煅、炮、炼、煮沸、火熬、烧、斩断、研、锉、捣膏、酒洗、酒煮、水浸、汤洗、刮皮、去核、去翅足、去毛等，开始形成一套炮制理论。南北朝刘宋时代，我国第一部炮制专著《雷公炮炙论》问世，记载的炮制方法主要有蒸、煮、炒、焙、炙、炮、煅、浸、飞等。明朝医家缪希雍在其著作《炮制大法》中将前人典籍所载炮制方法加以总结归纳，提出了"雷公炮制十七法"。

这十七法是后世中药行业炮制和加工药物的基本方法，现在有些方法已经不再使用，同时又发明了一些新的炮制方法，从而将炮制的方法分为修制、水制、火制、水火共制和其他制法五大类。具体内容包括：①修制有拣、筛、簸、揉、拌、去毛、磨、捣、制绒；②水制有洗、淘、漂、泡、飞、去心；③火制有烘、焙、炒、烫、煅、炙、煨；④水火共制有煮、蒸、燀、淬；⑤其他制法有制霜、发酵、发芽，等等。对于不同的中药材，按照其外形特点、功效主治等，可采取相应的炮制方法进行炮制后再供临床用药。

9. 中药有哪些配伍原则和禁忌？

中药配伍是指按照病情的不同需要和药物的不同特点，有选择地将 2 种及 2 种以上的药物组合在一起加以应用。中药配合使用时，其化学成分会发生相互作用，有的可以增强原有的功效，有的则削弱或相互抵消原有的功效，有的会降低或消除毒副作用，有的甚至会产生毒副作用。各种中药的配伍关系通常被归纳为单行、相须、相使、相畏、相恶、相反、相杀，以上配伍关系被称为"七情"。

在中药的配伍中，相须、相使可起到协同作用，能提高药物疗效；相畏、相杀可以减轻或消除毒副作用；相恶则会引起药物间的拮抗作用，使药物疗效降低；相反则会产生毒副作用。因此，相须（如麻黄配桂枝）、相使（如大黄配芒硝）、相畏（如半夏畏生姜）、相杀（如绿豆杀巴豆的毒），这 4 种配伍是对临床治疗疾病有利的配伍；而相恶（如人参恶莱菔子）、相反（如甘草反甘遂）则是配伍禁忌，是临床上选择药物应避免的配伍。由此可见，并不是任何 2 种中药都能配合在一起使用。金元时期医家将配伍禁忌概括为"十八反""十九畏"，并一直沿用至今。

10. 何谓中药配伍"十八反""十九畏"？

中药配伍"十八反""十九畏"，是指药物配伍联合使用时产生的不良反应或毒副作用，是中药药物间的配伍禁忌概括。

"十八反"的相反配伍：乌头反贝母、瓜蒌、半夏、白及、白蔹；甘草反甘遂、大戟、海藻、芫花;藜芦反人参、沙参、丹参、苦参、玄参、细辛、芍药。金元时期张子和在《儒门事亲》中总结成"十八反"歌诀:"本草明言十八反,半蒌贝蔹及攻乌,藻戟遂芫俱战草,诸参辛芍叛藜芦。"

"十九畏"的相反配伍:硫黄畏朴硝,水银畏砒霜,狼毒畏密陀僧,巴豆畏牵牛,丁香畏郁金,川乌、草乌畏犀角,牙硝畏三棱,官桂畏赤石脂,人参畏五灵脂。明代刘纯在《医经小学》中总结了"十九畏"歌诀:"硫黄原是火中精,朴硝一见便相争。水银莫与砒霜见,狼毒最怕密陀僧。巴豆性烈最为上,偏与牵牛不顺情。丁香莫与郁金见,牙硝难合京三棱。川乌草乌不顺犀,人参最怕五灵脂。官桂善能调冷气,若逢石脂便相欺。大凡修合看顺逆,炮炙煿莫相依。"

"十八反""十九畏"是我国古代医家临床经验的总结。现代药理学与毒理学实验研究证实,违反"十八反""十九畏"用药,会导致实验动物发生毒副作用。因此,若无充分依据和应用经验,须避免盲目配合联用。

11. 组成中药处方的药物有主次轻重之分吗?

中医组方遵循"君臣佐使"的原则,是形象地用古代"君主、臣僚、僚佐、使者"四种不同阶层的人来描述中药处方中各味药的不同作用,可见组成中药处方的药物是有主次轻重之分的。

"君臣佐使"组方原则最早见于《黄帝内经》"主药之谓君,佐君之谓臣,应臣之谓使",即组成方剂的药物按其在方剂中所起的作用分别称为君药、臣药、佐药、使药。君药是指处方中针对主证或主病起主要治疗作用的药物,它体现了处方的主攻方向,其药力居方中之首,是组方中不可缺少的药物。臣药是指辅助君药治疗主证或主病,或主要治疗兼证的药物。佐药是指配合君臣药治疗兼证,或抑制君臣药的毒性,或起药性相反达到反佐治疗作用的药物。使药是指引导诸药直达病变部位,或调和诸药的药物,使其合力祛邪,如牛膝、甘草就经常作为使药入方。

以主治外感风寒表实证的麻黄汤为例,药物组成有麻黄、桂枝、杏仁、甘草。其中,麻黄发汗解表为君药,桂枝助麻黄发汗解表为臣药,杏仁助麻黄平喘为佐药,甘草调和诸药为使药。一方之中,君药必不可缺,而臣、佐、使三药则可酌情配置或删减。

12. 常用中药饮片的一般用量是多少?

中药饮片的用量是指处方中每味药物的剂量,是处方的重要组成部分。每味中药使用的剂量并非固定不变,而是根据患者的证候加以调整。临床上中药处方中药物每剂的常规用量有以下规律:

(1)一般中药　干燥饮片的用量为 6~12 克,如黄芩、当归、苍术等;新鲜饮片的用量为 15~30 克,如鲜生地、鲜芦根、鲜茅根等。

(2)质地较轻的药物　干燥饮片的用量一般为 1.5~3.0 克,如木蝴蝶、丁香、灯芯草、吴茱萸等;或 3~6 克,如水蛭、肉桂、九节菖蒲、玫瑰花等。

(3)质地较重的药物　干燥饮片的用量为 10~15 克,如生地、熟地、白术、黄精等;或 15~30 克,如石膏、石决明、煅牡蛎、龙骨等。

(4)其他药物　如蜈蚣 1 条、蛤蚧 1 对、生姜 3 片、鲜竹沥 15 毫升等。

此外,一些贵重的药材通常用量较小,如牛黄 0.15~0.30 克、麝香 0.03~0.10 克等。同时,中药的使用剂量也会因患者的年龄、体质、病情缓急轻重的不同而有所不同。另外,临床上亦存在大剂量使用某味中药来对证治疗,如黄芪常规用量为 15~30 克,也有使用 90 克及以上来补中益气。

13. 中药剂量变化会引起功效改变吗?

中药处方中某味中药的剂量发生变化,会引起功效改变,主要原因如下:

(1)单味中药的功效会随剂量的不同而改变,处方的功效会因主药剂量的变化而发生改变。例如,柴胡 2~5 克用于升举阳气,适用于清阳不升、浊阴不降或中气下陷之证;5~10 克用于疏肝解郁,如情志不畅、肝气郁滞所致的胸胁胀痛等症;10~30 克用于解肌退热,临床上用于治疗外感六淫之邪而致的发热恶寒、周身疼痛等症。石菖蒲 3 克用于治疗冠心病,6~10 克用于治疗老年性慢性支气管炎及梅核气(神经官能症),30 克可用于治疗中风后遗症偏瘫及慢性肠炎所致的久泻。

(2)处方中药物之间比例改变,功效也会发生变化。例如,同由大黄、枳实、厚朴三味中药组成的小承气汤和厚朴三物汤,因各药用量不同,方剂的功能主治均不同。小承气汤中,大黄用量重于厚朴,该方以泻热通便为主;厚朴三物汤中,厚朴用量重于大黄,该方偏重于行气消胀。

由此可见,方剂中主药的剂量变化或药物间的比例合适与否对其全方功用影响较大,有出现作用功效相加或显现新功用,亦有产生毒副作用甚至导

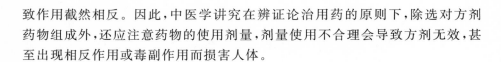

致作用截然相反。因此，中医学讲究在辨证论治用药的原则下，除选对方剂药物组成外，还应注意药物的使用剂量，剂量使用不合理会导致方剂无效，甚至出现相反作用或毒副作用而损害人体。

14. 中药如何纠正人体的阴阳盛衰？

中医药理论认为，中药之所以能够针对病情发挥预防与治疗疾病的作用，原因在于各种药物本身具有的特性和作用，前人称之为药物的偏性。中药就是以其偏性来纠正疾病导致人体表现出来的阴阳盛衰，人们把中药的这种相关性质和性能统称为药性。"四气五味""升降浮沉"是中药药性的主要理论，具体内容包括"四气""五味""升降浮沉"。

"四气"，是指寒、热、温、凉四种不同的药性，反映药物对人体阴阳盛衰、寒热变化的作用趋势。温热药有附子、肉桂、干姜、麻黄、紫苏叶、荆芥等，寒凉药有黄连、黄芩、栀子、薄荷、葛根、水牛角等。

"五味"，是指药物有酸、苦、甘、辛、咸五种不同的味道，具有不同的治疗作用。辛味药有木香、川芎、菟丝子等，甘味药有甘草、熟地、人参等，酸味药有五味子、山茱萸、乌梅等，苦味药有大黄、黄柏、龙胆草等，咸味药有芒硝、石膏、滑石等。

"升降浮沉"，是指药物对人体向上、向下、向外、向内四种不同作用的趋向。升，即上升提举，趋向于上；降，即下达降逆，趋向于下；浮，即向外发散，趋向于外；沉，即向内收敛，趋向于内。升浮中药有麻黄、紫苏叶、升麻等，沉降中药有大黄、牡蛎、代赭石等。

正是由于中药具有其药物偏性，因此才有相应的功效作用，被用于纠正疾病导致人体表现出来的阴阳盛衰，从而从根本上治疗疾病。

15. 中药对病变部位的治疗具有选择性吗？

中药对不同组织器官病变的治疗具有选择性。中药归经理论就是用于阐述药物对机体某部位有选择性作用，是指某药物对某些脏腑、经络的不同部位病变有着特殊的治疗作用，也就是药物治疗疾病的适用范围，是药物发挥药效的所在。它与近代医学所谓的药物吸收分布后在组织器官内的浓度以及药物与器官的亲和性等理论是相仿的。如朱砂、酸枣仁能安神定惊，故归心经；桔梗、紫菀能祛痰镇咳，故归肺经；钩藤、地龙能平肝熄风止痉，故归肝经；羌活、白芷都能治外感头痛，而羌活善治后头痛，故入太阳膀胱经，白芷善治头额眉棱骨痛,故入阳明胃经,等等。

　　归经对于临床用药有着极其重要的指导意义,便于临床辨证用药,能更加准确地选择适宜的药物来治疗疾病。如热药可以治寒证,寒药可以治热证,但发病的脏腑不同,用药选择也有差异。热证有肺热、胃热、肝火、心火等不同,寒证有肺寒、脾寒、胃寒、肾寒等差别。对于肺热者,要用清肺热的药物,如黄芩、鱼腥草;对于胃热者,要用清胃热的药物,如石膏、芦根;对于肝火者,要用清肝火的药物,如龙胆草、栀子;对于心火者,要用清心火的药物,如黄连、莲子心等。

16. 中药"补药"与"泻药"是如何区分的?

　　机体的发病过程是人体的正气抗病功能与邪气致病因素进行斗争的反映,可以用"虚""实"来加以概括。"补",补充正气,就是能滋补机体的亏损,增强机体的功能,提高机体对疾病的抗御能力,改善虚弱症状。如黄芪补气、熟地滋阴、当归益血、杜仲补阳、酸枣仁养心安神等,皆属于补的范畴。"泻",削弱邪气,就是能祛除致病因素,调整机体功能,平抑亢盛,或制止病势的发展。如麻黄解表祛邪、大黄泻下通便、黄连泻火燥湿、丹参活血化瘀、金银花清热解毒等,都属于泻的范畴。

　　"补其不足,泻其有余",即虚证用补药,实证用泻药,这是补泻用药的基本规律。应针对疾病的虚实,选择适当的补泻药物。如对于气虚、血虚、阳虚、阴虚,宜相应用补气、补血、补阳、滋阴的"补"药治疗;对于气滞、血瘀实证,宜用行气化滞、活血消瘀的"泻"药治疗。此外,同为"泻"药,还要根据病情的寒热,分别运用祛散寒邪和清热泻火等方法来治疗,如干姜温中散寒,附子温肾逐寒,桂枝温经散寒;石膏清气分实热,生地清血分实热,龟板、鳖甲滋阴退蒸等。疾病的虚实情况是错综复杂的,因而药物的补泻也随之变化,往往要补泻兼施,或补中有泻,或泻中有补,或先补后泻,或先泻后补。总之,应视患者病情的虚实具体情况而用药。

17. 什么是经方? 什么是时方? 古方能治今病吗?

　　经方是指汉代以前经典医药著作记载的中药方剂,以张仲景的方剂为代表。汉代张仲景所著的《伤寒杂病论》,其中记载方药 260 多首。时方,与"经方"相对,是指汉代张仲景之后医家所制的方剂,主要以唐宋时期创制、使用的方剂为主。时方在经方基础上有很大的发展,补充和完善了前人未备而又有临床疗效的方剂，丰富了方剂学内容。

无论是经方还是时方，都是我们祖先当年在临床治疗某些常见病、多发病时的经验结晶，对于现今中医药临床使用有着很大的指导意义，许多现用的中医药方是经方或时方的加减方。只要辨证得当，用药得法，经方和时方都具有良好的临床疗效。例如，张仲景所著《伤寒论》中的名方小柴胡汤，由柴胡、黄芩、党参、制半夏、炙甘草、大枣、生姜七味药组成，经 2000 年来沿用至今，通常用于治疗口苦、咽干、目眩、寒热往来、胸胁苦满、食欲不振、心烦喜呕、耳聋目赤等症。近年来，这一古方在临床实践中被广泛应用，且不断有新的发展。如本方用于目赤、咽炎、房性心动过速、心肌梗死、多发性神经炎、急性胰腺炎、肾绞痛、胆囊炎、胆石症等均有很好的疗效。

由此可见，只要对疾病辨证得当，用药得法，古方就能很好地运用于临床，治疗现代疾病。

18. 什么是偏方？什么是秘方？

偏方，是指在民间流传、未载于古医学典籍也未普遍上市销售使用的土药方。秘方，则是指在某一家族之中，由祖先遗传下来的秘密配方，且是不外传的灵验药方。这两种药方在民间特别是偏僻的农村地区流传很广，简便易行，省钱省事，某些偏方、秘方不乏行之有效甚至药到病除的奇效。然而，并非所有的偏方、秘方都是良方妙药，如选择使用不当，很可能造成得不偿失的严重后果。

如生食泥鳅治嗓子疼痛、生食蚂蚁减肥、生食蝎子美容、蚕虫泡酒治痛风等偏方，不仅不能治病，还可能致病。即使是偏方大蒜，其抗菌消炎的作用得到了证实，但对于慢性腹泻等病症，食用大蒜的效果并不明显，过量食用还可能引起急性胃炎，出现腹痛等不适症状。

至于秘方，更不可轻信，特别是出自"江湖郎中"之手。况且这类处方大多是保密组方，又经过一定的加工处理，其成分无法辨清，出现问题往往很难对因处理。

19. 什么是"对症（证）下药"？

我们日常所说的"对症下药"是指只有根据患者的病症正确地选用药物，才能治疗相应的疾病。中医治疗疾病的指导思想"辨证论治""是其证用其药"，即指"对证下药"。中医药理论认为，中药之所以能够针对病情预防与治疗疾病,原因是各种药物本身具有各自的特性和作用,前人称之为药物的偏性,或称为药性。中药就是以其偏性来纠正疾病所致人体表现出来的阴阳偏盛偏衰,可见中药本身所具有的药性决定了其治疗疾病的类型和范围。因此,临床上应根据患者的症状,并结合中医"望、闻、问、切"的诊断方式辨证用药。例如,麻黄性味辛温,既能发汗解表、散风寒,又能宣肺平喘利尿,故只适用于外感风寒表实无汗或肺气不宣的咳喘,而对于表虚自汗及阴虚盗汗、肺肾虚喘,则禁止使用。又如,熟地黄性甘、微热,功效为补血养阴,填精益髓,适用于治疗心血虚所致萎黄、心悸、失眠等,以及肝肾阴虚所致腰膝酸软、遗精、盗汗、耳鸣耳聋及消渴等;而对于脾胃虚弱所致的食欲不振、营养不良并伴有脘腹胀痛、便溏者则忌用,以免油腻碍胃,进一步加重消化不良。

20. 什么是"虚不受补"? 什么是"闭门留寇"?

"虚不受补"是指患者身体虚弱,不能接受补益类药物治疗,多为大病初愈、胃肠功能弱的患者。因为此时胃的消化与脾的运化功能弱,使用滋腻类补品如熟地、黄精、制何首乌等,不能很好地消化吸收,反而会增加胃肠道负担。

"闭门留寇"是指病邪在内,若先补虚,虚虽补,却将病邪留在体内难以驱逐。因此,邪盛体虚时,治疗首当祛邪,不可贸然进补;若必须进补,也应攻补同用。例如,感冒初起宜清淡稀软饮食,忌进食油腻、黏滞、酸腥、滋补品等,以防闭门留寇,外邪反而不易驱出。

21. 什么是"异病同治"? 什么是"同病异治"?

异病同治,是指不同的疾病,在其发展、变化过程中,由于出现了相同的病机,因而采用同一治疗方法,使用相同药物组成的方药。例如,临床内科疾病如胃下垂、肾下垂、慢性胃肠炎、慢性细菌性痢疾、脱肛、重症肌无力、乳糜尿、慢性肝炎;妇科疾病如子宫脱垂、妊娠及产后癃闭、胎动不安、月经过多等,伴有食欲减退、体倦肢软、少气懒言、面色萎黄、大便稀溏、舌淡脉虚,以及久泻久痢、崩漏等症状,都可以使用中医名方——补中益气汤来治疗。该方由黄芪、人参(或党参)、白术、炙甘草、当归、陈皮、升麻、柴胡、生姜、大枣等组成,共同达到补中益气、升阳举陷之功效,常用于治疗因脾胃气虚或中气下陷而引起的各种疾病。

同病异治,是指同一种疾病,因发病时间、地域、患者体质等因素的不同,或由于病情进展程度、发病部位、病机的变化，以及用药过程中出现正邪消长强弱等差异，而使用不同的药物进行治疗。例如，对于临床上常见的疾病高血压，按中医辨证，有多种证候或病证特征，可分为：肝阳上亢证，可使用天麻钩藤饮加减；肝肾阴虚证，可使用杞菊地黄丸加减；痰火内盛证，可使用黄连温胆汤和半夏白术天麻汤加减；阴阳两虚证，可使用二仙汤合济生肾气丸加减。除此之外，还有其他证型需采用不同的方药进行治疗。

由此可见，中医治病的法则不是着眼于疾病的异同，而是着眼于疾病病机的区别而采取相应的治疗方法，这也是中医"辨证论治，治病求本"思想的体现。

22. 中药材的保质期有多久？

中成药与西药一样具有明确的保质期，并且在药品说明书中清楚标明。但是中药材、中药饮片并未标明保质期，许多人误认为只要保存妥当，就可以长时间存放。因此，有些人会囤积一些名贵药材，如人参、鹿茸等。

其实，中药材、中药饮片同样具有有效期，放置时间过长，有效成分会丢失，其药效也会明显降低。例如，人参存放1年以上，其大补元气的作用即明显减弱，因其有效成分丢失20%～30%，中药学称之为"走气"。再如，大黄具有泻下通便作用，其发挥药用价值的成分是蒽醌类化合物，而存放5年以上的大黄，其蒽醌类化合物会全部散失，泻下通便的功效亦随之消失。另外，有些中草药因存放时间过久，其中的化学物质发生氧化而生成有害物质，变成了"毒药"。

中药的有效期需要根据各种药材的性质、贮藏条件视情况而定。从用药安全有效的角度出发，一般保存时间不宜太长。含有挥发油、内酯类、花色素类、淀粉的中草药，其保质期为1年左右，如薄荷、藿香、肉桂、玫瑰花等。含有效成分较稳定的中草药，保质期为2～3年，草本植物（含叶、花）一般不超过2年，如墨旱莲、紫花地丁、蒲公英、半枝莲、半边莲等；木本植物（含根、茎、皮）不超过3年，如黄连、黄芩、黄柏、桑枝、桑寄生等；果实、种子类不超过4年，如蔓荆子、栀子、决明子、牵牛子等；矿石类药物因其微粒结构相对稳定，故保存时间相对较长，但不能超过10年，如磁石、寒水石、紫贝齿、代赭石等。另外，有些中药如芦根、白茅根、生地、石斛、青果等，均宜新鲜入药。人工制作的丸剂，应密封后置于冰箱内冷藏，可保存半年左右，若在室温条件下，则保质期只有3个月左右。散剂、膏剂在密封、冰箱冷藏条件下保存时间均不应超过2年。

23.中药材常见的变质现象有哪些?

中药材出现以下情况,说明已经变质,应谨慎使用。

(1)虫蛀　含有大量蛋白质、脂肪、淀粉等的中药饮片易虫蛀,如山药、莲子、薏苡仁、芡实等。

(2)发霉　中药材表面或内部会寄生或繁殖真菌,如熟地黄、制黄精、制何首乌、枸杞等。

(3)泛油　含有挥发油、油脂、糖类成分的中药材,在受热或受潮后,表面会出现油状物质、返软、发黏、色泽变深、散发油败气味等现象,如苦杏仁、桃仁、柏子仁、炒酸枣仁等。

(4)变色　中药材固有的色泽发生变化,如白芷、山药、金银花、菊花、大青叶等。

(5)气味散失　中药材原有气味变淡或消失,如薄荷、荆芥、冰片、当归、香薷等。

(6)风化　某些含结晶水的矿物药在干燥环境中,结晶水会慢慢散失,变成粉末状态,如芒硝等。

(7)潮解溶化　某些矿物药会吸收潮湿空气中的水分,使其表面湿润甚至溶化成液体,如大青盐等。

(8)粘连　某些药物受热变软,会发生相互粘结的现象,如乳香、没药、芦荟、龟板胶等。

(9)挥发　某些含有挥发性成分的药物,因受温度和空气的影响或贮存不当失去油润,会出现重量减轻或失尽,或干枯破裂等现象,如肉桂、沉香、厚朴等。

(10)腐烂　鲜活药材贮存不当会出现腐败霉烂现象,如鲜生地、鲜芦根、鲜石斛、鲜生姜等。

24.引起中药材变质的原因有哪些?

中药材发生变质,究其原因总体有两个方面:中药材本身的性质和中药材贮存的外界条件。其中,中药材本身的性质是固有的,因此影响中药材变质的主要原因是外部因素,归纳如下:①本身因素。药材在采收、加工、包装、运输等过程中未遵行药材本身性质的需要,出现药材变质,如变色、回潮、虫蛀等。②环境因素。药材在贮存过程中受到光照、空气、温度、湿度等外界因素的影响,出现药材变质,如变色、氧化、泛油、风化等。③生物因素。药材主要受到微生物、仓虫、仓鼠等影响出现变质,如发霉、虫蛀等。④时间因素。药材贮存时间过长出现变质,任何药材都不能长期贮存,尽管少数中药如陈皮等,陈久者良,但也不是无限陈久。因此,为保证质量,中药材在贮存时必须按一定的要求存放,且遵循"先进先出"的原则。

25. 一般中药材如何贮存保管?

一般中药材的保管易受光照、空气、温度、湿度等外界因素的影响。以下保存方法可有效保证药材的质量:①密封保存。将药材与空气隔绝,从而有效地预防药材受潮、霉变,如熟地黄、制黄精、制何首乌、枸杞等;可以预防某些中药材变色,如白芷、山药、金银花等。②日光照晒。许多含有大量蛋白质、脂肪、淀粉等的中药饮片,药用成分稳定,日光照晒有助于防虫蛀,如山药、莲子、薏苡仁、芡实等。③阴凉处保存。一些含有挥发成分的药材气味易散失,如薄荷、荆芥、当归等,应放置在阴凉处。④冷藏保管。对受热后泛油、粘连、易挥发的中药材,如柏子仁、炒酸枣仁、龟板胶、沉香等,或鲜品易腐烂的中药材,如鲜芦根、鲜石斛、鲜生姜等,可放入冰箱保管。

26. 贵重中药材如何贮存保管?

中药材易虫蛀、发霉而变质,故贵重中药材需要妥善保管。下面介绍几种常见中药材的家庭贮存方法。

(1)枸杞 含糖量在 40% 以上,极易吸潮泛油,易变色,建议将枸杞置于冰箱 0～4℃冷藏或密封保存。返潮粘在一起的枸杞可放在日光下暴晒 1 天,傍晚收进,摊开放凉,枸杞会慢慢变硬变干,再放入袋内密封保存。

(2)冬虫夏草 少量冬虫夏草,若不需要长时间贮藏,则可以与花椒同放于密闭的玻璃瓶中,置于冰箱内冷藏。冬虫夏草保存不宜过久,否则药效会降低。若出现发霉,则切忌食用,因为药材不仅药效已经丧失,而且即使去掉表面霉斑,内含的黄曲霉素仍无法除去,食用后会对人体造成损害。

(3)鹿茸 鹿茸在潮湿的空气中易发霉、虫蛀,故应放置于通风处,同时用布包些许花椒放于其旁,如此可杜绝虫蛀,若保存得当,则三五年内药效不会发生变化。

(4)参类 野山参、红参、生晒参、西洋参等因含较多糖类、皂苷和挥发油等而易出现受潮、泛油、发霉、变色等现象。对确已干透的参,可用塑料袋密封以隔绝空气,置阴凉处保存即可。另外,也可用塑料袋包好,扎紧袋口,置于冰箱冷冻室保存,保存时间较长。

(5)天麻　天麻易虫蛀、霉变,故应贮存在密闭、干燥的容器内。在虫蛀季节前(3—4 月份),应取出天麻反复暴晒,以防虫蛀。

27. 中药饮片小包装有哪些优缺点?

中药饮片小包装调剂相比传统中药称重调剂有其特有的优势。

(1)剂量准确　小包装中药饮片是采用感量为 0.1 克的电子秤,按设定的剂量精确称量后进行包装的,相较传统散装中药饮片,降低了称量误差,确保调剂剂量准确。

(2)易于复核　中药复方按传统散装配方,多种饮片混合在一起,复核时只能确认中药饮片种类有无"错漏",不能复核方中每味药的称量是否准确。而小包装中药饮片的复核不仅可以兼顾剂量和种类,而且可以及时调整因配方出现的差错。

(3)提高效率　小包装调剂实现了变"戥药"配方为"数包"配方,速度得以大幅提高,可以最大限度地缩短患者的候药时间。

(4)便于保存　传统散装中药饮片含有较多琐屑、灰尘,且因裸露而受光照、空气、温度、湿度等因素影响而发生变质。小包装中药饮片大多采用透明的聚乙烯包装,可有效防止中药饮片虫蛀、霉变等,有利于贮存与养护。

(5)增进信任,普及知识　小包装配方尊重患者的知情权,有利于患者监督调剂质量,提高患者信任度,有效维护医患双方的权益。另外,还可使广大患者在感受中医药服务的同时,认识中药,了解中医,从而有利于普及中医药知识。

28. 中药配方颗粒有哪些优缺点?

中药配方颗粒是指单位中药饮片经粉碎或提取浓缩制成颗粒而加工成颗粒型饮片,并供临床调配入药,是中药的一种新剂型。它的优缺点十分突出。

优点有:①保持了传统中药饮片的功效主治,医生可以辨证论治、灵活加减,优于中成药。②无须煎煮,临用时用温开水配成冲剂即可。③小剂量包装,冲服浓度可自行调控。④单位药物重量轻、体积小、贮存和运输方便。⑤安全卫生,防潮防蛀,保质期长。⑥药品名称印刷清晰,配方清洁卫生,利于加强中药管理。

缺点有：①疗效尚不明确。多种中药材在一起煎汤时，所含的有效成分会发生一系列的化合、络合、共溶等物理或化学变化与反应，而简单的颗粒配方则没有或者很少发生上述变化和反应，导致疗效大打折扣。研究证实，生脉散（由人参、麦冬、五味子组成）一起煎汤的疗效，显著强于将以上3种配方颗粒混合后的冲剂。②质量监管不便。《中华人民共和国药典》（2015年版）对中药材质量标准的规定是对有效成分的规定，但单纯的成分分析有时与实践并不一致。如人参的叶子和须的有效成分远高于根，但是实际疗效显然根远强于叶子和须。生产企业可以用叶子代替根作为制剂的原料，而药效则明显不如汤剂，但按有效成分检测制剂，质量却是合格的。③药材费用将增加，中药饮片加工成颗粒型饮片，会增加许多工序，必然导致价格上涨，医疗费用增加。

第十八章　中药煎煮与服用

1. 煎药机代煎药有哪些优缺点？

传统砂锅自煎药费时、费力，已经不能满足人们的煎药需求。使用简便、安全的中药煎药机代煎药在一定程度上满足了部分患者的需要。煎药机代煎药相较传统自煎药有其优缺点。

煎药机代煎药的优点有：①节省煎药时间，服用方便，操作简便、安全；②密封式煎煮可以防止药液蒸发，使药物有效成分溶出更充分；③可以多剂量同时煎煮，提高了煎煮效率；④煎煮药液使用真空灭菌包装，不易变质，延长了药物的保存时间。但是，煎药机代煎药也存在许多不足，主要有：①不能满足特殊煎药方法，如先下、后下、文火、武火等，由于煎药机是一次性煎煮，故不能满足特殊药物的煎药需要；②目前国家尚未建立煎药机的相关使用标准，因药物浸泡时间、加水量、煎药时间、温度、压力、煎药次数、浓缩程度等的不同，代煎药质量会存在一定差异；③煎煮药液色泽偏浅、味略淡。目前，国家中医药管理局正在逐步制定行业规范，以提高煎药机代煎煮的汤剂质量。

2. 传统煎药应注意哪些事项？

中药煎煮直接影响药物疗效，传统煎药应注意以下几个方面：①选择合适的煎煮容器。宜选用砂锅或陶瓷罐，不宜选用铁锅、铝锅、高压锅等。②采用不同的煎煮方法煎药。按处方标注或包装注明的煎煮方法煎药，做到先煎、后下与另煎等。③煎药前先浸泡中药。浸泡中药有利于有效成分的析出，浸泡时间在 30～60 分钟为宜。④掌握好水量、火候。煎药的水量要适中，通常为浸没药材3厘米左右，先武火煮沸，后文火慢煮。⑤把握好煎煮次数、时间。一般中药煎煮2次，不同的中药方剂其煎煮时间不同。⑥在煎煮过程中应适度搅拌以防煳化。⑦煎煮所得的中药汤剂应趁热过滤，并避免蒸汽烫伤。

3.为什么有些中药需要"先煎""后下"或"冲服"等？

中草药因质地不同，其煎法亦不同，有些甚至较为特殊，开具处方时需加以注明煎煮方法，一般包括先煎、后下、包煎、另煎、烊化、冲服等。

（1）先煎　有效成分难溶于水的矿物、介壳类药物，应打碎先煎，煎煮20～30分钟，再加入其他药物同煎，使其有效成分充分溶出。如磁石、代赭石、生石膏等。此外，附子、乌头等毒副作用较强的药物，宜先煎1～2小时。久煎可以降低它们的毒性，以保证用药安全。

（2）后下　一些气味芳香的药物，久煎易导致其有效成分挥发而降低药效，故须在其他药物煎煮好后再放入同煎5～10分钟后即可，如薄荷、砂仁、木香等。此外，有些药物虽不属芳香药，但久煎易破坏其有效成分，如大黄、钩藤等，故也应后下。

（3）包煎　部分黏性强、粉末状以及带有绒毛的药物，宜先用纱布袋装好，再与其他药物同煎，以防止药液混浊，或刺激咽喉引起不适，或防止加热时煳化或焦化，如青黛、旋覆花、蒲黄、车前子等。

（4）另煎　某些贵重药材，为更好地煎出其有效成分，应单独煎煮，即另炖2～3小时。煎液可以另服，也可与其他煎药混合服用，如人参、西洋参等。

（5）烊化　某些胶类药物及黏性大而易溶的药物，为避免入煎粘锅或黏附其他药物影响煎煮，可先单用水或黄酒将其加热溶化，再用煎好的药液冲服，如阿胶、鹿角胶等。

（6）冲服　某些贵重药材用量较小，为防止散失，常需要研成细末制成散剂，用温开水或其他药物煎液冲服，如麝香、牛黄、羚羊角等。某些药物，为提高其药效，也常研成散剂冲服，如三七、白及等。

不同的中药材只有按照适宜的方法煎煮，才能最大限度地保证中药汤剂的临床疗效和用药安全。

4.为什么中药在煎煮前需要先浸泡？

中药饮片在煎煮前必须加水浸泡一段时间，以利于有效成分渗出，不可随意省略此步骤。这是因为大多数中药材是植物根、茎、花、叶及果实的干燥品,在煎煮前将中药饮片加水浸泡,将大大促进细胞膨胀破裂和有效成分溶解释放,使更多的有效成分在煎煮过程中渗出。若中药饮片不经浸泡而直接加热煎煮,则会使药材表面的淀粉和蛋白质凝固,从而阻碍有效成分溶出。动物组织及脏器的干燥品,其细胞多由蛋白质、氨基酸、脂肪等组成,若不提前浸泡,则很难将有效成分煎出。因此,中药饮片均需提前浸泡,浸泡时间一般以 30～60 分钟为宜,特殊药材可延长。夏季气温高,浸泡时间可缩短;冬季气温低,浸泡时间宜延长。需要注意的是,夏季气温高时,浸泡时间过长,常会导致药材腐烂变质;一些需特殊处理的药材如麝香、阿胶等,不必浸泡,应按特定的方法处理。

5. 如何掌握煎药的用水量和火候?

明代名医李时珍说:"凡服汤药,虽品物专精,修治如法,而煎药者,鲁莽造次,水火不良,火候失度,则药亦无功。如剂多水少,则药不出,剂少水多,又煎耗药力也。"意思是煎药用水量适当与否,直接关系到治疗效果,若加水过少,则药物的有效成分不易煎出;若加水过多,则煎煮时间势必延长,部分成分易被破坏。一般头煎加水量较多,以将饮片适当加压后液面没过饮片两横指(约 3 厘米)为宜,第二煎加水量可酌减。重量相同、质地轻松的饮片如花、叶、全草类容积大,加水量就大于一般的用水量;质地坚实、容积小的药物,如矿物类、贝壳类、果实种子类,加水量就小于一般的用水量。

煎煮中药有"武火""文火"之分,急火煎称之为"武火",慢火煎称之为"文火"。一般先武火后文火,即开始用大火,煎沸后改用文火。解表剂宜武火急煎,使"气足力猛";滋补药宜武火煮沸后再文火慢煎,使药汁浓厚,药力持久。

另外,煎药时不宜频频搅动,否则一方面会使锅中的热量散失过多,不利于中药有效成分的溶出;另一方面会使某些药材中的易挥发成分大量挥发而影响疗效。一般 10 分钟左右翻动一次即可。

6. 为什么煎煮中药必须使用砂锅?

煎药器具最好选用砂锅,因为砂锅的材质稳定,不会与药物成分发生化学反应;并且传热均匀缓和,这也是砂锅自古沿用至今的原因之一。此外,也可选用搪瓷锅、不锈钢锅和玻璃器皿。切勿选用铝质器皿,忌用由铜、铁、锡等金属制成的器皿,这是因为铜、铁、锡等金属元素本身具有各自的功效与适应证,用之往往与病情不符;另外,这些由金属制成的器皿表面常覆盖有一层该金属的氧化物,这些氧化物极易与药液中的药物发生化学反应,轻则降低原有药效,重则产生有害物质而对人体造成损害。例如,使用铁锅煎煮中药,铁易与大黄、何首乌、地榆、五倍子等药材中所含的鞣质发生化学反应,形成一种不溶于水的"鞣酸铁"或其他有害成分,使中药汤剂变黑变绿,药味变涩变腥。另外,药材中所含的大多数生物碱,需与鞣质或有机酸结合生成盐才能溶于水。铁、铜等金属离子若与中药中所含的鞣质等成分发生化学反应,则势必会造成含量减少,从而影响生物碱的利用,降低药物的疗效。

7. 中药煎煮对时间和次数有什么要求?

一般认为中药煎煮 2~3 次为宜,多次煎煮比长时间煎煮一次更佳。相关实验证明,汤剂第一次煎煮能煎出 45%~55% 的有效成分。2 次煎煮共能煎出 80%~90% 的有效成分。但是,煎煮次数并非越多越好,有些药物的有效成分经长时间加热会发生分解、水解,在溶出的同时,也会影响药效。

汤药煎煮时间的恰当与否,直接关系到中药有效成分的溶出率和疗效。一剂中药,若煎煮适当,则可最大限度地提高其有效成分的溶出率,使其发挥最佳疗效;反之,则会降低其有效成分的溶出率,使其疗效下降,甚至破坏有效成分,对人体造成损害。适宜的煎煮时间大致可分为三类:①一般药物,头煎煮沸后,再煎 15~20 分钟;二煎煮沸后,再煎 10~15 分钟即可。②解表药、芳香化湿药煎煮的时间应适当缩短,头煎煮沸后,再煎 10~15 分钟;二煎煮沸后,再煎 5~10 分钟即可。③滋补类药物应延长煎煮时间,头煎煮沸后,再煎 40~50 分钟;二煎煮沸后,再煎 30~40 分钟即可。总之,汤剂的煎煮时间不能千篇一律,应根据药物的性质与临床要求区别对待。

8. 如何防止煎药时煳锅?

煎药时常发生的状况是"煳锅"。"煳锅",顾名思义就是指药锅底部的药液变成糊浆状态,通常是因为方剂内有些药材含有树脂类、黏液质、淀粉等成分,而这些药材未用布包包扎,直接散布于煎锅内,经由高温煎煮,不及时搅拌或加水量过少所造成。

中药汤剂熬煳后,一般不能再加水煮服。这是因为中药药性理论认为,药物的炮制品与生品的性味功效不同,临床应用也不同,有时须用生品,有时须用炒制品,有时须用炒炭品。如果将药熬煳,就相当于把药物都进行了炒制或炒炭，从而减低或改变了药物的性能，不但不能发挥应有的疗效，反而会损害人体。故凡已熬煳的药剂一般宜立即倒掉，洗净药锅，重新换药加水煎煮。

避免药液煎煳有以下几种方法：①选择传热均匀的煎药砂锅。砂锅可防止锅底温度过高，而其他部位温度较低。②清洁锅底。煎药前要彻底清除锅底的油垢，预防煎煮时其他不洁物质黏附。③煎法要正确。如秫米、葶苈子、车前子等含有黏液质、树脂类等物质，与其他药材同煎易煳化，因此须用布包包煎。④煎药时必须加盖，保证药液温度。

此外，煎药时需注入足够的水量，适时搅拌、翻动，发现水量较少时，可酌量添加续煎，能有效避免煳锅。

9.中药煎煮后为什么需要趁热滤出？

中药按照正确的方法煎煮后，应立即趁热滤出药液到一个瓷碗中。药液在药锅（罐）内存放的时间过长，药液温度逐渐降低，煎煮时析出到水中的有效成分会随放置时间延长而减少。这是因为：一是冷却过程中药渣会吸收一些药液；二是药渣会重新吸附一些有效成分；三是部分有效成分会凝集在一起形成胶状物，或凝结成较大颗粒的沉淀物，并粘合于药渣的表面，过滤时会与药渣一起被滤掉。结果是一方面药液的滤出量减少，甚至难以滤出，有效成分的煎出率降低；另一方面有效成分在溶液中被吸附或沉淀，致使含量减低。因此，中药药液在煎煮后应立即滤出，即使因某种原因暂不服用，也需及时将药液滤出，切忌与药渣长时间共存于药锅（罐）内。由此可知，趁热过滤在一定程度上可以保证中药疗效。

10.中药煎煮后剩下的药渣还有其他用途吗？

中药煎煮后，通常我们留取中药的汤剂，而将剩下的中药药渣弃去。其实，药渣也可以再次被利用，治疗很多疾病。例如，治疗风湿病、伤科疾病经常会用到伸筋草、红花、川牛膝等，外用这些药物可发挥活血、祛风、散寒等作用。利用药渣的办法有：①热熏。将药渣加水后再煮3～5分钟，放置片刻后加适量白酒和醋，用其热气熏疼痛部位。②热敷。将煎过的药渣加2两（100克）白酒、2两（100克）醋拌匀，用纱布包好，白酒活血通络，醋有透皮作用，可促使药物透过皮肤吸收。③泡脚。将药渣再煮3～5分钟，另加花椒和艾叶适量一起煎煮，药液放温后加入白酒、醋与食盐。中医学认为，肾主腰脚，盐味咸入肾,可引药入肾,药渣加入盐后泡脚效果更好。以上方法一次10～20分钟,须避免烫伤。

需要注意的是,药渣外用也有一定的禁忌。外用适用于虚寒病症(如关节恶风,怕凉,大便稀溏),实热病症(如局部红肿热痛、关节疼痛伴发热)不建议使用;此外,关节积水,皮肤过敏,皮肤破损、溃烂处不宜使用。

11. 中药服用时间有什么要求?

适时服药是保证药效的重要环节,具体服药时间应根据肠胃状况、病情需要及药物特性来确定。

(1)空腹服　具有滋补作用的汤剂宜早晨空腹服用,以利于充分吸收。用于驱虫、泻下或治疗四肢血脉病的药物也宜空腹服用,这样可使药物迅速进入肠道,并保持较高浓度而迅速发挥药效。

(2)餐前服　一般在餐前30～60分钟服药。病位在下,应在餐前服用,以使药性容易下达,如肝肾虚损或腰部以下的疾病。治疗肠道疾病也宜在餐前服用,因为在胃排空状态下,药液能直接与消化道黏膜接触,较快通过胃进入肠道,从而吸收较多药物而发挥作用,不致受胃内容物稀释而影响药效。

(3)餐后服　一般在餐后15～30分钟服药。餐后胃内存有较多食物,可减少药物对胃的刺激,故消食健胃药或对胃肠有刺激性的药物宜餐后服。

(4)睡前服　为顺应人体生理节律和充分发挥药效,有些药宜睡前服用。如安神药宜在睡前30～60分钟服用,以利于安眠;涩精止遗药宜在临睡时服用,以利于治疗梦遗滑精;缓下通便剂宜在睡前服用,以利于次日清晨排便。

(5)定时服　有些疾病定时而发,只有在发病前某时间段服用才能起效,如截疟药应在疟疾发作前2小时服用。

(6)不拘时服　病情急险,当不拘时服,以便力挽狂澜,如救治危重患者。

12. 中药应该趁热服用吗?

"药熬好了,赶快趁热喝吧!"这是日常生活中大多数人服药的经验。其实,传统中医药理论对服药的方法与时间十分讲究,具体到药液温度有凉服、温服和热服之别。服药温度主要依据病情的需要和组成药物的性质而定。

(1)温服　温服是指将煎好的药液在室温下放至微温(30～35℃)后服用。温服比较温和,对胃肠道刺激小,且苦味减弱,故有利于吞咽,这是最常用的服用方法。汤剂多宜温服,特别是含有某些对胃肠道有刺激性的药物,如瓜蒌仁、桃仁、乳香、没药等。

（2）凉服　凉服是指将煎好的汤剂放凉至室温（20℃左右）服用。凉服一般适用于机体感受热、火、暑邪或阴虚阳亢体质的病症患者。例如，治疗脏腑实热、高热惊厥，以及夏季中暑的方药，如白虎汤、六一散、龙胆泻肝汤等，凉服有利于邪热外泄，从而缓解病情。

（3）热服　热服是指将煎好的药液趁热服下或将药液温热（35℃以上，但人体可以耐受）服用。热服一般适用于机体感受寒邪或阳虚体质的病症患者。中医学认为"寒者热之"，即一般寒证用热药，如治疗外感风寒的方剂麻黄汤、桂枝汤等，再如治疗脏腑虚寒、体质虚弱的温热药及补益药小建中汤、四逆汤、理中汤等。热服有助于借助药液的热量祛除寒邪或温补阳气。

另外，服药温度还应根据季节、地域及患者体质等多种因素而有所区别。正确的服药方法对保证药效的充分发挥和减少副作用至关重要。

13. 煎煮好的中药如何保存？

中药煎剂的保存方法有两种：一种是煎药机煎煮后密封真空包装保存，另一种是自带器皿保存。

如果是密封真空包装，一般都会在包装上注明保质期和保存方法，但是目前国家没有相关的法律法规对其进行统一规范，不同医院或药店标注的保质期会有不同。一般说来，室温在25℃左右，汤剂保存不应超过2周；如在冷藏条件下，则可保存4周左右。建议密封真空包装的中药汤剂放入冰箱冷藏室（0～5℃）保存，在服用前用热水浸泡至温热（不能用微波炉加热）。儿童患者服用中药时，建议家长自行煎煮，以便根据儿童的年龄、体质来决定药液量（可将药汁再单独加热，浓缩至所需量）。若出现药袋鼓起或药液变味、气泡等异常现象，则表明药液已变质，不可服用。

如果是用家里的器皿盛放中药，一般不建议服用隔夜的汤剂，即使存放在冷藏室，也不能超过3天，否则药液易变质，从而影响疗效甚至发生不良反应。

14. 为什么服用中药汤剂不宜随意加糖？

部分患者习惯在中药汤剂中加糖（如冰糖、白糖、红糖、蜜糖）或以糖水送服汤剂，以冲淡或消除其苦味，其实这种做法不利于疾病的治疗。这是因为：一是各种糖均属常用中药，味甘而具有补虚作用，若所治病证为邪实之证，则不但不利于祛邪,反而会加重病情。二是中药的化学成分极其复杂,其中的蛋白质、鞣质等成分能与糖(特别是与含铁、钙等无机元素和其他杂质较多的红糖)发生化学反应,使药液中的某些成分凝固变性,进而发生混浊、沉淀,不但影响药效,甚至损害人体。三是糖可抑制某些退热药的疗效,干扰药液中矿物质元素和维生素的吸收。四是糖会降解某些药物(如马钱子的有效成分),使汤液的疗效降低。五是某些健胃的中药是利用其苦味或其他异味来刺激消化腺分泌而发挥疗效的,加糖后势必会降低疗效。由此可知,服用中药汤剂不能随意加糖。若需要加糖,则须在医生或药师指导下酌情加用。

15. 如何减少中药汤剂的苦味?

中药汤剂与丸剂、滋膏剂、散剂相比,具有药味加减灵活、疗效迅速的特点,但许多汤剂味苦难以下咽,有的甚至会引起恶心或呕吐,使不少患者望而却步。因此,如何降低或消除中药的苦味,便于患者服用,就成为医药工作者研究探讨的问题。

减少中药汤剂苦味的方法有:①控制服药温度。根据舌头味觉与温度的关系,调整汤药的温度可减少苦味。当汤药的温度为37℃左右时,味觉神经灵敏度高,汤药是最苦的;若汤药的温度高于37℃或低于36.5℃,则苦味就会减弱。而汤药的温度过低,则会因过寒而损伤脾胃,因此服用中药汤剂的温度在31.5～36.5℃时,口感温和,效果最佳。②加快服药速度。实践证明,中药汤剂在口腔中停留时间越长,感觉的苦味就会越大。因此,苦味中药服用时宜快不宜慢。③含咽中药的部位。人的苦味感受器主要集中在舌头的前半部,尤其是舌尖。因此,药液进口后,最好将药马上含在舌根部,自然咽下。④服药后立即漱口。服药后立即用凉水漱口,然后饮适量温开水,不仅有利于胃肠道对药液的吸收,而且可以减少药液在口腔内的残留,在一定程度上能有效减轻药液的苦味。

16. 服用中药期间饮食方面有哪些注意事项?

患者在服药期间不宜同时摄入某些食物,称之为服药禁忌,即通常所说的"忌口"。《本草经集注》记载:"服药不可多食生胡荽及蒜、生菜,又不可食诸滑物果实等,又不可多食肥猪、犬肉及油腻肥羹、鱼鲙、腥臊等物。"在服药期间,一般忌食生冷、油腻、腥膻、有刺激性的食物。此外,古代文献中还有甘草、黄连、桔梗、乌梅忌猪肉,鳖甲忌苋菜,常山忌葱,茯苓、茯神忌醋等记载。

根据病情的不同,饮食禁忌也有所区别。例如,患者在服用解表、透疹药时,不宜进食生冷及酸味食物,因生冷酸味均有收敛作用;患者在服用温补药时,应少饮茶,少食萝卜,因为茶中的鞣质易与蛋白质发生反应,萝卜有消食、破气作用;脾胃虚寒或胃寒疼痛患者在服用温中祛寒药时,不宜进食生冷助寒类食物;胃热疼痛患者在服用清热药时,不宜进食辛辣助热类食物;脾胃消化功能减退的食积不化、胸腹胀闷患者在服用健脾消导药时,不宜进食黏滞、油煎类等难以消化的食物;神经衰弱、心悸失眠患者在服用镇静安神药时,不宜进食辛辣之品及酒、浓茶等兴奋中枢神经的食物;疮疡患者忌食姜、椒、酒、腥臭(俗称"发物")等食物,否则可助热动血,扩散炎症,疼痛加剧,难以收口。

17. 服用中药一般需要多少疗程?

中医治疗疾病的一个重要原则就是中病即止,意思就是在病情控制之后应该尽快停药。"中病即止"源于《黄帝内经》,汉代名医张仲景极其重视这一用药原则,所著《伤寒论》对于服药方法有详细的记载。中药是利用药物的偏性来纠正人体阴阳的偏盛偏衰,如疾病治愈后继续服用,不仅浪费药物、钱财,而且药物的偏性可能导致疾病向另一端发展,或是引起不良反应。因此,中药的服用时间和疗程应根据患者的病情而定,一般有以下规律:①急性病,如伤风感冒、腹胀腹泻等,大多 3 剂,3 天一个疗程便可见效;对于重症者,再续加 3 剂便可治愈。②一般慢性疾病,如失眠、心悸等,大多 7 剂,7 天一个疗程,3~6 个疗程便可见效。每个疗程的用药,医生会根据患者病情的变化,在原药方基础上进行加减,疾病治愈,便可停药。③患者病情严重,特别是多脏器功能损伤、衰竭,或机体过于虚弱,需长时间中药治疗者,医生开方以 14 剂居多,其服用疗程较难确定,可能长达数年,如恶性肿瘤的中药治疗,常需数年。

因此,中药的服用时间并非越长越好,当病情得到有效控制后,应及时停止用药,或更换药物,且不可过量服用。

第十九章 中药安全性与注意事项

1. 何谓中药毒副作用？按照毒性药品管理的中药品种有哪些？

中药的毒副作用是指在使用中药时出现的毒性反应和副作用。中药的毒性反应一般是指中药对机体产生的不良影响及损害，包括急性毒性、慢性毒性和特殊毒性（如致癌、致突变、致畸、成瘾等）。中药的副作用有别于中药的毒性反应，是指在常规剂量下出现与治疗目的无关的不适反应，一般较轻微，对机体损害不大，停药后可自行消失，如临床常见服用某些中药后引起恶心、呕吐、腹痛、腹泻或皮肤瘙痒等不适反应。

被列入《医疗用毒性药品管理办法》（国务院令第23号）的毒性中药有：砒石（红砒、白砒）、砒霜、水银、生马钱子、生川乌、生草乌、生白附子、生附子、生半夏、生南星、生巴豆、斑蝥、红娘虫、青娘虫、生甘遂、生狼毒、生藤黄、生千金子、闹阳花、生天仙子、雪上一枝蒿、红升丹、白降丹、蟾酥、洋金花、红粉、轻粉、雄黄，计28种。

2. 中药有哪些不良反应？

随着中药的广泛应用，其不良反应也越来越受到人们的重视。中药的不良反应包括以下几个方面：

（1）副作用　副作用是指在治疗剂量下，伴随药物治疗作用而发生的与治疗目的无关的作用。中药成分的复杂性决定了其作用的多重性，在利用某一成分治疗某种疾病的同时，必定会发挥其他的药效，从而产生副作用。如柏子仁用于养心安神,在治疗失眠时,其润肠通便的功效会导致腹泻。

(2)毒性反应 毒性反应是指用药剂量过大或用药时间过长,引起机体功能异常或病理变化,包括急性毒性、慢性毒性和特殊毒性。中药毒性反应可以在全身各系统发生,如有临床报道,长期大量服用马兜铃科的马兜铃、木通可导致肾衰竭;马钱子对神经系统有毒害作用,部分患者长期过量服用后会出现全身抽搐、昏迷的中毒症状。

(3)过敏反应 过敏反应是指药物或药物在体内的代谢产物作为抗原,造成自身免疫系统对组织的损伤或生理功能的紊乱。过敏反应多因个体差异造成,最常见的是皮肤病变,如荨麻疹、红斑、紫癜,也可能发展为剥脱性皮炎,甚至危及生命。另外,还可出现呼吸困难、消化系统功能紊乱、过敏性休克等,中药注射剂引起这类不良反应较为多见。

在应用中药治疗疾病的过程中,切忌过量、长期服用;在使用中成药前需仔细阅读药品说明书,如患者出现不良反应或中毒症状,应立即停药,并送医院就诊。

3.中药产生不良反应的原因有哪些?

除部分毒性中药外,只要用药合理、剂量得当,中药一般不会引起中毒或严重的不良反应。临床上,中药中毒事件发生的原因可以归纳为以下几点:①误服伪品。如以商陆代替人参、独角莲(即禹白附)代替天麻用药时,即会发生中毒。②品种混乱。目前,有多种原因致使药材品种混乱,从而造成用药中毒。如五加皮有南北之分,北五加皮有毒,南五加皮无毒,若对此不熟悉,则可因使用北五加皮不当而发生中毒。③剂量过大。部分作用强烈而毒性较大的中药,如蟾酥、马钱子、斑蝥、附子、乌头等,用量过大,或使用时间过长,可导致中毒。④炮制不当。中药炮制有减缓药物毒副作用的效果,如应使用炮制品而用生品,则可导致中毒。如有人服用未经炮制或煎煮时间过短的生附片而造成中毒。⑤使用制剂或服法不当。有些中药在剂型上有其特定的要求,使用不当可导致中毒,如砒石不能作酒剂服用,否则可导致中毒甚至危及生命。有些中药要求按照一定的方法服用,避免引起中毒或损伤人体,如鸦胆子内服时必须去壳取仁包裹(用胶囊、枣肉、龙眼肉)服用,否则会蚀灼口腔、咽喉及食管、胃黏膜。有些中药在煎煮时有其特殊的要求,如乌头、附子煎煮时间过短,易引起中毒。⑥配伍不当。在使用中药时,若触犯配伍禁忌,则可能引起中毒。如甘遂不宜与甘草同用,乌头不宜与瓜蒌同用等。⑦过敏体质。由于患者存在个体差异,故对某一味药敏感,也可引起中毒。如白芍、熟地黄、牡蛎,本为无毒的中药品种,一般不会发生毒副作用,但过敏体质者可能发生过敏反应。

此外,药不对症、自行服药、乳母用药以及特殊人群等因素也会引起中药不良反应。

4.如何预防或减少中药不良反应的发生?

中药的不合理使用是中药产生不良反应的主要原因。为保障用药安全,预防或减少中药不良反应的发生,我们须正确认识中药的不良反应,并注意以下事项。

(1)根据患者的病情、年龄、体质等,辨证施治使用中药,且控制剂量,不可用量过大,尤其是毒性中药。中药在辨证得当、剂量合理的情况下,一般不会发生不良反应;但辨证不当或使用剂量过大,可能产生不良反应。如真热假寒证,若依据四肢寒凉甚至厥冷、恶寒甚、脉沉迟等表现为阴寒证,再使用热性药物,很可能进一步造成患者阳热内盛、格阴于外,导致病情加重;又如,一些药性峻烈,治疗量与中毒量接近的中药,如蟾酥、斑蝥等,使用剂量过大时,易引起不良反应,甚至中毒反应。

(2)控制疗程,不可擅自延长服用时间。有些中药,特别是一些含铅、汞化合物的矿物类中药,长期服用,可因蓄积而引起不良反应。如长期服用朱砂、代赭石、六神丸可引起肝、肾功能损害,儿童长期服用蜂王浆等滋补品可引起过早发育、性早熟等不良反应。

(3)掌握正确的用药方法。在煎煮时,应按照药物的煎煮要求进行煎煮,特别是需要久煎的中药,如乌头、附子等需先煎;不可更改给药途径,须在医生指导下用药,特别是外用药物,切勿口服。

(4)谨防误用和滥用药物。误用和滥用药物易引起不良反应(尤其是毒性反应),患者须遵医嘱用药,不能擅自使用。

(5)注意药物过敏史。对于有药物过敏史的患者,应密切观察服药后的反应,若出现不适症状,应积极应对、处理。

另外,患者应按时服药,饮食须忌口,不盲信虚假广告,不擅自使用偏方,等等。总之,在服用中草药时,患者要与医生密切配合,若发生毒副作用,应立即停药,并及时去医院就诊。

5.非正规渠道购买的中草药是否可以安全使用?

在日常生活中,我们在集市、医院或风景区等周边会遇见一些商贩兜售

"神奇草药"，他们大谈用药心得，吹捧"中药材"的神奇疗效。许多人因急于治病而受骗。

其实，这些商贩兜售的"神奇草药"可能只是一些普通的中药材，他们极力吹捧功效，无非是引诱人们高价购买而获利。若这些"神奇草药"是假药或是劣药，则消费者使用后可能发生严重的不良反应。通常商贩有以下几种以假乱真、以劣充好的做法：①冒充天然名贵药材，如将形状相似的华山参冒充野山参。②原药材出售。许多未经加工、切片、炮制的中药一般不能直接服用，否则易发生中毒，如未经炮制的何首乌生品对肝脏有很强的损害作用。③次品出售。每味中药材都有一定的采收时间，如天麻，冬季至次年清明前未长茎叶时挖取者为"冬麻"，体坚实，色明亮，质量佳；而春末后茎苗出土时挖取者为"春麻"，体轻疏，色暗淡，质量差。

鉴于以上原因，广大市民应引以为戒，加强自我保护意识，不要在非正规渠道购买中草药。医院药房和正规药店是市民购买中草药的首选之所。

6. 为什么有些人服用人参会出现中毒症状？

服用人参，若不对症，或虽然对症但一次或多次服用，可能引起许多不良反应，重者甚至会出现中毒反应，我们称之为"人参滥用综合征"和"人参中毒综合征"。

"人参滥用综合征"，主要表现为中枢神经兴奋和刺激症状，如精神高度兴奋、烦躁不安、焦虑、血压升高、眩晕头痛、食欲减退、性欲增强等。

"人参中毒综合征"，是由于服用人参导致中枢神经严重兴奋和刺激后，表现为恶心、呕吐、抽搐、神志昏迷、大小便失禁、血压升高、呼吸急促、惊厥等症状。

此外，服用人参还会引起过敏反应，表现为四肢灼热、皮肤瘙痒、头晕、胸闷如窒息状、呕吐、面色苍白等，亦可表现为皮肤散在丘疹，迅速延及全身，瘙痒难忍，以及水肿、低血钾、胃肠道反应、多汗、顽固性呃逆等。

由此可见，人参和其他中药一样，也有较严格的适应证和禁忌证。人参对于气虚者服之可愈，阳气虚者用红参，气阴虚者宜用白参或生晒参。气不虚者服用则易造成气郁化火，而表现出中毒症状。因此，凡肝阳上亢、湿热内盛属实邪者，如失眠烦躁、大便秘结等，以及素来阴虚火旺或感冒发热者，均应忌服人参。切忌大量、长期服用人参，若出现中毒症状，则应立即停药，并立即送医院就诊。

7. 服用乌头类中药材有哪些注意事项？

乌头类中药材主要有川乌、草乌、附子等；含有此类中药材的中成药主要有木瓜丸、正天丸、右归丸、追风丸、活络丹、大活络丹、三七伤药片、金匮肾气丸、舒筋活络丸、附子理中丸等。

乌头类中药材的有毒成分主要是乌头碱，乌头碱不但毒性强，而且易在体内蓄积。乌头类中药材的毒性主要是损害神经系统，并可直接影响心脏功能，导致心律失常，甚至引起心室颤动而导致患者死亡。中毒量为 0.2 毫克，致死量为 2～4 毫克，因个体差异而有所区别。乌头碱虽然有毒，但经过合理炮制与长时间煎煮，就会分解为近乎无毒的醇胺类物质。鉴于此，在服用这类药物时，首先要避免过量、长期服用；其次是不能泡酒服用或与酒同服；再次是不用生品；最后是入汤剂时应先煎 1～2 小时，以降低毒性。

8. 服用西洋参有哪些注意事项？

西洋参是一味养阴补气的中药，在使用时须防止以下两种滥用倾向：① 盲目服用。临床研究表明，慢性乙肝患者，以及术后或放化疗后未出现明显的肺胃阴虚症状的恶性肿瘤患者，使用西洋参及其制剂无益于疾病康复，还可能加重病情。② 将西洋参当作食品。西洋参具有一定的抗疲劳、抗缺氧或提神醒脑作用，故日常生活中有些人随身携带西洋参或其制剂以备服用。其实，疲劳是人体气血阴阳相对失衡的表现，需要通过精神调摄、均衡营养、劳逸结合等进行综合调节，仅服用西洋参无法从根本上解决问题。

此外，在服用西洋参时不可饮茶，这是因为茶叶中含有鞣酸，鞣酸会破坏西洋参的有效成分，通常在服用西洋参 2～3 天后方可饮茶；不可食用萝卜，这是因为萝卜是消气药，会对抗西洋参的补气作用。大量或长期滥用西洋参，人体会出现畏寒、体温下降、食欲不振、腹痛腹泻等症状；有些人会出现痛经和经期延迟；还有些人会发生过敏反应，上下肢呈现散在性大小不等的水泡，瘙痒异常，一般停药后，水泡可自行吸收消退。一般情况下，服用过量西洋参出现胀气时，可以用萝卜汤来解除不适反应。脾胃虚寒者，以及易发生腹痛、腹泻者，手足发凉者，不宜服用西洋参。

9. 老年人使用中药时有哪些注意事项？

老年人各脏器的组织结构和生理功能都有不同程度的退行性改变，因而会影响药物在体内的吸收、分布、代谢和排泄等过程。老年人在服用同等剂量的药物后,血液中的药物浓度较一般成人高,药物在体内停留的时间亦较成人明显延长,因此老年人服用中药须注意以下事项。

（1）应有明确的用药指征　老年人体虚多病、病情往往复杂多变,若药物使用不当,则会加重病情,甚至危及生命。因此,首先应明确是否需要药物治疗,并按需用药;其次,用药时应严格辨证论治,根据患者病情合理选择中药,即使是补益类中药,也须根据患者的病情、体质辨证服用,否则会造成机体阴阳偏衰,以致病情趋于严重。例如,表虚自汗的老年患者禁用解表药;风寒感冒患者不能使用风热感冒药,否则会使病情加重。

（2）选择合适的服用剂量　老年人的肝肾功能有不同程度的减退,因此用药一般应从"最小剂量"开始。对于病情重、体质弱的患者,不可随意加大用量,尤其是一些含毒性成分的中成药,使用时更需谨慎。

（3）重视中药的不良反应　临床实践表明,药物不良反应的发生率会随用药人群年龄的增加、药物种类的增多而明显升高。老年人所患疾病相对较多,服用的药品种类亦较多,药物之间的相互作用十分复杂,因此须密切观察老年人服药后的状态,若发生不良反应,则应及时进行救治。

（4）做好用药管理　随着年龄的增长,记忆力和思维能力的下降,老年人用药的时间、次数、剂量、种类都很难得到有效管理,故家属应做好老年人用药管理和提醒,以防因多次、多剂量服用及误用等发生意外。

10. 老年人服用滋补类中药有哪些禁忌？

人体进入老年期后,胃肠道消化功能日渐减弱,表现为饮食量减少,吸收功能差,尤其是对油腻食物的吸收减少。阿胶、鹿角胶等胶类中药较黏腻,难以吸收,故老年人应慎用。

阿胶是由驴皮熬制而成的胶块,具有补血止血、滋阴润肺的功效,临床上常用于治疗血虚眩晕、心悸、各种出血及热病后伤阴、虚烦不眠等病症。对于气血不足的老年人,可以适量服用。老年人体内多有瘀滞(如高黏血症、高脂血症),如过量服用阿胶,不但不能化去瘀滞之血,反而使血流减慢,致使血液中的脂肪微粒沉积在血管壁上,从而造成更严重的瘀滞。因此,体内有痰滞、脾胃虚弱、消化不良的老年人,不宜服用阿胶。

另外,患有感冒发热表证的老年人也不宜服用阿胶,因为阿胶虽有补益作用,却助邪难化,使病情缠绵难解,且易导致食物在胃肠道积滞,不但不能达到滋补的目的,而且会导致新的病症。因此,在服用阿胶期间如患感冒,患

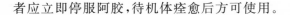

者应立即停服阿胶,待机体痊愈后方可使用。

11. 女性月经期为什么要停止服用中药?

月经期是女性的特殊生理期,在此期间患者应谨慎用药。月经期使用以下中药需要注意:①行气破滞、祛瘀的活血类与温热类中药,如桃仁、红花、三棱、莪术、丹参、川芎、肉桂、附子等,易导致血管扩张,血流畅通,使月经周期缩短、月经量增加;②清热泻火、燥湿及苦寒泻下药,如石膏、知母、栀子、黄芩、黄连、黄柏、大黄、芒硝等,易导致月经期痛经、闭经,甚至出现宫寒;③收涩、止血类中药,如五味子、乌梅、金樱子、大蓟、小蓟、侧柏叶、茜草、蒲黄、仙鹤草、灶心土等,易导致毛细血管收缩,引起经血不畅,发生痛经。因此,女性月经期应停止使用上述中药及含有上述中药的中成药。其他中药如解表药、消食药、安神药等,对月经的影响相对较小,故可以在月经期使用。

总之,非急症、重症,以及所用中药成分不明时,建议女性在月经期停止服用中药,待月经期过后续用。

12. 妊娠妇女使用中药时有哪些注意事项?

为了保障妊娠妇女用药安全,避免中药直接或间接影响胎儿的生长发育,我国古人早已提出了"妊娠用药禁忌"的相关概念并归纳了多种中药。

临床上中药妊娠用药禁忌是指妊娠妇女须酌情使用或禁止使用的一些中药或其制剂,主要有以下几类:①大热大毒药物,如生南星、朱砂、雄黄、大戟、附子、商陆、斑蝥、蜈蚣等。其中,雄黄被证实有致畸作用,朱砂可导致新生儿头脑畸形发育,亦会发生耳聋、斜视、智力低下等毒性作用。②活血化瘀药物,如桃仁、红花、枳实、蒲黄、益母草、当归、水蛭、穿山甲、乳香、没药等,具有一定的刺激子宫的作用,反射性地引起子宫强烈收缩,导致胎儿宫内缺血缺氧、发育不良甚至造成各种畸形,导致流产、早产和死胎等。③滑利泻下药物,如滑石、木通、牵牛子、冬葵子、巴豆、芫花、大戟、甘遂等,多有通气、利尿、泻下的作用,可通过刺激肠道及消化系统,引起子宫反射性收缩,造成胎儿着床不稳而导致早产、流产。④芳香走窜药物,如丁香、降香、麝香等,可通过神经系统引起子宫收缩,最终易导致胎儿早产或流产。

因此,妊娠妇女应注意避免或谨慎使用上述药物及含有上述药物成分的中成药,如牛黄解毒丸、小活络丹、苏合香丸、安宫牛黄丸等。此外,还应遵医嘱或药品说明书用药,不可超量、超时用药,须注意说明书上是否含有"妊娠妇女慎用、忌用、禁用"的内容。对于成分不明的中药或中成药,尤其是民间偏方、验方、土方,妊娠妇女切勿随意应用。

13. 哺乳期妇女使用中药时有哪些注意事项?

哺乳期妇女应谨慎使用以下中药:①有些中药会影响乳汁的分泌,如莱菔子、番泻叶、大剂量的麦芽(60克及以上)可能引起退乳,乳汁分泌严重减少;白芷、砂仁、神曲、沉香曲之类焦躁性味的中药,能耗气伤津,久用极易导致血亏、乳少,因而有"产后忌用诸曲"之说。②有些中药会通过乳汁进入新生儿体内而影响其生长发育,如番泻叶、大黄及其制剂(一清颗粒、枳实导滞丸、三黄片)等泻下通便药,可进入乳汁造成乳儿腹泻。③大热、大寒、有毒之品及说明书注明禁忌的药品,哺乳期妇女也应忌用。如复方甘草口服液因含有可待因,新生儿对这类药物特别敏感,故忌用。

哺乳期妇女患病必须服用上述药物时,应暂时停止哺乳,待痊愈后再行哺乳,以防因服药而对新生儿的健康产生损害。

14. 儿童使用中药时有哪些注意事项?

儿童特别是婴幼儿因许多器官和组织尚未发育成熟,故在使用中药治疗疾病时,应注意以下事项:①小儿为纯阳之体,许多补肾壮阳药,如鹿茸、仙茅、淫羊藿、巴戟天、肉苁蓉等能增强性器官功能,一般情况下儿童不宜使用,以免引起性早熟。②宜用药性温和的药物,大苦、大寒、大辛、大热、有毒之品慎用,如附子、细辛、大黄、巴豆等。③辨证用药,剂量要小,疗程不宜过长。为保证儿童用药安全、有效,应结合儿童病情辨证用药,还应根据儿童年龄与体重相应调整药物的用量,且须及时停用,一般儿童用药时间不宜过长。④宜用健脾和胃、平肝息火之药,如山药、山楂、陈皮、神曲、麦芽、蝉蜕、钩藤、僵蚕、地龙等,帮助小儿健脾胃助消化,凉肝定惊。⑤不宜滥用滋补之品,小儿生机旺盛,宜饮食调理,不宜滥用滋补之品,否则会使机体阴阳失衡,伤及脏腑气机。即使存在虚证,也须慎用补剂。⑥儿童使用中药注射剂应慎重,能口服给药的,不选用注射给药;能肌内注射的,不选用静脉注射。此外,应加强对静脉注射的监测,以防不良反应或事故的发生。

15. 高血压患者使用中药时有哪些注意事项?

高血压是一种常见的慢性疾病,具有患者人数多、用药时间久、年龄层高等特点。高血压患者在使用中药时应注意以下事项：①根据患者的具体情况选择中药的种类和用量，如具有平肝潜阳的降压药物，妊娠妇女及体弱虚寒、大便稀溏者忌用，患有肝肾等慢性疾病者慎用。②中药虽然能够很好地改善高血压患者的症状，具有一定的降压效果，但目前不能完全取代西药降压药。特别对于血压较高、症状较明显或患病时间较长的患者，应中西药配合进行治疗，方可取得更好的效果。③避免服用某些易引起血压升高或干扰降压药的中药，如长期服用人参、西洋参、麻黄会使血压升高；甘草等多种中草药可致水钠潴留而引起血压升高。若临床治疗必须服用时，则应尽可能减小剂量，并密切监测血压变化。

16. 肿瘤患者使用中药时有哪些注意事项？

在临床上，中医治疗肿瘤主要遵循祛邪抗癌或扶正固本，或两者兼顾的治疗原则，以达到控制肿瘤进展，调整机体脏腑功能，提高机体免疫力，增强体质，改善症状，防治放疗、化疗的副作用和手术后的并发症等目的。肿瘤患者在使用中药时应注意以下几个方面：①扶正固本法一般采用益气健脾法、养阴生津法、温肾壮阳法或滋阴补血法等，所用药物的药性较平和，若服后无不适，则不需特殊护理。②祛邪抗癌法采用活血化瘀药，如丹参、红花、川芎等，有出血倾向（如牙龈出血，皮下有出血点或病灶局部有少量出血）、消化道肿瘤合并溃疡者慎用。出现月经改变，尿道、肠道等出血症状者应停止用药。③祛邪抗癌法采用攻坚散结药，如天南星、生半夏等，因这些药均具有毒性，故煎药时要先下，久煎约 1 小时，以降低其毒性。服药后若出现口腔发麻、口唇水肿、咽喉烧灼感等不适，则可用鲜姜汁解毒；若出现口腔黏膜糜烂、口舌麻木、味觉丧失、言语不清等中毒症状，则应及时就医。④祛邪抗癌法采用清热解毒药，如白花蛇舌草、半枝莲等，应在餐后 2 小时服用，以防这类寒凉药损伤脾胃。⑤配合放疗、化疗时，应避免服用某些可能与放疗、化疗药物产生不良相互作用的中药。总之，肿瘤患者在使用中药时应充分掌握病情，密切观察用药后的身体状况，以便及时调整用药，确保用药安全、有效。

17. 肾功能不全患者应避免使用哪些中药？

肾脏是人体的主要排泄器官，易受到药物及其代谢产物的影响。肾功能不全是由多种原因引起的，肾脏损伤致使机体在排泄代谢废物和调节水电解质、酸碱平衡等方面发生紊乱，以及导致肾脏某些内分泌功能障碍。对于肾功能不全患者,应避免使用引起肾脏损害的中药。目前已发现近50种中药对肾脏有一定的毒副作用。

可致肾脏损害的中药归纳为以下三类:①植物类中药,如雷公藤、草乌、木通、使君子、益母草、苍耳子、苦楝皮、天花粉、牵牛子、土贝母、马兜铃、土荆芥、巴豆、芦荟、铁脚威灵仙、大枫子、山慈姑、洋金花、钻地风、夹竹桃、大青叶、泽泻、防己、甘遂、千里光、丁香、钩藤、补骨脂、白头翁、矮地茶、苦参、土牛膝、望江南子、棉花子、蜡梅根等。②动物类中药,如斑蝥、鱼胆、全蝎、蜈蚣、蛇毒等。③矿物类中药,如含砷类(砒石、砒霜、雄黄、红矾)、含汞类(朱砂、升汞、轻粉)、含铅类(铅丹)和其他矿物类(明矾)等。

对于肾功能不全患者,应慎用以上诸药及其中成药。在服药后,患者若出现上腹部不适、恶心呕吐、食欲不振、胸闷、腹痛腹泻等胃肠道反应;少尿或无尿,继而出现颜面甚至全身水肿,体检可发现双肾区有叩击痛;肾功能检查发现血尿、蛋白尿等肾功能损害时,应停止使用。例如,过量应用木通导致急性肾损害,严重者会导致急性肾衰竭而死亡;汉防己含有马兜铃酸,能直接损伤肾小管及肾间质,致肾性糖尿病和低分子蛋白尿及肾小管酸中毒,严重者可致急性肾衰竭等。

18. 肝功能异常患者应避免使用哪些中药?

肝脏是药物在体内代谢的主要场所。肝功能异常是指各种致病因素导致肝脏损伤及其分泌、合成、代谢、解毒、免疫等功能严重障碍,出现黄疸、腹水、严重感染、肝性脑病等一类临床综合征。对于肝功能异常患者,应慎用对肝脏有毒性作用的中药及其中成药。常见对肝功能有影响的中药有黄药子、菊三七、苍耳子、何首乌、雷公藤、艾叶、望江南、天花粉、桑寄生、贯众、蒲黄、柴胡、川楝子、鸦胆子、毛冬青、蓖麻子、黎芦、贯众、千里光、防己、土荆芥、商陆、常山、大枫子、朱砂、蜈蚣、斑蝥、穿山甲、缬草、乌头等。已知临床上可引起肝损伤的中药复方制剂有壮骨关节丸、牛黄解毒丸、六神丸、雷公藤多苷片、克银丸等。如因病情需要必须使用上述中药时,应在医生的指导下,适当酌情减小药物剂量,同时采取相应的保护措施,并密切观察肝功能变化,以确保用药安全。

第二十章　中药日常运用

1."腰痛吃杜仲,头痛吃川芎"有什么依据?

中医学认为,腰痛主要是由肝肾亏虚所致。杜仲性甘、温,具有补益肝肾、强筋壮骨的功效,主要用于治疗肝肾不足引起的腰膝酸痛、筋骨痿软等病症。单用浸酒服用,效果显著;也可以与补骨脂、胡桃肉等配伍使用,以增强疗效。因此,前人有"腰痛需用杜仲"的说法。

中医学认为,头痛是由各种外邪上扰脑络或各种虚证导致脑络失养所引起。外邪有风、寒、热、湿、郁、痰、瘀之不同;虚证有气、血、阴、阳之不同,其病位都在脑络。川芎性辛、温,易升散,善"上行头目",具有活血行气、祛风止痛的功效,为治疗头痛的要药。川芎被广泛用于治疗各种原因引起的头痛,如对于外感风寒引起的头痛,可用方剂川芎茶调散治疗;对于外感风热引起的头痛,可用方剂川芎散治疗;对于风湿性头痛,可用方剂羌活胜湿汤(含川芎)治疗;对于瘀血性头痛,可用方剂通窍活血汤(含川芎)治疗;对于血虚患者的头痛,可用川芎与当归、熟地、芍药等补血药配伍治疗。但是,对于阴虚火旺、肝阳上亢引起的头痛及月经过多引起的头痛,不建议服用川芎。

2."冬吃萝卜夏吃姜"有什么依据?

俗话说:"冬吃萝卜夏吃姜,不用先生开药方。"这不由让人产生疑问:生姜辛热,萝卜甘寒,人在炎热的夏季吃姜,寒冷的冬季吃萝卜,岂不是火上浇油、雪上加霜吗? 其实,这是符合中医学理论的。中医学认为,生命的真谛在于阴阳的相对平衡,"冬吃萝卜夏吃姜"正是利用食物的寒热偏性,配合季节的寒热特性,进行阴阳调理的一种养生食补方法。

一方面,"冬吃萝卜夏吃姜"是根据季节的寒热特性对人体阴阳进行调理的需要。夏季阳气上蒸,向上向外散发,在里的阳热虚少,易生冷生寒,对应于人体就是"阳气在表,胃中虚冷",因此夏季人们常常心烦口渴,易腹泻,食用生姜可以温胃健脾。与之相反,冬季人体阳气向里向内,处于收藏状态,在外的阳气虚少,在里的阳气积多,因而表现为天寒地热,对应于人体则为"阳气在里,胃中烦热",食用萝卜可以清解积热。

另一方面,"冬吃萝卜夏吃姜"是季节性饮食习惯造成人体不适的治疗性需要。夏季炎热,人们有时会过度食用寒凉食物或长时间待在空调房里,导致胃内积寒,脾胃阳气受损,表现为恶风怕冷、疲乏无力、腹疼腹泻、食欲不振、口中黏腻等,此时饮生姜汤,可起到散寒祛暑、开胃止泻的作用。冬季人们习惯进补温热性食物,如牛、羊肉等,体力活动相对较少,反而易导致胃内积火,或肺生痰热,此时进食萝卜,具有祛火生津、清热化痰、消积除胀的作用。

综上所述,"冬吃萝卜夏吃姜,不用先生开药方"体现了古人利用食物来调节机体功能的智慧,也在一定程度上体现了中医学"治未病"的理念。

3.生姜、干姜、炮姜、姜炭四者有什么区别?

生姜、干姜、炮姜、姜炭都来源于姜科植物姜的根茎,由于加工炮制方法不同而成为不同的中药饮片,其功效、主治与临床应用均存在一定程度的差异。

生姜为新鲜的根茎,洗净后待使用时切片,具有发汗解表、温中止呕、温肺止咳的功效,临床上常用于治疗外感风寒,也可用于治疗多种原因所致的呕吐,被誉为"呕家圣药",尤其适用于治疗胃寒呕吐。干姜为趁鲜切片后晒干或低温烘干而成,具有温中散寒、回阳通脉、温肺化饮的功效,临床上常用于治疗脾胃寒证,无论是外寒内侵的实寒证(表现为腹痛吐泻),还是脾胃阳气不足的虚寒证(表现为脘腹冷痛、呕吐泄泻),都可以使用,亦可用于治疗心肾阳虚证(表现为四肢厥冷及寒饮伏肺,咳嗽痰多、气喘等)。炮姜是干姜用砂烫至鼓气而成的,表面棕褐色,具有温中散寒止痛的功效,临床上用于治疗脾胃虚寒引起的腹痛吐泻、妇女月经不调时小腹寒痛等病症。姜炭是干姜炒制而成的,表面黑色、内部棕褐色,主要功效是温经止血等,常用于治疗吐衄崩漏、阴虚失血等病症。

由此可见,同一来源的中药,由于炮制方法不同,所得的中药饮片亦不同,因此应根据患者的具体病证,选用适宜的中药及其炮制品。

4.甘草能否解百毒?

甘草味甘,性平,具有补脾益气、清热解毒、祛痰止咳、缓急止痛的作用。药物经甘草汁制后能缓和药性,降低毒性。早在《神农本草经》中就有甘草"解毒"的记载。唐代孙思邈对甘草解毒之功颇为赞赏,曾说"甘草解百药毒,如汤沃雪"。实验证明,甘草对药物、食物中毒、体内代谢物中毒及细菌毒素都有一定的解毒作用。如能解草乌、附子、马钱子、苦楝皮、山豆根、丁公藤等的毒性,对抗癌药喜树碱、农吉利有解毒增效作用,还能降低链霉素、呋喃妥因的毒副作用。这是由于甘草的主要成分甘草甜素经化学反应可与含有羟基或羧基的有毒物质相结合,生成无毒物质排出体外,从而起到解毒作用。

但是,甘草也有一定的毒副作用。大剂量使用甘草,或少量长期应用,部分患者可能出现水肿、四肢无力、痉挛麻木、头晕头痛等症状,甚至引起高血压、低血钾,医学上称为"假性醛固酮症"。因此,应注意甘草的用法用量与配伍,避免出现上述毒副作用。

5.人参分哪几类? 分别适用于哪些人群?

人参的种类很多,按生长环境可分为野山参与园参;按加工方法可分为生晒参、白参和红参;按产地可分为西洋参和高丽参。人参品种不同,性能偏性也各有差异,因此必须先辨别个人体质,然后选用合适的人参。

野山参,参龄可达数十年乃至上百年,具有大补元气的功效,但价格极其昂贵,除体质极度虚弱的重症患者外,一般很少使用。通常所说的人参,多指人工培育的园参。按照加工方法不同,园参又可分为生晒参、白参(糖参)和红参。生晒参是以园参去芦头,洗净晒干,刷洗下须后于40～50℃烘干而得。生晒参性微凉,味甘,有补气养阴、生津之功,常用于扶正祛邪,增强体质和抗病能力,适用于气血亏虚、体质虚弱者。白参(糖参)是新鲜的园参经过沸水浸烫后,浸入糖汁中,然后取出晒干而成。功效同生晒参,但作用较弱,适用于气阴不足者。红参是园参蒸2.0～2.5小时取出晒干或烘干而成的,药性偏温热,具有补气温阳作用,适用于阳气虚弱者。高丽参产于朝鲜半岛,与红参功效相似,性温,味甘,香味较浓,有温阳、益气、回阳等功效,适用于冬季肢冷畏寒、阳气不足者,老年人及妇女,寒证、阳虚证人群。西洋参原产于北美,性凉,味微甘,有养阴、清热、生津、滋肺等功效,适用于肺虚咳嗽、虚火上炎、肺结核初愈者。

另外,部分药材虽不是人参,但名称中带有"参"字,多有补气、活血作用。如党参、太子参,性味甘平,均有补气的功效。由于党参还有补血作用,故常与当归、熟地合用治疗贫血。太子参又称孩儿参,性平缓,还具有养阴的功效,常用于小儿。丹参、玄参、沙参性偏寒,但功效各不相同。丹参可活血化瘀,常用于冠心病患者;玄参可养阴清热,常用于治疗咽肿、咳嗽等病症;沙参有养肺生津之效,与麦冬、桔梗合用,可治疗肺虚燥咳。需要注意的是,在服用这些参时,应避免饮茶或食用萝卜,以免影响功效。

6.人参的服用方法有哪些?

人参的服用方法有很多,以下服用方法可供参考。

(1)煎汤服用 人参3~10克,宜文火另煎,将参汁兑入其他药汤内服用。用于大病、久病体虚的患者。

(2)隔水蒸服 人参切成2厘米薄片,放入瓷碗内,加满水,密封碗口,放入锅内蒸炖4~5小时即可服用。一般反复蒸煮3~5次,直至药汁极淡时为止。

(3)切片泡茶 每次3~6片,放入茶杯,冲入沸水,加盖10分钟后饮用。可反复冲泡,直至参茶无味,另可嚼服参渣。

(4)研粉吞服 将人参研粉后开水冲服,或将人参粉末装入空心胶囊服用。每次0.5~1.0克,日服2~3次。这种方法适用于较名贵的人参,如野山参。

(5)切片含服 将人参切成薄片,每次取2~3片口中含服,至参片味淡或无味后,再将参片嚼服咽下。

(6)泡酒服用 整根人参或切成薄片装入瓶内,取2000毫升50~60度的白酒浸泡半月,即可饮用,每次30毫升,日服1~2次。

(7)炖煮食用 人参和鸡、鸭、鸽子等一起烹炖,作为人参药膳食补两用。

7.党参能替代人参吗?

人参是一味较为昂贵的药材,故中医临床上习惯将桔梗科党参代替人参使用。那么,党参是否就可以完全取代人参呢?

人参和党参均味甘,能补脾益肺,生津养血。人参微温,性偏刚烈;党参性平,不温不燥,作用平和。它们的功效虽然相同,但作用程度有所差别。党参补脾肺之气及生津、养血、扶正祛邪等功效与人参基本类似,而力较弱,因此古今方剂中以人参治疗一般的脾肺气虚及津伤血亏而证候较轻者,现多以党参代替。需要注意的是,党参并无大补元气、复脉固脱的功效,对于气虚欲脱、脉微欲绝的危重患者,即使大剂量使用党参,也无法替代人参发挥作用。

由此可见,临床上对于党参能否取代人参使用,应结合患者的经济状况与病情危急程度综合考虑。若患者无须大补元气,则可以用党参代替人参,特别是对于经济困难且需长期服用以补机体虚弱的慢性病患者。对于重症、急症气虚欲脱的患者,人参是不可替代的。

8. 丹参有什么功效?为什么治疗心脑血管的中药中常有丹参?

丹参属唇形科植物丹参的干燥根及根茎,主产地为四川中江,功效为祛瘀止痛,活血通经,清心除烦。丹参具有良好的活血化瘀作用,对于预防和治疗心脑血管疾病十分有益。例如,中老年人患心脑血管疾病的主要原因是体内有瘀血积聚在血管壁上,使血管变窄,从而引起冠心病、动脉硬化、中风等疾病,而丹参通过活血祛瘀,能清除沉积在血管壁上的瘀血,达到预防和治疗心脑血管疾病的目的。因此,很多用于治疗心脑血管疾病的中成药常含有丹参,如复方丹参滴丸、复方丹参片等。

但需要注意的是,如有出血倾向或出血症状时,就不能使用丹参,否则会加重出血;妊娠妇女为防止流产,也应慎用丹参;另外"十八反""十九畏"中藜芦反丹参,两药联用会降低疗效,产生毒副作用。

9. 板蓝根可以作为预防药使用吗?

在甲型肝炎、严重急性呼吸综合征(俗称"非典型肺炎")等传染性疾病盛行期间,含有板蓝根的中成药供不应求,甚至出现板蓝根药膳、板蓝根饮料等产品,宣传其能预防各种疫病流行。那么,板蓝根能作为预防药使用吗?

板蓝根具有清热解毒、凉血利咽的功效,临床上常用于治疗普通感冒、流行性感冒、急性咽喉炎、急性扁桃体炎以及丹毒、疟腮等病症,对一些常见感冒有一定的预防作用,但并非人人适合服用。板蓝根具有一定的毒副作用。体虚无实火、无热毒患者不宜使用。无病或作为预防服用板蓝根、大青叶等苦寒药物,易消耗人体正气,还会因苦寒败胃,导致胃气受损,出现头晕、冒冷汗、便溏、不思饮食、脘腹冷疼等症状。此外,长时间服用板蓝根还可能引起造血系统不良反应,少数人还会发生头昏眼花、胸闷、气短、呕吐、面唇青紫、结膜充血、两眼胀痛、心慌、烦躁、四肢麻木,以及全身皮肤潮红、瘙痒、皮疹或荨麻疹等过敏反应,严重时可因血压下降导致过敏性休克,甚至危及生命。尤其对于婴幼儿,因各种器官尚未发育完全,肝脏功能尚不完善,体内分泌的解毒酶不足,常服板蓝根不仅不能发挥预防效果,而且会对儿童的消化系统和造血系统造成损害。因此,不能将板蓝根当作预防用流感药而经常服用。

10.为什么三七既能止血又能活血?

三七既能止血又善化瘀,疗效显著,古人称其具有"止血不留瘀,化瘀不伤正"的特点。临床上三七常用于治疗冠心病、心绞痛、中风后遗症、跌扑瘀肿疼痛等。

现代医学研究表明:三七含有三七氨酸、三七素等止血成分,以及三七总皂苷等活血化瘀成分,对于人体血液系统,三七具有多重作用机制,从而起到不同的治疗效果。

三七具有活血又止血的功效并不矛盾。其实许多中药具有对机体的双向调节作用,如人参既能阻止促肾上腺皮质激素引起肾上腺肥大,又可阻止可的松引起肾上腺萎缩;既可降低饮食性的高血糖,也能用于治疗胰岛素升高引起的低血糖。枳实既有降低肠道平滑肌张力和解痉的作用,又能兴奋胃肠道平滑肌,增强胃肠蠕动,使胃肠道功能恢复正常。

11.冬虫夏草,是虫还是草?

冬虫夏草简称"虫草",是一种常用的名贵中药材,具有补肾宣肺、止血化痰的功效,对肾虚精亏、阳痿遗精、久咳虚喘、腰膝酸痛等病症的治疗效果显著。

野生冬虫夏草生长在海拔 3000～5000 米的高山草地灌木带上面的草坡上,主产于我国新疆、云南、甘肃、青海、西藏等地区。夏季,产于地面的虫卵经过 1 个月左右的孵化,变成幼虫钻入土壤中生长。土壤里的真菌侵袭幼虫后,就会在其体内生存。第二年春季,真菌菌丝开始生长,到夏季长出地面,外观像一棵小草,幼虫的躯壳与真菌菌丝共同组成了一个完整的"冬虫夏草"。菌孢把虫体作为养料,生长迅速,虫体一般为 4～5 厘米,菌孢一天之内即可长到虫体的长度,这时的虫草称为"头草",质量最好;第 2 天菌孢长至虫体的 2 倍左右,称为"二草",质量次之。之后虫体死亡、腐化,而真菌子座头部渐渐肥大,药效随之减低,最后长出囊孢子,逐渐成熟后,真菌孢子从子囊壳散发出来,继续对寄主幼虫进行侵入寄生。

12. 何谓"药食同源"? 哪些中药可以药食两用?

药食同源,是指中药与食物都源于自然界的天然物质,有一致的性能特点,因而具有一致的治疗作用或功效。"药食同源"对预防和治疗疾病具有重要的实用价值,与药物相比,食疗具有服用方便、作用温和、安全可靠、毒副作用少等特点。例如,白茅根的花蕾与南瓜配制的食物,可以治疗鼻出血;鲜芦根汁与荞麦面制成的混合物,长期服用可以达到清热化湿的目的;甘草和黄芪的煎汁混合面粉,服用后可达到行气补虚,改善虚汗、盗汗的症状。

其实,许多天然的动、植物或矿物质,既可以作为食物,又可以作为药物,它们之间没有绝对的分界线,如黑芝麻、八角茴香、大枣、葛根、桑椹、淡豆豉、菊花、山药、山楂、薏苡仁、生姜、百合、桂圆、马齿苋、肉桂、枸杞子等。但是,切勿过量食用上述食物,特别是当患者的体质与食物的偏性相反时,长期大量食用可能损害机体。

13. 米汤有什么药用价值?

米汤是由大米熬制而成的,上面浮有一层细腻、黏稠,如膏油状的物质,这是大米的精华,中医俗称"米油"。大米,中医学称为"粳米",具有补中益气、健脾养胃、调和五脏的功效。经典方剂白虎汤中就含有"粳米"这味中药,该方的主要成分石膏和知母性均寒,加入粳米可协同清热养胃并缓和药性。此外,以米汤助药力的方法多见,如治疗风寒感冒的桂枝汤,以一碗热粥作为药引,可增强发汗去除表证的功效。

中医学认为"胃不和则卧不安",是指病后肠胃功能尚未恢复,会影响睡眠质量。在粥中加入大枣、莲子后服用,既能健脾又能安神。感冒患者可多进食白米粥。夏季食用绿豆粥,可以清暑热;冬季食用山药粥,可以健脾胃。对于胃肠型感冒者,主要表现为厌恶油腻的食物,伴有腹泻,则可用白萝卜加盐煮粥一起食用,达到理气助消化的效果。此外,还有黑芝麻粳米粥、枸杞粳米粥等,均适用于中老年人、体质虚弱者,具有预防衰老的功效。

另外,米汤还能增加乳汁量。中医学认为,脾为后天之本,气血生化之源。有些产妇因为生产或者本身脾胃虚弱,会出现气血亏虚等症状,可多食米汤以健脾胃,促进乳汁分泌。

14.如何正确食用含中药成分的食品？

目前,市场上有许多宣称具有养生功效的中药类零食颇受消费者喜欢,他们往往不加选择随意、过量食用。其实,消费者应根据个人体质选择这类零食,特别是老年人、儿童。如阿胶枣,这种食品中的阿胶品种、用量不明确,在制作过程中添加了大量糖分,故糖尿病、肥胖患者不宜多食。即使是货真价实的阿胶枣,也应浅尝辄止,尤其是消化功能欠佳或牙疼的患者不宜食用;经期内女性应避免食用,以免造成月经量过多。又如龟苓膏,正宗地道的龟苓膏是由龟板、土茯苓、苍术等 20 多味中药材熬制而成的,具有清热解毒、滋阴补肾的功效,阳虚或脾虚人群不建议食用,老年人、妊娠期妇女、痛经患者避免过多食用。

因此,消费者应谨慎食用含有中药成分的零食,不加选择食用会影响人体健康。

15.中药调理应遵循哪些原则？

中药调理是指在中医辨证施治理论的指导下,选用适当的中药组方配伍,或与食疗相结合,以达到增强体质、补虚治病、健身防病、促进康复、延缓衰老、益寿延年目的的保健方法。中药调理讲究预防为先、审因施补、三因制宜、补勿过偏、补勿滥用、补泻结合、食药并举的原则。

(1)预防为先 在未发生疾病之前,根据患者体质状况,针对性地进行一些药饵保健,重在脾肾调养。旨在固护先天和后天,补虚泻实,调理气血阴阳,达到动态平衡,可预防日后某些疾病的发生。

(2)审因施补 根据自身状况与不同病证,运用不同药物审因施补,不可盲目进补。如气虚、血虚、阴虚、阳虚,可相应地选用补气、补血、补阴、补阳的药物。

(3)三因制宜 因时、因地、因人制宜,运用中药进行调理,应考虑一年四季气候变化、地理位置以及个人情况(如年龄、性别、体质特点及生活习惯)等因素的不同,用药有所差异,不能千篇一律。

(4)补勿过偏 进补的目的在于协调阴阳,恰到好处,不可大剂量或长期进补,使阴阳偏向一方。

(5)补勿滥用 有针对性地进补,避免盲目进补,还应注意"虚不受补"等情况。

（6）补泻结合　在药物调养中补泻结合，以补虚不碍泻、泻实不伤正为原则。如六味地黄丸，由三味"补药"熟地黄、酒萸肉、山药与三味"泻药"牡丹皮、茯苓、泽泻组成，是很好的补泻结合范例。

（7）食药并举　中医有"药食同源，药食同理，药食同用"的观点，即食疗和药疗相结合的养生学思想，将具有药效的食物制成饮料、菜肴、汤类、粥食、药酒等，合理食用，可以起到很好的保健作用。

16. 服用药膳有哪些注意事项？

药膳是指在中医学、烹饪学和营养学理论指导下，将中药与某些具有药用价值的食物相配伍，采用我国独特的饮食烹调技术或现代科学方法制作而成的具有一定色、香、味、形的食品。药物与食物结合，既具有较高的营养价值，又可防病治病、强身健体、延年益寿，两者相辅相成。在使用药膳时，应先结合食用者的体质、健康状况、季节时令、地理环境等情况，判断其基本证型；然后确定相应的食疗方法，给予适当的药膳治疗。

在食用药膳的过程中，应注意以下事项：①食物与药物的配伍禁忌，如黄连、甘草、乌梅、桔梗忌猪肉，鳖肉忌薄荷、苋菜，天门冬忌鲤鱼，白术忌大蒜、桃、李，人参忌萝卜等。②根据病情选用适宜的食物，如高血压、冠心病及水肿患者，宜进食清淡少盐食物；肥胖、动脉粥样硬化患者，宜进食低脂肪食物；糖尿病患者慎食或不食以淀粉类或糖类烹调的食物。③食疗中药的性味与五脏的关系，辛味入肺，甘味入脾，苦味入心，酸味入肝，咸味入肾，根据性味合理选用药膳，才能达到滋补机体、防治疾病的目的。④精选药膳所用的中药材和食物。⑤讲究烹调技巧。药膳除具备一般饮食的色、香、味、形外，还应尽量保留其营养成分、有效成分，以更好地发挥治疗作用。⑥中药在熬制时避免使用金属器具。⑦适量食用药膳。此外，药膳不可完全取代药物用于治疗疾病。

17. 滋补膏方适用于哪些人群？

膏方是一种适合在冬季服用，具有营养滋补和预防治疗综合作用的传统中药制剂。膏方是在复方汤剂的基础上，根据人体的不同体质、不同疾病的临床表现和不同的防病治病目的确立的不同配伍处方，依次经过浸泡、煎煮、浓缩、收膏等特殊工艺加工而成的稠厚膏剂。

中医学认为，春生、夏长、秋收、冬藏。冬季是万物收藏的季节，此时进补易被人体吸收和贮藏,增强人体抵抗力,达到预防疾病的目的。膏方虽好,但不是每个人都需要进补,即使需要进补,也应在中医医生的指导下,根据个人体质和药物升、降、浮、沉的特性进行合理配伍。

膏方适用于以下四类人群:①慢性疾病致全身虚弱者,如患有慢性支气管炎、肺气肿、支气管哮喘、高血压、冠心病、高脂血症、糖尿病、慢性胃炎、慢性泌尿系统感染、贫血、类风湿性关节炎、颈腰椎病、男子性功能障碍、女子月经不调和不孕症、皮肤色斑等疾病。②大病或久病后的康复患者,如各类肿瘤患者手术后、放化疗后以及出血后,产妇产后等机体虚弱但脾胃功能尚好者。③亚健康状态者,包括无慢性疾病但易感冒者,长期劳累或压力过大而致机体虚弱者,中老年人,体力不支、精力不够、难以胜任紧张工作者。④体质偏颇明显,需要增强体质者。

18. 服用滋补膏方有哪些注意事项?

服用滋补膏方时应注意以下事项:①服用方法。每天清晨空腹和晚上睡前各服1次,每次1汤匙,用开水冲服。有伤风感冒、腹泻等症状时,暂停服用,待上述急性疾病痊愈后再次服用。②注意饮食宜忌。服用膏滋药忌食萝卜、红茶、绿茶。阳虚便溏畏寒者,忌生冷饮食;阴虚便秘潮热者,忌食辛辣等刺激性食物。③有些疾病不适宜服用膏方,如伤风感冒、腹泻等变化迅速的疾病,或者外邪侵袭时不宜食用。某些慢性疾病(如糖尿病)患者,只要近期病情稳定,收膏剂和调味剂可选择低糖或无糖成分,不会影响血糖。肿瘤患者担心调补会加重病情,甚至导致复发,但目前没有临床依据显示两者相关,只要辨证准确,明确"虚"与"毒"的轻重,权衡利弊,是可以使用的。④脾胃虚弱者,不宜服用滋补类膏方。⑤先用开路方,即在进补前半个月调理脾胃,以便"开路"进补,即脾胃消化吸收功能正常后使用滋补膏方,可提高疗效。

19. 夏令"伏天膏"使用了哪些中药?

"伏天膏"又称"三伏贴膏"。在夏季三伏天,人体肺脏气血通畅,药物易深达脏腑,这是治疗肺脏疾病的最佳时机。因药物不经胃肠道代谢,故能保护脏腑,且使用方便、副作用小。伏天膏是中医特色"冬病夏治"疗法中最常见的预防与治疗疾病的方法之一。

三伏贴膏是根据患者的疾病选取不同的药物组成及配比配制而成的。常见的配方由生白芥子、制延胡索、肉桂、甘遂、细辛等中药组成,磨粉后,姜汁熠丸,敷贴于肺俞、心俞、膈俞等穴位上。三伏贴膏中最重要的药物是生白芥子,外用可使皮肤发热、发红,甚至起泡,可加强其他药物的透皮吸收,从而发挥疗效。临床上可以适当调整白芥子在药物中的配伍比例,这样既可以保证临床疗效,又可以保障用药的安全性。

20."伏天膏"是万能膏吗?

在冬季发作或加重,在夏季缓解或消失的由寒邪引发的疾病适合冬病夏治,如哮喘、慢性胃肠炎、慢性支气管炎、慢性关节痛等通常称为"冬病"。夏季人体内阳气上升、经络通达,寒邪内伏不发,此时采取积极的治疗措施,一方面能增强人体"正气",另一方面又有助于祛除阴寒之病邪,使冬季不易发病或加重病情,称之为"夏治"。对于虚寒性疾病,冬病夏治往往能取得事半功倍的效果。因此,如易患咳嗽、感冒的亚健康群体也适用"冬病夏治",这符合中医"未病先防"的理念。

使用"三伏贴膏"治疗各种虚寒性疾病效果显著,但是若不对症用药,则无法发挥其疗效。使用三伏贴膏也因个人体质而异,久病、体弱、消瘦以及有严重心肝肾功能障碍者,皮肤过敏者,糖尿病患者以及2岁以下儿童慎用。

21.使用"伏天膏"有哪些注意事项?

冬病夏治使用"伏天膏"应注意以下事项:①穴位外敷的时间是夏令三伏,即每年的初、中、末三伏各一天(约每隔10天外敷1次),每年外敷3次,一般要求连续外敷3年为一个疗程(即连续3年的三伏接受治疗)。②穴位外敷成人每次2~6小时,儿童每次1~3小时,如外敷时感到局部疼痛较甚,灼热难忍,可以随时揭去膏药,停止外敷。阴虚火旺者、妊娠妇女、2岁以下的儿童以及皮肤过敏者不宜敷贴。③有些患者外敷处可能出现水泡、皮肤瘙痒等症状,这属于正常现象。若水泡较小,则不必进行特别处理,可任其自然吸收;若水泡已破,则可局部搽涂甲紫(俗称"紫药水")、碘附等;如水泡较大,则需要去医院进行处理。④穴位外敷的三伏期内均要尽量避免感冒,外敷的同时不能进食冷饮,不能过度吹电风扇、空调。⑤再次贴敷时,应观察上次贴敷的穴位处皮肤是否恢复正常,若未恢复正常,则不宜在原位置贴敷,应作适当调整或是等待数日后贴敷。

22.耳穴疗法使用了哪些中药？有什么作用？

耳穴疗法是传统中医治病及养生保健的重要方法,耳穴分布对应人体的众多脏腑组织,耳内的不同穴位略加刺激即会使人体对应脏器或部位出现变化。常用的耳穴疗法有耳穴贴籽、耳穴磁疗,此外还有通过针灸刺激来达到治疗目的的方式。

中医耳穴贴籽是最常用的耳穴疗法,讲求贴籽圆粒润滑,小米粒、绿豆均可。王不留行籽具有活血通经、消肿止痛的功效,故历来为大多数中医使用。贴耳穴使用的是生王不留行,炒后的王不留行呈爆米花样,常用于汤剂,不适用于贴耳。使用方法:先明确耳上穴位,并进行局部消毒,然后用镊子夹取王不留行籽贴附于小方块胶布上,再贴于穴位,然后用食指、拇指捻压王不留行籽至酸沉麻木或疼痛为止,以刺激穴位,每日可自行按揉 50～100 次,以有痛感为度,每穴留置 2～3 天,至下次治疗时更换穴位,同时更换王不留行籽。

相关临床实践研究发现,王不留行耳穴贴敷在治疗单纯性肥胖、小儿厌食、变应性鼻炎、神经衰弱性失眠等方面疗效显著,但耳廓皮肤有炎症或冻伤者不宜使用。

23.香囊中含有哪些中药？有什么作用？

香囊是一种中医防病治病的方法。常用的传统香囊配方有:①防蚊祛暑方,由艾叶、藿香、佩兰、金银花、砂仁、冰片等组成。②开窍醒脑方,由艾叶、藿香、佩兰、辛夷、砂仁、冰片等药物。③益气安神方,由艾叶、藿香、佩兰、酸枣仁、茯苓、远志、砂仁等组成。上述方药可适量配伍,打成细粉过筛,装入小布袋,每袋 5～10 克,其中冰片不超过 1 克。

香囊所含多为芳香开窍类中药,除辟邪除秽外,还有提神醒脑、散风驱寒、防虫祛湿的功效。现代药理学研究证实,香囊里浓郁的中草药香味散发于佩戴者周围,可形成一个高浓度的小环境,药物通过呼吸道进入体内,能够兴奋神经系统,刺激鼻黏膜,提高鼻黏膜上抗体——分泌型免疫球蛋白 A 的含量,从而增强机体免疫力,对流行性感冒、白喉、水痘等传染病均有一定的预防作用。

24.服用含有中药的减肥药,能有效减肥吗?

近年来,含有中药的减肥药或瘦身保健食品深受减肥人士的欢迎,这些减肥药或瘦身保健食品常含有一些中药,如决明子、大黄、山楂、火麻仁、郁李仁、陈皮、茯苓、车前子等。这些中药大致分为三类:①理气消食药,如山楂、陈皮等,对高脂血症有较好的疗效,但正常人减肥效果不明显;②润肠通便药,如决明子、大黄、火麻仁、郁李仁等,素体内热偏盛、大便干结难解者可以使用,但体虚或便溏者不宜使用;③渗湿利尿药,如茯苓、车前子等,利于排除体内过多的水分,但正常饮食后体重易反弹。

有报道称,部分女性在长期服用含有中药的减肥药后,会出现月经失调的情况。有些肥胖者在服用含有中药的减肥药后,因过度减重,导致机体免疫力降低。由此可知,过度服用性寒的中药会导致人体生理功能失衡,故不宜随意服用含有中药的减肥药,而应在医生或药师指导下使用。专家建议,适量运动及合理饮食才是科学的减肥方式。

25.为什么服用含有中药的排毒药人体会产生依赖性?

在日常生活中,人们常将排毒和排便两者联系在一起,认为排便次数是衡量排毒效果的标准。部分女性在初始服用排毒养颜胶囊等纯中药排毒药时会引起腹泻,貌视产生了排毒效果,但随着服用次数的增加,从最初睡前服1粒,第2天就能顺利排便,至需要服2粒才能顺利排便,到最后必须服4粒方能达到以前的效果。这是因为大多数排毒药均含有大黄。大黄具有一定的泻下作用,但不能长期服用。长期服用含有大黄的药物,可造成大肠蠕动减弱甚至消失,从而导致便秘,而服用者只能依靠药物来维持排便,故长期服用这类药物会"成瘾",产生依赖性,一旦停药会导致继发性便秘。

总之,人们不能依赖药物进行排毒,而应养成作息规律、饮食合理、适度运动的生活方式。

26.中药足浴有什么作用?

"春天泡脚,升阳固脱;夏天泡脚,除湿祛暑;秋天泡脚,肺腑润育;冬天泡脚,藏精温肾。"中药足浴是中医养生的重要内容。

中药足浴是利用合理的中药配方的煎煮液来泡脚,中药成分在热水的帮助下,经皮肤渗透吸收入足部毛细血管,进入人体血液循环,同时结合足底穴位或反射区的按摩刺激,从而达到疏通腠理、通经活络、理气和血、调理脏腑的作用,因而具有增强心脑血管功能、消除疲劳、改善睡眠、增强人体抵抗力等功效。

古时人们常将麝香、沉香或其他中药配伍煎汤用于泡脚,以起到醒脑提神、消除疲劳的功效。现代中医根据患者的体质、所患疾病,可开处具有多味中药的复方来煎汤泡脚,亦可达到防治疾病的作用。

27.中药足浴有哪些注意事项?

中药足浴应注意以下事项:①水温不宜超过45℃,可随水温下降适量添加热水。②浸泡时间以20~30分钟为宜。③泡脚是一种热性刺激,所用中药大多属温热类药材,因此对热性体质者弊大于利。小儿为"纯阳之体",体质本身偏热,因此不主张长时间使用中药热水泡脚。另外,有皮肤破损、溃烂或其他红肿痛痒皮肤病者,较重静脉曲张及昏迷者不宜进行足浴。④餐前、餐后半小时内,或过饥、过饱以及醉酒者不宜进行足浴。⑤足浴所用药材为外用药材,有些药材可能含有毒性成分,故切勿口服。⑥某些特殊疾病患者如高血压患者可多用活血化瘀类中药,如红花、川芎、当归尾等;中风患者一般反应较迟钝,故在泡脚时须避免烫伤,常需家属或护理人员协助;糖尿病患者应防止引起糖尿病足,故水温不宜过高,泡脚时间不宜过长,且避免使用对皮肤刺激性较强的药物。此外,妊娠及月经期妇女不宜进行足浴。

28.药茶可以长期服用吗?

随着社会经济的发展、生活水平的提高,人们越来越重视自身健康。在日常生活中,很多人常用中草药茶代替茶饮。其实有些中草药不宜长期饮用,剂量过大或服用时间过久都可能引起不良反应。

(1)银杏叶　长期饮用可引起阵发性痉挛、神经麻痹、过敏、出血等不良反应,过敏体质及高血压患者慎用。

(2)胖大海　胖大海适用于治疗风热邪毒侵犯咽喉所致的音哑,对于声带小结、声带闭合不全或烟酒过度引起的嘶哑,使用胖大海无效。此外,胖大海会引起大便稀薄、胸闷等不良反应,老年人、突然失音及脾虚便溏者慎用。

(3)甘草　甘草含有甘草甜素,长期大量服用会导致水肿、血压升高、血钾降低、四肢无力等假醛固酮增多症,因此肾病患者慎用甘草。

（4）决明子　决明子可保护视神经,抑制金黄色葡萄球菌生长,收缩子宫,降低血压,降低血清胆固醇水平,对防治血管硬化及高血压有显著效果,但会引起腹泻,长期饮用不利于健康。

（5）野菊花　少数人饮用后会出现胃部不适、胃纳欠佳、肠鸣等消化道反应,脾胃虚寒者、妊娠妇女不宜饮用。

29.中药药酒有哪些类型？自制药酒有哪些注意事项？

中药药酒按功效一般可分为四类：①滋补类,主要由黄芪、人参、鹿茸等制成,常用于气血亏虚、脾气虚弱、肝肾阴虚、神经衰弱者,如八珍酒、十全大补酒、人参酒、枸杞酒等。②壮阳补肾类,主要由枸杞、三鞭等制成,常用于肾气虚、肾阳虚者,如多鞭壮阳酒、淫羊藿酒、青松龄酒、龟龄集酒、参茸酒、海狗肾酒等。③活血化瘀类,如国公酒、冯了性酒等常用于风寒、中风后遗症者,如跌打损伤酒常用于骨骼、肌肉损伤者等。④抗风湿类,如风湿药酒、追风药酒、蟒蛇酒、三蛇酒等常用于风湿病患者。

中药药酒具有滋补保健等作用,但在自制药酒时须注意以下几点：①根据个人体质选择药材,建议在医生指导下根据自身体质辨证使用药酒,如阴血亏虚者宜选用滋补阴血的当归酒、枸杞酒,气血均不足者宜选用气血双补的八珍酒、十全大补酒等。②切勿通过非正规渠道购买药材泡酒,以免使用伪品或生品而发生中毒。③慎用有毒药物,如有些药材具有较强的毒性,必须经过炮制及煎煮后才能使用,如马钱子、乌头、水蛭、蕲蛇等。④掌握药材的浸泡时间和有效期。药酒泡制时间并非越长越好,一般情况下建议浸泡15～30天,待药酒颜色加深方可饮用;若药酒变浑浊,出现絮状物,或药酒的颜色、气味、味道出现异常,则不能饮用。⑤饮用量不宜过多。饮用药酒时,应根据自身酒量决定饮用量,同时须考虑药物剂量。⑥有酒精过敏、肝脏疾病、消化道溃疡的患者,妊娠期、哺乳期、月经期女性均不宜饮用药酒。

30.哪些中药可用于保胎？

具有保胎功效的中药很多,如紫苏梗、炒黄芩、桑寄生、砂仁、苎麻根、白术、杜仲、菟丝子、续断等,具体可分为以下四大类。

（1）补肝肾安胎类　这类药适用于肝肾不足之胎动不安,常用药有杜仲、续断、桑寄生、菟丝子。杜仲,有益肾安胎之功,经常服用有保护胎元、预防堕胎之效。续断,对于肝肾不足、冲任虚损之妊娠下血、胎元不固者适用。桑寄生,有补肝肾、益血、安胎之效,凡胎动、胎漏、精血不足者,以及妊娠腰痛者,为常用之品。菟丝子,通过补肝肾来安固胎元,为肾虚胎漏的安胎之品。

（2）清热安胎类 这类药适用于胎热之胎动不安,常用药有炒黄芩、苎麻根。炒黄芩,为清热安胎的主要药物,用于胎热之胎动不安。苎麻根,有清热凉血、止血安胎的功效,主要用于血分热造成的胎动不安。

（3）理气安胎类 这类药适用于气滞之胎动不安,常用药有紫苏梗、砂仁。砂仁,芳香和胃,善于行气和中而安胎。紫苏梗,理气宽中,安胎,适用于气滞引起的胎动不安。

（4）健脾安胎类 这类药适用于脾气虚弱之胎动不安,常用药有白术。白术,有扶正固本、补脾固胎之功,为治疗妊娠胎动不安的常用良药。

第二十一章　名贵中药材的鉴别

1.如何鉴别三七?

　　三七为五加科植物三七的干燥根和根茎,具有散瘀止血、消肿止痛的功效。完整的三七表面呈灰褐色或灰黄色,有断续的纵皱纹或支根痕,顶端有茎痕,周围有瘤状突起。三七体重,质坚实,断面呈灰绿色、黄绿色或灰白色,木质部微呈放射状纹理排列。三七品质以身干、个大、体重、质坚实、表面光滑、断面呈灰绿色或黄绿色为佳,个头越大,药效越好。干瘪状的三七一般是库存品或已经过提炼,药效会大打折扣。

　　三七研磨成粉,主要从以下三个方面进行鉴别:①看颜色。纯三七粉主要呈灰黄色或者接近灰黄色,表面不会太黄,粉末细腻,含杂质少;伪品多偏于黄色,质感差,表面含杂质。②尝味道。正品入口极苦,但苦味在嘴里停留的时间并不长,之后有一种特殊的回甜味,中医常用"到口不到喉"来总结它的苦味。伪品则有股辣辣的味道,或苦味较重且在嘴里停留时间长。③泡水鉴别法。正品溶于水,泡沫较多;伪品不易溶于水,泡沫少,汤色混浊,表面有漂浮物,长时间浸泡后再搅拌,底部仍难散开。

　　此外,还有一种名为"土三七"的中药材,虽然在形状和功效方面与三七相似,但其具有较强的肝脏毒性,可导致肝细胞坏死、纤维化,因此不能替代三七使用。

2.如何鉴别冬虫夏草?

　　冬虫夏草是麦角菌科植物冬虫夏草菌寄生于蝙蝠蛾科昆虫幼虫子座及

幼虫尸体的复合体。由于冬虫夏草人工抚育技术尚未取得突破性进展，故目前其来源仅靠野生采挖。过度采挖使冬虫夏草的资源濒临匮乏，市场流通的冬虫夏草掺杂造假现象屡见不鲜。

正品冬虫夏草有以下特点：①外形。腹面有足 8 对，位于虫体中部的 4 对明显。子座自虫体头部生出，上部稍膨大，长可达 4～7 厘米。②断面。虫体掰开后，有明显纹路，虫草中间有一个类似"V"形的黑芯，有些可能是一黑点，黑芯或黑点其实是虫体的消化道。③气味。气微腥，味微苦。

目前存在用湖南、广西、江西等地野生的亚香棒虫草和新疆虫草冒充正品；或用面粉、玉米粉、淀粉、石膏等材料，经特制模具压成模型、上色来冒充正品。另外，还存在以下掺杂造假情况：在正品冬虫夏草中加入明矾，使虫体表面附着一层乳白色的物质，起凝固、膨松、增重作用；或在虫体中插入铁丝或竹签等，以连接断裂的冬虫夏草，并达到增重的目的。

3. 如何鉴别阿胶？

阿胶又名"驴皮胶"，是采用去毛后的驴皮加清水熬制而成的胶质块。阿胶是我国传统中药，具有滋阴补血、安胎的功效，常用于治疗血虚、虚劳咳嗽、吐血、妇女月经不调等疾病。伪品是利用旧杂皮、烂皮、动物碎骨等熬制而成的牛皮胶、杂皮胶，甚至连皮都不含的明胶。一般可以通过以下方法进行鉴别：①外观颜色。正品表面呈棕黄色或黑褐色，具光泽，质地硬而脆，断面光亮，对光照视呈棕色透明状。伪品质地较软，断面不透明。②气味。正品有轻微的豆油香味，微甜，夏季亦不湿软。伪品则有浓郁的腥臭味。③拍打。正品质地脆硬，掰时不弯曲而易断裂，断面没有孔隙。伪品质地不脆、易弯曲，不易折断，断后黏腻，可黏合，断面有时有小气孔。④水试。正品可溶于热水中，其胶液呈红茶色，透明度较好，清而不浊，无杂质沉淀。伪品用水加热溶化后呈淡红茶色，透明度差，有杂质沉淀，胶液有少量油滴。

4. 如何鉴别野山参？

野山参，又名山参，生长于茂密的山林中，主要分布于黑龙江、吉林、辽宁等东北省份。在自然状态下，野山参生长年限较长，由几十年到上百年不等，是人参中的珍品，其有效成分含量比园参、移山参高，药用效果好。

野山参与园参两者形体相似，鉴别要点如下：①芦头。山参芦头长，根状茎上部四面有密生的凹窝状茎痕，习称"雁脖芦碗"，多拘挛而弯曲，根状茎下部具有较长圆芦;园参芦头短,根状茎上仅有一面或两面生芦碗,无圆芦。②主根。野山参主根上端有细而深的密螺旋纹,中部及下部一般无纹;园参主根上端有粗横纹,不呈螺旋状,有时全体皆可见横纹。③须根。野山参的须根稀疏且长,不易折断,其上有明显的小米粒状疣状突起的小疙瘩,习称"珍珠点";园参的须根如扫帚状,较短而脆,其上的疣状突起不明显。④皮纹。野山参皮老,呈黄褐色,质地紧密有光泽,毛根上端肩膀头处有细密而深的螺丝状横纹;生长年限短的园参,皮嫩而白,横纹粗糙,浮浅而不连贯。

另外,经加工的商陆根、华山参、板蓝根、桔梗等也常被用于冒充人参。一般表皮纹粗且没有芦头,以及有明显加工、粘接痕迹者,多为伪品。此外,还存在野山参包装盒内的鉴定证书上,鉴定机构的名称和编号不匹配的情况。野山参根据其生长年限可分为不同的等级,年限越长,等级越高,价格也越贵,于是常出现二等参变一等参、五等参变四等参等提高野山参等级的现象,此时须谨慎鉴别。

5.如何鉴别铁皮石斛?

石斛,属兰科植物,品种多达 87 种,其中具药用价值的有 43 种,以铁皮石斛价值最高。铁皮石斛生长在原始森林及悬崖峭壁的岩石缝隙中,生长条件极为特殊,经过长年采挖,自然资源濒临枯竭,产量极为稀少。

铁皮石斛常加工成卷曲成团的干品,称为铁皮枫斗,其鉴别要点有:①外观。铁皮枫斗呈暗黄绿色,大小匀称、美观,有残留叶鞘纤维,表面具光泽,手感沉重,易扯断;采用其他石斛加工而成者,颜色呈金黄色、黄色或黄褐色,无光泽或仅现少量光泽,个体或大或小,手感轻浮。②口感。铁皮枫斗具有特有的清香味,富含黏液,易黏牙,微甘,渣少;而采用其他石斛加工而成者,有些含有黏液,有些基本不含,且味淡或微苦,没有清香味,渣多。③水试法。将枫斗泡于沸水中几分钟,待螺旋状枫斗解开后,可观察到铁皮枫斗呈甘蔗状,节略收缩;而非铁皮枫斗呈条状,不收缩。

另外,紫皮石斛或水草石斛也常被用于冒充铁皮石斛。铁皮石斛可以通过有机人工种植,但在种植过程中,由于受气候、水源、土壤和肥料等多因素的影响,质量存在很大差异,在无法检测药材成分含量的情况下,以手感沉重,表面具光泽,嚼有黏液、渣少、黏牙者为佳。

6.如何鉴别鹿茸?

鹿茸为梅花鹿或马鹿等雄鹿的未骨化且带茸毛的幼角,具有生精补髓、益血助阳、强筋健骨的功效。鹿茸为年老体弱者的滋补佳品，多入丸散或泡酒服用。

未经切片的鹿茸通常呈圆柱状，有一或两个分枝，以粗壮、主枝挺圆、顶端丰满、质嫩、毛细柔软、色红黄、皮色红棕、有油润光泽、断面呈蜂窝状、组织致密者为佳。鹿茸片近圆形或椭圆形，体轻，质硬而脆，气微腥，味咸，外皮为红棕色，多光润，表面密生红黄色或棕黄色的细茸毛，皮茸紧贴，不易剥离。假鹿茸是用动物毛皮包裹动物骨胶等仿造而成，或是雄鹿已骨化的角。假鹿茸片一般体重，厚薄不均，质坚韧，不易切断，气淡，不溶于水，切断面呈棕紫色，无蜂窝状细孔，偶有圆点，外毛皮可剥离。

《增订伪药条辨》记载："茸之顶尖，最首层之白如蜡，油润如脂，名之曰蜡片；次层白中兼黄，纯系血液贯注其中，故名之曰血片；再次层片有蜂窝，色紫黑透孔，名曰风片，俗云木通片，如木通之空通也；最次则骨毗连，同角仿，名曰骨片，效力最薄矣。"

7. 如何鉴别西洋参？

西洋参又名花旗参，为五加科人参属多年生草本植物。主根肉质，呈纺锤形、圆柱形或长圆锥形，性甘，味苦、凉，具有补气养阴、清热生津的功效。西洋参原产于加拿大、美国，近年我国东北地区及河北、江西、湖南等也有栽培。西洋参为补阴佳品，但其种类繁杂，质量存在巨大差异。另外，还存在用其他中药材如生晒参、白芷等冒充西洋参的现象。

西洋参的鉴别要点如下：①看外形。西洋参呈纺锤形、圆柱形或长圆锥形，长3.0～12.0厘米，直径0.8～2.0厘米。芦头通常被除去或有残存，表面为浅黄褐色或黄白色，有横向环纹及线形皮孔状突起，并有细密的、浅的纵皱纹和须根痕。②辨断面。西洋参体重，质地坚实，不易折断，断面平坦、浅黄白色，略呈粉性，皮部可见黄棕色点状树脂道，形成棕黄色的层环纹，木部有放射状纹理，习称"菊花心"。③闻气味。西洋参有特殊芳香的气味，若无气味，则为伪品。④尝味道。西洋参味苦，有回味的甘甜。

《增订伪药条辨》记载：优质的西洋参应为"色白，质轻，性松，气清芬，切片内层肉纹有细微菊花心之纹眼，味初嚼则苦，渐含则兼甘味，口觉甚清爽，气味能久留口中"。此外，西洋参有进口与国产之分，没有确切的临床应用资料表明进口西洋参优于国产西洋参，但进口西洋参的价格远高于国产西洋参。

第二十二章 中成药基本常识

1. 什么是中成药？中成药治疗疾病有何优势？

中成药是以中药材为原料,在中医辨证论治理论的指导下,按照组方原则和工艺标准加工制成不同剂型的中药制品。中成药包括丸、散、膏、丹等各种剂型,并经过长期临床实践,明确具有疗效。

中成药治疗疾病的优势可概括为疗效显著、安全经济、使用方便、具整体观。

(1)疗效显著 中成药不仅专于治疗常见病、多发病、慢性病,而且对急性病、危重病也有效。例如,安宫牛黄丸治疗高热昏迷,速效救心丸治疗冠心病、心绞痛等均有特效。中成药已成为中西医治疗用药的重要组成部分。

(2)安全经济 中成药多为经过一定的特殊工艺加工、浓缩而成的制成品,每次用量均远远少于中药煎剂,而且不良反应少,安全性和经济性均较高。但是,中成药既能起到防病治病的作用,也会引起不良反应,例如,含有黄药子的中成药有明显的肝脏毒性,过量或长期使用可导致肝脏损害;含有关木通、广防己、马兜铃的中成药因含马兜铃酸而具有明显的肾脏毒性,使用不当会导致肾脏损害;含有蟾酥的中成药,使用不当会导致心脏损害和心律失常;过量使用含有马钱子的中成药会引起神经系统损害。

(3)使用方便 中成药免于煎煮,能随身携带,使用方便,有利于慢性病患者坚持服药。对于非处方中成药,患者可根据病情到药店咨询并购买,并按照药品说明书的用法用量服用。

(4)具整体观 中成药并不是简单的药物疗效的叠加,而是以中医理论为指导,平衡阴阳,调理气血,从整体协调人体平衡,通过药物间的配伍来达到治疗疾病的目的。

2. 人们对中成药的认识存在哪些误区？

人们对中成药的认识误区，归纳起来有以下几个方面：

(1)中成药毒性小，用量可大可小。中成药的毒副作用小，但并非无毒，许多中成药含有毒性成分，如雄黄、朱砂、洋金花、制川乌、制草乌等，超剂量或长期服用易导致不良反应的发生。

(2)中成药显效慢，不能用于急救。中成药只能作为辅助治疗，不能用于急救，这种认识是片面的。许多中成药是抢救危重患者的良药，如高热神昏患者可用安宫牛黄丸解救，中暑患者可用十滴水抢救，心绞痛突发患者可选择舌下含服速效救心丸等。

(3)中成药显效慢，需要长期服用。有些中成药含有重金属铅、汞等，如果长期服用，就会发生蓄积中毒。对于需要长期服药的慢性病患者，须密切观察身体变化，定期复查肝肾功能，一旦出现异常应及时停药就医。

(4)中成药没有失效期，无论贮存多久都能服用。中成药具有有效期，过期不能服用，故需要定期清理家庭药箱。

3. 影响中成药疗效的因素有哪些？

临床上中成药的疗效主要受以下因素的影响：

(1)原材料　选用的中药材的品种、产地、采收期、药用部位、加工、贮存等在一定程度上会影响中成药的疗效。

(2)炮制工艺　对组成中成药的中药材按照正确的方法进行炮制，可以提高中成药的疗效、改变中成药的主治、增加中成药的安全性。

(3)配伍组成　选用中药材的组成和剂量差异，在很大程度上可影响中成药的疗效。

(4)制备工艺　中药材在制成中成药的过程中经过提取、分离、精制、浓缩、干燥、灭菌等工艺，会影响中成药有效成分的含量，从而影响中成药的疗效。

(5)剂型选择　中成药的不同剂型不但会影响药物的服用方式，而且会影响中成药各成分的利用度、稳定性，从而影响中成药的疗效。

(6)临床应用　临床须辨证用药，且服药剂量、合并用药、服药时间、饮食等因素均会影响中成药的疗效。

4.中成药的常见剂型有哪些？

在我国,中成药的制作与应用具有悠久的历史。东汉末年,张仲景所著《伤寒杂病论》记载有 9 种中成药,剂型包括丸、散、膏、丹、酒剂等。如今,借助现代化生产工艺,中成药的剂型种类多样,目前正式生产的剂型有 40 余种。

药物的剂型按物态可分为固体、半固体、液体和气体四类。①固体制剂。固体制剂是中成药的常用剂型,具有剂型稳定、携带和使用方便的优点。常见的固体制剂有丸剂(包括蜜丸、水蜜丸、水丸、糊丸、浓缩丸、微丸等)、散剂、颗粒剂(又称冲剂)、胶囊剂(包括硬胶囊、软胶囊和肠溶胶囊)、片剂、栓剂、胶剂等,如六味地黄丸、补中益气丸、云南白药散、葛根汤颗粒、益母草颗粒(无糖型)、云南白药胶囊、藿香正气软胶囊、人参健脾片、肛泰栓、阿胶、鹿角胶等。②半固体制剂。常见的半固体制剂有煎膏剂(膏滋)、软膏剂、凝胶剂等,如当归养血膏、治伤软膏、舒康凝胶等。③液体制剂。常见的液体制剂有合剂(口服液)、酒剂、酊剂、糖浆剂、注射剂等,如小青龙合剂、藿香正气水、国公酒、十滴水、川贝枇杷糖浆、灯盏花素注射剂、舒血宁注射液等。④气体制剂。常见的气体制剂有气雾剂、喷雾剂等,如金喉健喷雾剂、云南白药气雾剂等。

除上述剂型外,还有橡胶膏剂、膜剂、露剂、油剂、滴眼剂、搽剂、袋泡剂等。

5.什么是中药注射剂？常用中药注射剂有哪些？

中药注射剂是指在中医药理论指导下,采用现代科学技术从中药材或复方中药中提取有效物质制成的可供注入人体内的制剂。

常用中药注射剂按功能主治分为:①清热类。这类药具有清热解毒的功效,常用于治疗细菌或病毒感染,如双黄连注射液、板蓝根注射液、鱼腥草注射液、茵栀黄注射液、柴胡注射液等。②补益类。这类药具有补益各种虚证的功效,如参麦注射液、生脉注射液、参附注射液、黄芪注射液、参芪扶正注射液等。③活血类。这类药具有活血化瘀的功效,用于治疗心脑血管疾病,如舒血宁注射液、丹参注射液、血塞通注射液、血栓通注射液、灯盏花注射液、丹红注射液等。④抗肿瘤类。这类药具有抑制肿瘤生长或提高机体免疫力的功效,用于抗肿瘤的辅助治疗,如艾迪注射液、康莱特注射液、鸦胆子油乳注射液、消癌平注射液等。⑤其他。如治疗风湿性关节炎的丁公藤注射液、复方风湿宁注射液,治疗皮肤病的土贝母皂苷注射液。

6.中药注射剂有哪些优缺点？

中药注射剂突破了中药传统的给药方式，与其他中药剂型相比，可以直接进入血液循环，并随血流到达治疗部位而发挥作用。中药注射剂具有以下优点：①生物利用度高、疗效确切、作用迅速。②适用于不宜口服的药物。③适用于无法口服给药的患者。④可以局部定位或延长药效。中药注射剂在抢救神志昏迷、不能口服的重症患者及在进行急救时发挥着独特的作用。

但是，中药注射剂存在化学成分复杂、作用靶点多、有效成分不确定等不足：①注射时可引起疼痛，使用不当有一定的风险。②制备过程较复杂，稳定性易受到影响。③不良反应的发生较为普遍，临床表现呈多样性，且有些不良反应具有不可预知性。

7.如何正确选择中成药的剂型？

中成药剂型不同，药物的释放、吸收、作用强度也不同，故用药时需要选择适宜的剂型。

一方面，可根据患者的年龄、体质、病情缓急以及各种剂型的特点选择适宜的剂型。如病情严重，则应选择释放速度快、起效迅速的注射剂、舌下片等。如是慢性病，则可选择吸收缓慢、作用持久的丸剂、片剂等。口服液、颗粒剂、散剂吸收较快，适用于症状明确的急性病患者；膏剂以滋补为主，作用缓慢，适用于体虚久病者。若需要特定部位给药，应选择肠溶衣片、栓剂等。当同一种中成药有多种剂型时，体壮者可选用水丸，体弱者可选用蜜丸。年龄也是影响剂型选择的重要因素，一般情况下，儿童选用糖浆剂和颗粒剂，中青年、慢性病患者选用胶囊剂和片剂，老年人可选用蜜丸剂。

另一方面，可根据药物性质选择适宜的剂型，以达到中药制剂增效减毒的目的。例如，将具有一定毒性的药物制备成丸剂，可减慢释放速度，避免中毒。

此外，应充分利用各种剂型的优点，以增强疗效，发挥中成药的最佳效用。

8.服用中成药胶囊有哪些注意事项？

近年来，中成药胶囊品种日益增多。在服用时须注意以下几点：①从正规渠道购买药物，可大大减少"毒胶囊"事件的发生。②忌将胶囊打开服用。

特殊人群(如老年人、儿童)存在不方便吞咽胶囊,会将胶囊内的药粉倒出服用的情况,其实这种做法具有一定的危害性:药物的气味或外观可能引起恶心、呕吐;药物会刺激胃黏膜而引起胃痛、食欲不振;药物会被胃酸破坏,使药效降低;缓释胶囊不能保证药物配比及间断释放,影响缓释效果。③忌热水送服。用热水送服,胶囊外壳会快速溶化,极易粘在喉咙或食管内,故服用时水温不能超过40℃。④忌仰头咽下。胶囊比重小于水,仰头吞咽,易造成呛咳,因此服用时应取站立位,低头咽下,服用后不能立刻躺下。⑤胃溃疡患者应避免服用胶囊制剂,这是因为病灶局部的黏膜受到破坏,胶囊溶解会对溃疡部位产生刺激,从而引起患者胃部不适,并影响溃疡部位愈合。

9. 使用中成药外用贴膏有哪些注意事项?

中成药外用贴膏治疗跌打损伤、风湿痹痛、疮疡痈肿等疾病有很好的疗效,而在使用时须注意以下事项:①掌握适应证。每种膏药都有其独特的药理作用,不可随意选用。例如,风寒引起的慢性腰痛、跌打损伤等,可用狗皮膏或追风膏散寒祛风、舒筋活血;热毒郁结引起的痈疽初起、硬结不消、脓不成溃或久溃不愈,可用拔毒膏拔毒消肿、祛腐生肌;对于冠心病、心绞痛患者,预防或急性发作时可选用活血化瘀、芳香化湿的中药再加硝酸甘油制成的救心膏。②选择适宜的位置。皮肤有毛发、创口、感染处,不宜使用贴膏。有皮肤病的患者忌贴膏药。③橡皮类膏药在使用时应先加热,尤其是冬季天气寒冷,橡皮类膏药不易粘贴,可先用热水袋热敷几分钟。④当发生急性肌肉挫伤或关节、韧带拉伤时,不能立即使用活血化瘀止痛类贴膏,否则贴膏药的部位血液循环加快,大量组织液从血管渗出,反而加重局部肿胀以及疼痛,故应在24小时后贴用。⑤妊娠妇女禁用,以防贴膏中的药物通过皮肤渗透而影响胎儿生长发育。⑥使用时间不宜过长,应控制在12小时内。如延时不撕下,会加重皮肤负担,影响毛孔通透性,妨碍汗液排出,甚至会引起局部皮炎等。此外,使用贴膏后若局部皮肤出现丘疹、水疱、瘙痒剧烈等症状,说明患者对此膏药过敏,应立即停止贴敷,必要时可去医院就诊。

10. 中成药有哪些不良反应?

中成药在临床上有以下几种常见的不良反应:①呼吸系统,主要表现为咳嗽气喘、呼吸困难、胸闷胸痛、喉咙水肿等,严重者会诱发哮喘、呼吸麻痹等。②心血管系统,主要表现为心悸心慌、面色苍白、四肢厥冷、血压下降或升高、心率减慢或加快、期前收缩、心房颤动,严重者会导致心力衰竭等。③消化系统,主要表现为恶心、呕吐、口苦、腹胀腹泻、纳呆、便血等,严重者可引起药物性肝炎等。④泌尿系统,主要表现为腰痛、尿少或尿频、尿蛋白、尿血等,严重者可引起急性肾损伤、急性肾衰竭等。⑤血液系统,主要表现为白细胞计数降低、粒细胞减少、血小板减少性紫癜、溶血性贫血、出血等。⑥免疫系统,主要表现为皮疹、瘙痒、皮肤红肿或紫癜,严重者会引起重症药疹、全身性过敏反应或过敏性休克等。⑦神经系统,主要表现为头疼头晕、口干口渴、烦躁或抑郁、神志不清、抽搐、嗜睡、惊厥、角弓反张等。⑧其他,主要包括局部损伤,用药部位出现疼痛、红肿、静脉炎,以及生殖系统影响,如月经失调、性早熟等。

例如,常用中成药牛黄解毒丸,如长期大量服用,可引起慢性砷中毒,中毒症状有胃肠活动增加、腹泻,骨骼肌活动增加、抽搐、痉挛,严重者血压下降、心律失常、红细胞及血红蛋白减少,最后呈半昏迷或昏迷状态,甚至因呼吸衰竭而导致死亡。因此,中成药应在医生或药师的指导下合理使用。

11. 中药注射剂发生不良反应的原因主要有哪些?

中药注射剂成分复杂、作用靶点多、有效成分不确定,特别是与其他药物配伍时,易发生不良反应,轻者表现为皮疹、皮肤瘙痒、发热寒战等,严重者会出现心律失常、呼吸困难、肝肾功能损害、休克,甚至危及生命。中药注射剂发生不良反应的原因主要有:

(1)药物自身因素 ①中药材原料药的质量。中药材受产地、采收季节、土壤、气候等种植条件的影响,如不同来源的同一中药材成分差异大,不同厂家或同一中厂家不同批次之间中药材的质量亦有较大差异,都会影响药物疗效及不良反应的发生。②存留某些大分子物质。中药注射剂可能存在如蛋白质、淀粉、鞣质、挥发油等大分子物质,或含有具有溶血作用的皂苷类成分。这些物质易在体内激发某些敏感抗体,从而引起变态反应。③辅料。中药注射剂的辅料涉及溶剂、助溶剂、增溶剂、抗氧化剂、pH 值调节剂、渗透压调节剂等,这些物质本身易引起不良反应,且会影响某些有效成分的稳定性。④制备工艺。在生产过程中可能存在提纯不过关、稀释剂选择不当或药物浓度过高等情况,均会引起变态反应,严重者可导致死亡。此外,某些中药本身就含有有毒成分,如附子、川乌、大黄、细辛等,过量服用即会引起中毒。

(2)个体差异 由于遗传基因、体内代谢酶、免疫系统及个人习惯等方面存在差异,因此不同个体对药物的反应不同,尤其是老年人、婴幼儿、妇女(经

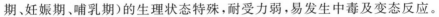

期、妊娠期、哺乳期)的生理状态特殊,耐受力弱,易发生中毒及变态反应。

(3)使用不当　使用中药注射剂时,未辨证用药或超量用药、输液时滴注速度过快、操作过程中可能存在二次污染等均会导致不良反应的发生。

此外,部分中药注射剂的说明书对药物可能发生的不良反应、理化性质、pH值、配伍禁忌等不能明确阐明,标准化和规范化程度欠佳,导致整个医药界对中药注射液的不良反应认识不足。

12.如何预防或减少中成药不良反应的发生?

预防或减少中成药不良反应的发生,应注意以下事项:①辨证用药。患者应遵医嘱或依据说明书正确服用药物,切勿无病或不经辨证服用药物。特殊人群如婴幼儿、老年人、妊娠妇女及原有脏器损害、功能不全的患者,更应重视用药。②药物过敏史。部分患者对某些中成药中的某一成分过敏,须避免使用这类中成药;对于有其他药物过敏史的患者,也应密切观察服药后的反应,如发生过敏反应,应及时处理,避免造成严重后果。③药物与药物、药物与食物间的相互作用。④对于长期服药的患者,须加强安全性指标的监测,以免长期服药造成肝肾或其他脏器的药物性损伤。⑤加强临床用药观察及不良反应监测,做好中成药不良反应的上报和处理。

13.如何阅读中成药的药品说明书?

中成药药品说明书是附着在药品包装上或包装内,由药品生产企业印制并提供的,用以指导临床正确使用的技术性资料,是临床上安全、有效用药的科学依据和结论。阅读说明书须注意以下内容:①功能主治。为保证患者用药有效,必须符合功能主治所描述的症状、适应证。②警示语。警示语是对药品严重不良反应及潜在安全性的警告,包括药品禁忌、注意事项等。用药前,应先阅读警示语内容,如患者情况符合警示语内容,则建议更换药物,或在医生指导下用药。③用法用量。必须严格按照说明书的给药方式用药。说明书所述用量,通常是指成人每日治疗剂量,在没有特别说明时,老年人、儿童应减量使用。一般情况下,3周岁以内儿童的使用剂量为成人剂量的1/4,3～5周岁为成人剂量的1/3,5～10周岁为成人剂量的1/2,10周岁以上可使用成人剂量。④贮藏与有效期。按照说明书要求的贮藏条件进行保存,超过有效期的中成药不能服用。

14. 如何正确服用中成药?

中成药常用的内服方法有:①送服。大多数内服中成药,如片剂、丸剂、胶囊剂、滋补膏剂等,多用温开水或凉开水送服,也有用药汁送服,以提高疗效。例如,润肠通便药或润肺止咳药用蜂蜜调水送服;补脾胃药用大枣煎汤送服;散瘀止痛药用醋送服;辛温解表药用生姜煎水送服;妇科血寒血虚用药,可用红糖冲水送服等。②冲服。各种颗粒剂、干糖浆以及固体清凉饮料等多用冲服法。含挥发性成分较多者,最好用凉开水冲服。③炖服(烊化)。胶类药物如阿胶、鹿角胶、龟板胶等,单服时宜以黄酒(也可加冰糖)隔水加热使之溶化后服用。④调服。用糖水将散剂等调成稀糊状服用。常用于儿童,起矫味作用。此外,蜜丸等也可用此法研化服用。⑤含化。将药物含于口中,使其溶解后再咽下,如草珊瑚含片、速效救心丸、清咽滴丸等。中成药正确服用才能充分发挥疗效。

15. 什么是"药引"? 如何合理选择"药引"?

药引,是指用于送服中药的溶液,能引导某些药物的药力到达病变部位或某一经脉,起"向导"作用。使用合适的"药引"有增强疗效、解毒矫味、保护胃肠道等作用。中药或中成药大多用白开水、黄酒、淡盐水、蜂蜜水、米汤、红糖水、葱白汤、姜汤等作药引送服。正确合理地选用药引,有利于提高药效,降低毒副作用。

常用药引有:①米汤。米汤能保护胃气,减少苦寒药对胃肠的刺激,常用于补气健脾、渗湿利尿以及滋补性中成药,如香连丸、八珍丸、人参养荣丸等。②黄酒。黄酒有舒筋活络、散寒止痛的功效,可作为治疗腰腿痛、瘀血疼痛、跌打损伤及血瘀痛经、闭经等疾病的中成药药引,一般每次用量10~20毫升,如小活络丸、七厘散等。③姜汤。姜汤有疏风解表、温中止呕、散寒止痛、开胃消食的功效,用于健脾和胃、散寒止痛、腹痛腹泻,如藿香正气丸、附子理中丸、荆防败毒散等,可用生姜3~5片,水煎取汁送服。④淡盐水。淡盐水可引药入肾,有软坚散结、清热凉血的功效,取本品2克,开水拌匀后送服,如六味地黄丸、杞菊地黄丸、消炎散结片、乳核散结片等。⑤葱白汤。葱白汤能疏散风寒,发汗解表,取葱白2~3根,水煎取汁送服,如九味羌活丸等。⑥大枣汤。大枣汤有补中益气、健脾养胃、缓和药性的功效,取大枣5~10枚水煎送服,如归脾丸、当归丸、当归养血膏、益母草膏等。⑦蜂蜜水。蜂蜜水有润肺止咳、润肠通便的功效,取蜂蜜 1～2 汤匙,开水冲匀送服,如人参蛤蚧散、蛤蚧定喘丸、通便灵胶囊等。

16. 中成药对服用时间有什么要求?

在合适的时间服用中成药,有利于药物充分发挥疗效,减少不良反应发生。中成药的最佳服用时间具有以下规律:①空腹服。空腹服即餐前 1 小时服药,有利于胃肠道排空、药物的充分吸收。例如,补益类中成药(补中益气丸、阿胶补血口服液、八珍丸、知柏地黄丸、黄芪生脉饮等)、降糖类中成药(消渴丸、黄芪降糖胶囊等)、润肠通便类中成药(通便灵胶囊、麻仁丸、苁蓉通便口服液等)宜空腹服用。②餐后服。对胃肠道有刺激作用,或有胃肠道不良反应的中成药,如清热解毒类中成药(鼻康片、黄连胶囊、一清胶囊、三黄片等)、活血化瘀类中成药(脑心通胶囊、心通口服液、七叶神安片、通心络胶囊、松龄血脉康胶囊等)宜在餐后服用。③顿服。顿服指病情较急者,需立即服用,如速效救心丸、神香苏合丸等。④睡前服。安神药和治疗遗尿症的药物在睡前服用,可使药物及时发挥作用,如舒眠胶囊、百乐眠胶囊、遗尿停胶囊等。

17. 如何保存中成药?

中成药贮存不当,极易导致药物变质失效。不同剂型的中成药须在相应的条件下进行保存。

(1)固体制剂包括中药片剂、丸剂、颗粒剂等,须避免受潮、发霉、变色、虫蛀等,应密封保存,如可用瓶装或薄膜包装,并严密封口。

(2)液体制剂多为口服液、水剂等,易发生霉变、酸败,故需要密封、避光贮存。

(3)煎膏剂含有大量的糖、蛋白质等,贮存不当极易发生霉变、酸败,一般应密闭贮存于阴凉干燥处。

(4)硬膏剂包括膏药和橡皮膏,应避热、避光、避风贮存,以延缓药油老化,避免黏性降低。

(5)丹剂是指用汞及某些矿物类药物在高温条件下炼制而成的无机化合物,应避光保存于室内阴凉干燥处,以免变色、变质而影响药性。

(6)胶剂是指将动物的皮、骨、甲、角等用水煎取胶质,浓缩成干胶状的内服制剂,怕湿、怕热,忌过分干燥,应放置于避光阴凉处保存。

（7）药酒是将药材用白酒或黄酒浸泡制成的澄清液体制剂,应密闭并放置于阴凉处保存。

18. 如何辨别中成药是否变质?

中成药的原料大多来自动植物,处方组成复杂,制备工艺烦琐,其有效成分多为混合物,质量不稳定,易发生变质。常见剂型的中成药及其变质现象如下:

（1）片剂　常见的片剂有素片和包衣片,都易受潮而出现裂片、发霉。如药片松散、变色、粘连,则不宜使用。

（2）胶囊　胶囊易吸潮,轻者可膨胀,表面浑浊,严重者会发霉、粘连、软化、破裂。应密闭置于阴凉干燥处保存,温度不超过 30℃。有些胶囊虽然外表完好,但是内容物发霉、发硬、结块,说明药物已变质,不宜使用。

（3）颗粒剂　颗粒剂含糖量高,极易受潮结块、发霉。应置于室内阴凉干燥处,避光、防潮、防热保存,但不宜久贮。若出现变黏、发霉、结块、变硬,则不能使用。

（4）散剂　散剂是药物粉末混合而成的剂型,如云南白药散、冰硼散等。因其吸湿性与风化性较好,故需充分干燥,并做好防潮措施。若出现湿润、变色、结块、发霉和虫蛀,则不得使用。

（5）煎膏剂与糖浆剂　煎膏剂与糖浆剂因含蔗糖和蜂蜜,故易被真菌和酵母菌感染而发霉、发酸,久贮出现液面发霉变色、有沉淀或悬浮物,开封后产生气体或有气泡向上翻,说明已变质。应置于室内阴凉干燥处,避光、防潮、防热保存。贮存时间以 1 年为宜。

（6）口服液　若药液中有悬浮物或有大量沉淀,药液颜色混浊不清,开封时有爆瓶现象或有气体冲出,口感发酸,说明已变质,不能使用。

（7）丸剂　这类药一般久存不易变质,但应注意包装完好,做好防潮、防霉变和防虫蛀措施。当丸面出现发霉、虫蛀,或粘连、变软、发硬等现象,则不能使用。

（8）软膏剂　若膏质有油或水析出,变稀或变硬,变色,则不能服用。应置于阴凉干燥处保存,温度以不超过 30℃为宜。

第二十三章　中成药的合理选用

1. 中成药使用时有哪些注意事项？

中成药疗效确切、使用方便、副作用小，在防病治病过程中发挥着重要作用，合理使用中成药对提高疗效具有重要意义。中成药在使用过程中应注意以下事项：

（1）辨证施治　首先应对症下药，如感冒可分为风寒感冒、风热感冒、暑湿感冒和体虚感冒。风寒感冒用葛根汤颗粒，风热感冒用芙朴感冒颗粒、双黄连口服液。不经辨证随意用药，反而会加重病情。

（2）根据病情选择药物和剂型　急性病、危重病应选择起效快、作用强的注射剂、舌下片等剂型，如心绞痛突发患者可选择舌下含服速效救心丸；慢性病宜选择起效慢、作用持久的丸剂等，如腰膝酸软、肝肾阴亏者可长期服用六味地黄丸等。

（3）药品组成和功能主治　许多药品的名称仅一字之差，但功效却大相径庭。例如，左归丸和右归丸。左归丸具有滋阴补肾、填精益髓的功效，主治肾阴不足、腰酸膝软、盗汗、神疲口燥。右归丸具有补肾阳、益精血的功效，适用于肾阳不足、命门火衰、腰膝酸冷、精神不振、怯寒畏冷、阳痿遗精、大便稀溏、尿频而清。

（4）切忌随意服用补药　身体健壮、无气虚者服用含人参、鹿茸等滋补类的中成药，会出现头痛、口舌生疮、鼻出血等症状。

（5）采用正确的给药方式　严格遵医嘱或按照药品说明书服用，了解相关禁忌证与注意事项，如糖尿病患者服用中成药应尽量选择无糖型。

（6）切勿盲目服用中成药　患者在自行选购中成药之前须排除重大疾

病,否则会贻误病情;同时应避免在不了解自身疾病状况下长期随意服用同一中成药。一般用药3~4天未见疗效,应及时去医院就诊。

(7)中成药与西药合理配伍　配伍得当可以起到增效减毒的作用,但如果联合使用不当,就会产生不良反应。例如,含麻黄碱的中成药与洋地黄、地高辛等强心药联用,可使强心作用增强,毒性增加,加重高血压患者的病情。一般中成药与西药服用时间应间隔半小时至1小时,以免发生药源性疾病。

(8)服药期间注意身体变化　建议中病即止,特别是药效峻猛的中成药,一见效即可停药,不能多服。对于慢性病,须长期服药,并密切观察身体变化,必要时定期复查肝功能和肾功能,一旦出现异常,应及时停药就医。

2. 哪些情况属于中成药不合理使用?

中成药的不合理使用可以归纳为以下几点:①辨证不当。对中医基本理论不理解,未依据"热则寒之,寒则热之,虚则补之,实则泻之"的原则进行治疗。例如,感冒不分风寒和风热,只会使用感冒颗粒治疗。②用法用量不当。认为中成药无毒副作用,一旦达不到治疗效果,就随意加大剂量,从而引起严重的毒副作用。例如,长期大剂量服用含马兜铃酸的关木通而导致肾衰竭。③不按药品说明书用药,未掌握药品说明书所记载的注意事项。例如,将有妊娠禁忌的小金丸、七厘胶囊用于妊娠妇女;把含糖颗粒剂用于糖尿病患者。④同时处方多种同类中成药。例如,复方丹参滴丸、速效救心丸、麝香保心丸同用,桂枝茯苓胶囊和丹莪妇康煎膏同用,会导致药品中的某些成分叠加,产生毒副作用,故应避免同时使用有相似功效的中成药。⑤将中成药和西药任意联合应用。中成药与西药合理配伍使用,可以起到增效减毒的作用,但如果联合使用不当,就会降低疗效,甚至产生药源性疾病。例如,含钙、镁、铁等金属离子的中成药,含石膏的小儿肺热咳喘口服液,含珍珠母的清开灵颗粒,不能与四环素类抗生素、左旋多巴、异烟肼等联用,因为金属离子可与这类西药形成络合物,不易被胃肠道吸收,从而降低疗效。

3. 感冒患者如何选择中成药?

中医学认为,体质虚弱,生活失调,卫气不固,外邪乘虚侵入,就会引起感冒。按临床证候表现,感冒可分为风寒感冒、风热感冒、暑湿感冒和体虚感冒四类,只有根据辨证施治的原则选用相应药物,才能药到病除。

(1)风寒感冒　人体感受风寒侵犯,导致机体阳气闭塞,经络不通,表现为恶寒(发冷较剧),发热轻,无汗或微汗,头痛,周身肢节酸痛,声重,喷嚏,鼻塞流清涕,咳嗽,吐痰稀薄色白,舌苔薄白,脉浮。成人可选用午时茶冲剂、感冒清热颗粒、九味羌活颗粒、姜枣祛寒颗粒、葛根汤颗粒等。儿童可选用小儿至宝丸、小儿清感灵片、小儿清热解毒口服液、小儿柴桂口服液等。

(2)风热感冒　人体感受风热侵犯,导致机体火热上炎,津液耗失,表现为发热较重,微恶风,出汗不畅,头痛,口干欲饮,鼻塞,流浓涕,咽喉肿痛,咳嗽,咳痰黏稠或黄,舌苔薄黄,脉浮数。成人可选用的中成药有板蓝根颗粒、抗病毒口服液、双黄连口服液、银黄口服液、银翘解毒片、芙朴感冒颗粒、清热灵颗粒、清开灵颗粒等。儿童可选用小儿风热清口服液、儿童清热口服液、小儿退热口服液、儿感退热宁口服液、小儿热速清口服液、小儿感冒宁糖浆、蒲地蓝口服液等。

(3)暑湿感冒　暑湿季节感受风寒或风热之邪诱发感冒,表现为发热,微恶风,心烦口渴,汗出热不退,咳嗽痰黏,鼻塞流浓涕,头昏胀痛,身重疲倦,腹痛胀满,呕吐泄泻,口苦而黏,不喜多饮,小便不利,尿色深,舌苔薄腻,脉濡。可选用暑湿感冒颗粒、藿香正气胶囊(水)等。小儿不宜服用藿香正气口服液,可选用香苏正胃丸、保济丸等。

(4)体虚感冒　正气虚弱,反复感受外邪而致感冒。根据气血阴阳虚损的不同,体虚感冒又可分为气虚感冒与阴虚感冒,以气虚感冒者多见。气虚感冒表现为气候稍有变化既易感冒,且易反复发病,恶寒较甚,低热汗出,神疲倦怠,声低气短,咳嗽咳痰,舌淡苔薄,脉浮无力。可选用玉屏风颗粒(口服液)、参苏丸(胶囊)。未感冒时服用玉屏风颗粒1～2个月,可预防感冒。儿童应在医生或药师指导下服用这类药物。

此外,一些含有西药成分的抗感冒中成药,如三九感冒灵颗粒、维C银翘片等,应避免与同类西药联用。

4. 咳嗽患者如何选择中成药?

根据咳嗽的中医辨证可将常用的镇咳药进行分类,以便对症下药。

(1)风寒外感型咳嗽　症见咳嗽声重有力,痰稀薄白,咽痒,鼻塞,流清涕,骨节酸痛,恶寒重,发热轻等。可选用的中成药有止嗽丸、通宣理肺丸、麻杏止咳糖浆、杏苏止咳颗粒等。

(2)风热犯肺型咳嗽　症见咳嗽痰黏或黄稠,咳痰不爽,咽痛,流黄涕,恶寒轻,发热重,舌红,苔薄黄,脉浮数等。可选用的中成药有桑菊感冒片、复方桑菊感冒颗粒、急支糖浆等。

（3）风燥伤肺、肺津耗伤之温燥型咳嗽　症见咳无痰或痰少而黏，不易咳出或痰中带血丝，口干，初起伴鼻塞、头痛、畏寒、发热等。可选用的中成药有养阴清肺膏、百合固金口服液、川贝清肺糖浆、川贝枇杷糖浆、复方枇杷叶冲剂等。

（4）咳嗽日久，肺、脾、肾俱虚型咳嗽　症见咳嗽痰多、黏稠色白，动则喘息，全身乏力，自汗，纳少腹胀，腰膝酸软，夜尿多等。可选用的中成药有固本咳喘片、金水宝胶囊、百令胶囊等。

（5）肝郁化火、上逆犯肺型咳嗽　症见咳嗽气逆、咳时面红目赤，咽干口苦，胸胁窜痛，情绪急躁易怒或痰中带血丝，甚则咳吐鲜血。可选用的中成药有羚羊清肺丸、清肺抑火化痰丸、热炎宁片等。

5. 腹泻患者如何选择中成药？

腹泻是指排便次数增多，大便量及排水量增加，有时还含有未经消化的食物、黏液，甚至脓血及脱落的肠黏膜等。西医学按照腹泻的病程分为急性腹泻和慢性腹泻。病程在 2 个月以内者为急性腹泻，常见于急性胃肠炎、菌痢、霍乱、食物中毒等。病程超过 2 个月者为慢性腹泻，常见于慢性肠炎、慢性痢疾、肠结核、肠易激综合征及肠道肿瘤等。中医学将腹泻分为虚寒泻、湿热泻、伤食泻、脾虚泻、脾肾虚寒泻等，治疗时应辨证用药。

（1）虚寒泻　虚寒泻表现为大便腥稀，肚子隐隐作痛，肠鸣音明显，无食欲，胸闷，喜温，舌苔白腻。建议服用附子理中丸等。

（2）湿热泻　湿热泻在夏秋季多发，表现为腹部疼痛，大便腥臭，呈水样便，肛门灼热，有里急后重感，小便黄而短赤，身热口渴，舌红，苔黄腻。建议服用加味香连丸、枫蓼肠胃康颗粒、葛根芩连片等。

（3）伤食泻　伤食泻多因暴饮暴食引起，表现为黏便恶臭，腹痛呕吐，泻后疼痛减轻，嗳气不食，舌苔垢浊。建议服用木香槟榔丸、保和丸等。

（4）脾虚泻　脾虚泻表现为大便清稀，浑身无力，面色萎黄，食欲不振，舌淡苔滑。建议服用参苓白术丸、补中益气丸、六君子丸等。

（5）脾肾虚寒泻　脾肾虚寒泻又称五更泻，即在天刚亮时腹痛，大便含有未消化的食物，泻后则安，腹部发凉、发胀，食欲不佳，面色发黄，腰酸，舌淡苔白。建议服用四神丸、固本益肠片等。

此外，中暑导致的腹泻建议使用藿香正气水（或软胶囊）治疗，急性肠胃炎导致的腹泻建议服用复方黄连素片等。由此可见，腹泻病因不同，选用的中成药亦有区别。要注意辨证施治，因病因人而异。

6.便秘患者如何选择中成药？

便秘是指大便秘结不通，或排便间隔时间延长，或虽有便意，仍排便困难的一类病症。中医学将便秘分为以下几种类型。

（1）肠道热燥型便秘　肠道热燥型便秘好发于素体阳盛、嗜酒、喜食辛辣食物者，表现为大便干结或硬如羊粪，腹中胀满，按之疼痛，身热面赤，口干舌燥，或生疮，舌质红，苔黄，脉滑数。可选用的中成药有牛黄上清丸、麻仁丸、五仁润肠丸、麻仁润肠丸、通便宁胶囊等。

（2）肠道气滞型便秘　肠道气滞型便秘好发于情志不畅或久坐不动者，表现为胃脘胀痛，大便秘结，欲便不能，嗳气，舌质薄腻，脉弦。可选用的中成药有木香顺气丸、木香槟榔丸等。

（3）肠道寒凉型便秘　肠道寒凉型便秘好发于年老体衰、久病者，表现为大便艰涩，排便困难，腹中冷痛，四肢不温，小便清长，面色白，舌质淡，苔薄，脉沉迟。可选用的中成药有半硫丸、济川煎等。

（4）气血不足或阴虚型便秘　气血不足或阴虚型便秘好发于劳倦过度，年老津液匮乏，或病后、产后及失血伤津过多者，表现为虽有便意，但排便乏力，汗出气短，面色白，便后乏力、肛门坠迫甚至脱肛，舌质淡嫩，苔薄，脉虚。可选用的中成药有补中益气丸、润肠丸、苁蓉通便口服液、芪蓉润肠口服液等。

7.失眠患者如何选择中成药？

依据中医辨证施治理论，失眠可分为心火旺盛、心阴亏虚、肾虚精亏、心脾两虚等多种类型。针对失眠病因，对症用药，才能达到改善睡眠的效果。

（1）心火旺盛型失眠　心火旺盛型失眠表现为心胸烦闷，燥热不眠，舌红面赤，口渴多饮，心悸不安。可选用的中成药有朱砂安神丸。

（2）心阴亏虚型失眠　心阴亏虚型失眠表现为心悸失眠，五心烦热，头晕耳鸣，健忘，口干，舌红少苔。可选用的中成药有天王补心丹。

（3）肾虚精亏型失眠　肾虚精亏型失眠表现为失眠健忘，头晕耳鸣，腰膝酸软，腿脚无力，肾亏遗精。可选用的中成药有健脑补肾丸。

（4）心脾两虚型失眠　心脾两虚型失眠表现为失眠多梦，心悸，健忘，眩晕，面色萎黄，食欲不振，神倦乏力，舌淡脉弱。可选用的中成药有归脾丸、柏子养心丸、养血安神片。

（5）其他症状不明显、以失眠为主症者，可服用复方五味子糖浆等。

此外,应适当参加体育锻炼或体力劳动,消除紧张情绪。睡前不宜过饥或过饱,不宜饮浓茶、咖啡、酒等兴奋性饮料。

8. 头痛患者如何选择中成药?

头痛是一种周期性发作的神经-血管功能障碍引起的疾病,以反复发作的一侧或两侧搏动性头痛为主要表现,具有病程长、间歇性反复发作、缠绵难愈的特点。头痛可发生于多种急慢性疾病进展中,亦是某些相关疾病加重或恶化的先兆。因此,头痛发作时应首先了解病因及头痛类型,以便对证用药。

(1)肝阳上亢型头痛　头痛常因大怒或劳累后突然发作,一侧或两侧跳痛或胀痛,多伴头晕目眩、颜面潮红、眼目抽痛、心烦易怒、夜眠不宁,或兼胁痛、口干口苦、尿赤、便秘。舌红或绛,苔薄黄,脉弦或弦数。可选用的中成药有天麻钩藤颗粒、全天麻胶囊、镇脑宁胶囊等。

(2)外感风寒型头痛　病较急且剧烈,呈掣痛,多位于巅顶,或项背僵硬疼痛,常因受凉而诱发,多伴面色发青、呕吐清水痰涎、恶风怕冷,甚至四肢厥冷,或兼口唇青紫或紫暗。舌淡或青紫,苔薄白,脉沉细弦。可选用的中成药有通天口服液、川芎茶调颗粒等。

(3)风痰上扰型头痛　头痛突然发作,起止无常,呈昏痛或胀痛。多伴头重如裹、胸脘痞闷、恶心、呕吐痰涎、口淡纳差,或口苦、大便不爽。舌胖大,苔白腻或黄腻,脉弦滑或弦滑数。可选用的中成药有半夏天麻丸、清脑复神液、祛风化痰丸等。

(4)瘀血阻络型头痛　头痛日久不愈,其痛如刺,固定不移。多伴面色晦滞、唇青紫,妇女经行色暗或夹血块。舌紫暗或见瘀点、瘀斑,脉细涩。可选用的中成药有川芎口服液、血府逐瘀胶囊、天舒胶囊等。

(5)气血不足型头痛　隐隐头痛,反复发作,遇劳加重,脑力劳动、饮食作息无常者多发。多伴心悸气短、食少纳呆、夜寐易醒或多梦、神疲乏力、面色苍白、自汗。舌淡,苔薄白,脉沉细而弱。可选用的中成药有养血清脑颗粒、脑络通胶囊、天麻头痛片等。

(6)肝肾亏虚型头痛　头痛绵绵而空,时轻时重,常兼眩晕。多伴腰膝酸软、视物昏花、耳鸣少寐、五心烦热、口干咽燥,或男子遗精,妇女带下。舌红少苔,脉弦细或细数。可选用的中成药有健脑安神片、天麻首乌片、杞菊地黄丸等。

9. 心绞痛患者服用"救心丸"有哪些注意事项？

心绞痛是指因冠状动脉供血不足，心肌急剧的、暂时缺血与缺氧所引起的以发作性胸痛或胸部不适为主要表现的一类临床综合征。特点为前胸阵发性压榨性疼痛。疼痛主要位于胸骨后部，可放射至心前区与左上肢，体力活动或情绪激动时常有发生，每次发作持续 3～5 分钟，可数日一次，也可一日数次，休息或使用抗心绞痛药物后消失。

临床上常用于治疗心绞痛的中成药有速效救心丸、麝香保心丸、复方丹参滴丸、苏合香丸、熊胆救心丸等，西药有硝酸甘油、单硝酸异山梨酯等。它们具有扩张血管、改善血流、增强心肌收缩力、降低心率等作用，从而缓解心绞痛。使用时应注意以下几个方面：①确保药物在有效期内。应定期检查药物的有效期，特别是急救类药品，如果发现药物变黏、变软、变色，就应该及时清理。此外，口含片含服时若无麻舌、冰凉或灼热感，则说明药物已失效，也不宜服用。②采用舌下含服法。药物通过舌下黏膜吸收而迅速进入血液循环，避免了口服经胃肠、肝脏代谢，减少了药物降解损失。为更快地发挥药效，可将药丸嚼碎后再置于舌的下方。③掌握剂量。心绞痛发作时，不宜过量服药，如服用速效救心丸，轻症服用 4～6 粒，重症可服用 10～15 粒，每隔5 分钟服用 1 次，若连续服用 2 次，症状仍没有明显改善，则应及时送医院就诊。④注意用药体位。速效救心丸扩张血管时有降低血压作用，为防止发生体位性低血压，患者不宜站立，应取坐位或蹲位。⑤随身携带药物。心绞痛发作需及时解救，因此应随身携带药物，并固定存放位置，以防措手不及。

10. 肾虚患者如何选择地黄丸？

肾虚分为肾阴虚和肾阳虚。"地黄丸"系列包括六味地黄丸、知柏地黄丸、杞菊地黄丸、麦味地黄丸、桂附地黄丸等。正确判断肾虚分型是选择使用何种地黄丸的关键。古人云"阴虚生内热，阳虚生外寒"，即阴虚的显著症状是内热，阳虚的显著症状是怕冷。肾阴虚、肾阳虚的具体表现及用药如下：

（1）肾阴虚　肾阴虚表现为腰膝酸软、头晕、耳鸣、听力下降、身形消瘦、大便干燥、舌红少苔等，可选用六味地黄丸；如肾阴虚伴有肝阴亏虚，表现为眩晕耳鸣、羞明畏光、迎风流泪、视物昏花，则宜选用杞菊地黄丸；如肾阴虚伴有肺阴亏，表现为潮热盗汗、咽干咳嗽、眩晕耳鸣、腰膝酸软，则宜选用麦味地黄丸；如阴虚较重，出现手足心阵阵发热、睡时出汗、尿频尿黄、口燥咽干、舌根部苔黄等阴虚火旺症状,此时应选用知柏地黄丸。

(2)肾阳虚 肾阳虚表现为腰膝酸冷、怕冷、四肢发冷、浑身软弱无力、面色发白、眩晕、精神萎靡、阳痿、男女不孕不育、久泻不愈、小便清长、舌苔严重发白等,可选用桂附地黄丸。

由此可见,"地黄丸"虽然是补肾良药,但不能随意选用。个人体质不同、病情不同,选用的地黄丸亦有差异。患者应在医生或药师的指导下,根据自身体质和病情,选择正确的药物和剂量。

11. 哪些人群不适合服用六味地黄丸?

六味地黄丸是中医滋补肾阴的代表药物,最早记载于《小儿药证直诀》,由熟地黄、酒萸肉、山药、泽泻、茯苓、牡丹皮六味中药组成,原为主治小儿生长发育迟缓之症,现广泛应用于肾阴亏损所致的各种病症。

以下人群不适合服用六味地黄丸:①脾胃虚弱者。六味地黄丸会抑制消化功能,因此脾胃虚弱、大便溏稀、消化不良者不宜服用,一般中老年人脾胃功能较弱,应谨慎服用。②肝脾湿热、肺热者。服用后可使人体湿热加重,可能导致口舌生疮、小便发黄。③感冒患者。六味地黄丸不利于感冒药发挥药效。④肾阳虚者。临床表现为腰膝酸软、四肢发冷、久泻不愈、小便清长、舌苔发白等,不宜选用六味地黄丸。⑤使用利福平的患者。六味地黄丸含有山茱萸,可析出大量有机酸,从而增加利福平对肾脏的毒性。

12. 气血虚证患者服用补益类中成药有哪些注意事项?

气虚、血虚或气血两虚者易感觉疲劳,具体表现及用药如下:①气虚。临床症状为少气懒言、全身疲倦乏力、动则气短、易出汗、头晕心悸、面色萎黄、食欲不振、消化不良、大便溏稀;免疫力下降,出现气短自汗、易感冒等症状;脏腑下垂,如胃下垂、脱肛等;月经过多、出血不止、自汗盗汗等。可选用的中成药有补中益气丸、四君子丸、玉屏风散、芪苓益气颗粒、黄芪片等。②血虚。临床症状为面色萎黄、气色不佳、肌肤淡黄、枯槁无光泽,或面色苍白、嘴唇淡白、爪甲淡白、舌体淡白等,易头晕眼花、精疲乏力。可选用的中成药有阿胶补血膏、消疲灵颗粒等。③气血两虚。临床表现兼有气虚和血虚的症状,可选用的中成药有十全大补丸、人生养荣丸等。

使用补益气血类中成药应注意以下事项:①忌食辛辣、生冷、油腻食物。②感冒发热患者不宜服用。③有严重高血压、心脏病、肝病、糖尿病、肾病等

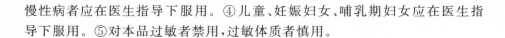

慢性病者应在医生指导下服用。④儿童、妊娠妇女、哺乳期妇女应在医生指导下服用。⑤对本品过敏者禁用，过敏体质者慎用。

13. 高血压患者使用降压中成药有哪些注意事项？

中医学认为，高血压是由情志、饮食内伤及外伤、手术等引起风、火、痰、瘀上扰清窍为基本病机，以头晕、头痛、眼花为主要临床表现的一类病症，多见于中老年人，青年人亦可发病。高血压反复发作，会严重影响患者的正常工作及生活，严重者可发展为中风、厥证或脱证甚至危及生命。临床上采用中医中药控制眩晕的发生发展已取得较好的疗效。具有降压作用的中成药有牛黄降压片、心脉通片、复方羚羊角降压片、定眩片、清脑降压片、醒脑降压片、松龄血脉康胶囊、珍菊降压片等。使用时应注意以下事项：①降压药能有效治疗高血压引起的耳鸣、目赤、心悸、失眠、头痛眩晕、烦躁易怒等症状，但是对于血压偏高的患者，单纯服用中成药不能达到理想的治疗效果，须在医生的指导下联合西药进行降压治疗。②中医讲究辨证论治，故应先辨证，再选用合适的降压中成药。③使用含有西药成分的中成药时，如珍菊降压片含有氢氯噻嗪，长期服用会导致电解质紊乱和肾功能损害；此外，珍菊降压片还含有盐酸可乐定，故须防止发生体位性低血压。

14. 高血脂患者使用降脂中成药有哪些注意事项？

高脂血症是现代医学的病名，是由于人体脂质代谢失常，造成血液中一种或多种脂质成分浓度超过正常范围的病症。因脂质多与血浆中的蛋白结合，故又称高脂蛋白血症。长期高脂血症易导致动脉粥样硬化加速，引发和加剧冠心病及脑血管疾病，同时可继发糖尿病、肾病综合征、胰腺炎、胆汁性肝硬化等。高脂血症属中医学"痰证""虚损""胸痹""眩晕"等范畴，病因有素体脾虚痰盛或胃火素旺、饮食不节、恣食肥甘、痰浊内生，或年老体虚、脏器衰减、阴虚痰滞，终致痰积血瘀、化为脂浊、滞留体内而为病。

具有降血脂作用的中成药有降脂灵片、通脉降脂片、通泰胶囊、血脂宁胶囊、乌龙降脂茶、健脾降脂颗粒剂、血脂康胶囊等。使用时应注意以下事项：①中医讲究辨证论治，故应先辨证，再选用合适的降脂中成药。②治疗高血脂是一个长期的过程，患者应坚持用药，同时养成良好的生活习惯，如体育锻炼、控制饮食、保证充足的睡眠等。③血脂偏高、动脉粥样硬化并伴有冠心病、心绞痛的患者应联合使用具有降脂作用的西药。

15.糖尿病患者使用降血糖中成药有哪些注意事项?

糖尿病属于中医学"消渴"范畴,是由先天禀赋不足、情志失调、饮食不节等导致的以阴虚燥热为基本病机,以多尿、多饮、多食、乏力、消瘦或尿有甜味为典型临床表现的一种疾病。具有降血糖作用的中成药有玉泉丸、糖脉康颗粒、十味玉泉胶囊、降糖舒胶囊、养阴降糖片、渴乐宁胶囊、金芪降糖片、消渴丸。使用时应注意以下事项:①对于血糖水平偏高的患者,单纯服用降血糖中成药治疗力度不够,不能达到理想的治疗效果,只能作为西药降糖药的辅助用药。②辨证用药。③伴有酮症酸中毒、昏迷、严重烧伤、感染、严重外伤和重大手术的糖尿病患者禁用含有西药成分的中成药消渴丸;肝、肾功能不全者,对磺胺类药物过敏者,白细胞减少者禁用;增大剂量,或与其他降血糖西药联用时,须防止发生低血糖。

16.为什么糖尿病患者不宜服用含甘草、鹿茸的中成药?

目前糖尿病已成为我国中老年人的常见病、多发病,严重损害人们的健康。部分糖尿病患者在使用降糖药的同时服用含甘草或鹿茸的药物,不仅会抵消降糖药的疗效,而且会使血糖水平升高。

近年来,对甘草化学成分的分析发现,甘草除含有甘草甜素、甘草苷、甘露醇、糖类、有机酸外,还含有糖类肾上腺皮质激素样物质;而鹿茸也含有类似物质。糖皮质激素进入人体后能促进糖异生,即能加速蛋白质和脂肪分解,使甘油、乳酸及各种生糖氨基酸在肝酶的作用下转化成葡萄糖,从而使血糖水平升高。

降糖药的作用是刺激胰岛 B 细胞分泌胰岛素,使血糖进入细胞、肝脏,促进糖原转化成脂肪,从而使血糖水平下降。糖皮质激素与胰岛素的作用恰恰相反。因此,糖尿病患者原则上均不宜使用甘草、炙甘草及鹿茸制剂。

17.为什么朱砂及含朱砂的中成药不宜大量或长期服用?

朱砂,又称"辰砂""丹砂",主要成分为硫化汞,火煅时可析出水银。味甘,性寒,有毒。功能有清心镇惊,安神解毒。其善治心火亢盛引起的心神不安、胸中烦热、惊悸不眠、癫狂,以及疮疡、咽痛、口疮等。朱砂成人的内服用量为每日 0.1～0.5 克,服用时不入煎剂,内服只宜入丸、散剂,外用适量。朱砂有毒,内服后可被少量水解,生成二价汞离子,蓄积在体内,对机体造成损害。妊娠期妇女及肝肾功能不全者禁用。大量或长期服用朱砂或含朱砂的中成药,人体会因大量汞离子生成或蓄积而出现急性或慢性汞中毒症状,严重者还会出现肝、肾、心、脑中毒。因此,不可大量或长期服用朱砂及含朱砂的中成药(如安宫牛黄丸、六神丸、磁朱丸、紫雪丹等)。同时,在服药期间须避免与含甲基的药物(如茶碱、普萘洛尔等)以及含溴、碘的物质(如溴化物、碘化物、海藻、海带等)同服,以保证用药安全。

18. 服用含雄黄的中成药有哪些注意事项?

雄黄的主要成分是硫化砷,毒性较大。砷进入人体后,可蓄积和分布于体内肝、肾、脾等脏器以及指甲、毛发等组织。砷对机体的毒性作用是多方面的,可对神经系统、消化系统组织、器官造成不同程度的损害,严重者可因心力衰竭、呼吸衰竭而死亡。临床上不少常用的中成药均含有雄黄,如牛黄解毒丸(片)、牛黄清心丸、牛黄镇惊丸、牛黄抱龙丸、安宫牛黄丸、六神丸、喉症丸等,故应严格按照药品说明书规定的用法用量或遵医嘱服用,避免超剂量服用;由于砷可引起蓄积性中毒,因此须避免长期服用;此外,应避免与含有硫酸盐、硝酸盐的西药(如硫酸亚铁片、硫酸镁片、硫酸胍生片)合用,否则会导致雄黄的主要成分硫化砷发生氧化而使毒性增强。

第二十四章　中西药物联用

1. 什么是含西药成分的中成药？

含西药成分的中成药是指本着"优势互补，取长补短"的原则，在中药制剂中加入部分西药成分而组成的复方制剂。在注册时，通常将这类以中药为主、辅以适量西药的组方列为中成药。这种将西药与中成药联合制成一定剂型的复方制剂，临床疗效常优于单独使用中药或西药，目前已经成为临床治疗过程中不可或缺的一类药物。

在中药中加入西药成分的联合制剂最早源于 19 世纪中期，西医、西药大规模传入我国。为结合中药与西药的各自优势，人们研制出含西药成分的中成药，如中西医汇通派代表人物、近代中医临床名家张锡纯将石膏和阿司匹林制成石膏阿司匹林汤，用于治疗温病周身壮热，并记载于其所著的《医学衷中参西录》。张锡纯称"石膏之性，又最宜与西药阿司匹林并用。盖石膏清热之力虽大，而发表之力稍轻。阿司匹林味酸性凉，最善达表，使内郁之热由表解散，与石膏相助为理，实有相得益彰之妙"。张锡纯用本方治疗外感热邪、阳明胃府、证见头痛苔白者，以及斑疹之毒、郁而未发、表里俱热、大便不滑泻者等。石膏阿司匹林汤反映了中西汇通派并用中西药物的思路和实践，开创了我国中西药联合制剂的先河。

2. 常用的含西药成分的中成药有哪些？

目前，常用含有西药成分的中成药有：①抗感冒药，如感冒灵胶囊、维 C 银翘片、菊蓝抗流感颗粒、新复方大青叶片等，主要含有对乙酰氨基酚、马来酸氯苯那敏、咖啡因、阿司匹林等。②镇咳化痰药，如痰咳净散、天一止咳糖浆、咳特灵片、杞果止咳片等，主要含有咖啡因、盐酸麻黄碱、氯化铵、盐酸氯苯那敏、马来酸氯苯那敏等。③消化系统用药，如复方田七胃痛胶囊、复方猴头颗粒、复方陈香胃片、溃疡宁片、消炎止痢灵片等，主要含有硫酸铝、碱式硝酸铋、三硅酸镁、碳酸氢钠、氧化镁硫酸阿托品等。④心脑血管药，如冠通片、脉络通颗粒、脂降宁片等，主要含有氯苯噻嗪、异去氧胆酸、氯贝酸铝、维生素 C 等。⑤降压药，如珍菊降压片、复方罗布麻片等，主要含有氢氯噻嗪、盐酸可乐定等。⑥降糖药，如十味降糖颗粒、消渴丸、消糖灵胶囊等，主要含有格列本脲等。⑦骨伤科药，如跌打镇痛膏、活血止痛膏、少林风湿跌打膏、麝香镇痛膏、天和追风膏等，主要含有水杨酸甲酯、盐酸苯海拉明、硫酸软骨素等。⑧儿科用药，如小儿止咳糖浆、龙牡壮骨颗粒等，主要含有安乃近、盐酸左旋咪唑、氯化铵、葡萄糖酸钙、维生素 D_2 等。

3. 服用含西药成分的中成药应注意哪些事项？

含西药成分的中成药是一类特殊的药物制剂，它们既不是单纯的中成药，也不是单纯的西药。因此，在使用过程中既要遵循传统中医药理论的指导，也应遵循现代医药学理论的指导，具体应注意以下内容：①全面了解含西药成分的中成药的药物组成及功效主治，避免无适应证用药。②掌握正确的给药时间、给药途径及剂量，避免不合理用药。③严格遵守药品说明书中的禁忌证和注意事项，避免不合理用药；避免与联用的西药发生相互作用，防止降低药物疗效及出现不良反应。④重视服药后的随访检查，以便调整用药方案，特别对于服用后发生过不良反应的患者。⑤不可重复用药，特别是不能再联合使用含有该类西药成分的药品，以免药物在体内叠加，达到中毒剂量，导致机体损伤。

例如，含西药成分氢氯噻嗪和可乐定的珍菊降压片用于治疗高血压，在严格遵守药品说明书适应证、用法用量的同时，不能服用氢氯噻嗪类或可乐定类药物，以免体内氢氯噻嗪或可乐定的血药浓度过大，引起电解质紊乱、低血压等不良反应。在正确服用珍菊降压片期间，应定期监测血压、血电解质、血尿素等指标，以便及时调整给药方案。

4. 服用消渴丸如何避免低血糖的发生？

消渴丸是一种治疗 2 型糖尿病的较为有效的中成药，属于中西药复方制剂。消渴丸含有西药格列本脲,能降低空腹血糖和餐后血糖水平,常用量一般为 2.5 毫克/次,每日 3 次。对磺胺过敏、白细胞减少者禁用,妊娠妇女及哺乳期妇女不宜使用,肝肾功能不全、体虚高热、甲状腺功能亢进者慎用。

已有报道服用消渴丸导致低血糖性休克甚至死亡的病例,故应避免过量服用消渴丸。使用消渴丸应从小剂量开始,即每次 5 丸起逐渐递增,每次服用量不得超过 10 丸,每日不得超过 30 丸,疗效满意后,可逐渐减少至每日 2 次维持量。服药时间应在早餐及午餐前各服 1 次,晚餐前尽量不服用。另外,由于格列本脲作用持续时间较长,半衰期为 8～12 小时,因此每天给药不能超过 3 次,且避免在临睡前服药,这是因为熟睡后低血糖反应不易被发现,从而影响救治。

此外,还应避免某些与格列本脲有配伍禁忌的中药或西药联用,以防止或减少联用后毒副作用的发生。在使用消渴丸治疗糖尿病的过程中,应密切监测血糖,尤其是治疗初始的一周,一旦血糖水平下降过低,应及时减量。在治疗过程中,患者出现心慌、出汗、焦虑等症状,应立即联想到低血糖反应的可能,并及时进行救治。

5. 中西药物联用会发生哪些相互作用?

中西药物的相互作用是指中药(单味药、复方制剂、中成药或汤剂)与西药联合使用或先后连续使用时所引起的药物作用与效应的变化。

中西药在治疗疾病方面各有所长,搭配得当,可以增强药物疗效或降低毒副作用。例如,丙谷胺治疗消化性溃疡,与甘草、白芍、冰片等组成的方剂有协同作用,可制成复方丙谷胺制剂;金银花、丹参、黄柏能增强青霉素对耐药性金黄色葡萄球菌的抗菌作用。配伍不当,两者间可能发生化学、物理反应,降低疗效或者引起毒副作用,从而对人体造成损伤。例如,中药麻黄及其制剂与降压药联用,可使降压药疗效降低;硼砂与青霉素、头孢菌素同时使用,会影响抗菌药物的吸收而降低疗效。此外,中西药物合用可能减少或增加不良反应发生。例如,中药甘草与链霉素配合使用,可减轻链霉素对肾和听觉的毒害作用,而大量甘草和洋地黄合用,可诱发洋地黄中毒,导致心力衰竭。

由此可见,中西药合用是把"双刃剑",只有充分了解中药与西药的特点及其相互作用机制,才能因势利导,充分发挥各自优势,增强疗效,减少不良反应发生。

6.中西药物联用时,在相互作用不明的情况下,应注意哪些事项?

中西药联用时,在相互作用不明的情况下,应避免两者同时服用。

(1)改变给药途径　为避免两者直接发生物理或化学反应而影响药物的吸收,可采用不同的给药方式,如西药注射、中药口服,或中药注射、西药口服,或中西药内、外联用等。

(2)间隔给药　错开给药时间,中西药可间隔2小时服用。

(3)临床密切观察及监测,必要时调整用药　对易发生毒性反应或者治疗窗较狭窄的中西药物合并使用,应密切监测血药浓度及相关脏器功能,根据具体情况调整用药剂量或更换药物。

(4)尽可能减少合用种类　联合用药的种类越多,发生相互作用的机会就越多,理论上发生不良反应的概率也就越高,故应减少中西药联合使用的种类。

中西药联合使用是一个比较复杂的问题,应引起患者、医务人员的高度重视。只有在了解组方中各种药物化学成分的性质及药理作用的前提下进行最佳配伍,才能避免不必要的药物相互作用,真正达到中西药联用的目的。

下　篇　药学基础篇

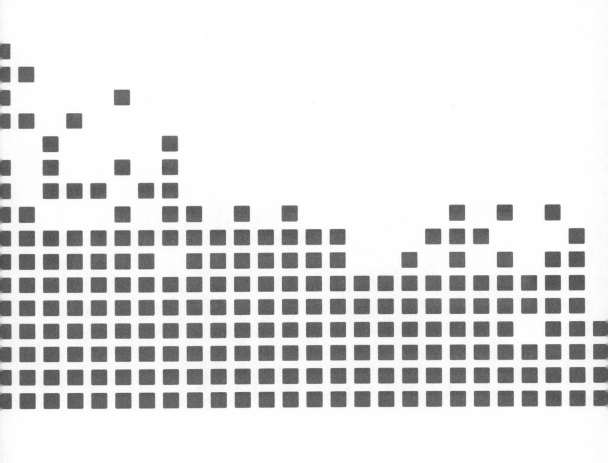

第二十五章　药物常识

1.如何阅读药品说明书？

药品说明书是记载药品重要信息的法定文件,其内容包含药品的名称、规格、生产企业、药品批准文号、产品批号、有效期、主要成分、适应证或功能主治、用法用量、禁忌证、不良反应和注意事项等,中药制剂说明书还包含主要药味(成分)性状、药理作用、贮藏等。

药品说明书是患者日常合理用药的指南,患者在阅读时应有主次之分,对药品的名称、适应证、用法用量、注意事项以及禁忌证进行重点阅读。药品的名称包含通用名、商品名、化学名,同一个通用名可以有不同的商品名,患者选药应以通用名为准,避免重复用药。用法用量一般是指成人的常规用量,对于特殊人群(如儿童、老年人、妊娠妇女及哺乳期妇女),其用法用量常会给予另外说明,如涉及儿童用量时,一般会注明年龄、每千克体重的用量;若未注明,则须向医生或药师咨询,患者切勿自行决定。患者须区分"慎用""忌用""禁用"的意思,认真阅读注意事项、药物不良反应和药物相互作用的内容,从而减少药物不良反应的发生,发挥药物的最佳疗效。另外,患者可大致浏览药品说明书中的性状、贮藏条件、有效期、批准文号,以便了解药品的真伪和优劣。对于药品说明书中的药理毒理和药代动力学,因专业性太强,若患者理解有困难,则不必过于钻研。

2.在药店购买药品时应注意哪些事项？

大多数人在出现感冒、咳嗽、消化不良、头痛、发热等症状时,通常会去药

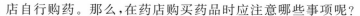

店自行购药。那么,在药店购买药品时应注意哪些事项呢?

首先,应选择合法、正规的药店。合法的药店须经食品药品监督管理部门批准,在药店醒目位置必须挂放《药品经营许可证》和《营业执照》,必须配备执业药师或其他经资格认定的药学专业技术人员。

其次,应了解药店所售药品的分类。药品分为处方药和非处方药。处方药是指必须凭执业医师或执业助理医师开具的处方才能调配、购买和使用的药品;非处方药是指无须执业医师或执业助理医师开具处方,患者可自行判断、购买和使用的药品,具有安全、有效、价廉、方便等优点。药店通常会把处方药和非处方药分柜摆放。非处方药包装盒上标有"OTC"标志,按药品安全性又分为甲类和乙类。乙类药在临床上使用时间长、安全性高、副作用小,因此被标为绿色。甲类药在临床上使用时间相对较短、安全性略低,因此用红色警示。甲类药虽属于非处方药,但仍需在药师指导下使用。患者若不知道购买哪种药,则应向驻店执业药师详细描述症状,以便获得正确的推荐。在选择药品时,患者应仔细阅读说明书,了解药品的适应证,若有疑问可向执业药师咨询;购买前应仔细检查药品包装是否破损、药品的生产日期和有效期;购买后应保留小票或发票,可作为日后药品可能出现质量问题进行投诉、赔偿和维权的凭证。

患者在药店应理性地选购药品,避免与一些不具备药学专业知识的促销人员过多接触,谨防受促销人员或广告的误导,认为新药、进口药、高价药才是好药,避免将保健品、保健食品、医疗器械或消毒品当作药品购买。给儿童、体弱的老年人选购药品时更应谨慎。若服用药品几天后发现疗效不佳或无效,则应及时去医院就诊。

3.如何区分药品的通用名和商品名?

药品的通用名是由世界卫生组织编定的在全球范围内通用和在药品标准中列入的名称。在我国,通用名是由国家药典委员会按照《药品通用名称命名原则》组织制定并上报国家卫生和计划生育委员会(简称"国家卫生计生委")备案的药品的法定名称,是同一种成分或相同配方组成的药品在中国境内的通用名称,具有强制性和约束性。在市场上流通的药品的标签、说明书或包装上都必须标识通用名称。《中华人民共和国商标法》第八条规定,药品通用名称不得作为商标注册。《药品广告审查标准》第十二条规定,通用名称是药品广告中必须进行宣传的内容。药品使用通用名称,有利于国家对药品的监督管理,有利于医生合理地选择药品、保护消费者的合法权益和药品生产企业之间的公平竞争。药品的商品名是药品生产企业为了市场竞争和知识产权保护的需要，为自己生产的药品注册的名称，具有专属性，不得仿用，以示区别。如"络活喜"是氨氯地平片的商品名，"百服宁"是对乙酰氨基酚溶液的商品名。因此，相同的药品，由于生产企业、注册商标和剂型规格的不同，可能有不同的商品名，如阿卡波糖片的商品名有拜糖平和卡博平。因此，消费者在选购药品时一定要弄清楚药品的通用名，避免重复用药。

药品既有通用名，也有商品名。在药品的标签、说明书或包装上较醒目、字段较长的一般为药品的通用名，而且通用名后往往注明该药品的剂型（如片剂、胶囊等）。相对于通用名，商品名在药品的标签、说明书或包装上的字体较小，字段也较短，且常在商品名的右上角标注®。

4.什么是非处方药？

药品根据其安全性分为处方药和非处方药。国家卫生计生委医政司对非处方药作了如下定义：它是消费者可不经过医生处方，直接从药房或药店购买的药品，而且是不在医疗专业人员指导下就能安全使用的药品，即不需要凭借执业医师或执业助理医师的处方即可自行选购、使用的药品。非处方药主要用于治疗各种消费者可自我诊断、自我治疗的常见的轻微疾病，一般具有安全、有效、价廉、方便的特点。

非处方药的标签分红色和绿色两种。红色非处方药为红底白字，表示甲类非处方药；绿色非处方药为绿底白字，表示乙类非处方药。红色非处方药只能在具有《药品经营许可证》、配备执业药师或药师以上技术人员的社会药店、医疗机构药房销售，且须在药店执业药师或药师指导下购买和使用，如盐酸小檗碱片、复方甘草片等。绿色非处方药除社会药店和医疗机构药房外，还可在经食品药品监督管理部门批准的普通零售商业企业销售，其安全性更高，无须医疗专业人员的指导，消费者可以自行购买和使用，如六味地黄丸、蛇胆陈皮口服液、维生素类药（如维生素 C、维生素 B_1、维生素 B_2）等。

5.药品说明书中的"慎用""忌用""禁用"是什么意思？

药品说明书中常会注明"慎用""忌用"与"禁用"，消费者在购买药品或使用药品前应认真阅读并严格遵守。

"慎用"，是指药物可以谨慎使用，在使用过程中，必须密切观察用药情况，一旦人体出现不良反应或不适，应立即停药。慎用并不意味不能使用。

通常心、肝、肾等重要脏器功能不良的患者或儿童、老年人及妊娠妇女等,需注意药品的慎用说明,应向医生或药师咨询后方可使用。

"忌用",意思是"避免使用",即最好不用,如使用则可能引起明显的不良反应,甚至造成严重后果。例如,妊娠初始 3 个月的女性忌用异烟肼,一旦服用有造成胎儿畸形的风险;异烟肼对肝细胞亦有损害作用,故肝功能不良患者忌用。

"禁用",是指"用药禁忌"或"禁忌证",药品属于绝对禁止使用,无选择余地,如果使用就会出现严重不良反应或导致中毒。例如,急性胃溃疡患者禁用阿司匹林,否则易导致胃出血。

6.什么是假药？什么是劣药？

《中华人民共和国药品管理法》第四十八条、第四十九条规定,禁止生产(包括配制,下同)、销售假药和劣药。

有下列情形之一的为假药:(一)药品所含成分与国家药品标准规定的成分不符的;(二)以非药品冒充药品或者以他种药品冒充此种药品的。有下列情形之一的药品,按假药论处:(一)国务院药品监督管理部门规定禁止使用的;(二)依照本法必须批准而未经批准生产、进口,或者依照本法必须检验而未经检验即销售的;(三)变质的;(四)被污染的;(五)使用依照本法必须取得批准文号而未取得批准文号的原料药生产的;(六)所标明的适应证或者功能主治超出规定范围的。

药品成分的含量不符合国家药品标准的,为劣药。有下列情形之一的药品,按劣药论处:(一)未标明有效期或者更改有效期的;(二)不注明或者更改生产批号的;(三)超过有效期的;(四)直接接触药品的包装材料和容器未经批准的;(五)擅自添加着色剂、防腐剂、香料、矫味剂及辅料的;(六)其他不符合药品标准规定的。

7.哪些药品属于过期药品？

所有的药品包装上都注明有效期,超过有效期的药品都是过期药品。有效期是药品被批准的使用期限,其含义为药品在一定的贮存条件下,能保证质量的期限。药品标签中有效期的表示方法按年、月、日顺序标注,年份用四位数字表示,月、日用两位数字表示(1—9 前加 0)。其具体标注格式为"有效期至××××年××月"或者"有效期至××××年××月××日";也可以用数字和其他符号表示为"有效期至××××.××.××"。如"有效期至2016 年 3 月 14 日",则说明药品可以使用到 2016 年 3 月 14 日,到 2016 年 3 月 15 日即过期。另外,有些药品标注失效期,如某药品标注"失效期 2016 年 10 月",则说明这种药品只能使用到 2016 年 9 月 30 日,10 月 1 日即为过期,不能使用。消费者在购买药品时一定要看清楚包装上标注的有效期,尽量不要购买临近有效期的药品,有疑问时应向执业药师咨询,切忌服用过期药品。

8.药品开封后有效期是否会缩短?

药品的有效期是指该药品被批准的使用期限,表示该药品在规定的贮存条件下能够保证质量的期限。药品开封后,其有效成分因接触空气,并在温度、湿度、光照等因素的影响下,会发生物理、化学变化,故贮存不当,易影响药效,甚至产生有毒物质,且使用期限亦明显缩短,因此要严格按照药品说明书上标注的具体保存条件放置药品。

瓶装药开封后,在室温 25℃ 条件下使用期限约为 2 个月,且再次使用时应检查药品的外观,如出现以下情况则不宜使用:发霉、变色、出现霉点斑点、气味或味道明显改变;片剂或丸剂松散,糖衣片破裂,出现异色斑块或斑点、自溶、变黑、发霉等;胶囊剂软化或表面严重粘连。需要提醒的是,药品一旦开封,瓶内所附的棉球(纸团)或干燥剂应立即丢弃,否则它们会吸收水汽,而成为药瓶内的污染源。

袋装药多为颗粒剂或粉剂,易失效,故开封后应在 1 个月内使用完。一旦出现吸潮、软化、结块、潮解等现象,则不宜使用。

液体制剂如糖浆剂开启后,在室温 25℃ 条件下可保存 1~3 个月,一般冬季不超过 3 个月,夏季不超过 1 个月。在保存过程中如出现酸败、易臭、气体、絮状混悬物、沉淀物、变色、结晶等变质现象,则不能再服用。口服溶液剂、混悬剂、乳剂在瓶口及瓶盖未受污染的情况下,常温下可保存 2 个月。

软膏剂在室温条件下最多可保存 2 个月,如出现明显的颗粒、溶化、出水、败油臭等现象,则不宜使用。

胰岛素启用后应存放在不超过 30℃ 的阴凉处,一般可保存 28 天。已启用的胰岛素不必再放入冰箱冷藏,反复剧冷剧热易造成胰岛素变性失效;另外,不能将装有笔芯的胰岛素笔放入冰箱冷藏室。

医院病房里的眼用药物一般在开封 1 周后弃用;家庭保存于多剂量容器中的眼用药物,在首次开封后的使用时间一般不超过 4 周,除另有说明。

营养液如整蛋白型肠内营养剂(乳剂)开启后于 2~10℃ 条件下保存,不宜超过 24 小时；其混悬液或粉剂在开启或溶解后于 4℃ 条件下保存，不宜超过 24 小时。口服补液盐配制后在室温条件下于 24 小时内使用，未使用部分须丢弃，以防细菌污染而引起腹泻。

药品受光照、湿度、温度的影响很大，特别是在有光照、潮湿、高温等环境中易发生变质，故一旦开封后须存放在阴凉干燥处，禁止放置于浴室、厨房等潮湿场所或冰箱内（除非说明书要求）。需要注意的是，药品开封后若无法短时间内使用完，则可在包装上注明开封时间，以便下次服用时判断药物是否超过使用期限。总而言之，药品开封后应在规定条件下保存，并在有效期内使用。使用过期或变质药品，不但不能起到治疗作用，而且可能对人体造成损害。

9.如何凭借人的感官判断药品是否失效或变质？

药品易受光照、温度、湿度、微生物的影响和破坏。如药品存放不当，或存放时间过久，则会使药品的质量下降甚至变质失效，使用后会引起不良反应，甚至造成严重后果。药品是否变质一般需要依靠理化检验方法或生物检验方法来判定。但是，消费者可以通过人的感官来初步判断药品是否发生变化，观察其是否变质。当出现下列情况时，药品就不能使用了。

注射剂：观察药液是否澄清、有无变色等。注射剂除个别特殊的品种允许有轻微浑浊外，一般都是澄清的液体。凡有明显浑浊、沉淀或结晶析出，经加热不能溶解者均不能使用。另外，有些中草药注射液在贮存过程中易产生浑浊或沉淀，也不能使用。

片剂、胶囊剂：若发现药片有受潮粘连、松片膨大、变形、裂片，以及糖衣片变色或严重斑点、变花发霉等现象，则不能使用。若发现酵母片发霉、虫蛀，维生素 C 片氧化（由白色变为深黄色），阿司匹林片遇潮后有醋酸的酸味，均不可再用。另外，有些中成药如舒筋活血片吸潮后变为棕褐色，药片松散、粘连，亦不宜使用。胶囊剂易吸潮发黏，若内容物变质，则不可使用。

散剂：药品如出现结块发霉、变色粘连等现象，则不能使用。

滴眼剂：滴眼剂开启后应在 1 个月内使用完，超过 1 个月即弃用。存放的滴眼剂如出现变色、絮状物等现象，则不能使用。

酊剂、浸膏剂、糖浆剂：若检查发现药品有沉淀、发霉、变色等现象，则不能使用。例如，颠茄合剂贮存时间过久有沉淀析出，则不能继续使用；又如，有些止咳糖浆出现发酵、发霉等现象，则不能使用。

软膏剂：该剂型一般较稳定，但应检查其基质有无发生酸败、异臭，亦需检查有无油层或结晶析出。有油层或结晶析出，一般经加工调匀后还可以使用；但若出现变色、异臭等现象，则不能使用。

丸剂：药品若出现变色、发干、霉变、虫蛀、异味等现象，则不能使用。

需要注意的是，对于有毒或有刺激性的药品，切勿直接尝、嗅，以免发生中毒。药品一旦过期变质就应彻底销毁。最好的办法是将过期变质的药品交由医院药房进行集中处理。

10. 价格贵的药品一定是好药吗？

评价某种药物的好与坏，应该从疗效是否确切，不良反应是否少，使用是否安全、方便、经济等方面加以综合分析。例如，阿奇霉素在抗菌药物中价格较贵，其适应证主要是肺炎等疾病，而对细菌性痢疾等胃肠道传染病并无治疗作用。反之，中草药马齿苋虽然非常便宜，但其对细菌性痢疾或肠炎的疗效却很好。又如，螺旋霉素的价格是红霉素的 3 倍，但其对金黄色葡萄球菌的抗菌作用仅是红霉素的 1/32。

总之，药品无论贵贱，只要对症，就是好药；药不对症，再贵也无用。

11. 如何看待进口药品？

在日常生活中，有些人在治疗疾病时热衷于使用进口药品，认为进口药品就是好药。其实不然，事物总是一分为二的，进口药品也有缺点或不足之处。很多人认为进口药品好可能有以下几方面原因：①有些国家（如美国、德国、日本等）的药品研发在医药领域占据领先地位；②价格昂贵迎合了部分国人"好货不便宜"的消费心理；③进口药品的生产工艺水平较国内高，包装美观，易获取患者的信任。

进口药品通常较为昂贵，其价格受诸多因素影响，如药品研发经费、生产成本、销售成本等。而且，很多进口药品往往是新药，都在专利保护期内，这类药品与其他同类药品的价格相差极大。另外，药品的安全性取决于药品的不良反应（或毒性）和治疗疾病的效果。例如，目前在血液制品的制作过程中，如何除尽血液中的肝炎病毒和艾滋病病毒，至今国际上还没有公认的好方法。因此，从肝炎、艾滋病流行地区进口冻干血浆、抗血友病第八因子等，不仅无益于人们的身体健康，而且可能对人体产生伤害。

此外，进口药品是根据药品生产国（或地区）的种族、疾病种类进行研制的，种族不同，药品疗效必然存在差异；而同一疾病可由不同的病因所致，病

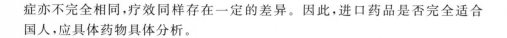

症亦不完全相同,疗效同样存在一定的差异。因此,进口药品是否完全适合国人,应具体药物具体分析。

12. 保健食品与药品有什么区别？保健食品能代替药品吗？

药品是指用于预防、治疗、诊断人的疾病,有目的地调节人的生理功能,并规定有适应证或功能主治、用法和用量的物质。而保健食品是指具有特定保健功能或以补充维生素、矿物质为目的的食品,即适宜于特定人群食用,具有调节机体功能,不以治疗疾病为目的,并且对人体不产生任何急性、亚急性或者慢性危害的食品。区别保健食品和药品的明显标志是包装。药品的批准文号是"国药准字 H(Z、S、F 等)×××××××××"。保健食品的外包装上有蓝色草帽样标志,标志下方为批准文号和批准部门。国家卫生计生委批准的国产保健食品批准文号为"卫食健字＋(年代号)＋顺序号",进口保健食品为"卫食健字＋(年代号)＋顺序号"或"国食健字＋1 位字母＋4 位年代号＋4 位顺序号",下面有"中华人民共和国国家卫生和计划生育委员会批准"字样;国家食品药品监督管理总局批准的国产保健食品批准文号为"国食健字 G＋4 位年代号＋4 位顺序号",进口保健食品为"国食健字 J＋4 位年代号＋4 位顺序号",下面有"国家食品药品监督管理总局批准"字样。每个保健食品批准文号只能对应一个产品,如果消费者在市场上发现一个批准文号对应多个产品的情况,务必谨慎选用,可以先登录国家食品药品监督管理总局网站"数据查询"栏目查询产品的真实情况。

消费者需要明确的是:①保健食品不是药品,不能直接用于疾病的治疗,而是人体生理功能的调节剂、营养补充剂,不能代替药品的治疗作用;②保健食品食用过量也会产生副作用,并非对人体没有损害;③保健食品有特定的适用人群,购买时应根据产品说明书,选择适合自身机体条件的品种,尤其对于儿童、老年人、妊娠妇女及哺乳期妇女等特殊人群,更须谨慎选择;④保健食品与药品应避免同时服用,两者混合使用可能增强疗效,也可能降低疗效,甚至增加不良反应的发生,因此仅在医生或药师确认有必要同时服用的前提下方可服用。

13. 如何正确补充维生素？

维生素是一个大家族,目前已知的维生素有 20 多种。维生素是维持人体健康所必需的一类有机化合物。它们既不提供能量,也不构成组织。除少数维生素可在体内合成或由肠道细菌合成外,绝大多数维生素需从食物中摄取。维生素摄入不足或过多均不利于人体健康。

(1)补充维生素 A 须警惕不良反应发生。大剂量服用可引起维生素 A 过多症,甚至发生急慢性中毒。成人一次用药超过 100 万单位或儿童一次用药超过 30 万单位,可发生急性中毒症状;无论成人或儿童,如连续用药 10 万单位超过 6 个月,均可导致慢性中毒。

(2)服用维生素 AD 需掌握合适的剂量。维生素 AD 适用于补充营养,预防维生素 D 缺乏症,多用于儿童。维生素 AD 可用于治疗维生素 A 缺乏症,如夜盲症、角膜软化症、眼干燥症等;也用于治疗维生素 D 缺乏症,如佝偻病、骨软化症、婴儿手足抽搐等。在以往的制剂中,维生素 A 和维生素 D 的比例为 10∶1,内含大量维生素 A,长期大量使用易导致维生素 A 慢性中毒,故治疗佝偻病宜用维生素 D 制剂。

(3)维生素 B₁ 又称硫胺素,适用于补充营养,治疗脚气病、神经炎等;随意加大维生素 B₁ 剂量并不会增加其吸收量。

(4)维生素 B₂ 适用于治疗唇炎、口角炎等,宜在进食时或餐后立即服用。

(5)维生素 B₆ 适用于防治维生素 B₆ 缺乏症及治疗呕吐、皮炎等,长期滥用可产生依赖综合征。

(6)维生素 C 的用途广泛,适用于预防及治疗坏血病、齿龈出血,也可用于病后恢复期、创伤愈合期和过敏性疾病的辅助治疗以及各种急慢性传染病,以增强机体抵抗力。过量服用维生素 C 可导致胃痛和肠道功能失调,还会影响红细胞生成,导致人体虚弱、疲劳。相关研究发现,体内有大量维生素 C 循环不利于伤口愈合。人体每天摄入的维生素 C 超过 1000 毫克会导致腹泻、肾结石和不育症,甚至引起基因缺损。

另外,还有一些维生素会影响药物的吸收、代谢等。因此,维生素不能随意服用,而应在医生或药师的指导下服用。

14. 日常生活中应避免哪些常见的错误的服药方法?

患者对症选药后,经常会忽视服药的方式,有时选择一些错误的服药方法,而不利于药物有效地发挥作用。①有些患者无论服用哪种药物,都会大量饮水,这是不合理的。一般说来,服药时多饮水,可以提高药物的溶解度,甚至有助于排出机体内的有害代谢物,减少副作用。但是,某些药物则不宜用水送服,如止咳糖浆需要药物覆盖于发炎的咽部黏膜表面,形成保护性薄膜,以此减轻黏膜炎症反应,缓解咳嗽症状,因此在服用止咳糖浆的5分钟内不宜饮水。②服药后立即运动,这是不正确的。因为药物服用后一般需要0.5～1.0小时才能被胃肠道吸收,运动会使血液大量向肌肉组织转移,从而影响药物的吸收。③有些患者喜欢用饮料送服药物,这是一个错误的习惯。因为饮料中的某些成分会与药物发生相互作用而影响疗效,甚至危害人体健康。④有些患者认为药物太大不易咽下,而自作主张把药物掰小或弄碎服用,这是错误的。有些药物如肠溶片需要肠溶衣的保护才能到达肠道被吸收,肠溶衣被破坏,药物在胃中就被溶解,不仅无法吸收,而且会刺激胃黏膜。一般说来,在药品说明书中会有是否需要整粒吞服的提示,患者在用药前应仔细阅读。此外,患者可事先与医生沟通用药的需求,以便选择合适的剂型。⑤有些患者为图方便,不饮水直接干吞药物,易造成药物黏附于食管壁而损伤食管。

15. 有利于提高疗效的服药方法有哪些?

在日常生活中,大多数人十分重视对症选药,但忽略服药的方法,不恰当的服用方式会影响药物的疗效,甚至增加不良反应的发生。下面列举几种有利于药物发挥最佳疗效的服药方法:

(1)早晨服　抗结核药(如异烟肼)和糖皮质激素(如泼尼松)等在早晨8:00左右服用,可提高疗效并减少不良反应。

(2)空腹服　空腹服用西咪替丁、法莫替丁等抗胃溃疡药,可使药物更多分布在胃黏膜表面而提高疗效。

(3)餐后服　餐后服用四环素类药物和抗菌药物,可减轻药物对胃肠道的刺激,提高药物的利用率。

(4)糖水服　驱虫药左旋咪唑用糖水送服可提高疗效;用于治疗肺燥、肺虚、肠燥、便秘等疾病的中成药用蜜糖水送服,亦可提高疗效。

(5)茶水服　降压、利尿的西药和用于治疗心血管疾病的中成药,用绿茶水送服可提高疗效。

(6)脂餐服　在食用油性食物后服用维生素等脂溶性药物,有利于药物吸收。

(7)稀粥或米汤服　补气、养肠胃的中成药用稀粥送服,补气、健脾、利肺、止渴、利尿的中成药用米汤送服,需口服的中药粉末用稀粥送服,均可减轻药物对胃肠道的刺激。

(8)黄酒服　用于治疗气血虚弱、人体虚寒、气滞血瘀、风湿痹症、脑中风等的中药丸剂,用黄酒送服为佳。

(9)站立服　服用丸剂、片剂等,站立服用比坐位和卧位服用效果好。

16.为什么用药剂量过大或过小都不利于治疗?

在日常生活中,部分患者经常通过自行增加药物剂量来缓解、消除病痛,认为剂量增加药效会明显增强,其实简单地加大药物剂量以提高治疗效果的做法是错误的。不是所有的药物的疗效与剂量是成正比的,即用药剂量加大,治疗效果并不一定提高,有时甚至会产生严重的不良反应。因此,患者应根据具体情况,遵医嘱或药品说明书中的剂量用药。用药剂量可在安全范围内进行调整,但不能超过限度。有些患者为预防疾病或避免引起不良反应,常采取小剂量用药,这种做法亦不值得提倡。这是因为:一方面,用药剂量过小,无法达到药物的有效治疗浓度,就无法发挥药物的疗效;另一方面,小剂量用药易导致人体产生耐受性。因此,医嘱用药剂量不可随意减少。通常,药物治疗都需要一定的疗程。一般说来,急性疾病的疗程较短,慢性疾病的疗程较长,任何疾病的药物治疗只有具有足够的疗程,才能彻底抑制或消除病原微生物或致病因子,帮助和促进脏器功能恢复,以达到痊愈的目的。

17.如何合理选择服药时间?

在日常生活中,患者经常会咨询"这个药是餐前服用还是餐后服用""晚上服用是晚餐后服用还是睡觉前服用"这类问题。其实,大部分药品在说明书没有注明的情况下,一般可以在餐后服用。

餐前服用的药物,如保护胃黏膜的药物和促进胃肠动力的药物,都适合在餐前0.5～1.0小时服用。常见药物有多潘立酮片、硫糖铝混悬液。

餐时服用是指在就餐时服用,这类药物包括:①降糖药,如二甲双胍、阿卡波糖等;②助消化药,如淀粉酶、胰酶、酵母等,在餐时服用可发挥酶的助消化作用,避免被胃酸破坏;③利胆药,如熊去氧胆酸片宜在餐时服用,有利于溶解结石中的胆固醇;④维生素类药物一般不宜在餐前服用,因为餐前服用会造成药物迅速通过胃肠道,从而减少吸收,影响疗效。

除此之外,不同类型的药物对服药时间亦有特殊的要求。①降压药:上午7:00是人体血压达到最高峰的时间,因此在清晨服药降压的效果最好。氨氯地平、缬沙坦等长效降压药宜在上午7:00服用,以使血药浓度适应人体的血压周期性变化,从而控制全天的血压水平。②肾上腺皮质激素类药物(如泼尼松、地塞米松等)：肾上腺皮质激素分泌具有昼夜节律性，上午 7：00—10：00 为其分泌高峰。临床用药宜遵循内源性分泌节律，采取早晨一次给药，以减轻对下丘脑-垂体-肾上腺皮质系统的反馈抑制而导致肾上腺皮质功能下降。③降胆固醇药物：夜晚胆固醇合成活跃，大部分用于降低胆固醇的药物，如他汀类药物羟甲基戊二酸单酰辅酶还原酶抑制剂，在夜晚睡前服用效果好。

另外，患者需要注意的是，有些药物不宜在睡前服用：①部分利尿药(如氢氯噻嗪、螺内酯)服用 1 小时左右就起效，为避免影响睡眠，在睡前不宜服用，可在清晨服用。②补钙剂也不宜在睡前服用，这是因为睡前服用补钙剂，除一部分钙被吸收外，其他钙通过泌尿系统被排出体外，但人体在熟睡状态下无法排出钙，久而久之可能形成尿路结石。③部分镇咳药会引起呼吸道痰液潴留而阻塞呼吸道，当机体处于睡眠状态时，就会导致支气管收缩，易出现呼吸困难等症状。

由此可知，药物有其服用的最佳时间，患者在服药前可向医生或药师咨询或通过阅读药品说明书了解最佳的服药时间，从而有利于药物充分地发挥疗效。

18．药物常用剂型有哪些？ 各有哪些优缺点？

目前，药物的剂型有几十种，常见剂型有二三十种。按照给药途径可分为两大类：经胃肠道给药剂型和非经胃肠道给药剂型。经胃肠道给药剂型即常见的口服药物剂型，如散剂、胶囊剂、溶液剂、片剂、颗粒剂、乳剂、混悬剂等。非经胃肠道给药剂型包括注射给药剂型、呼吸道给药剂型、皮肤给药剂型、黏膜给药剂型和腔道给药剂型。下面就其中几种常用剂型作一简单介绍。

片剂是指药物与适当的辅料混匀后加工制成的片型制剂。它具有许多优点，如片剂的溶出度及生物利用度一般较丸剂好；剂量准确，片剂内药物的含量差异较小；质量稳定，片剂为干燥固体，且某些易氧化变质及易潮解的药物可利用包衣加以保护，光照、空气、水分等外界因素对其影响较小；服用、携带等较方便；机械化生产，产量大，成本低，卫生标准易达到。但是，片剂也有其缺点，如片剂需加入若干赋形剂，并经过压缩成型，溶出速度较散剂及胶囊剂慢，有时会影响其生物利用度；儿童及昏迷患者不易吞服；含挥发性成分的片剂贮存较久时含量会下降等。

胶囊剂系指将药物填装于空心胶囊或密封于弹性软质胶囊中而制成的固体制剂。上述空心硬质胶囊壳或弹性软质胶囊壳是由明胶、甘油、水以及其他药用材料构成。胶囊剂的优点有：能掩盖药物不良气味或提高药物稳定性;生物利用度较片剂高;可弥补其他固体剂型的不足,如含油量高的药物或液态药物难以制成丸剂、片剂等,可制成胶囊剂;能延缓药物释放,药物可定位释放。但不是所有的药物都可以制成胶囊剂,如易风化或吸湿性强的药物、能使胶囊壁溶解的液体药物等。

注射剂系指药物经提取、纯化后制成的供注入体内的溶液、乳状液及供临用前配制成溶液或混悬液的粉末或浓溶液的无菌制剂。不宜口服的药物可制成注射剂,可使个别药物发挥定位效果,如盐酸普鲁卡因注射液可用于局部麻醉;可以穴位注射发挥特有的疗效,如当归注射液等。

另外,注射剂是将药液或粉末密封于特制的容器中,与外界空气隔绝,且在生产过程中经灭菌处理或无菌操作,故较其他液体制剂耐贮存。注射剂的缺点也十分明显,如注射时可引起疼痛;给药不方便;质量要求比其他剂型严格,使用不当更易发生危险;生产过程较复杂。

19. 注射给药一定比口服给药好吗?

在治疗疾病的过程中,常用的给药方法是口服和注射。这两种给药方法各有优缺点和适应证。

药物口服后,由胃肠道黏膜吸收进入血液,然后经血液系统到达身体的各个部位。药物吸收运送的过程,符合人体生理规律。口服药物使用方便,特别是治疗胃肠道疾病需要药物发挥局部作用,此时应口服给药。但是,口服药物也有缺点,不能满足所有患者的需求,如易受胃内容物及服药时间等因素的影响,起效慢,一般需在半小时以上方能发挥作用,危急患者不适用;对于不能口服药物的昏迷患者、胃肠道吸收不佳者,口服后不能被吸收或吸收不明显;有些药物(如胰岛素、青霉素等)在胃肠道会被胃酸破坏;有些药物(如链霉素)在胃肠道不被吸收。

药物注射的方法有皮下注射、肌肉注射及静脉注射等,要求使用特殊的给药器械(如注射器等),并严格消毒。静脉注射可以使药物立即进入血管,随血流循环至全身各处。静脉注射具有剂量准确、吸收迅速、起效快、可避免消化液的破坏等优点,适用于病情较重较急或不能口服药物的患者。注射给药对药物的质量要求较高,必须灭菌。注射给药亦有缺点,如含颗粒及油剂的药物不能用于静脉注射,否则有导致血管阻塞的风险;注射会刺破皮肤、肌肉或血管,有可能发生感染、刺伤神经等。

因此,注射给药并不比口服给药好,我们要根据病情和药物的性质选择治疗方案。我们应该掌握的原则是:病情没有特殊要求、口服给药能解决问题的,一般均应口服给药,坚持"能口服不肌注,能肌注不输液"。

20. 注射剂可以口服吗?

急诊患者在出现低血钾的情况下,通常会被告知口服氯化钾注射液进行补钾。在某些情况下,医生嘱咐慢性胃炎或胃溃疡患者口服庆大霉素注射液,该用法属于超说明书用药,但鉴于庆大霉素以硫酸盐的形式制成注射剂(水溶液),具有较高的解离度,在胃肠道几乎不被吸收,故可在胃内保持较高的浓度。因此,庆大霉素用于治疗慢性胃炎的效果较好,又避免了对耳、肾功能的损害。但上述情况并不多见,一般情况下注射剂不能口服。

大部分注射剂口服后会失去原有的药效。口服给药只适于口服药物,绝大多数注射剂不能口服。若口服注射剂,则药物在消化道内受到胃酸及消化酶的作用,易被分解破坏,出现药物不吸收或吸收不规则、不完全的现象,从而导致血药浓度降低,影响疗效。例如,青霉素钠盐和钾盐、肾上腺素、胰岛素等只能制成注射剂注射给药,不能口服。临床上常用的头孢类注射剂、链霉素针也不能口服。又如,治疗血吸虫病的酒石酸锑钾,口服会引起严重的胃肠道反应,而制成注射剂可避免该副作用,较好地发挥疗效。不同的给药方式会影响药物的药理作用,适用于不同的症状,如静脉滴注硫酸镁能止痛,而口服硫酸镁注射剂后,由于肠道不易吸收而形成高渗状态,阻止水分吸收,从而使肠容积增大而刺激肠壁,反射性地使肠蠕动增强而导泻。一般服用硫酸镁注射剂 4～6 小时后可引起腹泻,大量饮用后作用更早更快。

21. 如何正确使用特殊剂型的口服药?

口服药除常规的普通片剂外,还包括一些特殊剂型,如泡腾片、咀嚼片、分散片、口含片和缓释片等。这些剂型的使用均有其自身的特点。

泡腾片一般需要完全溶解于温水或凉开水后服用,放置时间不宜太久,水温不宜过高,否则易使药物失活。不能使用饮料或茶水溶解泡腾片,儿童服用泡腾片须由家长操作。另外,泡腾片受潮后不能再服用。

咀嚼片在口腔内一般咀嚼 5～6 分钟,嚼碎后的药物进入胃内,迅速在胃壁形成保护膜,从而减轻胃内容物对胃壁溃疡的刺激,然后用少量温开水送服。用于中和胃酸的咀嚼片宜在餐后 1～2 小时服用。

分散片是遇水迅速崩解、均匀分散的片剂。分散片吸收快、生物利用度高,如罗红霉素分散片、雷尼替丁分散片等。分散片可口服或加水溶解后吞服,也可咀嚼或含吮服用。

口含片又称含片,是指含在口腔或颊膜内缓慢溶解而不吞下的片剂。含片多用于治疗口腔及咽喉疾患,发挥局部消炎作用,起效迅速且作用持久,如含碘喉片、华素片等。口含片的硬度一般较大,不会在口腔中快速崩解,也不会破碎。正确的服用方法是含在口腔或颊膜内缓缓溶解而不是吞下,紧急时可以嚼碎,但不要随唾液咽下,更不能整片吞下。

缓释片是通过适宜的方法延缓药物在体内的释放、吸收、代谢以及排泄过程,从而延长药物作用的一类片剂。缓释片具有血药浓度平稳、服药次数少、作用时间久等优点,如氨茶碱缓释片、硫酸亚铁缓释片等。缓释片一般应整片用水送服。

22. 为什么有些药品不能掰开服用?

在日常生活中,有些患者习惯把药品掰开或嚼碎以方便服用,这个做法是不可取的。肠溶片、缓释片、控释片药物切勿掰开服用,因为这三类药物一旦被掰开或嚼碎,其毒副作用可能被"放大"。

肠溶片是指用肠溶性辅料进行包衣,在胃内不崩解,而在肠道中崩解吸收的一种片剂,适用于易被胃液破坏,或对胃有刺激性,或要求在肠道发挥疗效等的药物。缓释片或控释片是通过特殊工艺将药物与辅料制成释放速率较缓慢、起效较持久的一类片剂。与普通片剂比较,缓释片具有作用持久、服用次数少等优点。控释片是利用合适的骨架材料,将药物与骨架材料制成释放速率恒定、不同时间段的释放量固定、药效平稳的一类片剂。

这三类药物掰开或嚼碎服用均会影响药效。例如,常用于治疗消化不良的胰酶片,在胃液的酸性环境中会被破坏、水解,而肠溶片则在药物表面包有一层特殊的膜,以保护药物有效成分到达肠道后才溶解发挥作用。又如,很多降压药制成缓释片,药效可维持 20 小时,如掰开服用,则可能维持不到10 小时,使作用时间大大缩短。

另外,这三类药物掰开或嚼碎服用还可能导致严重的不良反应。美国疾病预防与控制中心曾报道一例错误服用缓释片的病例:一位女性患者将硝苯地平缓释片研碎后服用,致使药物迅速发挥作用,造成严重低血压,甚至危及患者生命。缓释片或控释片每片的剂量是常规片剂的 1.5～3.0 倍,掰开或嚼碎服用,大量药物成分顷刻释放,毒副作用可能"翻番"。

因此,患者在服用肠溶片、缓释片或控释片时,必须整片吞服。若感觉吞咽困难,则可在服药前先用水漱口、湿润咽喉,然后将药片或胶囊放在舌后

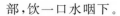

部,饮一口水咽下。

23.软胶囊破裂后还能服用吗?

软胶囊属于胶囊剂的一种包装形式,常见于药品或保健食品。它是将液体药物等经处理密封于软质囊材中而制成的一种胶囊剂。软质囊材是由胶囊用明胶、甘油或其他适宜的药用辅料单独或混合制成。

软胶囊破裂后一般可以继续服用。但是,若软胶囊破裂时间较久,药物与空气中的某些成分发生了相互作用或变质,则不能服用。另外,有些特殊的软胶囊破裂后也不能服用,如用于阴道的软胶囊破裂后不建议继续使用,因其可能影响人体健康。因此,破裂后的软胶囊一般不推荐继续使用,特别是在破裂时间未知的情况下。

24.如何正确使用喷雾剂(如气雾剂、鼻喷剂)?

气雾剂的使用方法:患者使用前尽量先将痰咳出,然后充分摇匀药液,按说明书中的操作方法手持气雾剂,将接口端放入双唇间,头稍后倾,缓缓呼气,尽量将肺部气体排尽;在深吸气开始的同时按压气雾器顶部,将药液喷出,药液随吸气深深吸入,吸完后尽可能屏住呼吸10~15秒,随后再用鼻子呼气;切记最后要用温水清洗口腔,以免引起并发症。另外,正确掌握气雾剂的使用剂量,不可盲目加大剂量或缩短喷雾间隔时间。

鼻喷剂的使用方法:患者使用前先清洁鼻腔,然后头稍向前倾端坐;将药瓶的喷嘴插入鼻孔,尽量避免接触鼻黏膜;塞住另一鼻孔并闭上嘴,按压喷雾器的同时吸气;在抽出喷雾器之前,要始终按压喷雾器;移去喷雾剂喷头,将头尽力前倾,几秒后坐直,药液将流到咽部,同时用嘴呼吸;若有需要,则换另一鼻孔重复上述过程;最后用冷开水冲洗喷头。在使用激素类鼻喷剂时,应将喷嘴向鼻腔外侧稍稍倾斜,尽量避免将药物喷到鼻中隔的前下方,因为长期使用激素类鼻喷剂会引起鼻中隔黏膜糜烂、出血、溃疡甚至局部穿孔。若激素类药物与鼻黏膜血管收缩剂(如羟甲唑啉或麻黄素)或生理海水等一起使用时,则应先喷羟甲唑啉或麻黄素,等待5分钟喷生理海水,再等待2~3分钟喷激素类药物。若使用生理海水清洗鼻涕,则应取头部直立位,喷后使生理海水连同鼻腔内分泌物一起由前鼻孔流出。每次喷药前可以先振荡瓶罐,按压喷剂时有药水喷出才是有效喷雾,通常可以听到"嗤"的声音,以避免空喷而影响治疗。

25.如何正确使用滴眼剂、滴耳剂、滴鼻剂？

使用滴眼剂时须清洁双手,头向后仰,眼睛直视上方,用食指轻轻将下眼睑拉开呈一钩袋状;然后将药液从眼角侧滴入眼袋内,每次滴1～2滴,滴液时应距眼睛1～2厘米;轻轻闭上眼睛1～2分钟,用手指轻轻按压眼内眦,防止药液分流而降低眼内局部药物浓度,以及药液经鼻泪管流入口腔而引起不适。若同时使用2种滴眼剂,则间隔时间宜在10分钟以上;滴眼剂不宜多次打开使用,如药液出现浑浊或变色,切勿继续使用;白天宜使用滴眼剂滴眼,夜晚临睡前可应用眼膏剂涂敷,便于药物附着在眼壁上,维持时间长,有利于保持药物的浓度。

滴耳剂系指将药物加入适宜于耳腔的溶媒中而制成的供滴入耳腔内的外用液体制剂。滴耳剂的使用方法:向耳内滴液前,先用棉签轻轻擦净外耳道内的分泌物,以防药液被分泌物阻挡或稀释而无法发挥治疗作用;滴液时,头部偏向一侧,患耳在上,因外耳道有一定的弯曲度,故成人要向后上方、儿童向后下方牵拉耳朵,把耳道拉直后方可滴液;可用一只手牵拉耳朵,另一只手持药瓶,将药液滴在耳内,使药液沿耳道壁慢慢流入耳底。滴液后,再用酒精棉轻轻堵住外耳道口;滴液时,瓶口不能接触耳部,以免污染药液;滴入耳内的药量不宜过多,一般每次滴3～4滴,每日3次。

患者在使用滴鼻剂前须仔细阅读药品说明书。婴幼儿避免使用滴鼻剂,因为婴幼儿的鼻黏膜十分娇嫩,滴鼻剂会刺激鼻黏膜,从而影响其发育;另外,老年高血压患者慎用鼻黏膜血管收缩剂,以防血压上升过高。患者在滴液前尽量将鼻涕擤干净,若鼻腔有干痂,则可先用温盐水清洗,待干痂变软取出后再滴液。滴液时,患者仰卧于床上,肩部可垫一个软枕,头尽量后仰,使鼻腔低于口咽部;也可将头悬垂于床缘外,或取坐位,头尽量后仰,鼻孔朝上,然后滴液。滴液时可使药液顺着鼻孔一侧慢慢流下,鼻腔侧壁可起到缓冲作用,以免药液直接流入咽部。滴液后轻按两侧鼻翼2～3下,使药液布满鼻腔,保持原体位3～5分钟,让药液充分吸收。滴鼻剂的剂量与次数可遵医嘱或按照说明书,一般滴鼻剂每次滴2～3滴,每日3次。

26.如何正确使用阴道栓、肛门栓？

患者在使用阴道栓时须先仔细阅读药品说明书,然后洗净双手及会阴部(可用稀释比为1/8000～1/5000的高锰酸钾溶液清洗会阴部),屈腿仰卧,从包装中取出阴道栓,将其固定在辅助送入的器械上,缓缓地、尽可能深地将栓剂送入阴道,再推挤器械上的推杆使栓剂脱落,抽出器械,然后保持卧位数分钟(一般为 15 分钟左右)后起身,清洗双手和器械。在使用阴道栓期间,患者须保持外阴部清洁,经常换洗内裤、清洗外阴。阴道用胶囊剂、阴道用片剂的使用与此类似。阴道用药物因物理性或化学性刺激可能引起流产,故妊娠妇女尽量避免使用,且在就医时告诉医生,如有必要,应在医生的指导下谨慎使用。夜晚临睡前使用阴道栓,药物在阴道内的保留时间延长,效果可能更好。阴道栓若用于治疗较难治愈的慢性疾病,如宫颈糜烂、滴虫或真菌性阴道炎等,则须遵医嘱坚持用药,治疗期间不能中断。

肛门栓是一种锥形或鱼雷形的、供塞入肛门的固体制剂。栓重一般成人用为 2 克,儿童用为 1 克。一般情况下肛门栓可保持一定的硬度和韧性,以便塞入腔道。肛周的温度为 $36.2 \sim 37.6℃$,栓剂的熔点与体温接近,塞入后能迅速熔化、软化或溶解,药物溶出后可发挥局部和全身的治疗作用。栓剂基质的硬度易受天气影响而发生变化,夏季栓剂会变得松软而不易使用,故使用前宜将其置入冰水中或冰箱内 $10 \sim 20$ 分钟,以使基质硬化。肛门栓的使用应按以下步骤进行:剥去栓剂外的铝箔或聚乙烯膜,在栓剂的顶端蘸少许液状石蜡、凡士林、植物油或润滑剂;一般患者取侧卧位,小腿伸直,大腿向前屈曲,贴着腹部,儿童可趴伏在大人腿上;塞入时,肛门放松,把栓剂的尖端插入肛门,并用手指缓缓推进,深度距肛门为儿童约 2 厘米,成人约 3 厘米,合拢双腿并保持侧卧位约 15 分钟,以防药栓被挤出。患者用药后应避免排便,待 1 ~2 小时后方可排便。有条件者可在肛门外塞脱脂棉或纸巾,以防基质熔化漏出而污染衣物或被褥。

27. 什么是药物的不良反应?发生不良反应如何处理?

药物不良反应是指合格的药品在正常的用法用量情况下出现的与用药目的无关的或意外的有害反应。它不包括无意或故意的超剂量用药引起的反应以及用药不当引起的反应。不良反应是药物的固有属性,患者服用药物后出现不良反应是正常现象。药品说明书中不良反应的多少不能反映药物的好坏。不良反应可分为副作用、毒性反应、变态反应、后遗效应、继发效应以及特异质反应等,这些可通过机体表现出来,如各种生理指标的上升或下降,出现呕吐、腹泻、头痛、嗜睡、头晕等症状。那么,发生不良反应该如何处理呢?首先,在服用前应仔细阅读药品说明书及医嘱,按时按量正确服用可以减少不良反应发生。其次,尽量避免同时服用多种药物。再次,出现轻微的不良反应,患者不必过于紧张,注意休息和营养摄取,不良反应即可缓解甚至消失。最后,若发生严重的不良反应,则应立即就医。

28.为何患者服用相同的药物却发生不同的不良反应?

由于人与人之间存在个体差异,对药物的敏感性表现亦不同,故不同的人对同一药物的不良反应表现存在很大差异,如症状轻重、表现多样。有些患者会感觉不适,而有些患者却表现正常。此外,临床药物不良反应的发生率还与同时用药的多寡有关。相关研究统计显示,同时使用 5 种药物,药物之间相互作用的发生率为 3% ~ 5% ,同时使用 10 ~ 20 种药物,其间相互作用的发生率约为 20% 。另外,机体代偿能力、肝肾功能也会影响药物不良反应的发生,急性病患者、肝肾功能不全者、老年人、新生儿都易发生药物不良反应,因此用药需更加谨慎。

29.哪些药物不能擅自停用?

有些药物长期使用后,如需要停药,须有一个循序渐进的减量过程,否则易造成病情反弹。

激素类药物不能随意停用。激素是治疗风湿性关节炎、类风湿性关节炎、慢性肾炎、肾病综合征、免疫性疾病的重要药物。长期使用激素后,患者会对激素产生依赖性,或病情尚未完全控制,此时突然停药,而体内自身的内分泌功能尚未恢复,血液中激素的浓度骤然下降,易引起“反跳”现象,导致疾病迅速恶化,甚至出现肾上腺皮质危象,表现为恶心、呕吐、畏食、昏迷等。因此,患者须在医生的指导下逐渐减少用量,待机体内分泌功能恢复正常后再停药。但是,在规范停药的情况下有时也会出现病情反弹的现象,如又出现蛋白尿,这种现象属于激素依赖的表现。简而言之,肾上腺皮质激素的使用情况较复杂,患者切忌擅自减药、停药,而应遵医嘱服药。

降压药不能随意停用。高血压患者需要长期服用降压药,即使血压平稳也应长期维持治疗量。如果突然停药,血药浓度骤然下降,易出现短时间内血压大幅升高,甚至超过治疗前的水平,可能引发脑出血。

洋地黄类药物不能随意停用。洋地黄类药物是治疗慢性心力衰竭、先天性心脏病、心动过速的主要药物,在多数情况下需要长期使用,若突然停药,则会导致疾病复发。

抗结核药不能随意停用。抗结核药一般须连续服用 1 年以上，即使结核病症状（如无力、咳嗽、低热等）已消失，也应继续抗结核治疗，防止复发。

抗甲状腺药物不能随意停用。在应用抗甲状腺药物如丙硫氧嘧啶、甲巯咪唑、卡比马唑等过程中，若突然停药，则可能导致甲状腺危象（高热虚脱、心力衰竭、水电解质代谢紊乱）及反跳性血液高凝状态或血栓形成。

降糖药不能随意停用。胰岛素治疗几乎是所有类型糖尿病控制血糖的重要手段。胰岛素依赖型糖尿病患者忘记用药或减量过大、过快，可造成病情严重反跳，血糖显著增高，并可诱发高渗性糖尿病昏迷，以及糖尿病酮症酸中毒而危及生命。

30. 哪些药物有耳毒性？

耳毒性药物是指可能造成内耳结构性损伤的药物，这种损伤会导致临时或永久的听力缺失，也会加重已存的感音神经性听力损失。目前已知具有耳毒性的药物有上百种，主要分为以下几类：①氨基糖苷类抗菌药物，如链霉素、庆大霉素、卡那霉素、新霉素等。②大环内酯类抗菌药物，如红霉素。③部分抗癌药，如长春新碱、顺铂、2-硝基咪唑等。④水杨酸类解热镇痛药，如阿司匹林。⑤抗疟药，如奎宁、氯喹等。⑥利尿剂，如呋塞米、依他尼酸等。其中，临床上以氨基糖苷类抗菌药物的耳毒性最为常见。儿童和老年人最易出现药物性耳中毒。患者在使用耳毒性药物时，应定期进行听力测试。另外，医生在处方时亦应谨慎，避免使用具有耳毒性的药物，以免对患者造成不必要的损伤和严重后果。

31. 哪些药物可致牙齿损害？

除已知的不良护牙习惯和过多摄取糖分会影响牙齿健康外，一些常用药物也会导致牙齿损伤：①四环素从 1948 年开始使用，一直到 20 世纪 70 年代中期，其对牙齿的损伤才被人们重视，妊娠、哺乳期妇女或 8 岁以下的儿童使用四环素，都会出现牙齿变色、牙釉质发育不全的情况。四环素类药物曾经在我国大量使用，故导致大量四环素牙出现。②过量氟化物类药物会引起氟斑牙、氟骨症等。一般局部使用氟化物制剂是相对安全的。③部分哮喘吸入剂含有的酸性成分可能腐蚀牙齿，待时间一久，即会导致牙齿龋坏。因此，使用哮喘吸入剂后应及时漱口，清洁牙齿。④抗组胺药可以引起唾液腺分泌减少，导致口干，可能进一步引发牙周疾病，严重时可能造成牙齿松动甚至脱落。⑤某些抗骨质疏松药,如长期服用双膦酸盐会引起牙龈肿痛和牙齿松动。⑥黄体酮含量较高的避孕药易引发牙龈炎症和出血。⑦某些抗抑郁药如西肽普兰,可能引起牙龈出血。

32. 哪些药物易引起水肿?

水肿是临床上一种常见的症状,多为疾病所致,但有些药物也会引起水肿,医学上称之为药物性水肿,常被人们所忽视。

(1)糖皮质激素类药物 如泼尼松、地塞米松等可直接引起水钠潴留而出现上半身水肿性肥胖。有些特发性水肿患者较长时间应用地塞米松后反而会使水肿加重,这是因为这类患者的肾素-血管紧张素-醛固酮系统反应性增强,站立时易出现水肿。

(2)胰岛素 应用胰岛素出现药物性水肿多发生于开始用药的阶段,水肿轻者仅局限于下肢,重者可波及全身,这类水肿多在数天内消退。

(3)吲哚美辛 吲哚美辛是一种用于治疗关节痛、神经痛和肌肉痛的抗炎药。由于吲哚美辛可抑制前列腺素生成,引起水钠潴留,故部分患者服用后可发生水肿。

(4)噻嗪类药物 这类药物会使机体排钠减少,导致水肿。

此外,还有硝酸异山梨酯、硝苯地平、甲睾酮、雌二醇、黄体酮等药物都可引起不同程度的水肿。药物引起的水肿,只要停用相关药物,水肿多可自行消退,一般不会造成严重后果,但仍然需要引起重视。

33. 哪些药物可引起发热?

由药物引起的发热,称为药物热。在可引起药物热的药物中,以抗菌药物较为多见,如青霉素、头孢菌素类、万古霉素、两性霉素 B、四环素类、链霉素、庆大霉素、卡那霉素、磺胺类、异烟肼、利福平等均可引起药物热。引起药物热的原因可能与药物本身的毒性或所含的杂质有关,不一定属于过敏反应。另外,一些免疫调节剂,如卡介苗、胸腺素、白介素、干扰素、转移因子、人血球蛋白等均可引起药物热,且发生率较高。其他如阿司匹林、保泰松、水杨酸钠、巴比妥类、甲基多巴、苯妥英钠、奎尼丁、阿托品、氯丙嗪、抗组胺药、西咪替丁等均可能引起药物热。

药物热一般无须特殊治疗,及时停用是最简便、最有效的治疗措施,但病情严重者应及时就医。

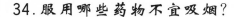

34.服用哪些药物不宜吸烟？

吸烟不仅直接危害健康,而且会影响药物的疗效。

(1)平喘药　吸烟能够加快平喘类药物的排泄速率,从而使药效降低。

(2)降糖药　在服用苯磺丁脲等口服降糖药或者注射胰岛素时吸烟,会降低药物的疗效,若要达到预期的疗效,则需要增大药物剂量。

(3)治疗胃病药物　吸烟不仅影响药物的疗效,而且使胃病复发率增高。在服用抗酸药与胃黏膜保护药(如西咪替丁、雷尼替丁等)治疗胃、十二指肠球部溃疡及上消化道出血时,吸烟可使血管收缩,延迟胃排空时间,减慢药物在小肠内的吸收速率,导致溃疡愈合缓慢。

(4)镇静药　烟草中的烟碱能够兴奋中枢神经,从而对抗镇静药的镇静作用。

(5)利尿药　吸烟可降低利尿药在血液中的浓度,从而降低疗效。

(6)止痛药　吸烟不仅可以降低止痛药的疗效,而且使机体无法迅速排出代谢产物,易蓄积引起中毒。

(7)抗心绞痛药　吸烟会显著降低普萘洛尔、阿替洛尔等药物的血药浓度,增大其排泄率,从而影响疗效。

35.服用哪些药物会影响安全驾驶？

在日常生活中,大家经常听到一句宣传语:"开车不喝酒,喝酒不开车。"其实除饮酒外,服用感冒药、抗过敏药、镇静催眠药、抗抑郁药、抗焦虑药等亦会引起驾驶员躯体疲劳、精神不能集中。因此,除禁止"酒驾"外,还应避免"药驾",如在服用以下药物后不宜驾车。

(1)降糖药　用药过量或用药后未及时进餐、进行较剧烈的体力活动等均会诱发低血糖,严重低血糖可导致癫痫发作、昏迷等。

(2)治疗胃病药物　如服用西咪替丁、多潘立酮、奥美拉唑、阿托品、甲氧氯普胺、山莨菪碱等会引起视物模糊、心悸等不良反应,过量服用则可出现焦躁、幻觉等症状。

(3)抗心绞痛药　服用这类药物后可引起体位性低血压,表现为眩晕、晕厥、心动过速,部分患者亦可出现头痛、烦躁、视物模糊、耳鸣等不良反应。

(4)降压药　过量服用可导致低血压,引起头痛、头晕、恶心等严重的不良反应。

（5）抗心律失常药　服用普罗帕酮、阿普林定后会出现感觉异常、手臂颤抖、癫痫样抽搐等症状。

（6）抗微生物类药物　氨基糖苷类抗菌药物（如链霉素、卡那霉素、庆大霉素等）会损害前庭和耳蜗神经，表现为耳鸣、眩晕、听力下降、平衡失调等；喹诺酮类药物（如诺氟沙星等）可引起神经系统不良反应，如嗜睡、失眠等。

（7）感冒药　大多数感冒药含有抗过敏成分，其不良反应是中枢抑制作用，服用后会出现头痛、眩晕、疲劳、耳鸣、紧张或焦虑、警觉性下降、注意力分散，甚至思维混乱、困倦嗜睡等症状。常用感冒药如复方盐酸伪麻黄碱缓释胶囊、氨咖黄敏胶囊、酚麻美敏片、感冒清、复方美沙芬片等均含有抗过敏成分。

因此，驾驶员在服用上述药物后须暂时休息，待精神集中或者状态良好时才可以驾驶机动车。

36. 服用哪些药物不能饮酒?

乙醇除可加速某些药物在体内的代谢、转化、降低疗效外，也会诱发药物不良反应。特别是在服药时饮酒，可使消化道扩张，增加药物吸收，从而引起不良反应。乙醇会使治疗疾病的药物变成"毒药"，严重程度与药量和饮酒量大致可成正比，有些患者服药5~10分钟即会发生不良反应。那么，服用哪些药物时应禁止饮酒?

（1）服用镇静药、催眠药、抗抑郁药、抗精神病药期间，饮酒可增强它们对中枢神经的抑制作用，出现嗜睡、昏迷等症状。因此，在服用苯巴比妥、佐匹克隆、安定类、利培酮等药物时禁止饮酒。

（2）服用阿司匹林、吲哚美辛、布洛芬等解热镇痛药时禁止饮酒，因为乙醇可刺激胃肠道黏膜，引起水肿或充血，同时刺激胃酸和胃蛋白酶分泌，故会加重对胃黏膜的刺激，增加发生胃溃疡或出血的风险。

（3）口服降糖药（如苯乙双胍、格列本脲、格列喹酮、甲苯磺丁脲）时禁止饮酒，因为乙醇可降低血糖水平，同时加重对中枢神经的抑制，易出现昏迷、休克、低血糖等症状。

（4）服用头孢类、呋喃唑酮、甲硝唑等药物1周前后，即使少量饮酒，也可能引起"双硫仑样反应"，表现为面部潮红、心动过速、恶心、呕吐、头痛、胸闷、气短、呼吸困难甚至发生过敏性休克等不良反应，这是因为药物可抑制乙醇代谢物乙醛再分解，造成乙醛在体内大量堆积而导致中毒。

（5）服用抗痛风药（如别嘌醇）后饮酒会降低药效，影响其抑制尿酸生成的作用。

（6）服用抗癫痫药（如苯妥英钠）后饮酒，会使药效迅速减弱甚至消失，大大降低治疗作用，使发作不易控制。服用卡马西平后饮酒，则会降低患者对药物的耐受性。

（7）服用降压药（如利舍平、双肼屈嗪）期间饮酒，非但不能降低血压，反而会使血压急剧升高，导致高血压脑病、心肌梗死等。

（8）服用平喘药如茶碱时，乙醇可增加其吸收，还会使茶碱缓释片中的缓释剂溶解而失去缓释作用，缩短作用持续时间。

（9）服用治疗肝损伤的药物（如多烯磷脂酰胆碱）时应避免饮酒，否则会造成更严重的肝损伤。

另外，乙醇还会使维生素 B_1、维生素 B_2、烟酸、地高辛、甲地高辛等药物的吸收显著下降，疗效减弱。除此之外，长期饮酒或过量饮酒易造成肝脏损伤，导致肝硬化或脂肪肝，使药物代谢迟缓。

37. 服用哪些药物不能饮茶？

服用以下几类药物时应禁止饮茶，因为茶叶中所含的鞣酸、儿茶酚和茶碱等可能与药物发生相互作用，从而影响疗效。

（1）茶叶中的鞣酸能与多种含金属离子药［如钙剂（乳酸钙、葡萄糖酸钙）、铁剂（硫酸亚铁、乳酸亚铁、葡萄糖酸亚铁、琥珀酸亚铁）、钴剂（氯化钴、维生素 B_{12}）、铋剂（乐得胃、枸橼酸铋钾）、铝剂（氢氧化铝、硫糖铝）等］结合而产生沉淀，从而影响药物的吸收，降低疗效。

（2）茶叶中的鞣酸能与胃蛋白酶、胰酶、淀粉酶及乳酶生中的蛋白结合，使酶或益生菌类失去活性，减弱其助消化的功效。

（3）鞣酸易与四环素（如胍甲环素、米诺环素、多西环素）、大环内酯类抗菌药物（如螺旋霉素、交沙霉素、罗红霉素、阿奇霉素）相结合而影响其抗菌活性。另外，四环素、大环内酯类抗菌药物会抑制茶叶中茶碱的代谢，增加茶碱的毒性，常引起恶心、呕吐等不良反应。因此，服用上述两类抗菌药物时不宜饮茶。

（4）鞣酸可与生物碱类（如麻黄素、阿托品、可待因、奎宁）、苷类（如洋地黄、地高辛、人参、黄芩）相互结合而形成沉淀，影响其疗效。

（5）茶叶中的咖啡因可拮抗镇静催眠药（如苯巴比妥、司可巴比妥、佐匹克隆、地西泮、硝西泮、水合氯醛）的作用，故不宜同服。

（6）浓茶中的咖啡因和茶碱均能兴奋神经中枢，导致心率加快，心脏负担加重，会降低抗心律失常药物的作用，故不宜同服。

（7）服用抗结核药利福平时不能饮茶，以免影响其吸收。

（8）茶叶中的茶碱会降低阿司匹林的镇痛作用，故不宜同时服用。

38. 服用哪些药物不宜饮用咖啡？

咖啡是日常生活中人们喜爱的饮品，其主要成分——咖啡因能提高人体灵敏度，加速新陈代谢，改善精神状态，增强消化功能。但是，服用药物时一般不建议饮用咖啡，这是因为：①咖啡因易与维生素 B 结合，造成维生素 B 缺乏。因此，缺乏 B 族维生素的人群不宜饮用咖啡。②咖啡可刺激胃液和胃酸分泌，故胃溃疡患者或胃酸过多者不宜饮用。③少量饮用咖啡可兴奋中枢神经，但过量饮用可抑制中枢神经，故失眠、烦躁、高血压患者不宜长期饮用。④妊娠妇女过量饮用咖啡可致胎儿畸形甚至流产，故妊娠妇女应慎服咖啡。⑤过量饮用咖啡会降低抗感染药物的血药浓度，故有感染症状者应慎服咖啡。

39. 服用哪些药物不宜饮用牛奶？

牛奶是日常生活中常见的饮品，不少人养成了用牛奶送服药物的习惯，或者服药后在短时间内饮用牛奶，这种做法是不可取的。

（1）抗菌药物　这类药物会与牛奶中的钙离子在肠道内形成络合物，减少药物吸收，降低疗效，甚至使药物完全失效。

（2）降压药　在服用降压药的同时饮用牛奶，可能导致血压骤升，重者会使血压持续升高，甚至发生高血压危象。

（3）强心药　牛奶中的钙离子能增加强心苷的毒性，两者同时服用易发生中毒反应，甚至危及生命。

（4）含铁制剂　牛奶中的钙离子可与铁剂在十二指肠发生吸收竞争，使铁剂吸收减少，降低其疗效。

（5）抗精神失常药　抗精神失常药与牛奶同时服用，会使药物疗效降低。

（6）左旋多巴　牛奶在肠道内可分解产生大量氨基酸，而氨基酸会阻碍左旋多巴在肠道的吸收，两者同时服用会使左旋多巴疗效显著下降。

（7）雄激素　牛奶可直接影响雄激素代谢酶的活性，加重雄激素在体内的破坏，从而导致疗效减弱。

40.哪些药物不宜与食醋同时服用？

食醋是日常生活中的一种调味品，由于其能改变人体内局部环境的酸碱度，因此不能与某些药物同时服用。

（1）碱性及部分中性药物不宜与食醋同时服用。食醋的成分为醋酸，浓度约为5％，呈弱酸性，若与碱性药物（如碳酸氢钠、碳酸钙、氢氧化铝、红霉素、胰酶）及中性药物同时服用，则会发生酸碱中和反应，而使药物失效。

（2）磺胺类药物不宜与食醋同时服用。在酸性条件下，磺胺类药物溶解度降低，可在尿道中形成磺胺结晶，增加对尿路的刺激，从而出现尿闭和血尿。

（3）氨基糖苷类抗菌药物不宜与食醋同时服用。氨基糖苷类抗菌药物（如链霉素、庆大霉素、卡那霉素、奈替米星、阿米卡星）在尿液呈碱性的环境下，其抗菌活性增加；由于氨基糖苷类抗菌药物对肾脏的毒性较大，但在碱性环境下可避免解离，因此宜多饮水以加快药物排泄。但在酸性环境下情况与此相反，故不能与食醋同时服用。

（4）服用抗痛风药时不能过多进食食醋，宜同时服用碳酸氢钠，以减少药物对胃肠道的刺激，利于尿酸排泄。

41.服用哪些药物时不能食用西柚？

目前相关研究已经证实，西柚与85种药物同时服用会引发不良反应，常见药物有降压药、降血脂药、抗菌药物等，其不良反应包括猝死、急性肾衰竭、胃肠道出血等。患者在食用西柚的同时服用降压药（如氨氯地平），往往会出现头昏等低血压症状，这是因为西柚中含有一种成分——呋喃香豆素。人体中的CYP3A4酶能使药物分解而失去相应的作用，而呋喃香豆素能够抑制这种酶，使药物在血液中的浓度提高20倍，无意中相当于加大了服药的剂量，从而会过度降低患者的血压。此外，西柚中含有的柚苷、柑橘素可抑制P糖蛋白（一种与被转运物结合的载体蛋白）功能，使药物的生物利用度大大提高，疗效下降。简单地说，即药物进入人体肠道吸收时会被P糖蛋白外排，目的是减缓药物吸收，以使其在到达需要发挥作用的部位产生药效，如抗肿瘤药、器官移植后抗排异药。

42. 伴水服药时需注意哪些事项？

在日常生活中，部分患者对于如何用水送服药物不甚重视，认为干吞药物同样可以起到治疗作用。其实干吞下的药物可能粘在咽喉、食管等部位，药物对这些部位的黏膜具有刺激作用，可导致黏膜损伤。另外，某些药物服用时亦不需要饮用大量水。那么，哪些药物在服用时需要注意水温及饮水量呢？

（1）不宜用热水送服的药物　部分助消化的药物如胃蛋白酶合剂、胰蛋白酶等，它们所含的酶是一类活性蛋白质，遇热就会变性，完全失去催化活性，从而不能发挥助消化作用。金银花露有一定的挥发性，用热水送服，即会使其有效成分挥发而降低药效。维生素类药物用热水送服，会影响药物的稳定性。此外，如乳酶生、枯草杆菌二联活菌颗粒、地衣芽孢杆菌胶囊等活性菌类药物也不宜用热水送服。

（2）宜多饮水的药物　服药时多饮水可减轻肾脏压力，排泄毒物，增强代谢。①平喘药：如茶碱（或茶碱缓释片）、氨茶碱或胆茶碱、二羟丙茶碱等药物具有利尿作用，可使尿量增加而导致脱水，出现口干、多尿或心悸等症状，因此服用时宜适量补充液体。②利胆药：利胆药可促进胆汁分泌和排出，有助于排出胆道内的结石，故服用期间应尽量多饮水。③双膦酸盐：双膦酸盐对食管有刺激性，其中阿仑膦酸钠、羟乙膦酸钠、丙氨膦酸二钠、氯屈膦酸钠在治疗高钙血症时，可导致电解质紊乱和水丢失，故应注意补充液体，使每日尿量达 2000 毫升以上，且服药后不宜立即躺卧，而需保持直立 30 分钟。④抗痛风药：服用抗痛风药时应多饮水，使每日尿量达 2000 毫升以上，同时应碱化尿液，防止尿酸在尿道中沉积形成结石。⑤磺胺类药物：磺胺类药物在尿液中可形成结晶性沉淀，服用后应大量饮水，促使尿液冲走结晶，也可加服碳酸氢钠碱化尿液，促使结晶溶解。⑥氨基糖苷类药物：氨基糖苷类药物对肾脏的毒性较大，且在肾皮质内的药物浓度可超过血药浓度的 10～50 倍。⑦解热镇痛药：如长期使用对乙酰氨基酚可引起肾毒性。一般发热患者由于排汗增加，体内水分透支，故在服药期间宜多饮水，以维持体内水分平衡。

（3）限制饮水的药物　①止咳糖浆、甘草合剂是将止咳消炎成分溶于糖浆或浸膏中配制而成的一类药物，口服后药物覆盖在咽部炎症表面，形成一层保护膜，有利于缓解咳嗽。服用这类药物应减少饮水量，以免降低黏稠度、破坏保护膜，从而影响疗效。②预防心绞痛发作的药物如硝酸甘油、麝香保心丸等是通过舌下黏膜吸收的，故在服用时不宜饮水。

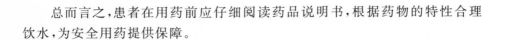

总而言之,患者在用药前应仔细阅读药品说明书,根据药物的特性合理饮水,为安全用药提供保障。

43. 服用哪些药物时不宜过多摄入食盐与酱油?

食盐,化学名为氯化钠,对药物和某些疾病具有一定的影响。正常人体内的总钠量为150克,以维持血液的容量和渗透压,但饮食过咸或摄盐量过多,既会增加体内血容量,升高血压,又会诱发高钠血症。此外,摄入食盐过多主要影响两类药物的治疗效果:一是降压药,由于氯化钠的渗透压作用,使血容量增加,促发充血性心力衰竭或高血压,从而影响降压药的效果;二是利尿药,摄入食盐过多会导致尿量减少,使利尿药的疗效降低。因此,对于肾炎、风湿病伴有心脏损害、高血压的患者,应严格限制食盐摄入,建议每日摄入量在6克以下。

酱油一般由大豆制成,其中含有大量的钙、镁等金属离子,因而在服用四环素、喹诺酮类抗菌药物时,过多食用酱油易形成金属络合物而不被胃肠道吸收,从而降低其抗菌效果;此外,与抗结核药同时服用时,也会出现这类现象。

44. 老年人如何安全用药?

随着年龄的增长,老年人的肝肾功能逐渐衰退,导致机体对药物的吸收、分布、代谢和排泄等功能减退,药物的不良反应发生率远高于青年人;另外,多数老年人同时患有多种疾病,且常为慢性病,需要长期治疗,所需服用的药物种类较多。因此,老年人如何安全使用药品是一个十分重要的问题。老年人应避免盲目服药,有些老年人凭借自己"久病成医"的经验,不经确诊就随意用药或加大用药剂量,如服用降压药后,感觉血压未降至理想水平就增大剂量,这种做法是不可取的,而应及时与医生沟通,找出其中原因,方可调整剂量。一般而言,老年人的用药剂量应根据年龄、体重和体质情况而定,且应从小剂量开始。另外,随着年龄的增长,老年人的记忆力亦日渐减退,经常忘记服药或未能按时服药。为防止出现这类情况,老年人可在家属或朋友的帮助监督下服药。

45. 哪些药物会引起老年性便秘?

老年性便秘是老年人的常见疾病之一,主要原因是活动量减少,肠蠕动减弱,排便功能衰退。一部分老年性便秘是由疾病所致,另一部分老年性便秘则与服用药物有关。那么,哪些药物可引起老年性便秘呢?

常见引起老年性便秘的药物有:①降压药,如可乐定、肼屈嗪、甲基多巴、美卡拉明等;②风湿镇痛药,如吲哚美辛、布洛芬、芬必得;③抗过敏药,如苯海拉明;④抗心绞痛药,如硝酸甘油、硝酸异山梨酯;⑤治胃病药,如氢氧化铝、硫糖铝;⑥补钙剂,如碳酸钙;⑦抗胆碱类止痛剂,如阿托品、东莨菪碱、丙胺太林、颠茄合剂;⑧抗抑郁药,如丙咪嗪;⑨抗惊厥药,如苯巴比妥;⑩抗帕金森病药,如左旋多巴、苯海索;⑪镇静药,如氯丙嗪;⑫化疗药,如长春新碱等。以上药物可作用于人的中枢神经系统或肠神经系统,或直接作用于肠道平滑肌,使肠蠕动减弱,结肠运输能力下降而引起便秘。

46. 补钙有哪些注意事项?

钙是人体不可或缺的营养素之一,在人体中发挥着重要的作用。钙参与形成和维持骨骼、牙齿的结构和功能,维持并调节机体许多重要的生理功能,如神经、肌肉的正常生理活动。同时,钙还参与血液凝固的过程。钙缺乏病是常见的营养性疾病,为预防钙缺乏,在日常生活中应注意科学合理地补钙。特别是老年人,随着年龄的增长,老年人骨形成与骨吸收之间的平衡逐渐被破坏,从而引起骨质疏松。相关研究发现,如不服用促进钙吸收的药物,中老年人服用的钙片绝大多数从大便中排出。骨质疏松症是老年人常见的多发病,患者骨密度下降,导致骨骼变弱、变脆,增加骨折的发生风险。另外,老年人肠道钙吸收功能下降、钙代谢障碍也是导致骨质疏松的一个重要因素。最安全有效的补钙方法是在日常饮食中加强钙的摄入量,且不会引起血钙水平过高。专家建议:老年人除每天坚持饮用约 500 毫升的牛奶外,还需多食用奶制品、虾皮、黄豆、青豆、豆腐、芝麻酱等含钙丰富的食物。同时,保持健康的生活方式,少饮咖啡和可乐,禁止吸烟。此外,适当晒日光浴和进行户外运动也有利于钙的吸收和利用。

需要注意的是,并非每个人都需要补钙,如妊娠妇女过量服用钙剂,会使钙质沉淀在胎盘的血管壁中,造成胎盘老化、钙化,羊水分泌减少,胎儿头颅过硬,导致胎儿无法充分获得母体提供的营养和氧气;过硬的头颅也会造成产程延长,使胎儿的健康受到威胁。常人摄取过量的钙会造成高钙血症,人体中的钙离子浓度过高,会造成体液流失、体重减轻、食欲减退、便秘和倦怠等,也会加重肾脏负担。血浆中钙离子的浓度超过正常上限,如不及时纠正,则可能造成组织钙化,在血管壁、肾脏等组织器官中形成钙沉积,从而对人体造成损害。

47.老年人患病是否需要常规使用白蛋白?

白蛋白主要用于治疗出血性疾病引起的失血性休克或大面积烧伤,有时也可用于癌症患者晚期的支持治疗。对于血浆白蛋白水平正常者,输注白蛋白不但对人体无益,反而会使体内白蛋白的合成受到抑制,导致分解加速。虽然白蛋白的副作用较少,但使用不当,仍会造成不良后果。如输入过多、过快,则极易引起血容量骤然增加,从而加重心、肺负担。故有心、肺、肾等疾病的患者慎用白蛋白。老年人患病时不需要常规使用白蛋白,如有必要,须视老年人的具体病情并严格按照药品说明书对症用药。白蛋白为血液制品,随意使用可能增加血液系统疾病的发生。

48.儿童如何安全用药?

目前我国儿童药品的种类严重不足,儿童患者使用成人药品早已是一种普遍现象,同时出现给药剂量难以确定的问题。剂量过小难以达到治疗目的,剂量过大则易引起毒副作用。医生一般根据患儿的年龄、体重、体表面积来确定用药剂量。有些家长过度纠结于不良反应,而擅自减小剂量或缩短疗程,反而会使患儿病情反复,难以痊愈。

当儿童患病时,部分家长常认为"输液好得快",要求医生采用输液治疗,其实这是一种错误的想法。相较于其他的给药方式,输液对人体的损害更大,易发生输液反应而损害儿童健康。因此,儿童患病后,应视病情轻重程度,并在医生的指导下选择是否输液。另外,家长还应掌握一些常用药物剂型的正确用法,如混悬剂是儿童用药中常见的药物剂型,在使用前必须充分摇匀;咀嚼片应充分咀嚼后再服用;分散片可以在水中迅速崩解,故应加水使其分解后服用。

49.肝功能不良患者用药应注意哪些事项？

许多药物会引起或加重肝功能损害,具有肝功能损害的常用药物有巴比妥类镇静药、氯丙嗪、苯妥英钠、吲哚美辛、异烟肼、利福平、吡嗪酰胺、甲睾酮及某些抗肿瘤药。肝功能不良患者应避免服用加重肝功能损害的药物,其他药物也须严格按照药品说明书的用法用量服用。另外,在用药过程中还须定期检查肝功能,一旦发现肝功能异常,应立即停止用药或改用其他药物。在不确定所用药物是否加重或损害肝功能时,患者应积极向医生或药师咨询药物的具体用法用量,不能随意服用或者自行调整剂量,以免发生意外或者导致严重后果。在使用对肝脏有损害的药物(包括非处方药)时,须时刻关注肝功能变化,了解病情是否加重,特别是使用某些药效强、作用时间久、副作用大的药物。总之,尽量选用对肝功能无损害的药物。

50.肾功能不全患者用药应注意哪些事项？

肾功能不全可由多种原因引起,如急慢性肾小球肾炎,肾盂肾炎,肾结核,化学毒物和生物性毒物引起的急性肾小管变性、坏死,肾脏肿瘤和先天性肾脏疾病等,还有全身性血液循环障碍(如休克、心力衰竭、高血压)、全身代谢障碍(如糖尿病)以及尿路疾患(如尿路结石、肿瘤压迫)等均会导致肾功能不全。肾功能不全患者用药应注意以下几个方面:

(1)忌用有肾毒性的药物。肾脏是药物排泄的主要途径,肾功能不全患者用药须谨慎,对可能致肾损害的药物尽量不用;凡必须用者,应尽量选用肾损害较小的药物,可短期或交替使用,切不可滥用。

(2)注意药物间的相互作用,避免产生新的肾损害。凡同时服用多种药物者,须注意药物间的相互作用,警惕造成新的肾损害。

51.消炎药和抗菌药是同一类药吗？

在日常生活中,人们因感染性疾病而使用抗菌药,结果发现红、肿、热、痛等炎症反应的症状也会逐渐消失,故常常将"抗菌药"误称为"消炎药"。其实,两者的药理机制完全不同。

抗菌药是指能干扰病原微生物的生化代谢过程,或破坏其结构的完整性而产生抑菌或杀菌作用的一类药物,包括各种抗细菌类抗生素及磺胺类、咪唑类、硝基咪唑类、喹诺酮类等化学合成药物。由此可知,因感染细菌引发的疾病(感染性疾病)才适合使用抗菌药。常用的抗菌药有阿莫西林、青霉素、氧氟沙星等。如炎症引发细菌感染,就需要针对性地使用抗菌药防治感染。抗菌药是滥用最严重的药物之一,不少人误以为抗菌药就是消炎药,因而滥用抗菌药的情况较消炎药严重。

消炎药,即解热镇痛抗炎药,具有解热、镇痛、抗炎、抗风湿作用。消炎药对引起症状的各种病因无直接作用,不能杀灭病微生物。在日常生活中,如果出现体温过高、持久发热或小儿高热、疼痛等症状,就可以使用消炎药,以发挥其降低体温、缓解并发症的作用。按照发病症状不同可选择合适的药物:如解热可以选用对乙酰氨基酚、酚麻美敏等;缓解疼痛可以选用阿司匹林、布洛芬等;治疗类风湿性关节炎、疼痛性骨关节炎可以选用美洛昔康等。

52. 为什么青霉素等药物在使用前要做皮肤敏感试验?

有些药物(如青霉素、链霉素、头孢菌素)、维生素、碘剂、局部麻醉药、免疫调节剂、生物制品(酶、抗毒素、类毒素、血清、菌苗、疫苗)等在给药后极易引起过敏反应,甚至发生过敏性休克。为保证用药安全,需在注射给药前进行皮肤敏感试验,皮试后观察 15~20 分钟以确定阳性或阴性反应。其中,青霉素极易引起过敏反应,轻者可见发热及皮疹,重者则出现渗出性多形红斑、剥脱性皮炎并可伴高热及全身中毒症状,甚至发生过敏性休克,抢救不及时可导致死亡。因此,医生和患者都须了解患者是否是过敏体质及药物过敏史。使用上述药物或生物制品前均须做皮试,皮试呈阳性反应则禁止使用。另外,也可能出现极少数人虽然皮试为阴性,但仍发生过敏反应的情况。

53. 为何有些患者初次使用某种药物不过敏,后来却出现过敏?

人体与生俱来就有一种对"外来异物"作出反应的能力,这是机体的一种自我保护能力。但是,这种反应如果超出了一定的限度,反而会对人体造成伤害。过敏反应即是人体对药物一种超出限度的反应,在本质上属于免疫反应。

人体在未接触某种药物前,体内尚未产生这种药物的抗体,因此一般不会发生过敏反应。接触这种药物后,体内产生抗体,当再遇到这种药物时,就可能发生过敏反应。另外,有些人发生的过敏反应主要是由药品中的杂质、辅料、添加剂引起的。不同生产企业采用不同的生产工艺或生产设备及不同的辅料、添加剂，产品所含杂质亦不同，就可能出现"之前不过敏，之后过敏"的情况。如做青霉素皮试，凡首次用药，停药3天后再用，以及更换药物批号，均须按常规再做皮肤敏感试验。

54. 哪些抗感染药不宜与食物同时服用？

部分抗感染药的吸收受食物的影响较大，为使口服后的血药浓度达到有效浓度，应避免与食物同服。①进食会降低肠道内药物的浓度，如利福平、氨苄西林等药物因易被食物中的纤维素吸附而导致吸收减少，故应在餐前服用。②头孢拉定和食物或牛乳同服，会延迟吸收。头孢克洛与食物同服，所达血浆峰值浓度仅为空腹服用时的50%以上。③氨苄西林、阿莫西林、阿奇霉素、红霉素、克拉霉素的吸收也受食物的影响。④红霉素不能与富含钙、磷、镁的食物同食，四环素不能与富含钙、铁、镁的食物同食。⑤红霉素、庆大霉素不能与酸化尿液的食物同食等。因此，在服用上述药物时，应避免同时进食，以确保药物的疗效，减少不良反应的发生。

55. 发热时如何正确使用退热药？

发热并不是一种疾病，而是人体自身的保护性反应，是一种因疾病而引起的症状。人体发热时，机体内抗体生成增加，白细胞的吞噬作用和肝脏的解毒功能增强，有利于消灭入侵的病原体。使用退热药的目的是进行对症治疗，降低体温，以免进一步损害机体。因此，在未明确诊断发热原因前，不能随意使用退热药，以免掩盖病情而影响诊断，延误治疗。

发热时，根据患者发热的程度区分为低、中、高热。若是低热（37.5～38.0℃），一般不需要服用退热药，则可采取物理降温的方法，如减少衣服、用酒精擦洗胸背部以及使用退热贴等，同时多饮热水，增加营养，进食清淡泻热的食物，并且注意观察，防止体温又升高。若是高热（39℃以上）或者发热时间较长，机体对氧气及各种营养素的需求量大大增加，同时会引起心跳加快，表皮血管扩张，心脏负担增加。此外，高热还会使大脑过度兴奋，可能导致患者抽搐，或过度抑制而昏睡，此时应立即送患者去医院就诊。为避免反复高热惊厥对大脑造成损伤，患者可以适当地选用退热药。那么，退热药该如何选择呢？

（1）对于6个月以内的婴儿，首选药物是对乙酰氨基酚，最佳剂型是退热

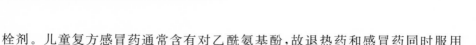

栓剂。儿童复方感冒药通常含有对乙酰氨基酚,故退热药和感冒药同时服用时须避免过量。

(2)对于 6 个月以上的儿童,若使用对乙酰氨基酚退热无效,则可考虑使用布洛芬。布洛芬退热作用较强,患儿在退热过程中会大量出汗,故须注意补充水分。

(3)如服用单一的退热药无效,则可以交替使用对乙酰氨基酚和布洛芬,但两者不能同时使用。若服用对乙酰氨基酚 2 小时后仍未退热,则考虑使用布洛芬(最短间隔 2 小时)。交替使用时,两种药物各自每天最多使用的次数、剂量不变。

56. 输液后为什么未立即退热?

发热本身不是疾病,而是一种症状。发热是机体抵抗感染的机制之一。引起人体发热的原因很多,如普通感冒引起的发热,是由于某些因素导致机体防御功能降低,当人体受到病原体及其毒素侵袭后,刺激中性粒细胞、嗜酸性粒细胞和单核-吞噬细胞系统,使其产生并释放内源性致热原,但致热原并不直接作用于体温调节中枢,而是使中枢合成与释放前列腺素增加,前列腺素再作用于体温调节中枢,使调定点提高到 37℃ 以上,产热增加,散热减少,从而引起体温升高。大多数退热药是通过抑制中枢前列腺素合成而发挥退热作用的。药物输入静脉后随血液循环到达病灶部位而发挥作用,因而需要一定的时间,且发热是一个反复的过程,故输液后未立即退热是一种正常的现象。

57. 常备的防暑药有哪些?

常备的防暑药一般有以下几种:

(1)藿香正气水　藿香正气水有解暑祛湿、和胃止吐、芳香化浊的作用。酒精过敏者以及肠胃功能不佳者慎用,幼儿和年老体虚者应在医生指导下服用。

(2)人丹　人丹具有清热解暑、避秽止呕的作用。可用于因高温引起的头痛、头晕、恶心、腹痛等症状,还能促进胃肠道蠕动,缓解肠痉挛。

(3)十滴水　十滴水有散寒祛暑、健胃的作用。适用于中暑引起的各种症状,也可治疗痱子或轻度皮肤损伤。

(4)六一散　六一散有保护肠胃、清暑利湿的作用。适用于口渴心烦、小便短黄或者呕吐腹泻等症状。妊娠妇女以及阴虚、内无湿热患者忌用。

（5）暑症片 暑症片有开窍化痰、调节肠胃、解毒祛暑的作用。一般用于因中暑而导致昏迷的急救，患者苏醒后可立即停药。也可以研磨成细粉末放于鼻腔内而迅速起效。妊娠妇女忌用。

58. 处理小外伤时有哪些用药技巧？

日常生活中难免会发生磕磕碰碰，若出现皮肤损伤，则须及时处理以防止感染，加快伤口愈合，并避免留下瘢痕。不同的小外伤有着不同的处理技巧。

（1）擦伤 擦伤又称表皮剥脱，是皮肤表层擦破伤中最常见的一种类型，通常伤势较轻。伤口如有异物，可先用清水和肥皂清洗，然后用无菌纱布包扎伤口。创可贴因无消毒作用，故一般仅做应急处理之用；碘酒由于含有色素，不易处理干净，因此一般不用于头面；30％双氧水、酒精等可用于擦伤，但具有一定的刺激性。

（2）割伤 割伤是由锐器所致的软组织损伤。割伤伤口一般较干净，简单清洗即可，如家中备有碘酒、30％双氧水、酒精等，则可以对伤口进行适当消毒。如出血较多，则需要压迫止血，施压5～15分钟，止血后再包扎妥当。对于玻璃割伤的伤口，应先仔细观察，如有异物，可用清水反复冲洗；若发现异物嵌在伤口内，则应尽快去医院治疗，盲目拔出异物可能导致伤口大量出血。

（3）咬蜇伤 咬蜇伤以猫狗抓咬伤、蜂蜇伤为主。猫狗抓咬一般会切割、撕扯组织，因此常伴有不同程度的组织挫裂伤。在抓咬过程中，动物口腔中有大量细菌会趁机进入伤口，故患者须就地、立即、彻底冲洗伤口，这是治疗的关键。对于较深的伤口，宜先清创以彻底清除异物和坏死组织，并用大量生理盐水、新洁尔灭溶液、双氧水等冲洗。原则上，伤口不需要缝合，同时使用抗菌药物、狂犬病疫苗和破伤风毒素进行治疗。

（4）烧伤和烫伤 这类伤口是由火焰、热液（水、汤、油等）、蒸汽等引起的组织损害。患者需立即摘除手表、指环等束缚物，以免伤口肿胀时难以脱下。不宜使用冰块覆盖伤口，以免造成进一步损伤；不要涂搽红药水、紫药水等药物；不要涂抹醋、酱油、肥皂、牙膏、生姜汁等，以免伤势恶化。不要刺破受伤部位的水泡，以免造成感染。烫伤部位可以适量涂抹治疗烫伤的软膏。

一旦伤口出现红肿、疼痛逐渐加重并产生分泌物，表示伤口已有深度感染，此时患者切勿自行用药治疗，而应及时就医。另外，对于糖尿病患者，尤

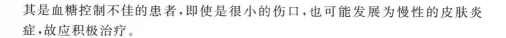

其是血糖控制不佳的患者，即使是很小的伤口，也可能发展为慢性的皮肤炎症，故应积极治疗。

59. "解酒药"真的能解酒吗？

乙醇进入体内转变为乙醛，乙醛再转变为乙酸，乙醛转变为乙酸所需的乙醛脱氢酶具有较大的个体差异，而乙醛是造成酒精中毒的主要原因。因此，增加体内乙醛脱氢酶的数量是解酒的关键。

目前市场上所谓的"解酒药"，主要分为化学药品、中药制剂和保健品三大类。

（1）化学药品多含兴奋剂、维生素和氨基酸等成分，但大部分化学药品的解酒机制仅仅是促进乙醇分解，起到暂时性的缓解作用，与乙醛脱氢酶无关。

（2）中药制剂的成分多为枳子、苦参、肉豆蔻等，这些中药起效慢，仅能缓解一些酒后不适的症状，一般对轻微的醉酒较有效。

（3）保健品是目前市场上广为流通的"解酒药"，但其不能阻止乙醇对肝脏的损伤，亦不能达到醒酒和解救的目的。

60. 疼痛发作时如何使用止痛药？

不同的止痛药其针对的疼痛类型、强度和作用机制等亦不同，使用不当会对人体造成损害。在日常生活中，对于头痛、关节痛、肌肉痛等，服用相应的止痛药，可以暂时缓解疼痛。但是，对于某些疼痛，切忌随意服用止痛药，否则可能掩盖病情，延误诊断，进而引发严重后果。①对于胃痛，服用止痛药不但不能缓解症状，而且会加重病情，甚至导致胃穿孔。②对于腹部剧痛，如急性肠梗阻、急性胆囊炎等，服用止痛药极易掩盖病情，延误治疗，甚至导致患者死亡。③对于由高血压引起的头痛，若不加以明确诊断就服用止痛药，则会延误诊治而造成严重后果。④痛经是困扰女性的常见疾病之一，分为原发性和继发性。对于原发性痛经，患者疼痛难忍时可以服用止痛药，同时应注意休息，适当热敷，饮用红糖水或选择服用舒经调血的中药等进行综合治疗。但是，若痛经继发于生殖器官病变（如盆腔炎、肿瘤等），则盲目服用止痛药会掩盖病情。因此，随意服用止痛药易导致严重后果，甚至危及生命。

61.牙痛时患者能否自行服用抗菌药？

牙痛是指由各种原因引起的牙齿疼痛，是口腔疾患中最常见的症状之一，常由牙龈炎、牙周炎、龋齿(蛀牙)或折裂牙而导致的牙髓(牙神经)感染引起。其症状常以牙齿疼痛为主，包括牙龈肿胀、咀嚼困难、口渴口臭，或时痛时止、遇冷热刺激痛、面颊部肿胀等临床表现。

牙痛是多种牙齿疾病和牙周疾病的常见症状之一。引起牙痛的因素很多，因此必须找出病因，才能进行有效地防治。牙痛的常见病因及治疗方法有：

(1)不注意口腔卫生，牙齿受到周围食物残渣、细菌等结成的软质的牙垢和硬质的牙石长期刺激而导致疼痛，症状严重者应及时到口腔科就诊，清洁牙齿，去除牙垢、牙石(医学上称为"洁治""刮治"，俗称"洗牙")。

(2)不正确的刷牙习惯造成牙痛，建议选用新型保健型牙刷，避免用力横刷牙齿，可采用竖刷法，以减少牙齿和牙龈损伤。

(3)维生素缺乏等造成牙痛，以维生素 C 缺乏为例，除在医生指导下服用维生素 C 片外，日常饮食还需多补充富含维生素 C 的食物。

(4)细菌感染造成牙痛，则需在医生指导下服用抗菌药，并遵医嘱复诊，不能随意停药。

总而言之，应根据牙痛的病因进行针对性的治疗，而不是一出现牙痛症状就随意服用抗菌药。

62.治疗便秘可以使用哪些药物？

一般情况下，人们可以通过摄取适量含粗纤维的食物、适当增加运动、补充水分、养成良好的生活习惯来改善便秘症状。只有在上述举措均无效的前提下，才需要通过药物来干预便秘。目前临床上用于治疗便秘的药物有容积性泻药、刺激性泻药、润滑性泻药、渗透性缓泻药、肠动力药以及 5-羟色胺 4 受体激动剂等。

(1)容积性泻药也称泻盐，因其不被肠壁吸收而又溶于水，故能在肠中吸收大量水分，使大便容量增加，起到导泻作用。主要代表药是硫酸镁。

(2)刺激性泻药作用快、效力强，药物及其代谢产物可对肠壁产生刺激作用，使肠蠕动增强。这类药主要有酚酞片、蓖麻油、大黄、番泻叶等。

(3)润滑性泻药又称大便软化剂，主要功能是润滑肠壁，软化大便，使大便易于排出,如液状石蜡等。

(4)渗透性缓泻药,如乳果糖,它不被人体吸收,通过细菌分解后释放有机酸而在结肠内发挥作用。

(5)肠动力药是通过增强肠肌张力发挥作用的,通常需要与其他药物联合使用。

(6)5-羟色胺4受体激动剂有马来酸替加色罗、聚乙二醇等。马来酸替加色罗对便秘型的肠易激综合征有一定疗效,特别适用于对已经使用渗透性泻药和肠用纤维素仍无效的患者。

63.误服药物后应如何应急处理?

若发生误服药物,首先应观察、确定误服者的意识状态,误服的药物种类和量,口唇边是否残留药物,是否有恶心、呕吐、抽搐、口腔灼伤等。其次,除误服强碱、强酸等外,可以选择让误服者饮水或牛奶,促其呕出药物。一般1千克体重饮水10~15毫升。对于胃部内容物少、不易呕出者,可让其饮水。成人饮足量水后,可用手指刺激舌根部催吐。对于儿童,救护者可以将膝盖顶在儿童腹部,使其头部放低,再将手指伸入其喉咙,轻压舌根部催吐并反复进行,直至呕吐为止。然后将误服者侧躺,促其呕吐以防呕吐物囤积在喉咙,最后将残留在口中的呕吐物清除干净。

但是,在以下情况下不宜催吐:①误服者发生抽搐时。②误服者失去意识时,此时催吐易造成呕吐物堵塞气道而导致窒息。③误服药物未知时,此时应紧急处理后立即送医院救治。

64.润喉片可以当零食食用吗?

雾霾、有害气体等环境因素以及吸烟、酗酒等不良的生活习惯往往会引发各种急慢性咽炎。为缓解咽炎症状,部分患者常将润喉片作为零食食用,其实这种行为不值得提倡。以下列举几种常见的润喉片。

中药类润喉片以中药成分为主,如西瓜霜润喉片、金嗓子喉宝、复方草珊瑚含片、六神丸等,主要是通过刺激黏膜来达到"生津止渴"效果。但是,它们不适合治疗病毒性咽喉炎,这是因为病毒本身会刺激局部黏膜分泌,引起流涕、咳嗽等症状,而使用中药类润喉片治疗病毒性咽喉炎,只会加重这些症状,不仅使有害病菌乘虚而入,而且使本来不致病的细菌成为致病菌,引起合并感染。

含西药成分的润喉片,其主要成分是碘或季铵盐类表面活性剂,如华素片等,这类药物含有碘分子,虽然活性大、杀菌能力强,但是对口腔黏膜的刺激性也很大,长期使用会抑制口腔及咽喉内部的正常菌群生长,破坏口腔内环境,造成局部菌群失调,从而诱发口腔溃疡等疾病发生。对碘过敏者如果服用含碘的润喉片,会发生过敏反应,表现为呼吸急促、面色苍白、口唇青紫、全身湿冷等症状。哺乳期妇女服用含碘的润喉片,会影响婴幼儿的生长发育。

65.药物是否会影响临床检验结果?

临床检验结果的准确性对疾病的正确治疗有着十分重要的意义,因此提高临床医学检验中检验数据的准确性已成为现阶段临床医疗工作的迫切要求。目前广泛应用的药物及其代谢物都会严重干扰临床检验结果。

(1)影响血脂检验结果的药物 如维生素 D、口服避孕药、睾丸素、糖皮质激素、呋塞米等可使胆固醇检验值升高,甲状腺素、对氨基水杨酸钠、卡那霉素、维生素 C 则可使胆固醇检验值降低。

(2)影响尿液检验结果的药物 如青霉素、头孢菌素类、磺胺类、维生素 C 等可使尿糖检验呈假阳性,庆大霉素、卡那霉素、氨苄西林、磺胺类、呋喃妥因等可致尿蛋白出现。

(3)影响红细胞沉降率检验结果的药物 如阿司匹林可降低红细胞沉降率检验值,右旋糖酐、球蛋白制剂、维生素等可升高红细胞沉降率检验值。

(4)影响肝功能检验结果的药物 如利福平、异烟肼、水杨酸类、吲哚美辛、保泰松、四环素、红霉素可使肝功能检验值(血胆红素、尿胆红素)升高。

(5)影响血尿酸检验结果的药物 如氢氯噻嗪、呋塞米、螺内酯、普萘洛尔、维生素 C、烟酸等可使血尿酸检验值升高,别嘌醇、氯丙嗪、泼尼松等可使血尿酸检验值降低。

(6)影响大便隐血试验的药物 如秋水仙碱、碘剂等可使大便隐血试验呈假阳性,大量使用维生素 C 可使大便隐血试验呈假阴性。

(7)引起大便变色的药物 如抗酸剂(如氢氧化铝)、钡剂可使大便呈白色或有斑点。含铋制剂(如枸橼酸铋钾)可使大便呈绿黑色或灰黑色。吲哚美辛可使大便呈绿色。活性炭、亚铁盐可使大便呈黑色。保泰松、阿司匹林及其他解热镇痛抗炎药可引起胃肠道出血,导致大便呈粉红色或黑色。

综上可知,许多药物可引起机体生理、生化的改变,从而影响临床检验结果,造成假阳性或假阴性,导致误诊。因此,患者在做临床检验时须事先告诉医生近期服用的药物,以提高检验的准确性和可靠性,便于诊断治疗。

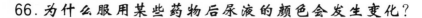

66. 为什么服用某些药物后尿液的颜色会发生变化？

正常人的尿液清晰透明，呈浅黄色，而服用一些药物后尿液的颜色通常会发生改变。例如，治疗慢性便秘的酚酞片能使尿液呈现红色，与血尿颜色相似；服用抗结核药利福平后，可使尿液甚至汗液呈橙红色；服用高价铁制剂、左旋多巴、非那西汀等药物可使尿液呈现暗黑色，等等。用药期间尿液颜色发生变化，多由药物代谢的产物所引起，若没有伴随疼痛等症状，则患者不必担心。但是，若停药后 2~3 天尿液颜色仍未恢复正常，则应尽快送医就诊。此外，服药后小便色泽异常也可能是药物不良反应的表现，如长期大量使用吲哚美辛会损伤肝脏，引起胆绿素血症，尿液呈绿色，故出现类似情况须及时就诊。在日常生活中，饮水量少或食用胡萝卜（维生素 B_2）等会出现尿液颜色异常的尿液，这是一种正常现象。但如果未食用这些食物或服用药物，尿液颜色仍发生改变，则可能是疾病前兆，需引起注意并及时去医院就诊。

第二十六章 药品贮存和保管

1. 一般家庭是否需要长期配备急救药品？

在日常生活中，难免会有意外伤害发生，因此家中应常备一个急救箱，以备不时之需。一般家庭急救箱需要配备下列药品。

（1）生理盐水 生理盐水可用于清洗伤口。基于卫生要求，最好选择独立的小包装或中型瓶装。需要注意的是，开封后使用剩余的生理盐水不能再放入急救箱。如没有生理盐水，则可使用未开封的蒸馏水或矿泉水代替。

（2）抗生素药膏 如金霉素软膏、红霉素软膏可用于膝盖、肘关节擦伤等，以保护外露的内层皮肤。需要注意的是，抗生素类药品不能随意使用，应按药品说明书或遵医嘱使用。

（3）局部抗组胺药和阿司匹林（或其他非处方镇痛药） 抗组胺药（如氯苯那敏、阿司咪唑、苯海拉明等）的主要作用是抗过敏。镇痛药如阿司匹林、索米痛、吲哚美辛等，可用于缓解轻度至中度疼痛，如头痛、关节痛、牙痛、肌肉痛、神经痛、痛经，应至少准备3～5天的剂量。若服药5小时后没有好转，应及时去医院就诊，以免耽误病情。

此外，感冒、退热、止咳平喘类药品可以长年备用。需要注意的是，家庭急救箱里的药品应每3～6个月清理一次。如家庭成员中有慢性病、心脏病等患者，则还应针对具体情况补充相关药品。

另外，家中如有老年人，还应配备下列药品。

（1）心脑血管药物 老年人是心血管疾病的多发人群，老年患者除需遵医嘱服用相应药物外，平常还需随身携带硝酸甘油，一旦出现胸闷、心绞痛等症状，便可立即含服。目前新开发的硝酸甘油喷雾剂，只需喷两下就可缓解症状,简单、方便。老年人若患有脑血管疾病,则家属可以配备一些安宫牛黄丸,如突然出现口齿不清、不能言语等脑卒中(中医称为"中风")征兆,应立即让他们服用。

(2)消化功能调节药　胃肠功能紊乱是老年人的常见疾病之一。一方面,老年人餐后易发生胀气,故应准备多潘立酮等胃肠动力药;另一方面,老年人胃肠功能减弱,易引起便秘,因此应准备一些通便药,如开塞露。

很多老年人发病突然,故家庭急救箱在放置和使用时还需注意以下事项:①把家庭急救箱放在老年人的床头,如其夜间发病,则可以及时用药。②每3个月检查一次有没有过期的药品。③尽量选择疗效确切、使用方法简单的非处方药。

需要注意的是,患者在服药后突发症状得到缓解,应及时送医院就诊,以免延误治疗。

除药品外,家庭急救箱内还应备有急救手册、温度计、冰袋、消毒湿巾、创可贴、口罩等物品。

2.过期药品是否还能使用?

药品的有效期是指药品在规定的贮存条件下(如温度、湿度、光照)能够保证质量的期限。根据《中华人民共和国药品管理法》规定,超过有效期的药品按劣药论处。因此,有效期的制定是具有法律意义的,在规定的贮存条件下,药品生产企业对有效期内的药品承担质量保证。

药品的有效期是经过科学实验严格论证的,药品过期后不仅药效降低甚至无效,而且可能发生分解、氧化或其他化学反应,产生某些有害物质,不但不能发挥治疗作用,反而对人体产生不良影响甚至毒性作用。如服用过期的磺胺类、青霉素类药品易引发过敏和休克。很多过期药品在质量发生改变时可能外观性状方面并未发生改变或改变甚微,会给患者造成药品虽过期但质量未改变的假象。因此,建议患者严格按贮存条件妥善保管药品,尽可能在有效期内使用,并且在有效期内也应经常检查药品的外观性状有无异常。过期药品应及时清理,但不能随意丢弃,以免污染环境,可交给医院药学部门或相关行政管理机构(如药品监督管理部门)回收,便于统一销毁。

3.如何保存家庭药箱的药品?

药品通常都须按照说明书中的贮存条件进行保存,说明书中的"常温"是

指不超过 30℃;"阴凉"是指不超过 20℃;"阴暗"是指遮光且温度不超过
20℃;"冷处"是指 2～10℃。

　　家庭药箱应放置在相对固定且儿童不易取到的地方,并将内服药与外用
药分开存放。药物作用不同而外包装易混淆的药品必要时可在包装上标注
清楚,以免误用。外用的酊水油膏应密闭保存,避免液体挥发而失效。外用
的栓剂贮存不当易软化,应置于冰箱内冷藏。常用的各种规格的胰岛素注射
液都需要冷藏保存,绝对不能冷冻,冷冻会导致蛋白质变性,而使药品失效。
一些老年患者习惯将各种治疗慢性病的药品混在一起,并把药品外包装去
掉,以便于服用,这种做法是不妥的。正确做法是每次取药后,应检查药品的
有效期,做到近有效期的先服用,定期清理过期药品。

4. 输液出现针尖样结晶,是否还能使用? 会不会影响药效?

　　通常输液是指静脉注射剂。用于静脉注射的药物较其他药物的质量要
求更高,只有澄清透明的溶液或乳状液才可用于静脉注射,肉眼可见有颗粒
样的浑浊液体禁止用于静脉注射。对于静脉注射中的不溶性微粒的大小和
数量,《中华人民共和国药典》是有严格规定的,可通过仪器检测。

　　例如,20％甘露醇溶液是一种浓度较高但相对不稳定的溶液,随着外界
环境的变化,甘露醇溶液遇冷会析出针尖样结晶。一般在有效期内出现结
晶,药物并未变质,但不能直接使用,而须将其放在热水中或用力振荡,待结
晶完全溶解后方可使用。若直接静脉输注有结晶的甘露醇溶液,如果输液器
带有过滤器,结晶不会进入人体,就不会对人体造成损害,但药物浓度会降
低,从而影响疗效。若输液器不带过滤器,则较大的晶体进入人体,可能引起
输液反应或不适。

　　其他输液若出现原因不明的结晶,则都不能使用。

5. 药品置于冰箱内冷藏可以延长保质期吗?

　　许多人认为,药品置于冰箱内冷藏可以延长保质期,其实这种观念是错
误的。药品的保质期,又称药品的有效期,是指药品在规定的贮存条件下能
够保证质量的期限。大部分药品的贮存要求是常温、阴凉。一般情况下,只
要气温不超过 30℃,药品保存不需作特殊处理。药品说明书中明确指出需冷
藏的药品才需要放入冰箱冷藏,以保证药品质量。部分药物遇高温性状会发

生改变,故使用后仍需密封冷藏保存。如栓剂一般富含油脂性物质,遇热易软化,故夏季应放入冰箱冷藏。

部分药品置于冰箱内冷藏反而会缩短有效期。如片剂和胶囊,由于冰箱内外温差较大,药品反复进出反而易受潮变质。部分溶液剂在低温下易析出结晶,导致药物浓度与标注不符。部分乳膏剂在低温下可能造成基质分层,从而影响乳膏的均匀性。因此,只要根据药品说明书的贮存条件保存即可。

6. 受潮药品晾晒后还能使用吗?

药品受潮说明其贮存条件发生了变化,药物的理化性质会发生改变,从而影响药品的质量。有些药物受潮后易水解变质,如阿司匹林受潮后水解为水杨酸,不但增加对胃肠的刺激,而且降低了药效。此外,久置受潮的药品易发生霉变,服用后可能引发癌症。部分药物因自身特性或剂型(如散剂、泡腾片等)特点而易受潮。

受潮后的药品经晾晒后,一方面可能仅仅去除了药品中的水分,而已发生的理化性质改变不会逆转;另一方面,晾晒过程是对药品贮存条件的再次改变,如光照、温度、湿度等,可能引起药品外观性状改变,如水分减少造成裂片等,甚至发生二次质变。因此,应将药品密封后放置于阴凉干燥处保存,或在药品中放置药用干燥剂。袋装散剂一般可用夹子夹住袋口防潮,但应尽快使用。总之,对于已经受潮的药品,建议患者不要服用,以免损害身体。

7. 家庭备用药品置于衣柜内保存是否妥当?

很多人为了方便和节省空间,常把不同的物品整理存放在衣柜里,包括家庭备用药品。其实这种做法是不妥当的,因为衣柜并不适宜存放药品。首先,衣柜会散发一些化学物质(如甲醛),有些家庭会放置某些防虫剂,它们均会影响药品保存。其次,衣柜通常是密闭的,空气缺少流通,如遇到梅雨天气,衣柜内通常较为潮湿。如将药品放于衣柜中,则潮湿的环境会导致药品受潮,从而影响药品保质期以及疗效。再次,衣物上存在各种不同的微生物。上述因素都会导致药品在存放期间失效甚至产生毒性。药品的存放有其独特性,应根据药物的各自特性存放在不同的环境中。大部分药品可存放在常温、通风、阴凉处。因此,家庭备用药品应固定放置于阴凉通风处,便于保存。另外,有些药品对贮藏的温度有一定的要求,如冷藏或冷冻,这些药品就只能存放于冰箱,若存放于衣柜,则将直接导致药物失效而无法使用。

8. 哪些药品需要避光保存?

绝大多数药品易受环境因素(如光照、湿度和温度等)的影响而发生物理、化学变化。紫外线能加快药物变质,导致疗效降低,甚至产生有毒物质。药物由于其自身的特性,通常对光较为敏感。如维生素 C、B 族维生素遇光易变色变质,故需避光保存。此外,有些抗菌药物如氧氟沙星、洛美沙星、氟罗沙星等须避光保存;家庭备用的沙星类滴眼剂或滴耳剂都须放置于避光处;维生素 K_1 注射液也须避光保存。因此,在日常生活中,人们在存放某些药品前,应仔细阅读药品说明书,按照说明书上的要求将药品存放于合适的环境中。例如,医院药房或药店里一些瓶装药品的瓶子通常是不透光的(大多数是棕色的),目的就是为了避光保存药品,防止其变质。在家里存放这些需要避光的药品时,只需将药品放入不透光的盒子或者在药品外包装上套上棕色或黑色的袋子即可。

9. 夏季家庭备用药品是否都需要冷藏保存?

夏季天气炎热,人们通常认为温度太高会导致药品失效,因此将所有药品都放入冰箱保存。其实这种做法是错误的,不是所有的家庭备用药品都需要放入冰箱保存。如胶囊剂、片剂等要求保存于干燥的环境中,冰箱内湿度很高,易导致药品受潮变质。此外,一些水剂、糖浆剂易发霉变质,一些颗粒剂、散剂、粉剂也易受潮失效。一般需要冰箱冷藏的药品有胰岛素、活菌制剂、栓剂、搽剂等,因此我们需要区别对待。总之,药品有其自身的特性,不同特性的药品其存放的方法也不同,在保存药品之前应认真阅读药品说明书,根据药品的特性分别进行保存。

10. 梅雨季节如何正确保存药品?

一般情况下,在梅雨季节家庭不必准备太多药品,但药品仍须在干燥条件下进行保存。根据家庭成员实际情况,可准备一些急需药和常用药,且通常可按照说明书中的要求贮存药品。如片剂、胶囊剂、散剂等固体制剂可放置于阴凉处,若是用纸袋散装的药品,则可以装入小瓶密封保存,并留存说明书。混悬剂、糖浆剂等液体制剂在使用前存放于阴凉处即可,而开封使用后,应观察瓶外是否有药滴残留,保持瓶外清洁,及时将瓶盖拧紧,并放置于阴凉处或放入冰箱冷藏。在服用糖浆剂时,瓶口切勿直接与嘴接触,否则会因细菌污染瓶口而导致糖浆变质。已开封使用的液体制剂,在梅雨季节易发霉变质,故需妥善保存。没有开封的药品可以放入密闭的盒子内,并置于通风处保存。拆封散装的药品须放入密闭的器皿中,以防受潮变质。

11. 胰岛素需要放入冰箱冷藏吗?

胰岛素是一种生物制品,通常要求保存在 10℃ 以下的冷藏器内。如果保存不当,就可能使胰岛素变质或者失效,甚至引发不良反应。胰岛素在 2～8℃ 的冰箱中可保持活性 2～3 年。

胰岛素在 2～30℃ 的条件下均可使用,但应避免日光直晒,以防失效。正在使用的胰岛素只需放置于室内阴凉处即可。开封使用的瓶装胰岛素可存放于冰箱冷藏室,保存约 3 个月。使用中的胰岛素笔芯不能和胰岛素笔一起放回冷藏室中,可随身携带保存 4 周。混浊型胰岛素振摇几小时或保存不当,可能形成团块,此时不建议继续使用该胰岛素。冰箱除有冷藏功能外还有恒温作用,因此即使冬季室外温度比冰箱低,仍建议将胰岛素放入冰箱冷藏。

12. 胰岛素冷冻后还能化冻继续使用吗?

胰岛素是许多糖尿病患者必备的药品,患者必须根据自身情况,结合医生诊断来正确使用胰岛素。胰岛素对贮藏条件要求较高,如果保存不当,就可能导致胰岛素变质或者失效,甚至引发不良反应。

正确贮藏胰岛素的方法如下:尚未使用的胰岛素应冷藏于 2～8℃ 的冰箱中,不可冷冻。正在使用的胰岛素可以不放入冰箱中,作为随身携带的备用品在室温下(不超过 30℃)可存放 4～6 周,但须避免光照和高温。

通常人们认为高温会对胰岛素产生不良影响,而忽视低温亦会影响胰岛素的质量。有些患者在夏季会把胰岛素放入冷冻室保存,并将冰冻的胰岛素化冻后继续使用。这些做法是不可取的。冰冻后的胰岛素可能产生微粒和结晶,甚至形成较大的颗粒或块状物,即使化冻后这些微粒或结晶仍可能存在,虽然肉眼未观察到,但胰岛素可能早已变质,如果继续使用,就会造成患者血糖持续升高,甚至造成损伤。因此,冰冻的胰岛素不建议继续使用。另外,在存放胰岛素时,应避免胰岛素贴着冰箱内壁,否则易使胰岛素结冰。总之,夏季将胰岛素置于冰箱冷冻室和冬季置于冰箱外保存都是不可取的,都可能影响胰岛素的疗效。因此,应严格按药品说明书中的要求保存胰岛素。

13. 哪些药品拆除包装后不宜与其他药品同时存放在小药盒内?

在日常生活中,许多老年患者每天都需要服用很多药品。为了服用方便,避免漏服或者重复服药,部分患者就把每天需要服用的药品集中放入小药盒内。其实,并不是所有的药品都适合拆开集中放入小药盒内。药物如果保存不当,如受温度、湿度、光照等环境因素的影响,可能造成其物理、化学性质发生变化,从而影响疗效。

(1)对温度有严格要求的药物,如生物制品、活菌类药物,通常需要低温保存,故不应放入小药盒。

(2)易挥发药物,如含柴胡、藿香等成分的药物易挥发失效,故不宜与其他药物一起存放。

(3)有吸附性的药物,如阿司匹林可能吸附其他药物挥发出来的成分,从而影响药物的有效性,甚至产生毒性。

(4)含糖成分药物在小药盒内保存不当,可能发生霉变、粘连等,不仅药物本身疗效下降,而且可能影响其他药物。

此外,还有一些常规的外用药和内服药不能同时存放,如误服外用药高锰酸钾会引起胃肠道出血,甚至危及患者生命。常规药和急救药也须分开存放,万一误服,不但不能发挥急救效果,而且可能导致严重后果。

其实,只是为了方便服药,把药品集中放入小药盒内的做法并不妥当。一般直接接触药品的包装都需要通过严格审核,要求其具有一定的机械性能,能保护药品,不能与药品发生反应,有良好的安全性和阻隔性,对空气、水分、光照、气味等能起到阻隔作用。而小药盒通常并不同时具备上述功能。因此,如需要将药品同时存放,则最好不要"脱掉"药品的最后一件"衣服"。

14. 活菌类药物必须冷藏保存吗?

对于肠道菌群失调的患者,医生经常会开处活菌类药物。有些患者认为活菌类药物就如同生活中的酸奶,都需要放入冰箱保存,如果未放入冰箱冷藏,就以为药物已经失效。事实上,并不是所有的活菌类药物都需要冷藏,是否需要冷藏,需由不同种类的活菌适宜生存的温度等因素来决定,不能以偏概全。

下面列举一些常用的活菌类药物及其保存条件。

（1）双歧杆菌三联活菌胶囊　双歧杆菌三联活菌胶囊能补充人体正常生理细菌，调整肠道菌群平衡。本品需要在 2～8℃ 条件下避光保存，室温下双歧杆菌会失活，而无法发挥治疗作用。因此，无论是夏季还是冬季，双歧杆菌三联活菌胶囊都需要冷藏保存。同类药物还有酪酸杆菌二联活菌胶囊等。

（2）复方嗜酸乳杆菌片　复方嗜酸乳杆菌片适用于治疗肠道菌群失调引起的肠功能紊乱，如轻急性腹泻等。本品可在 20℃ 以下阴凉处避光密封保存，无须冷藏，但是超过 20℃ 应冷藏保存。同类药物有乳酸菌素片等。

（3）地衣芽孢杆菌活菌胶囊　地衣芽孢杆菌活菌胶囊用于治疗细菌或真菌引起的腹泻、肠炎，也可用于其他原因引起的胃肠道菌群失调的防治。本品切勿置于高温处保存，溶解时水温不宜高于 40℃。同类药物有酪酸梭菌活菌颗粒、枯草杆菌二联活菌颗粒等。

因此，并非所有的活菌类药物都需要冷藏保存。患者应根据药品说明书中的贮存方法正确贮藏，才能保证药物的质量。

15. 气雾剂保存不当是否会发生爆炸？

正确保存药物十分重要。很多人认为药物保存不当，影响最大的是药物的疗效。其实，某些特殊包装的药品保存不当，可能隐藏一些潜在的危险，甚至造成一定的危害，如气雾剂保存不当，就可能发生爆炸。

药品说明书中关于气雾剂贮藏的要求是：密闭，在阴凉处（不超过 20℃）保存。虽然很多药品亦有类似的贮藏要求，但气雾剂因特殊的装置结构而有其独特性。气雾剂一般由药物、附加剂、抛射剂以及耐压容器和阀门系统组成。抛射剂与药物一起被压缩封闭在耐压容器中，若阀门打开，则药物与抛射剂一起喷出形成气雾。抛射剂是气雾剂的动力系统，通常为液化气体，包括氟碳化合物和碳氢化合物，此外还有压缩气体。有些抛射剂中含有丙烷、正丁烷等易燃易爆成分。通常这类压力装置，温度越高，其内压力就越大，故须严格按要求保存，同时远离火源和热源，否则易引发爆炸，造成不必要的伤害。

任何药物都应按要求正确保存，否则影响药物的有效性和安全性。气雾剂作为一种具有特殊装置的药品，必须严格按要求保存。此外，切勿在家中存放大量的气雾剂制品，使用完后不能随处乱扔，而应放入危险品废物箱中交由环保部门统一处理。只要我们按贮藏要求正确保存，就能避免气雾剂爆炸。